電子書籍のダウンロード方法

電子書籍のご案内

「京都廣川 e-book」アプリより本書の電子版をご利用いただけます

【対応端末】iOS/Android/PC（Windows，Mac）

電子書籍のダウンロード方法

〈iOS/Android〉

※既にアプリをお持ちの方は④へ

①ストアから「京都廣川 e-book」アプリをダウンロード

②アプリ開始時に表示されるアドレス登録画面よりメールアドレスを登録

③登録したメールアドレスに届いた 5 ケタの PIN コードを入力
　→登録完了

④下記 QR コードを読み取り，チケットコード認証フォームに
　アプリへ登録したメールアドレス・下記チケットコードなど必須項目を入力
　登録したメールアドレスに届いた再認証フォームにチケットコード・メールアドレスを再度入力し
　認証を行う

⑤アプリを開き画面下タブ「WEB 書庫」より該当コンテンツをダウンロード

⑥アプリ内の画面下タブ「本棚」より閲覧可

〈PC（Windows，Mac）〉

京都廣川書店公式サイト（URL：https://www.kyoto-hirokawa.co.jp/）

⇒ バナー名「PC版 京都廣川 e-book」よりアプリをダウンロード

※詳細はダウンロードサイトにてご確認ください

チケットコード

チケットコード認証フォーム

URL：https://ticket.keyring.net/Zri9hpiJqaBrhW2fPWHsc10qex31QqZ1

書籍名：グラフィカル機能形態学　第3版

チケットコード：　　←スクラッチしてください

注意事項

・チケットコードは再発行できませんので，大切に保管をお願いいたします

・共有可能デバイス：1

・iOS/Android/PC（Windows，Mac）対応

・チケットコード認証フォームに必須項目を入力してもメールが届かない場合，迷惑メールなどに入っていないかご確認ください

・「@keyring.net」のドメインからのメールを受信できるよう設定をお願いいたします

・上記をお試しいただいてもメールが届かない場合は，入力したメールアドレスが間違っている可能性があるため，再度チケットコード認証フォームから正しいメールアドレスでご入力をお願いいたします

GRAPHICAL FUNCTIONAL MORPHOLOGY

グラフィカル機能形態学

—薬が効く先のカラダへの理解を求めて—

〔第 3 版〕

新潟医療福祉大学健康科学部教授　馬　場　広　子
東京薬科大学薬学部教授　大　滝　博　和
編著

KYOTO
HIROKAWA

京都廣川書店
KYOTO HIROKAWA

執筆者一覧（五十音順）

稲葉　二朗	東京薬科大学薬学部薬学基礎実習教育センター教授
大滝　博和	東京薬科大学薬学部機能形態学教室教授
田野中 浩一	東京薬科大学薬学部分子細胞病態薬理学教室教授
馬場　広子	新潟医療福祉大学健康科学部教授
林　明子	東京薬科大学薬学部機能形態学教室講師
山口　宜秀	東京薬科大学薬学部機能形態学教室准教授

第3版まえがき

本書は，薬理学や病態生理学を十分に理解できるようになるために，まず正常なヒトのからだのしくみを学んでほしいとの願いから，主に薬学部低学年の機能形態学（あるいは解剖学・生理学）の教科書として2016年3月に初版を発行した．薬学部の機能形態学は，薬理学担当者が講義を担当する場合も多い．このため，本学で薬理学講義・実習を長年担当している分子細胞病態薬理学教室田野中浩一教授が初版作成の計画段階から加わり，さらに，機能形態学から薬理学への橋渡しを意識した各章のCOLUMNも担当した．

第2版改訂では，章末に新たにAppendixとして受容体の記載を加えた．受容体や輸送体は，それぞれが様々な病態に関係したり薬のターゲットとなったりしているため，他の医療系学生に比べて特に薬学生にとって重要な分子である．このため，薬理学を教える先生から「もっと受容体に関する記載を加えた方がよい」との要望をいただいた．そこで，機能形態学の講義が終了し薬理学を習い始めても，引き続き学生が本書を自学習のために使い続けられるように，代表的な受容体の記載を加えた．「機能形態学」を学び始めた1年生には多少難しい内容も含まれているかもしれないが，興味があればぜひCOLUMN同様にこのAppendixも読んでみてほしい．

本書では多くのカラーイラストを用いているが，これらの図を見直し，よりわかりやすい図に描き替えを行ってきた．それぞれの図がこの本の利用者の理解に役立つことを願っている．

また，今回の改訂では，電子書籍のダウンロードもできるようにし，デジタル世代の学生達にとって，より使いやすいものとした．

コロナパンデミックを経て，講義の形も変わってくることが推測される．しかし，どのように講義形態が変化しても自学習のための教科書の重要性には変わりがない．グラフィカル機能形態学確認問題演習とともに本書が学生たちのヒトの身体に対する理解のために役立ってくれることを願っている．

最後に，今回の改訂を行うにあたってご尽力いただいた京都廣川書店廣川重男社長，長谷尚樹氏，田中英知氏，木村塁氏はじめ編集制作部のみなさまおよび初版より引き続き素晴らしいイラストを描いていただいた伏田なが子氏に心から御礼申し上げたい．

2025年3月　八王子にて

著者一同

まえがき

医療人が病気を学ぶには，正常なからだの仕組みを知らないと病気の状態を理解することはできない．また，分子標的薬など現代の治療薬を学ぶには，細胞レベルだけでなく分子レベルまで生体の仕組みを知っておく必要がある．それらを学ぶのが「生理学・解剖学」であり，薬学部における「機能形態学」だ．

しかし，薬学部では「機能形態学」を，薬について学ぶ前の1年生や2年生で習ってしまうため，試験が終了した時点で内容を忘れてしまうことが多い．そのため学生は，薬が作用する先のからだに対する理解が不十分なまま，「薬の効き方（薬理学）」を学ぶことになり，必然的に薬理学が理解できず，暗記に走ってしまう構図が少なからず見受けられる．この経験から，本書では「薬理学が必要とする機能形態学」という観点のコラムを薬理学担当教員が執筆している．

本書の特長は，実際に講義を担当する教員が，実際の講義枠に合わせて執筆を進めた点にある．限られた講義時間の中で，薬学の基礎としての機能形態学を学ぶためにはどのような知識が必要かを十分に検討した上で，項目・分量・深さを決めているため，これまでの標準的な「生理学」「機能形態学」の教科書とは，その濃淡に差があるかもしれない．

本書の最大の特長は，京都廣川書店の配慮により，実際の講義で必要とされるカラー図版を，可能な限り作成・収載した点にある．同社のイラスト作製チームとは，2年以上にわたり丁丁発止のやり取りを行い，400余点のカラーイラストを作成して頂いた．また，電子顕微鏡写真や眼底写真などは，新潟大学医学部牛木辰男先生をはじめとした諸先生方からご提供いただいた．これらの図版を含めた資料が，学生たちのより深い理解を助けとなることを強く願っている．

本書に関してお気付きの点があればご指摘頂き，今後も本書を永く活用し続けられるように努力していきたい．

最後に，本書の出版を強く薦めて頂いた京都廣川書店・廣川重男社長，3年間にわたる執筆・編集を熱く粘り強く助けて頂いた鈴木利江子氏，編集・校正でご尽力を頂いた同社編集部の来栖　隆チーフエディター，清野洋司氏，そして何よりイラストの作図とその指揮を取って頂いた伏田ながこ氏に心から御礼申し上げる．

2016年1月　雪の八王子にて

著者一同

目　次

10章 呼吸器系 *279*

11章 血液・血液凝固・線溶系 *299*

12 章　泌尿器系　321

13 章　体液調節　349

序章

薬学の中の機能形態学

この教科書で学習する人の多くは薬学生と思われる．薬学部では，6年（場合によっては4年）かけてあらゆる観点から薬を学ぶ．では，薬とはいったい何なのだろうか．薬は「医薬品，医療機器等の品質，有効性及び安全性の確保等に関する法律（略称：医薬品医療機器等法；旧薬事法）」という法律では「日本薬局方に収載されているもので，ヒト（又は動物）の疾病の診断，治療又は予防を目的とするもので，身体の構造又は機能に影響を及ぼすことを目的とする物（機械器具・医薬部外品・化粧品でないもの）」と定義されている．このため，薬を理解するためには，「薬が身体のどこにどのように作用して，何をどう変化させるのか」を知る必要がある．そして，それを知るためには，「そもそも私たちの身体は，どのようなしくみで生かされているのか」をまず知っておかなければならない．私たちの身体のしくみを学ぶのが機能形態学である．

身体のしくみ，つまり生命現象を研究する学問には，生体を機能という側面から研究する生理学，おもに形態的側面から研究する解剖学，生命現象を化学的に研究する生化学などがある．私たちの身体をつくりあげている各臓器（器官 organ とよぶ）の形，さらにこれらの器官を構成している細胞などの形は，それらのはたらきと深く結びついている．このため，機能形態学では，ヒトの身体を構成する器官をはたらきによって 11 の器官系に分け，それぞれの器官系，器官，器官を構成する細胞などの構造（解剖学）およびはたらき（生理学）をまとめて勉強する．私たちが毎日何気なく過ごしているこの瞬間も，体内では各臓器が互いに協調しながらはたらくことによって，この身体を保っている．この見事な臓器（器官）間の協調がどのようにして生じるのか，また，外界や体内の様々な変化の中でいかに私たちの身体が健康を保つことができるのか，機能形態学を学んだ後で，ぜひ自分に問いかけてみてほしい．

繰り返し述べるが，薬学部ではあらゆる観点から薬を学ぶ．薬学で求められる知識は化学（特に有機化学）が中心と思われがちだが，薬が生体にはたらく以上，生命現象そのものも個体レベル，器官レベル，細胞レベル，さらに分子レベルでもそのしくみを知らなくてはならない．これらは生物学（細胞生物学，分子生物学などを含む）が基本となる．また，薬が疾病の診断や治療，予防に用いられることから，私たちの身体のしくみと個々の疾病との関係も学ばねばならない．さらに，薬を創るためには，化学物質の合成などの知識のほかに，それぞれの薬を生体内の目的の場所に効率よく届けるための工夫，薬の吸収と体内分布，代謝と排泄，薬理作用などを考慮しなければならない．機能形態学は，単に低学年で学ぶ基礎学問なのではなく，後に学ぶ薬理学，病態生理学，薬物治療学，薬物送達学，薬物動態学，薬剤学など薬学全般を学ぶうえで必須の基礎知識だと認識したうえで学んでほしい．

機能形態学はとかく暗記分野のように思っている学生が多い．確かに解剖学用語や生理学用語といわれるように，ふだん用いることのない専門用語が多く出てくる．これらは，いわば医療人の業界用語のようなものだ．業界用語である以上，医師や看護師，薬剤師とのコミュニケーションには必要な言葉が多いため，少なくとも重要単語（本文中では太字で示されている）は日本語（できれば英語も）で覚えたほうがよい．しかし，丸暗記が必要なのは専門用語だけであって，その他は教科書の内容を理解したうえで必要なことを覚えてほしい．理解せずに丸暗記した内容は，知識として役に立たない．各章の学習を終えたら，章末問題にきちんと答えられるかどうか，自分の理解度を確認するとよい．

機能形態学では，あくまでも自分自身の身体を学ぶ．例えば，今，あなたはテニスの部活を終えて部室に戻ってきたところだ．呼吸が速い，胸が大きく動いている，いつもは感じない心臓の鼓動をドクンドクンと感じる，額を汗が流れている，顔が赤い，のどが乾いている，おなかもすいた．このようなとき，運動時に呼吸はどのようにして速くなるのだろうか，そもそも何のために呼吸するのだろうか，どうやって O_2 は体内に入り，どこに運ばれてどのように使われるのだろうか，CO_2 はどうだろうか，心臓はどうやって動いているのだろうか，そして心臓の鼓動はどのようにして運動時に変化するのだろうか，汗はどこでつくられてどうして運動すると出てくるのだろうか，運動すると顔だけでなく全身熱くなるのはなぜなのか，のどが乾くのはどうしてか，水を飲んで乾きがなくなるのはどうしてか，おなかがすいたと感じるのはどうしてか，口から入った食べ物はどのようにして体内に吸収されどのようにして満腹感を得るのか．ただ机に向かって試験勉強しているだけでは親近感が湧かないかもしれないが，機能形態学で学んでいるのは，まさに日常的に経験するこのような私たちの身体のしくみだ．楽しく学習するというのは難しいかもしれないが，日常のちょっとしたときに「あれ，このようなときに身体はどうなっているのだろう？」と自分の身体と結びつけて学ぶと興味が湧き，理解しやすいのではないかと思う．

この本の各章に Column が執筆されている．Column には，少し難しいアドバンス的な内容を解説しているものもあるが，多くの Column は「機能形態学から薬理学への橋渡し」となるような知識が書かれている．機能形態学で学んだことがどのように薬理学（薬の効き方）に応用されるのか，Column を読んで薬との関連性を学んでほしい．

1章

ヒトの身体の構成とホメオスタシス

ヒトの身体は，数十兆個もの細胞から成り立っている．それぞれの細胞は各々に特徴的な機能を持つが，1つの個体を生かし，合目的な作業をさせるためには，個々の細胞がバラバラにはたらくのではなく，うまく協調してはたらく必要がある．私たちの身体では，これらの細胞がきちんと協調してはたらき，その集合体である個体が健康を維持できるように，細胞を取り巻く内部環境を一定範囲内に維持するためのシステムが存在する．これを**ホメオスタシス**（恒常性の維持；homeostasis）という．この章では身体の基本的なしくみとホメオスタシスの調節法を学ぶ．

1-1　ヒトの身体の構成

1-1-1　ヒトの身体の階層構造

ヒトの身体は，図1-1のように階層構造をしている．まず，個体は11の**器官系**（organ system）に分けられる（表1-1）．器官系はそれぞれ同じ目的に向かってはたらく**器官**（organ）によって構成される．例えば，消化器系は，食物を消化・吸収するための器官の集合体であり，食道（esophagus），胃（stomach），小腸（small intestine），大腸（large intestine），肝臓（liver），膵臓（pancreas），胆嚢（gall bladder）からなる．小腸は，口腔側から十二指腸（duodenum），空腸（jejunum），回腸（ileum）の3部位，大腸はさらに盲腸（cecum），結腸（colon），直腸（rectum）の3部位に分けることができる．

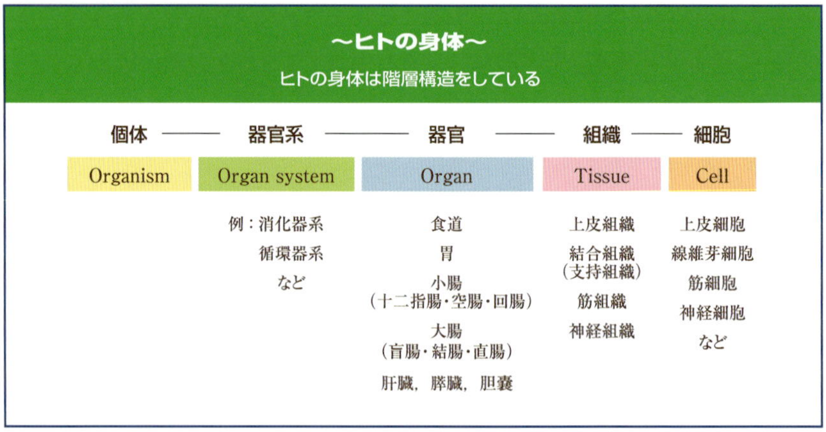

図1-1　ヒトの身体の階層構造

表1-1　ヒトの器官系と器官

骨格系	頭蓋骨，椎骨，胸郭の骨，骨盤骨，四肢骨
筋系	頭頸部の筋，胸腹の筋，上下肢の筋
消化器系	口腔，咽頭，食道，胃，小腸，大腸，唾液腺，肝臓，胆嚢，膵臓
呼吸器系	鼻腔，咽頭，喉頭，気管，気管支，肺
泌尿器系	腎臓，尿管，膀胱，尿道
生殖器系	男性生殖器（精巣ほか），女性生殖器（卵巣ほか）
内分泌系	脳下垂体，松果体，甲状腺，副甲状腺，副腎，膵臓，精巣，卵巣
循環器系	心臓，血管系，リンパ系
神経系	中枢神経系（脳，脊髄），末梢神経系
感覚器系	特殊感覚系（目，耳ほか），一般感覚系
外皮系	皮膚，皮膚の付属器

それぞれの器官は，**組織**（tissue）が組み合されてできている．おもな組織は，上皮組織（epithelial tissue），結合組織（connective tissue，支持組織；supporting tissue），筋組織（muscle tissue），神経組織（nervous tissue）である．例えば，食道の壁をみてみよう（図1-2）．食道は食べ物が胃に運ばれていくための管である．食物が通過する内腔を囲む壁は重層扁平上皮という上皮組織によって覆われ，その外側には結合組織や筋組織，神経組織がある．このようにみてみると，食道はこれらの異なる組織が集合してできていることがわかる．

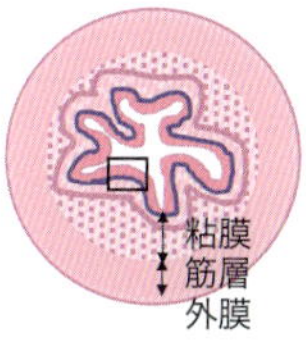

食道の横断面
食道の壁は粘膜，筋層，外膜の3層でできている

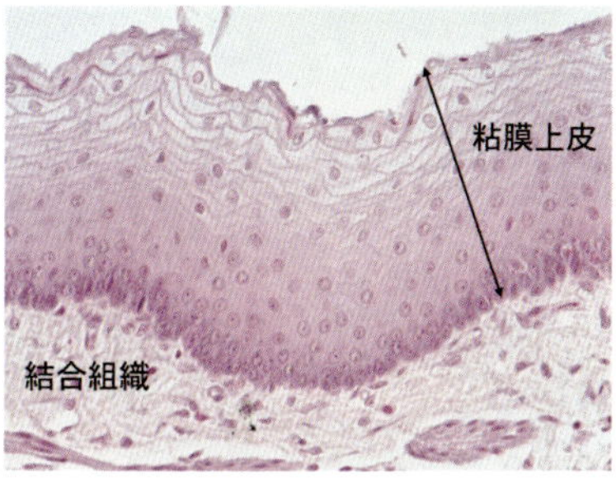

食道粘膜の拡大像
一番内側の粘膜上皮には複数の細胞が重なり合っていて（重層扁平上皮），上皮の外側は結合組織が覆っている

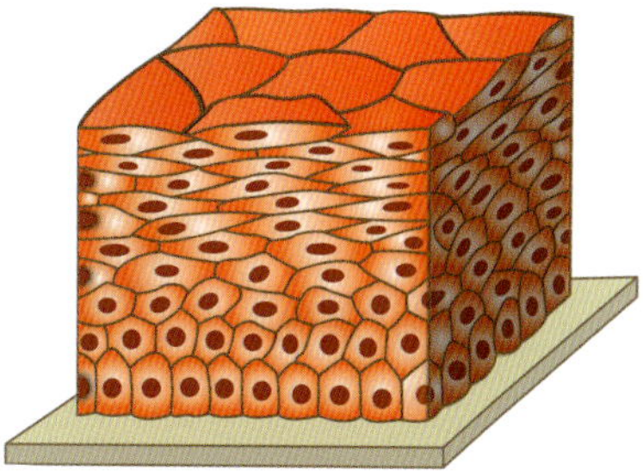

重層扁平上皮
（摩擦に強い）

図1-2　異なる組織からなる食道壁
ヘマトキシリン（紫）はおもに細胞核，エオジン（ピンク）は細胞体や線維などを染める色素．

それぞれの組織は，**細胞**（cell）が集まってできている．組織から細胞を取り出し，体内と同じような環境で育てると，細胞はある程度の間体外で生きることができる（細胞培養 cell culture）．このことから，細胞は独立して生きることができる生命の最小単位といわれている．細胞の種類によって形も大きさもはたらきも異なるが，細胞内には図1-3のように細胞が生命を維持し，役割を果たすために重要な様々な細胞小器官（organelle）がある．個々の細胞小器官に関しては，細胞生物学で学ぶ．

1-1-2　器官系と分業作業

表1-1で示したヒトの身体を構成する11の器官系はそれぞれどのような役割分担をしているのだろうか．私たちが生命を維持し，活動するためにはエネルギーが必要だ．私たちは炭水化物，脂質，タンパク質などのエネルギー源を食物として体内に取り込んで代謝し，空気中から体内に取り込んだO_2を用いて酸化反応（酸化的リン酸化 oxidative phosphorylation）を行うことによってエネルギー物質を産生する．このエネルギーを用いて，生命維持のために必要な内的仕事と身体を動かすような外的仕事を行っている．内的あるいは外的な仕事を行うと，必ず熱を発生するが，この熱は体温維持に用いられる．食物が体内で代謝されると，水（代謝水）とCO_2と代謝産物が生じる．水は尿，便，呼気あるいは皮膚などから体外に排泄され，CO_2は肺から排泄される．その他の

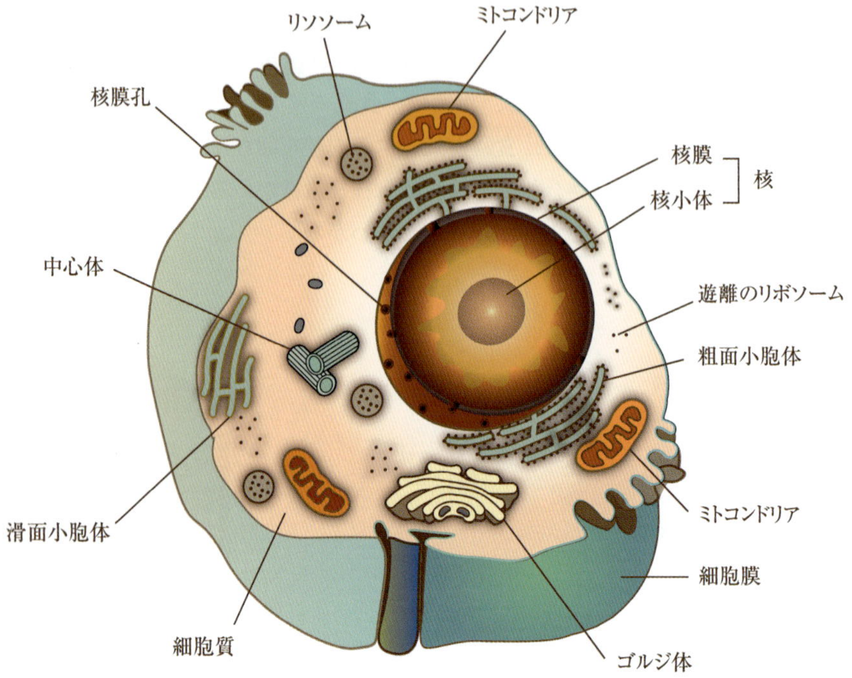

図 1-3　細胞と細胞小器官

代謝産物も尿や便などから体外に出る．

消化・吸収および便の排泄に関わる器官系が**消化器系**（digestive system）であり，外界からの O_2 の取り込みと CO_2 の排泄に関わるのが**呼吸器系**（respiratory system）である．外的仕事は**骨格系**（skeletal system）および**筋系**（muscular system）によって行われる．尿の産生と排泄に関わる器官系を**泌尿器系**（urinary system）という．消化・吸収された栄養素や O_2 は全身組織に運ばれ，個々の細胞に取り込まれる．また，個々の細胞から出る CO_2 や老廃物は排泄器官に送られて体外に出る．物質を身体の隅々の細胞まで届け，不要物を排泄器官に送るための輸送系の役割をするのが**循環器系**（circulatory system）だ．**外皮系**（integumentary system）は身体の表面を覆い，身体を保護するとともに不要な熱を外界に放出して体温を調節する役割も担う．私たちの周囲の外界は常に変化している．これらの外界の変化を知るためのセンサーの役割をしているのが，体表面のあちこちに配備された**感覚器系**（sensory system）だ．目や耳などの特殊感覚系と，触覚や痛覚などを受け取る一般感覚系がある．また，ヒトという種を保存するために次世代の個体を生み出すのにはたらく**生殖器系**（reproductive system）がある．また，学問分野によっては，循環器系のうち，生体防御の免疫応答に関わる器官系を免疫系（immune system）や造血系（hemotopoietic system）とよぶこともある．

このように，各器官系が分業することで私たちの個体が維持される．分業にはそれらの仕事ぶりをモニターし，うまく調整するまとめ役が必要だ．**神経系**（nervous system）と**内分泌系**（endocrine system）はこれらの器官系のはたらきを調節し，協調させるための調節系としてはたらく．神経系は神経線維とよばれる細長い細胞突起によって全身の筋細胞や腺細胞のはたらきを支配し，内分泌系はホルモンとよばれる調節物質をおもに血液を介して組織に送る．すべての器官系はこれらによる調節を受けている．

1-2　ホメオスタシスとその維持機構

1-2-1　ホメオスタシス（恒常性）

1-1-1で示したように，細胞は私たちの身体の中で独立した生命体としてはたらく最小単位だ．これらの細胞の周囲および内部には水が存在する．体内の水成分を**体液**（body fluid）とよぶ．

表1-2のように，成人男性の場合，体重の約60 %は体液が占める．体液は細胞内に存在する**細胞内液**（intracellular fluid）と細胞の外側にある**細胞外液**（extracellular fluid）の2つに分けられる．それぞれ体重の40 %，20 %を占める．細胞外液はさらに，血管内の血液の水成分（血漿 plasma）4 %と組織の細胞間に存在する組織間液（interstitial fluid：間質液，組織液，細胞間液ともいう）16 %に大別される．体液量は表1-2に示すように性別や年齢によって異なるが，環境が変化しても常に一定範囲内にとどまるように調節されている．

体液は電解質液であり，イオン組成は体液の種類によって各々異なる（表1-3）．細胞外液では，Na^+およびCl^-が多く，細胞内液ではK^+が多い．また，Ca^{2+}濃度はこれらのイオン濃度に比べて細胞外液でも明らかに低いが，特に細胞内液では外液に比べても圧倒的に低い．3章で述べるように，細胞はこれらの**細胞内外のイオン濃度差**を様々に利用している．

表1-2　体液と体液量（体重 %）

	成人男性	成人女性	新生児
全体液量	60	50	75
細胞内液量	40	30	40
細胞外液量	20	20	35
組織間液量	16	16	30
血漿量	4	4	5

表1-3　体液のおもなイオン組成

	細胞内液	細胞外液 組織間液	細胞外液 血漿
陽イオン			
Na^+イオン（mM）	15	145	142
K^+イオン（mM）	120	4.5	4.4
Ca^{2+}イオン（mM）	10^{-4}	1.2	1.2
Mg^{2+}イオン（mM）	1	0.55	0.6
陰イオン			
Cl^-イオン（mM）	20	116	102
HPO_4^{2-}イオン（mM）	0.7	0.8	0.7
HCO_3^-イオン（mM）	15	25	22

mM：ミリモル濃度

細胞の内外に存在する体液の変化は，細胞の生存や機能に大きく影響を与える．細胞を取り囲む環境を**内部環境**とよぶが，これは体液がつくり出す環境と言い換えてもよい．私たちの身体は，体液量や体液浸透圧，イオンなどの組成，温度あるいは血圧や血糖値など体液がつくり出す内部環境を常に一定範囲内に維持している．これを**ホメオスタシス**（homeostasis）という（図1-4）．

1-2-2　ホメオスタシスの調節：ネガティブフィードバック機構

ホメオスタシスはどのようにして維持されるのだろうか．外部環境は常に変化し続けているが，内部環境にも変化は生じる．私たちの身体には，この内部環境の変化を察知してそれと反対の変化を加えることにより，最初の変化を打ち消して元の状態に戻すようなシステムがある（図1-5）．

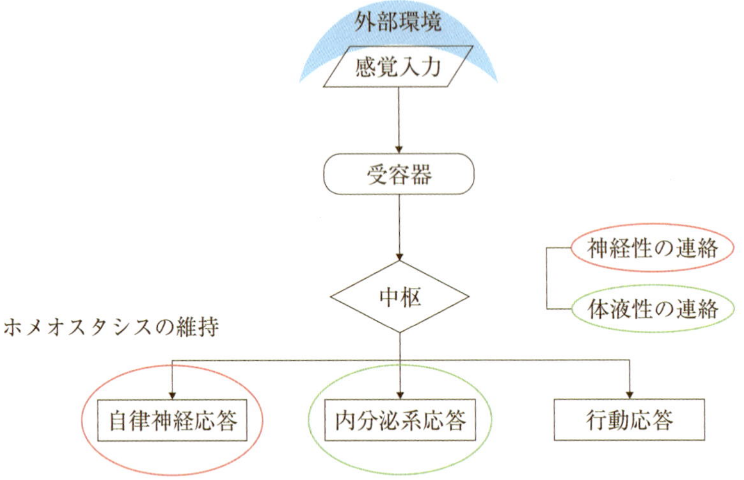

図 1-4　ホメオスタシス

〔homeo：似ている，stasis：停滞 → 停滞に似た状態〕
体内環境をある範囲内で一定に維持する能力，あるいはその一定状態（恒常性）．
器官の基本的な機能がうまく組み合わされ，その結果，高次の機能が，調和してほぼ一定に保持される動的状態である．

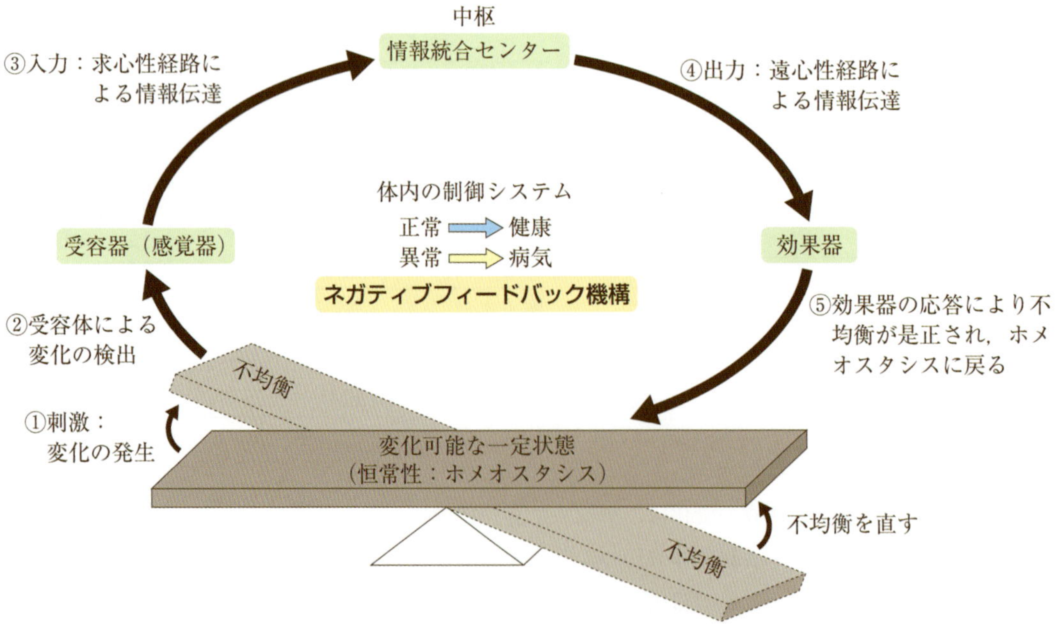

図 1-5　ネガティブフィードバック機構によるホメオスタシスの調節

つまり，ホメオスタシスは変化しないように固定しておくのではなく，変化に対応して修正を加えることにより変化を一定範囲内にとどめるという動的な状態である．先に述べた体液量や浸透圧，イオン組成，温度などは，それぞれの**受容器**によって状態が常に監視されている．変化が生ずると，その情報は受容器からただちに**調節中枢**（あるいは情報統合センター：多くの場合脳内にある）に届けられ，調節中枢は最初の変化を打ち消すような新たな変化を引き起こすように**効果器**に命令を与える．効果器のはたらきで不均衡がなくなり，元の状態に戻る．このようなホメオスタシスの調節方法を**ネガティブフィードバック**（negative feedback）**機構**という．受容器から中枢，あるいは中枢から効果器への情報の伝達は，1-1-2 で述べた**神経系**と**内分泌系**の 2 つの調節系によって行われる．また，例えば体液量が減った場合には，口渇が生じて水を飲むなど，**行動による応答**も変化の是正に役立つ（図 1-4）．

図 1-6 にネガティブフィードバック機構による血圧調節の例を示す．血圧（blood pressure）は，血液がもつ力であり，血液を循環させる駆動力であるとともに血管と組織の間における物質の移動を生じさせるための力としてもはたらく．このためにはある程度の血圧が必要だが，高すぎる状態が続くと心臓や血管などに負担を与える．しかし，血圧自体は体液量（血液量）や心臓のはたらきなどとともに，重力にも影響されるため急な体位変換などに伴って瞬間的にも変化する．このため，血圧の状態は常に圧受容器によって監視され，血圧の変化は自律神経系や内分泌系を介して効果器に伝えられる．神経系を介する場合，ただちに延髄（脳の一部）の血管運動中枢に血圧変化が伝えられる結果，効果器である血管平滑筋と心臓に命令が伝達され，これらの変化によって血圧は元に戻る．例えば，血圧が上昇した場合，動脈圧受容器で感知され，血管運動中枢からの命令によって血管平滑筋が弛緩して血管が拡張し，心拍数や心収縮力の低下に伴って心拍出量（心臓が単位時間あたりに動脈に出す血液量）も低下する．このため反射的に血圧は下降し，最初の変化（血圧上昇）は打ち消されて血圧は元の状態に戻る．逆に，血圧が急に低下すると血管の収縮および心拍数増加や心収縮力増加に伴う心拍出量増加によって血圧は元に戻る．

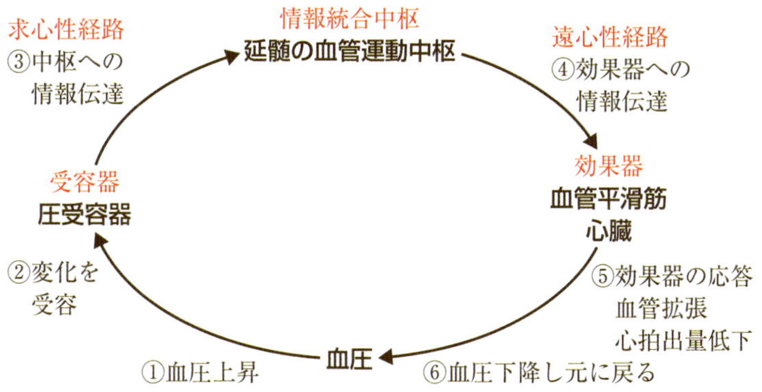

図 1-6　ネガティブフィードバック機構による血圧調節

●章末問題●

1）ヒトの身体の階層構造とは何か，説明せよ．
2）ヒトの身体を構成する 11 の器官系と各々のおもな役割を説明せよ．
3）体液の種類と成人男性における各々の体液の量（体重 %）を説明せよ．
4）体液間におけるおもなイオン組成の違いを説明せよ．
5）ホメオスタシスについて説明せよ．
6）ネガティブフィードバック機構について説明せよ．

2章

身体の構造

1章で学んだようにヒトは様々な器官系から構成されている．ヒトは立体的な3次元の中で生きており，身体を構成する器官もそれぞれ立体的な構造をしている．身体を構成する各器官の形や体内での位置関係によるつながりを理解することは，器官のはたらきを理解するうえで重要である．

2-1　解剖学の基礎用語

ヒトの身体の構造は，解剖により明らかにされてきた．器官を構成する各部の名称は，それぞれの位置関係や形，役割などから名付けられているものが多い．ここでは解剖学の基礎となる位置関係や身体の動きに関する基礎的な用語を学ぶ．

2-1-1　身体の位置と方向に関する名称

身体の位置や方向は，**解剖学的正位**とよばれる基準の姿勢をもとに名付けられている（図2-1）．解剖学的正位とは，手のひらを前に向けて直立した姿勢のことである．この姿勢を基準とし，上－下，前－後，左－右，**内側**《ないそく》－**外側**《がいそく》が決定している．ヒトにおける前－後の関係は**腹側**《ふくそく》－**背**《はい》**側**《そく》の関係に一致する．解剖学的正位における身体の中心軸を特に**正中**《せいちゅう》とよぶ．

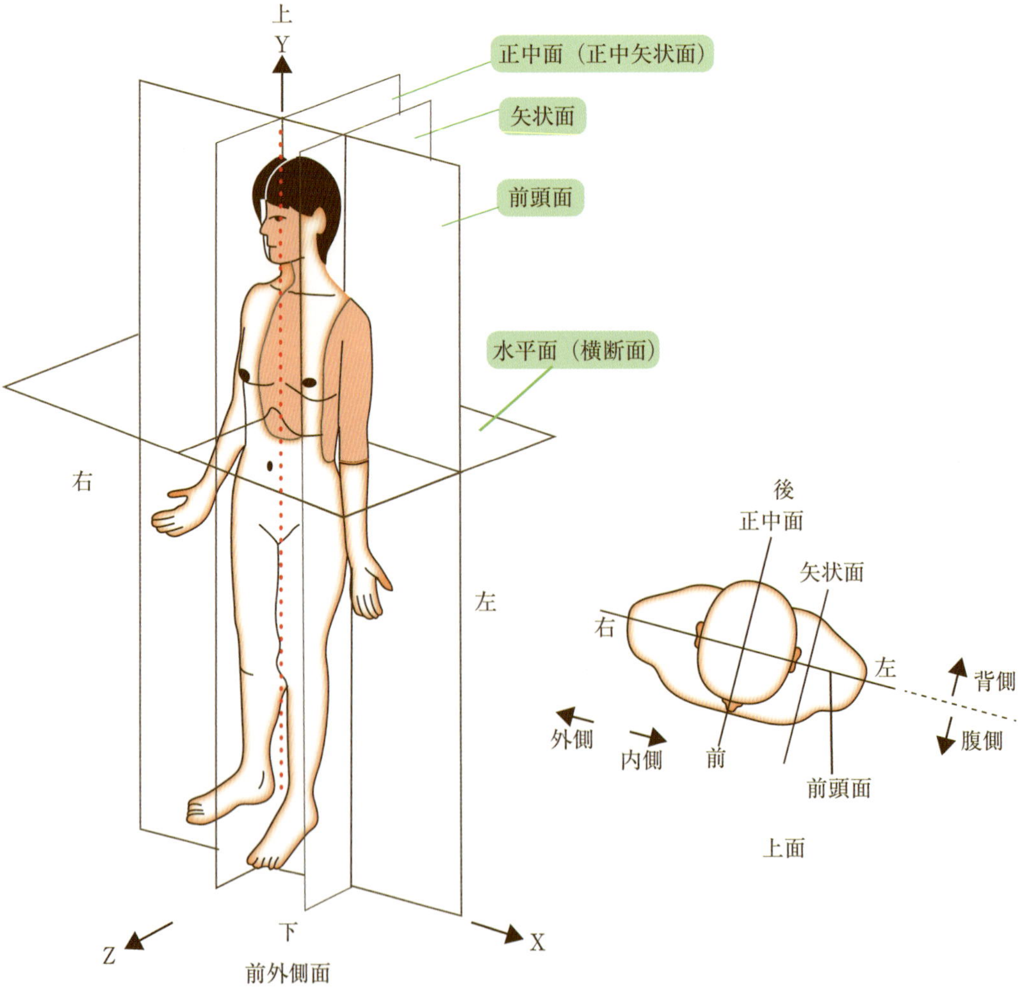

図 2-1　身体の位置と方向に関する名称

立体的な構造物の内部構造を理解するためには断面をみる必要があり，3次元的に理解するためには3方向で切った断面が必要である．**前頭面**《ぜんとうめん》（**冠状面**《かんじょうめん》）は左右軸を通る上から下への平面で前方から切り，前あるいは後ろからみた断面である．**矢状面**《しじょうめん》は前後軸を通る上から下への平面で切り，右あるいは左からみた断面である．**水平面**（**横断面**）は地面と平行に身体を横切るように切り，上あるいは下からみた断面である．これらの断面はすべて直角に交わる．これらの3方向で切った断面により，それぞれの臓器や部位の立体的な構造や位置関係を想像し，理解する必要がある．特に真ん中で切った矢状断面を**正中矢状面**とよんでいる．

2-1-2 身体の動きに関する名称

ヒトの身体の各部は様々な動きをする．これらの動きのほとんどは，逆方向の動きと対になってよばれている．肘，膝，手首，足首における曲げ伸ばしを，それぞれ**屈曲**と**伸展**とよんでいる．足首における屈曲と伸展は底屈と背屈とよばれる場合もある．おじぎのように身体を前屈させる動きも屈曲であり，背側にそらせる後屈は伸展である．腕や足を正中に近づける動きを**内転**《ないてん》，正中から離していく動きを**外転**《がいてん》とよんでいる．前腕と上腕を含む上肢全体あるいは下腿と大腿を含む下肢全体を内側にひねることを**内旋**《ないせん》とよび，逆に外側にひねることを**外旋**《がいせん》とよんでいる．上腕を固定したまま，前腕だけをひねって手のひらを内側に向けることを**回内**《かいない》，逆に外側に開くことを**回外**《かいがい》とよんでいる．また，これらの動きを引き起こすための筋をそれぞれ屈筋，伸筋，外転筋，内転筋，外旋筋，内旋筋，回外筋，回内筋として分類する場合もある（図2-2）．

2-2 骨格系

私たちは，昆虫などの外骨格生物とは異なり身体の内部に骨格をもつ内骨格生物である．身体は，骨格により支えられている．この骨格の周りには筋が位置し，体腔とよばれる空間には内臓が入り，全体を皮膚で覆われて身体ができあがっている．ヒトを構成する骨は約200個あり，ほとんどの骨の数には個人差がなく，個数が決まっている．おもな骨の名称（読み方と英語名）は2-5に図2-13～図2-16と一覧表で示す．ここでは身体の基本となる骨格について学ぶ．

2-2-1 硬骨と軟骨

骨格は身体の構造維持や運動を起こすために必要な器官である．骨格の大部分は，一般に骨とよばれる硬骨によって構成されている．骨格は，支柱（骨組み）として身体の構造を支えたり，胸郭による胸部内臓の保護や頭蓋骨による脳の保護をしている．運動においては，筋に引っ張られることにより身体を動かす**受動的運動器**としてはたらいている．硬骨の大部分は，タンパク質で構成された有機質であるコラーゲン線維に，**ヒドロキシアパタイト**とよばれる無機質である水酸化リン酸カルシウムが沈着することにより形成されており，その他に少量のリン酸カルシウム塩や炭酸カルシウム塩を含んでいる．ヒドロキシアパタイトは機械的な力や分解に対して非常に強く安定な物質であるため，骨は体内の最大の**Ca貯蔵庫**としてはたらいている．また，その他に，骨の内部にあ

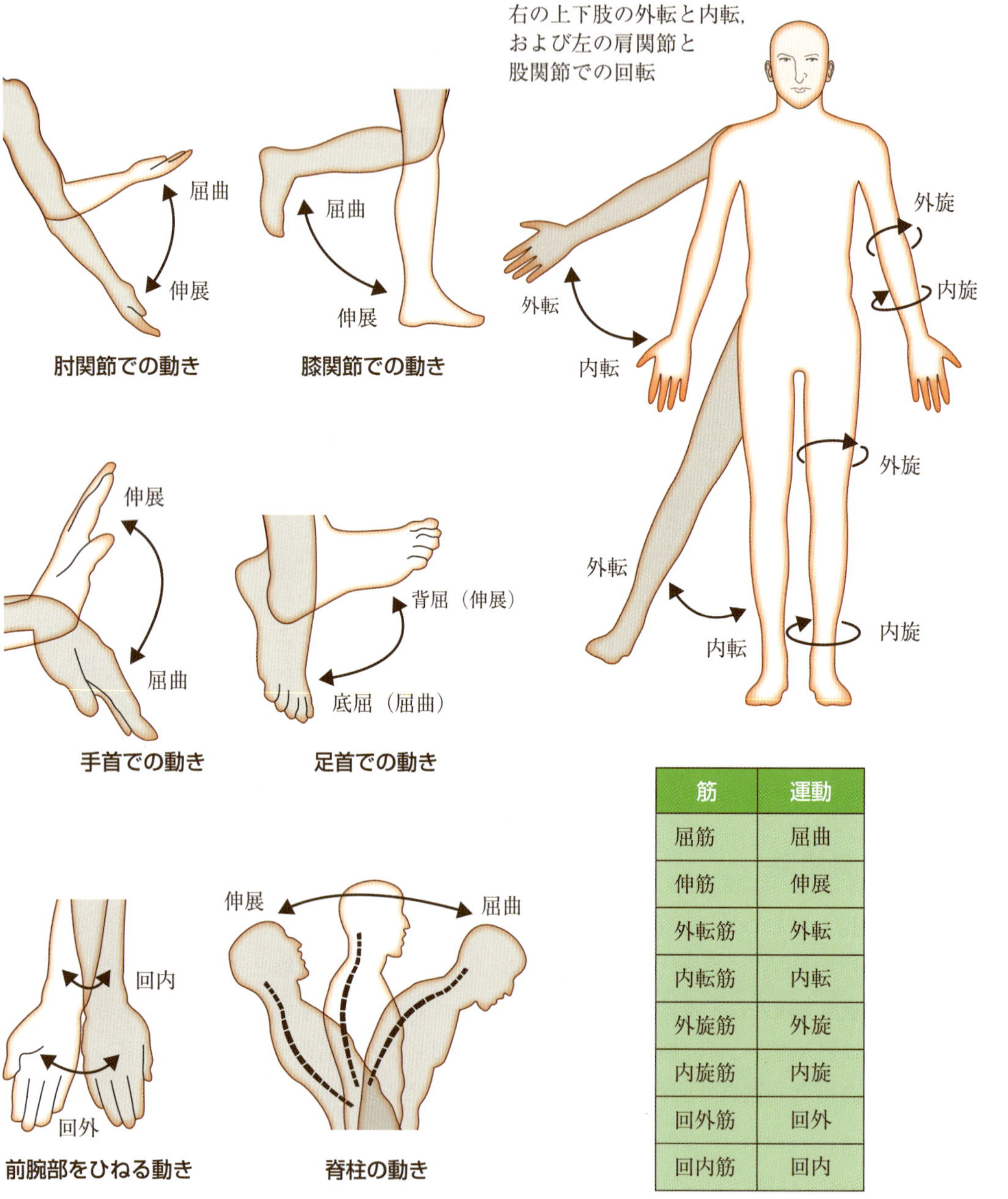

筋	運動
屈筋	屈曲
伸筋	伸展
外転筋	外転
内転筋	内転
外旋筋	外旋
内旋筋	内旋
回外筋	回外
回内筋	回内

図 2-2　身体の動きに関する名称

る骨髄が造血にも関わっている．骨の形状は，図 2-3 に示すように様々な形をしている．

軟骨は軟骨細胞とこの細胞が産生分泌した膠原線維（コラーゲン線維）を含む細胞間質（軟骨基質）より構成されている．図 2-4 に示す**硝子**《しょうし》**(ガラス)軟骨**，**弾性軟骨**，**線維軟骨**の 3 種が存在し，様々な用途に対応している．

骨格	支柱（骨組み），臓器の保護，受動的運動器，造血に関与， カルシウムの貯蔵（ヒドロキシアパタイト，リン酸カルシウム塩，炭酸カルシウム塩）

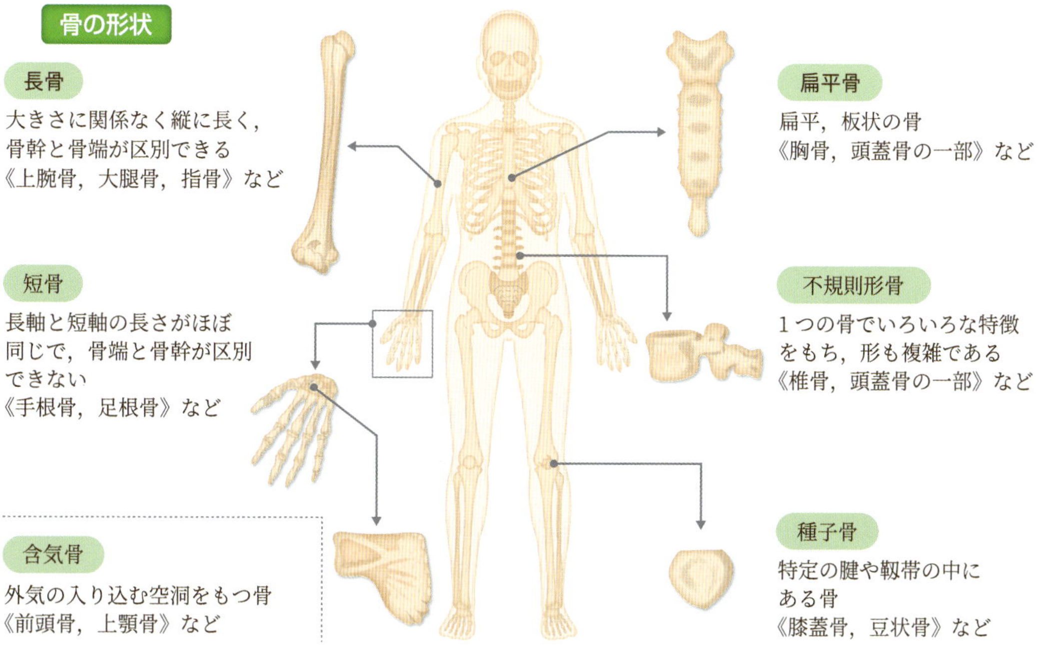
骨の形状
長骨
大きさに関係なく縦に長く，
骨幹と骨端が区別できる
《上腕骨，大腿骨，指骨》など
扁平骨
扁平，板状の骨
《胸骨，頭蓋骨の一部》など
短骨
長軸と短軸の長さがほぼ
同じで，骨端と骨幹が区別
できない
《手根骨，足根骨》など
不規則形骨
1つの骨でいろいろな特徴
をもち，形も複雑である
《椎骨，頭蓋骨の一部》など
含気骨
外気の入り込む空洞をもつ骨
《前頭骨，上顎骨》など
種子骨
特定の腱や靱帯の中に
ある骨
《膝蓋骨，豆状骨》など

図 2-3　骨格を構成する骨の形状

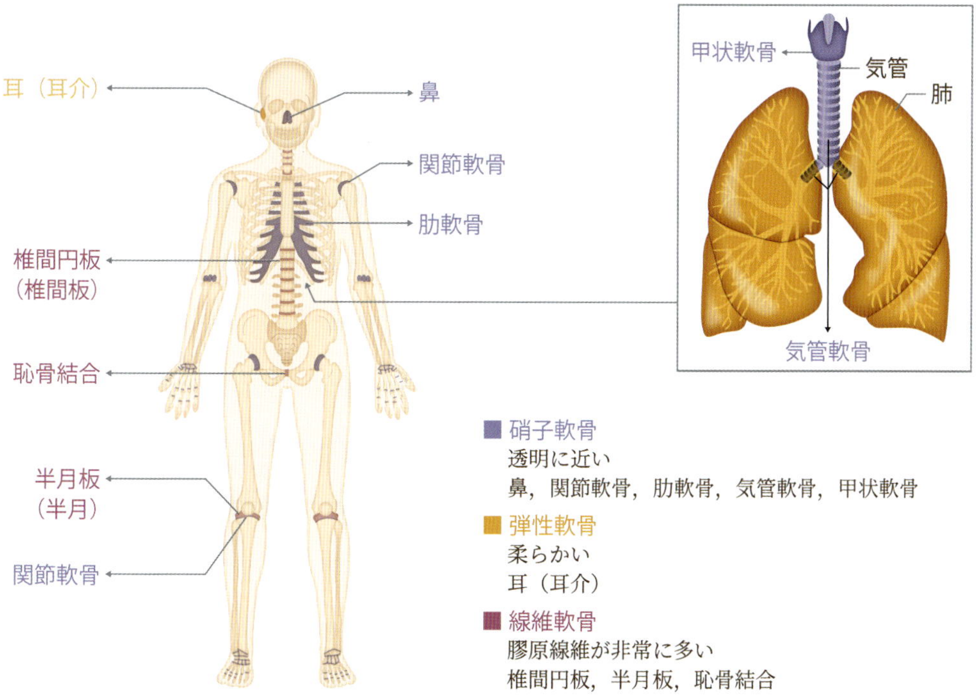
耳（耳介）
鼻
関節軟骨
肋軟骨
椎間円板
（椎間板）
恥骨結合
半月板
（半月）
関節軟骨
甲状軟骨
気管
肺
気管軟骨
■ 硝子軟骨
透明に近い
鼻，関節軟骨，肋軟骨，気管軟骨，甲状軟骨
■ 弾性軟骨
柔らかい
耳（耳介）
■ 線維軟骨
膠原線維が非常に多い
椎間円板，半月板，恥骨結合

図 2-4　軟　骨

軟骨細胞と膠原線維を多く含む間質により形成される．

COLUMN

直立二足歩行と脊柱の弯曲

動物の中では，ヒトだけが直立二足歩行を行うことができる．ヒトは，進化の過程で，直立二足歩行により，前肢を手として使用することで脳を発達させてきたと考えられている．さらに，直立の姿勢で，大きく重くなった頭部を支えることが可能になり，ますます脳が発達し，高次機能を獲得してきたと考えられている．この重い頭部を支えるために脊柱には，アーチ状の弯曲が3か所形成されている．この弯曲で重力による鉛直方向の力を分散させ，頭部をバランスよく支えられるようになっている．脊柱の頸部は前方に，胸部は後方に，腰部は前方に凸状に弯曲している．これらの弯曲は誕生時からあるわけではなく，成長とともに形成される．胎児は羊水中に浮いており，外部からの大きな力がないため，脊柱全体は後方にゆるく凸状にカーブしている．誕生後，座ることができるようになり，首がすわってくると頸部に弯曲がみられるようになる．さらに歩行できるようになると腰部にも弯曲が形成される．一方，四足歩行の動物では，頭部を支えるために頸部にのみ弯曲が形成される．胸部の弯曲は胸郭を大きくするのにも役立っていると考えられている．直立二足歩行を行うために，股関節などの構造もヒトとほかの動物では異なっている．また，ヒトでは骨《こつ》粗《そ》鬆《しょう》症《しょう》などにより骨が弱くなってしまうと，頭部の重みを支えられずに脊椎の圧迫骨折や脊柱の変形を引き起こす場合がある．

脊柱の弯曲

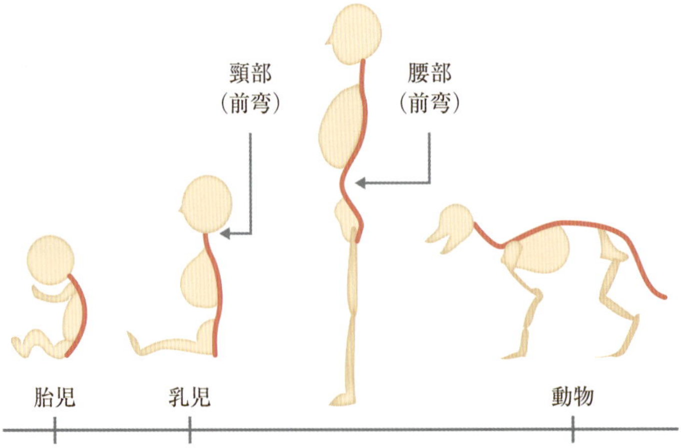

2-2-2 長骨の構造

骨（硬骨）の典型として長骨の構造をみてみると，長骨には両端にふくらんだ**骨端**《こったん》があり，その間に，中が管状に空いた**骨幹**《こっかん》がある．そのため，この骨を別名，長管骨ともよんでいる．外側は結合線維性の強い膜である**骨膜**で覆われており，この膜内には感覚神経や血管が走っている．骨端部には関節に面した**関節軟骨**と骨の成長に関わる**骨端軟骨**が存在する（軟骨質）．骨端軟骨（骨端板）の軟骨細胞の分裂により骨が長く成長するが，この骨端軟骨は成人になるとなくなり，その名残の骨端線に変化する．骨膜に近い外側を非常に固い緻密質が覆っており，内側にスポンジのような網目状の構造をした海綿質がある（骨質）．この海綿質を含む管腔内に骨髄があり，成人までは造血組織である**赤色骨髄**が多くを占めるが，年齢とともに血管からしみ出る脂肪が沈着し，脂肪による**黄色骨髄**が増加する（図 2-5）．

骨質である緻密質は数多くの**骨単位（オステオン）**が並ぶことで構成されている．オステオンは，血管や神経が通っている**ハバース管**を中心に，同心円状に層板構造（ハバース層板）が何層にも取り囲んでできあがっている．骨基質である層板どうしの間には，骨細胞の入った骨小腔が同心円状に並んでいる（図 2-5）．

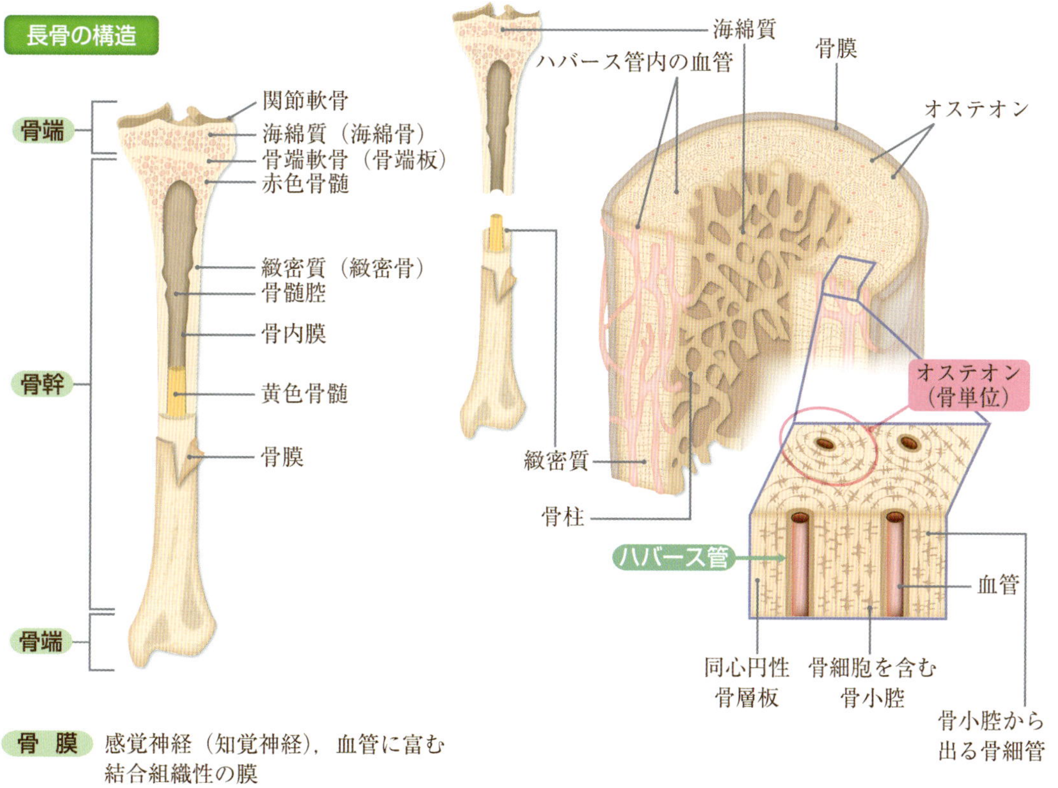

骨　膜　感覚神経（知覚神経），血管に富む
結合組織性の膜

軟骨質　関節軟骨：関節面の保護
骨端軟骨：骨の長さの成長に関与する（成長終了→骨端線）

骨　質　緻密質：骨の外側を占め，非常に固く強固である
海綿質：骨髄腔側にできる 網目状の構造

骨　髄　赤色骨髄：造血
黄色骨髄：脂肪組織，年齢とともに増加

図 2-5　長骨（長管骨）の構造

2-2-3 骨代謝：骨形成と骨吸収

形成された骨は，一生そのままでいるわけではなく，部分ごとに骨を溶かしながらその後に骨を再構築し，数年で全身の骨すべてが置き換わる．この骨を溶かす過程を**骨吸収**とよび，骨をつくる過程を**骨形成**とよんでいる．骨吸収を行っているのは**破骨細胞**であり，骨形成を行っているのは**骨芽細胞**である．骨層板の形成後に骨芽細胞は骨細胞に変化し，骨の維持に関わっている．これらの骨吸収と骨形成による骨の再構築をまとめて**骨代謝**とよんでいる．骨がCaの貯蔵庫であるため，骨吸収と骨形成のバランスを調節することにより，細胞外液のCa^{2+}濃度のホメオスタシスを維持している．これには様々なホルモンが関わっているが，詳細は15章内分泌系（15-5）で述べる．

2-2-4 関　節

骨格を形成するためにそれぞれの骨どうしは関節により連結している．頭蓋骨にみられる**縫合**《ほうごう》や**靭帯結合**《じんたいけつごう》は，がっちりと固定をするための線維性の連結による関節である．また，肋軟骨，骨端軟骨，椎間円板は軟骨性の連結による関節である．多くの可動性の関節では，連結部が結合線維性の関節包で覆われており，内側には滑膜で覆われた関節腔が形成されている．骨端部は関節軟骨が覆っており，関節腔内の**滑液**《かつえき》が潤滑油のはたらきをしてなめらかに関節が動くようになっている．関節部が炎症を起こすと，一般に「水がたまる」と表現されるように，この関節腔に炎症による関節液がたまり，痛みの発生とともになめらかな動きができなくなってしまう（図2-6）．

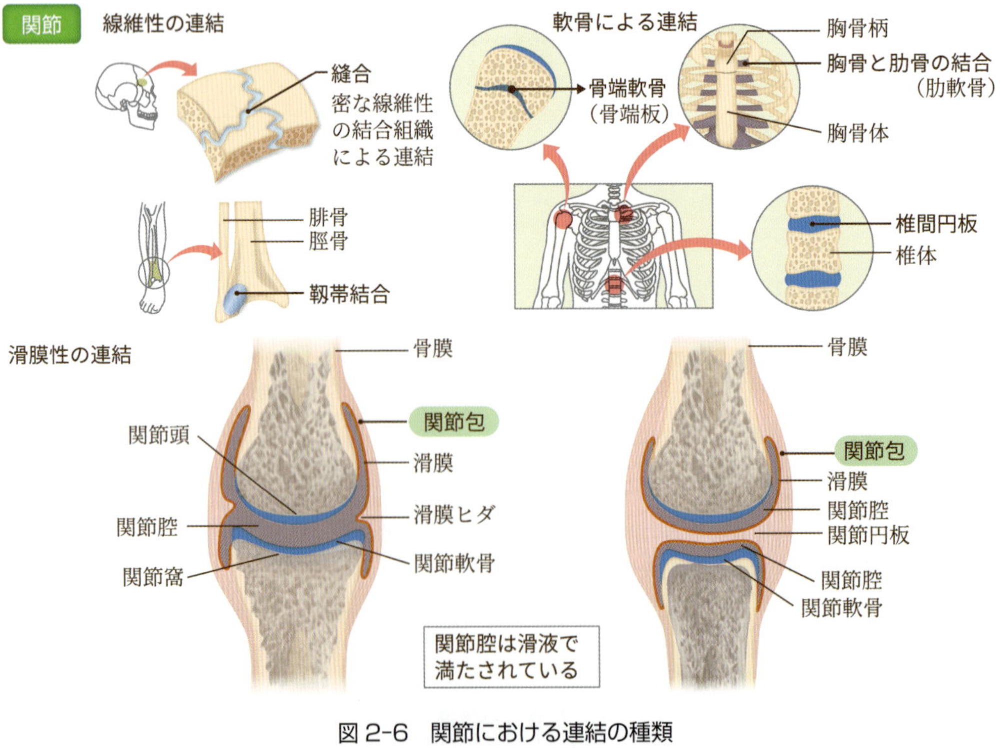

図2-6　関節における連結の種類

関節の形状はその動きと密接に関係しており，図2-7に示すような様々な関節がある．

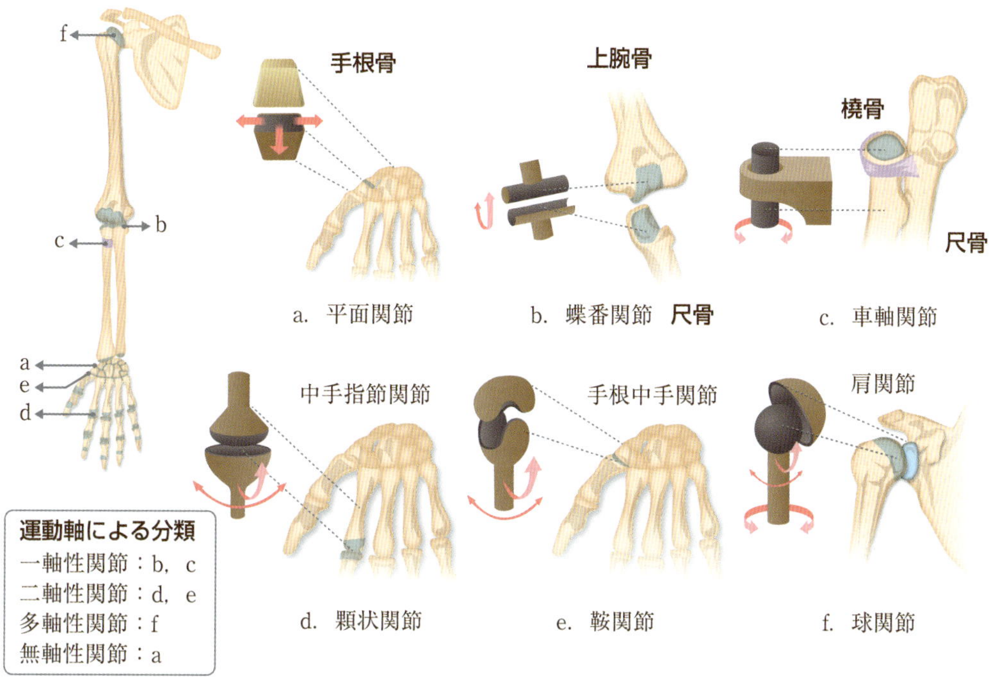

図 2-7　関節の形状や動きによる分類

2-3 筋　系

筋組織の形態学的特徴や生理学的特徴などについては9章で学ぶため，ここでは骨格と連動する骨格筋（横紋筋）の解剖学的な特徴を学ぶ．おもな筋の名称（読み方と英語名）は2-5に図2-17，図2-18と一覧表で示す．

2-3-1 骨格筋の形状とはたらき

骨格筋は，収縮と弛緩により連結した骨を実際に動かしている**能動的運動器**である．この筋の収縮・弛緩の調節により，様々な身体の運動が引き起こされている．また腹部では内臓の保護をするためにもはたらいている．図2-8に示すように骨格筋には様々な形状をしたものがあり，典型的なものは紡錘型をしている．動きの起点になる方の筋の先端部を**筋頭**，本体のふくらみを**筋腹**，動かされる骨と連結する方の先端を**筋尾**とよんでいる．直接骨に付着している筋も一部存在するが，ほとんどの筋は膠原《こうげん》線維《せんい》（コラーゲン線維）で構成された**腱**により骨と連結している．一部の筋では筋の途中に腱が存在する場合もある．

筋が骨を引っ張り，運動を起こすための起点となる連結部を，その筋の**起始**《きし》とよび，動かされる側の骨との連結部を**停止**とよんでいる．それぞれの筋において起始と停止は決まっており，これらの関係により運動が決まる．例えば肘関節においては，肩付近に起始をもつ上腕二頭筋が停止部の橈骨《とうこつ》を引っ張り上げることで肘が屈曲し，同様に肩の近くに起始のある上腕三頭筋が尺骨を引くことにより肘が伸展する．また屈曲のときには上腕三頭筋は弛緩し，伸展のときには上腕二頭筋が弛

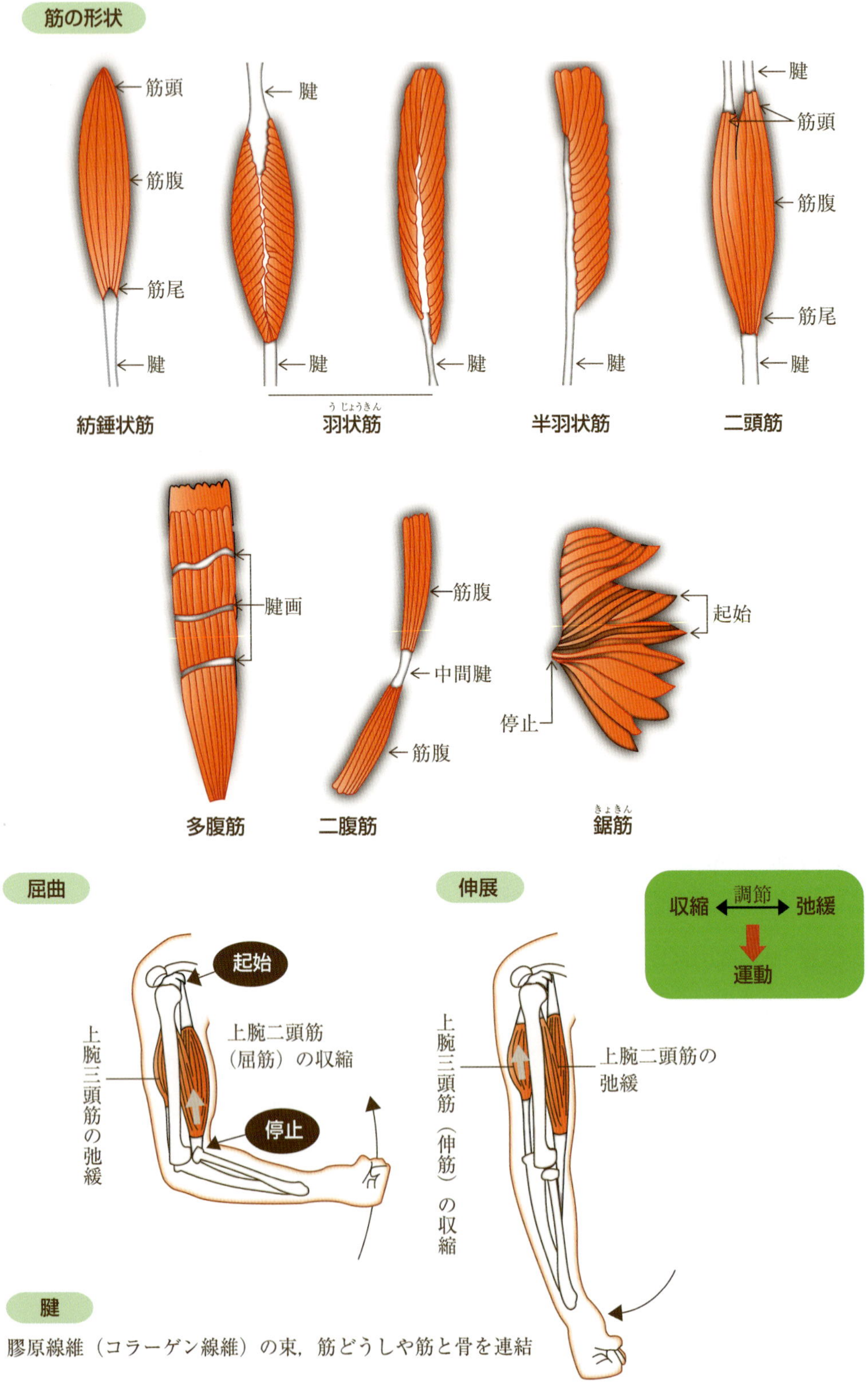

図 2-8　骨格筋の形状，骨格との関係

骨格筋（横紋筋）：身体の運動，能動的運動器，姿勢の保持，内臓の保護など緩することで，うまく運動できるようになっている（図 2-8）．このように対になって逆の動きを引き起こす筋を互いに拮抗筋《きっこう》とよんでいる．

2-3-2 上肢や下肢の筋の位置関係

解剖学的正位では，上肢と下肢の関節の動きは逆であり，上肢は肘で前側に屈曲し，下肢は膝で後側に屈曲する．そのため，上肢では屈曲に関係する**屈筋群**は前側にあり，上腕の屈筋群が肘を屈曲させ，前腕の屈筋群は手首や指を屈曲させる．それらに対する拮抗筋としての**伸筋群**は上肢の後側にある（図 2-9）．一方，下肢では前側に伸筋群があり，後側に屈筋群が位置している．その他に前腕には回内筋や回外筋などがあり，大腿では内側に**内転筋群**が発達している（図 2-10）．

2-4 身体の区分と内臓の位置関係

ヒトの身体は，数多くの部位から構成されており，体表としてみえる部分で区分けされており，名称が付けられている．また，その内部には腔所があり，様々な臓器が入っている．ここでは，それらの概略を学ぶ．身体の各区分とおもな臓器の名称（読み方と英語名）は 2-5 に図 2-19 ～ 図 2-23 と一覧表で示す．

2-4-1 身体の区分

ヒトの身体は，体幹から四肢が伸びてできあがっている．**体幹**は，頭部，頸部，胸部，腹部，腰部（背中や殿《しり》を含む）で構成されている．四肢のうち，上肢は上腕，前腕，手から構成され，下肢は大腿，下腿，足から構成されている．おもな関節により区分けされており，関節部にできるくぼみにも名称が付いている（肘窩《ちゅうか》や膝窩《しっか》など）．大腿をもち上げた際に体幹部の付け根に線がはいるが，ここには 16 章で学ぶ鼡径管《そけいかん》（鼠径管）が通るため，鼡径部《そけいぶ》とよんでいる．

2-4-2 体腔内の臓器

身体には体腔とよばれる腔所があり，その中に臓器が入っている．**頭蓋腔《ずがいくう》**には脳，**脊柱管**には脊髄，肋骨で取り囲まれた胸郭内の**胸腔**には心臓や肺，**腹腔**には消化器系器官や付属の器官，脾臓，腎臓など，**骨盤腔**には膀胱，生殖器，直腸などが位置している．胸腔や腹腔内の臓器のほとんどは膜で覆われ，つり下げられている（図 2-11）．十二指腸，膵臓，副腎，腎臓，結腸の一部（上行結腸と下行結腸）は，腹膜よりも後側にあり，背部に固定されている．これらを**腹膜後器官**とよんでいる．臓器の形や位置関係も断面でみると立体構造を想像できる．近年は，身体を傷つけることなく，核磁気共鳴画像解析法（MRI）や X 線を用いた CT（computed tomography）により取得した横断面画像を重ね合わせることで立体的な 3 次元画像を構築できるようになり，診断にも利用されている（図 2-12）．

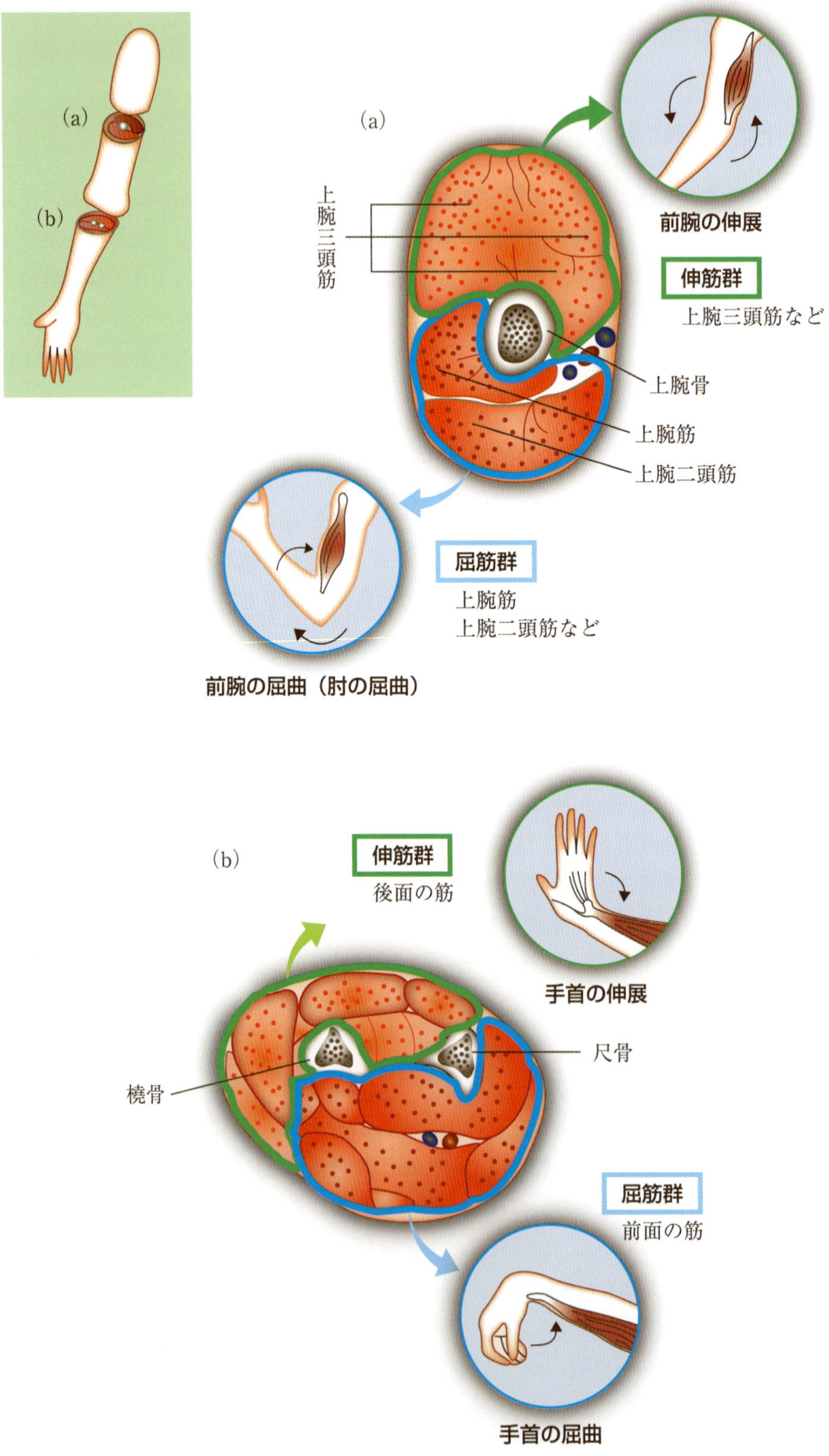
(a)
(b)
(a)
上腕三頭筋
前腕の伸展
伸筋群
上腕三頭筋など
上腕骨
上腕筋
上腕二頭筋
屈筋群
上腕筋
上腕二頭筋など
前腕の屈曲（肘の屈曲）
(b)
伸筋群
後面の筋
手首の伸展
尺骨
橈骨
屈筋群
前面の筋
手首の屈曲

図 2-9　上肢の筋

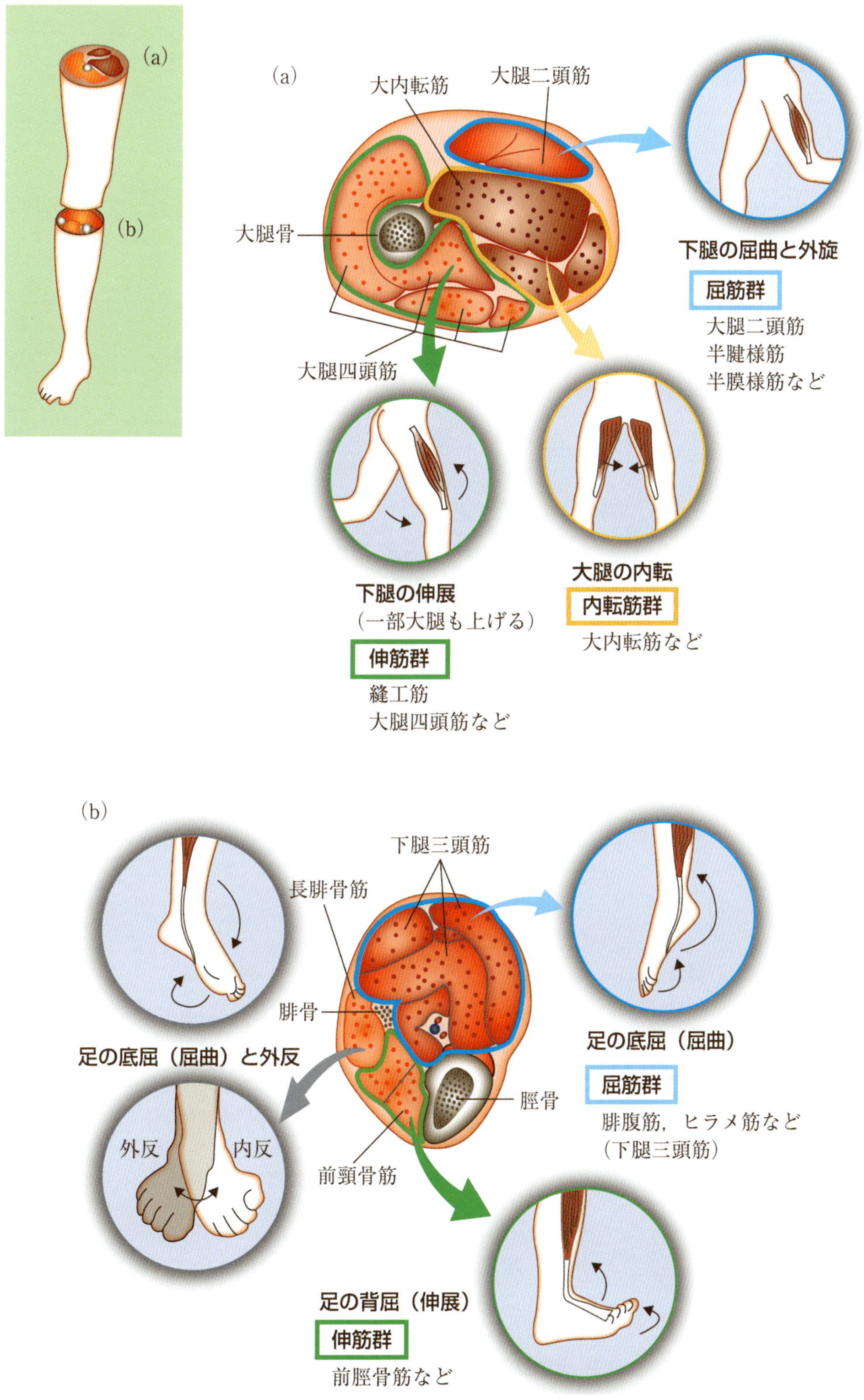
(a)
(b)
(a)
大内転筋
大腿二頭筋
大腿骨
大腿四頭筋
下腿の屈曲と外旋
屈筋群
大腿二頭筋
半腱様筋
半膜様筋など
下腿の伸展
（一部大腿も上げる）
伸筋群
縫工筋
大腿四頭筋など
大腿の内転
内転筋群
大内転筋など
(b)
下腿三頭筋
長腓骨筋
腓骨
脛骨
前頸骨筋
足の底屈（屈曲）と外反
外反
内反
足の底屈（屈曲）
屈筋群
腓腹筋，ヒラメ筋など
（下腿三頭筋）
足の背屈（伸展）
伸筋群
前脛骨筋など

図 2-10　下肢の筋

臓器の入っている体内の腔所

頭蓋腔．脊柱管　胸腔．腹腔．骨盤腔

(a)

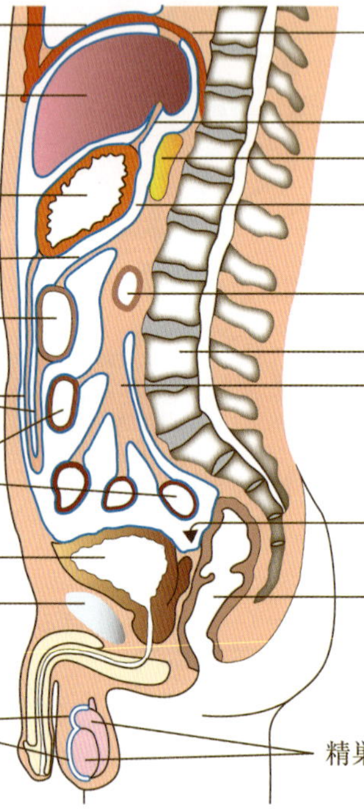

腹部の正中矢状面

(b)

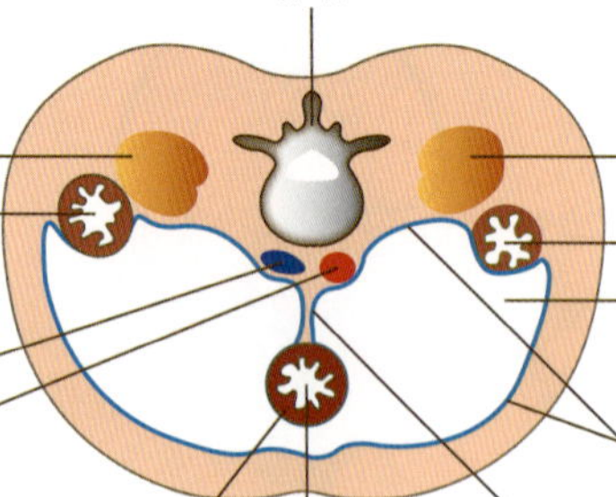

腹部の水平断面

図 2-11　腹部の正中矢状面（a）と水平断面（b）

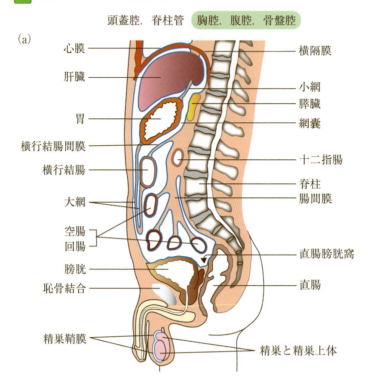

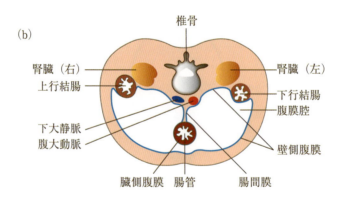

水平面（横断面）

Aの MRI 画像

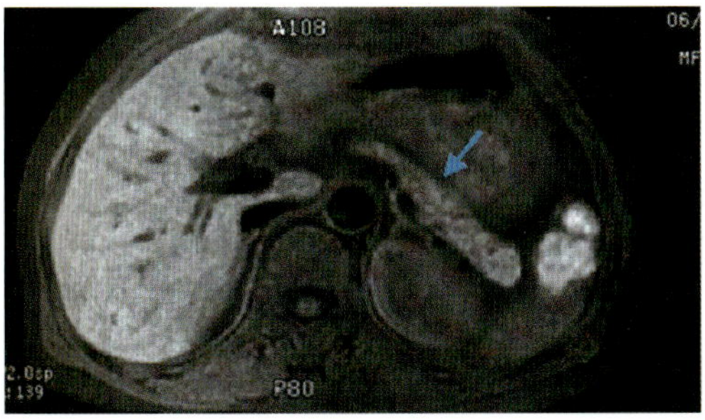

青矢印：膵臓

（高島力，佐々木康人監修，松井修（2001）標準放射線医学 第6版，p.513，図13-99（a），医学書院）

A

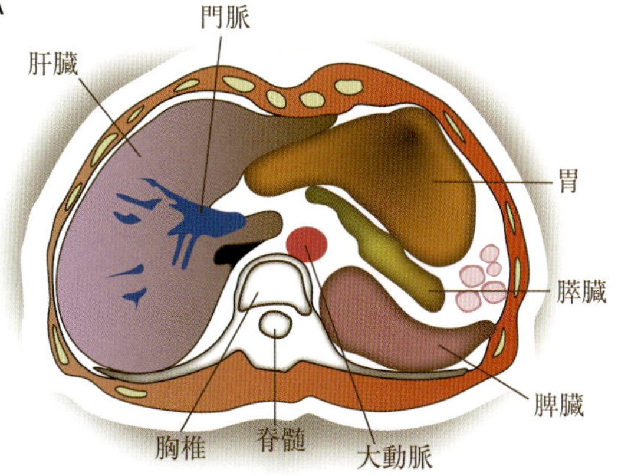

B

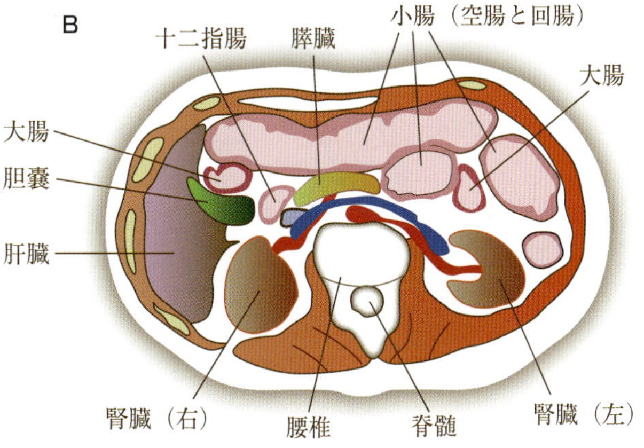

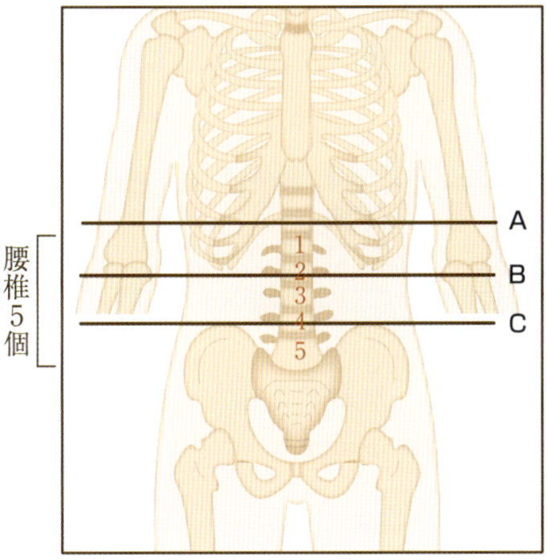

ABCの高さでの水平面を下からみた図

C

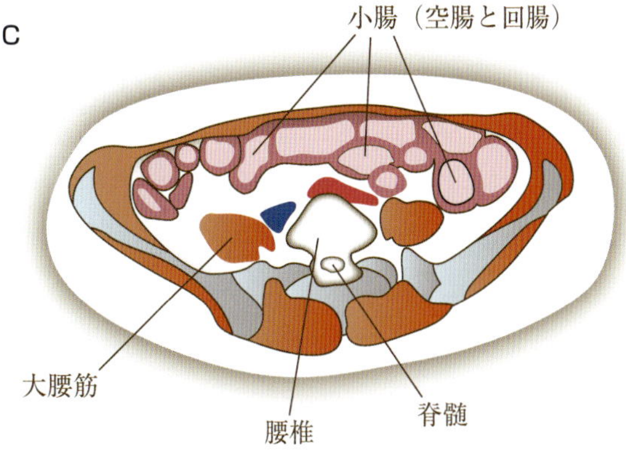

図2-12　腹部のMRI画像と対応する水平面（横断面）

2-5 骨格系，筋系，身体の区分，臓器の一覧

骨格系 1

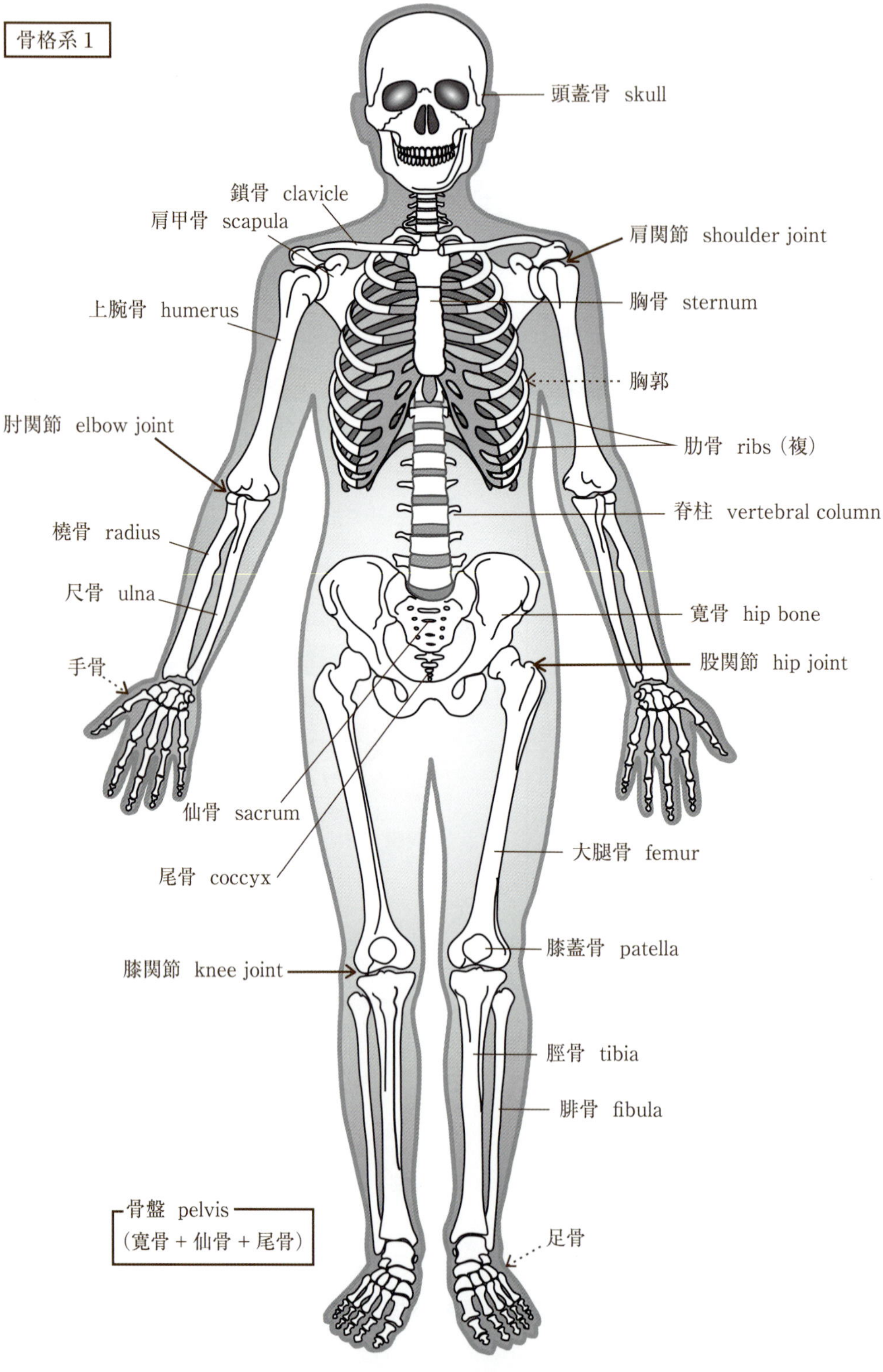

図 2-13 骨格系 1

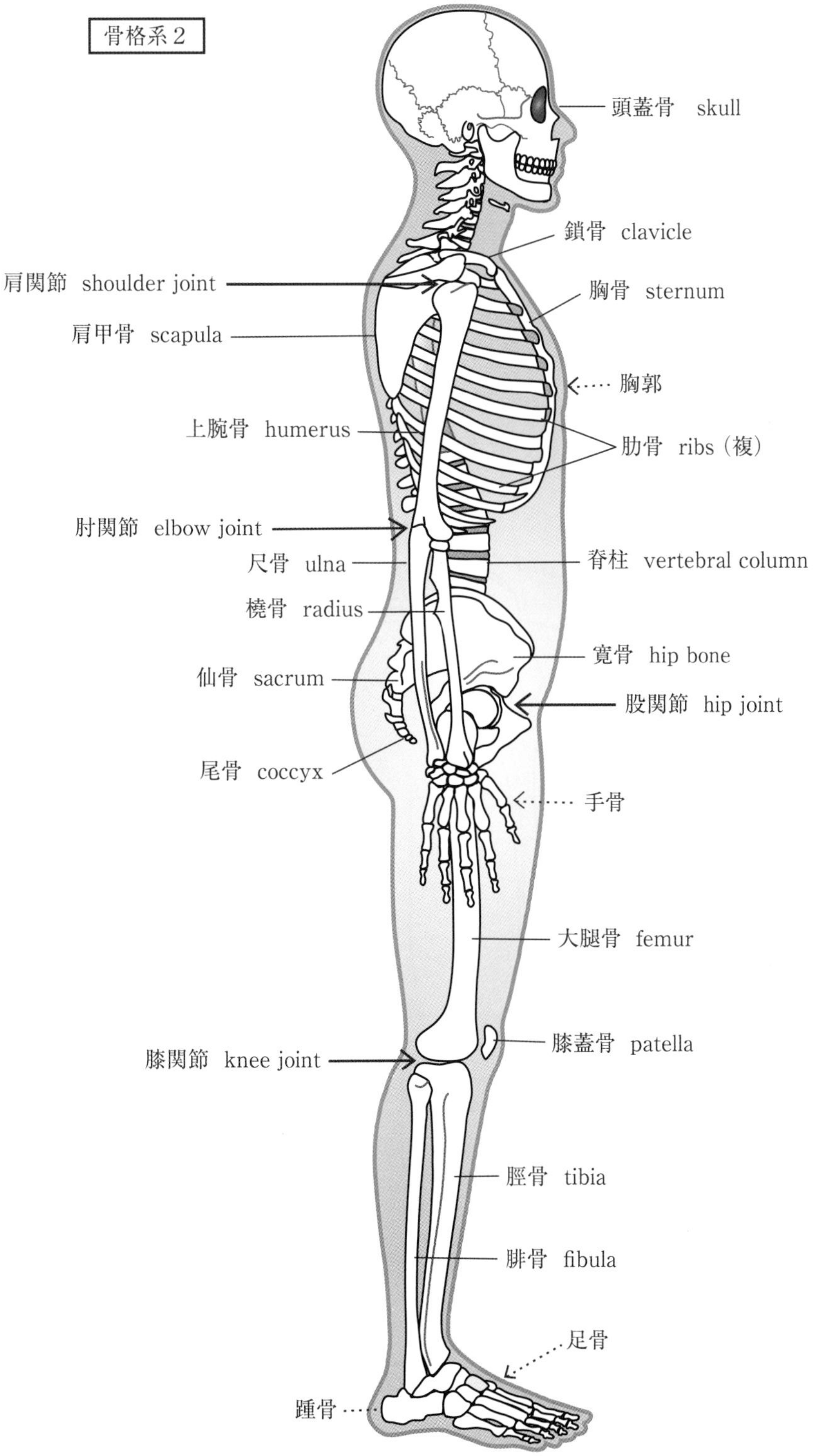
骨格系2
頭蓋骨　skull
鎖骨　clavicle
肩関節　shoulder joint
胸骨　sternum
肩甲骨　scapula
胸郭
上腕骨　humerus
肋骨　ribs（複）
肘関節　elbow joint
尺骨　ulna
脊柱　vertebral column
橈骨　radius
寛骨　hip bone
仙骨　sacrum
股関節　hip joint
尾骨　coccyx
手骨
大腿骨　femur
膝蓋骨　patella
膝関節　knee joint
脛骨　tibia
腓骨　fibula
足骨
踵骨

図2-14　骨格系2

骨格系 3

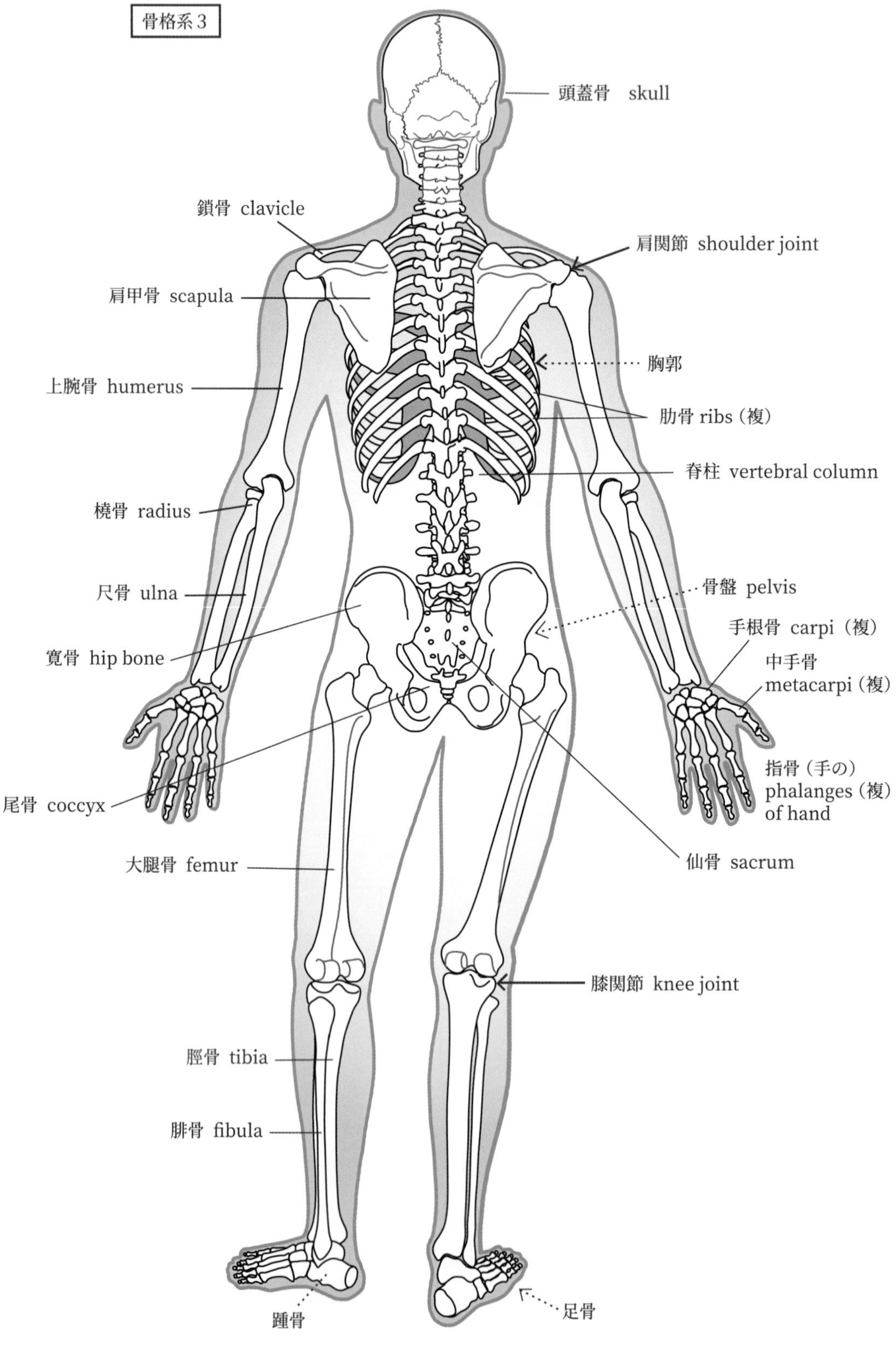

図 2-15 骨格系 3

骨格系 4

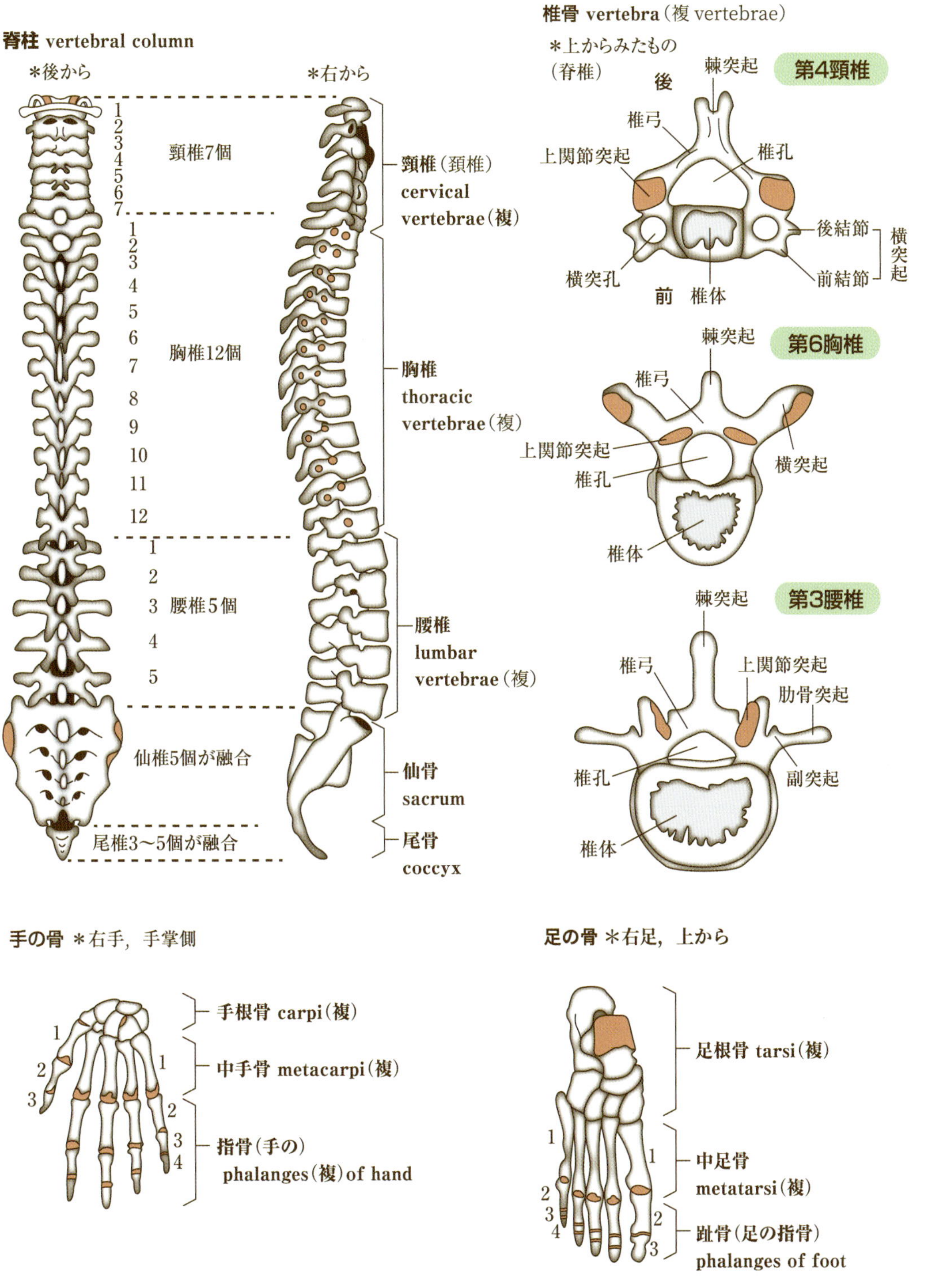

図 2-16　骨格系 4

図 2-13～図 2-16　骨格系の名称一覧

名　称	よみがな	英語名
骨	こつ	bone
頭蓋骨	ずがいこつ，とうがいこつ	skull
鎖骨	さこつ	clavicle
肩甲骨	けんこうこつ	scapula
上腕骨	じょうわんこつ	humerus
橈骨	とうこつ	radius
尺骨	しゃっこつ	ulna
手根骨	しゅこんこつ	carpi（複）
中手骨	ちゅうしゅこつ	metacarpi（複）
指骨（手の）	しこつ	phalanges（複）of hand
胸骨	きょうこつ	sternum
肋骨	ろっこつ	ribs（複）
脊柱	せきちゅう	vertebral column
椎骨	ついこつ	vertebra（複 vertebrae）
頸椎（頚椎）	けいつい	cervical vertebra
胸椎	きょうつい	thoracic vertebra
腰椎	ようつい	lumbar vertebra
仙骨	せんこつ	sacrum（複 sacra）
尾骨	びこつ	coccyx（複 coccyxes）
骨盤	こつばん	pelvis
寛骨	かんこつ	hip bone
大腿骨	だいたいこつ	femur
膝蓋骨	しつがいこつ	patella
脛骨	けいこつ	tibia
腓骨	ひこつ	fibula
足根骨	そっこんこつ	tarsi（複）
中足骨	ちゅうそくこつ	metatarsi（複）
趾骨（足の指骨）	しこつ	phalanges（複）of foot

関節	かんせつ	joint
肩関節	けんかんせつ	shoulder joint
肘関節	ちゅうかんせつ	elbow joint
股関節	こかんせつ	hip joint
膝関節	しつかんせつ	knee joint

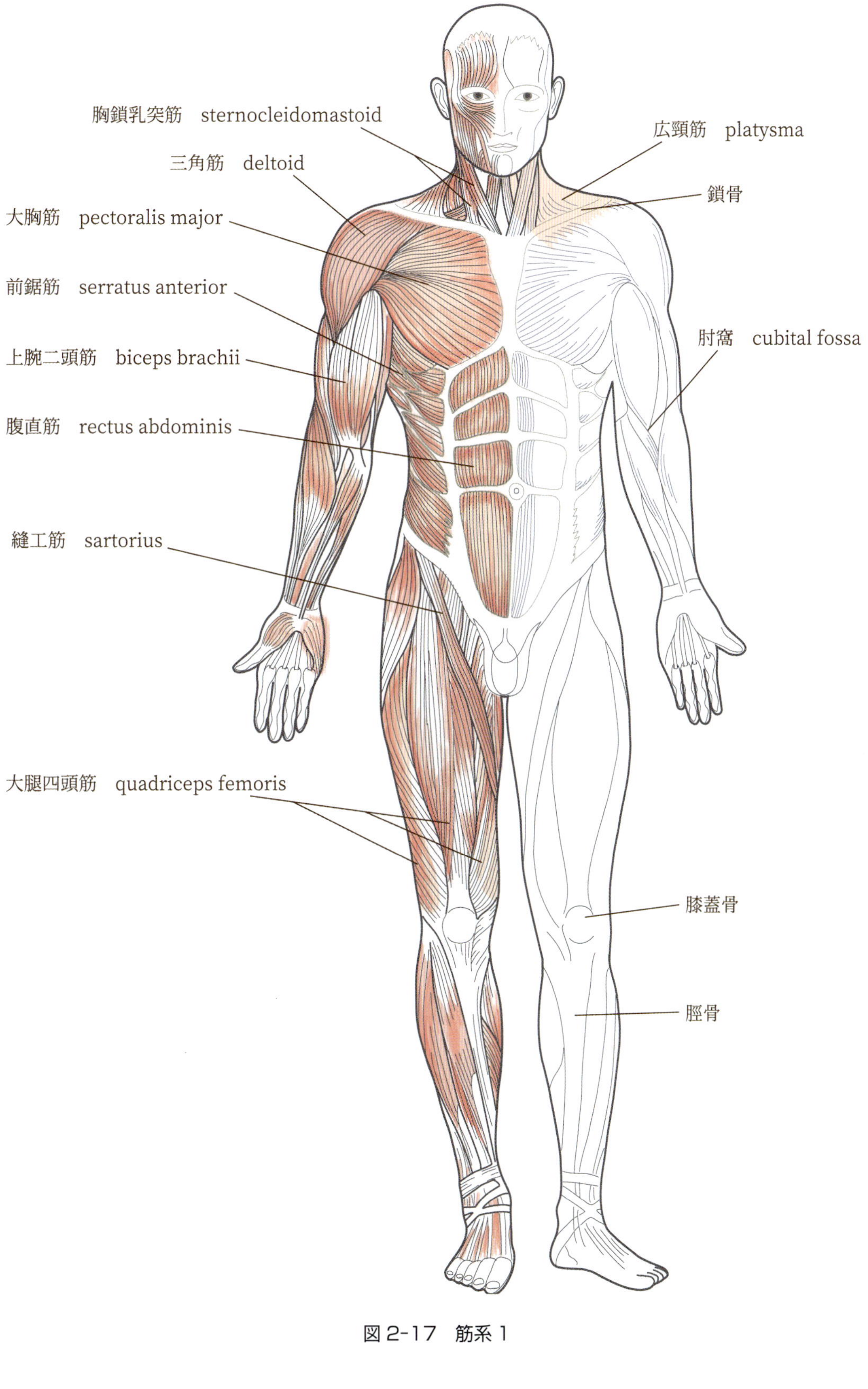
胸鎖乳突筋　sternocleidomastoid
三角筋　deltoid
大胸筋　pectoralis major
前鋸筋　serratus anterior
上腕二頭筋　biceps brachii
腹直筋　rectus abdominis
縫工筋　sartorius
大腿四頭筋　quadriceps femoris
広頸筋　platysma
鎖骨
肘窩　cubital fossa
膝蓋骨
脛骨

図 2-17　筋系 1

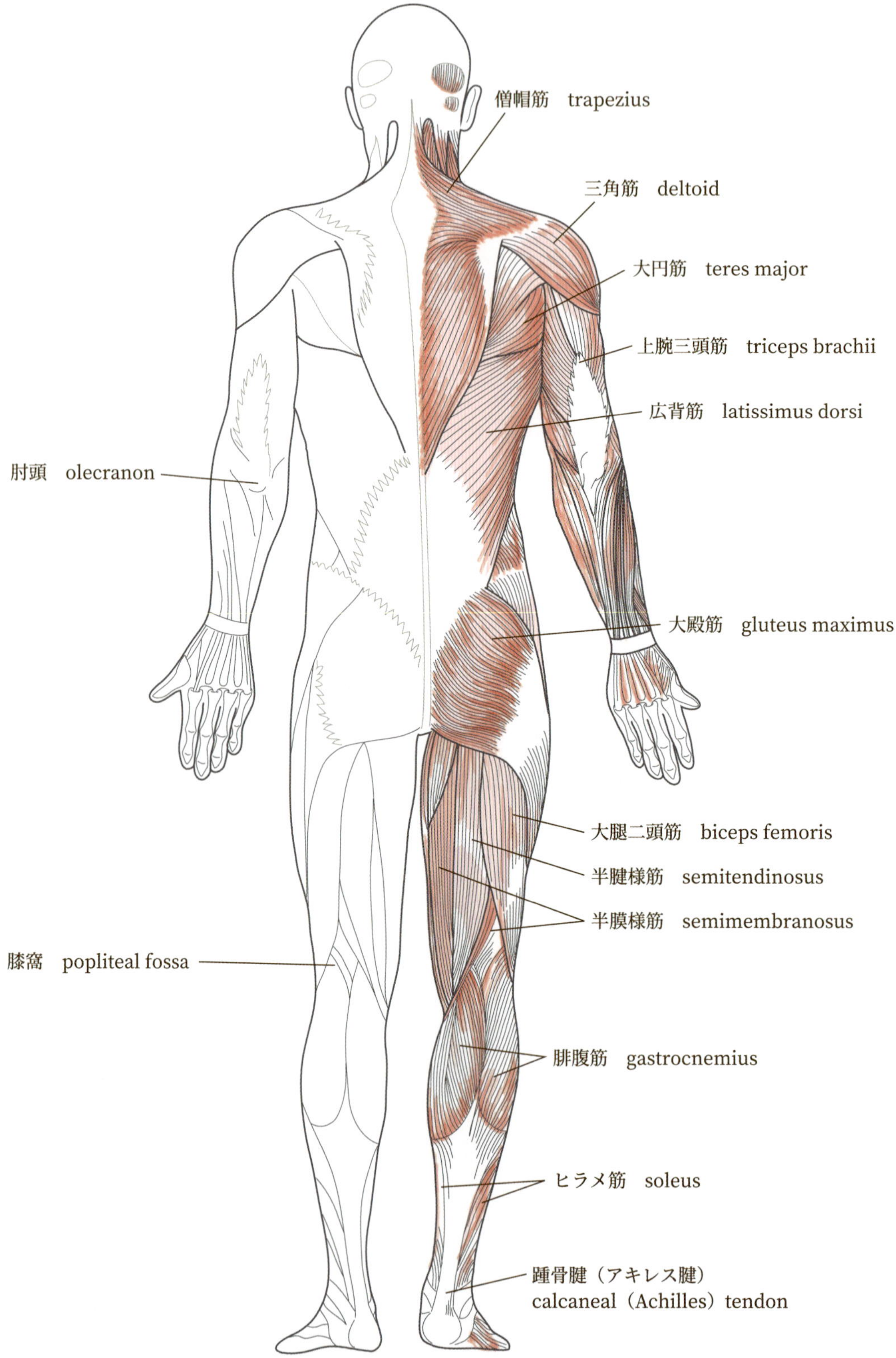
僧帽筋　trapezius
三角筋　deltoid
大円筋　teres major
上腕三頭筋　triceps brachii
広背筋　latissimus dorsi
肘頭　olecranon
大殿筋　gluteus maximus
大腿二頭筋　biceps femoris
半腱様筋　semitendinosus
半膜様筋　semimembranosus
膝窩　popliteal fossa
腓腹筋　gastrocnemius
ヒラメ筋　soleus
踵骨腱（アキレス腱）
calcaneal（Achilles）tendon

図 2-18　筋系 2

図2-17，図2-18　筋系の名称一覧

名　称	よみがな	英語名
筋	きん	muscle
広頸筋（広頚筋）	こうけいきん	platysma
胸鎖乳突筋	きょうさにゅうとつきん	sternocleidomastoid
三角筋	さんかくきん	deltoid
大胸筋	だいきょうきん	pectoralis major
前鋸筋	ぜんきょきん	serratus anterior
上腕二頭筋	じょうわんにとうきん	biceps brachii
僧帽筋	そうぼうきん	trapezius
大円筋	だいえんきん	teres major
上腕三頭筋	じょうわんさんとうきん	triceps brachii
広背筋	こうはいきん	latissimus dorsi
腹直筋	ふくちょくきん	rectus abdominis
大殿筋（大臀筋）	だいでんきん	gluteus maximus
大腿四頭筋	だいたいしとうきん	quadriceps femoris
大腿二頭筋	だいたいにとうきん	biceps femoris
縫工筋	ほうこうきん	sartorius
半腱様筋	はんけんようきん	semitendinosus
半膜様筋	はんまくようきん	semimembranosus
腓腹筋	ひふくきん	gastrocnemius
ヒラメ筋	ひらめきん	soleus

その他		
踵骨腱（アキレス腱）	しょうこつけん	calcaneal (Achilles) tendon
肘頭	ちゅうとう	olecranon
肘窩	ちゅうか	cubital fossa
膝窩	しつか	popliteal fossa
腋窩	えきか	axilla（arm pit）

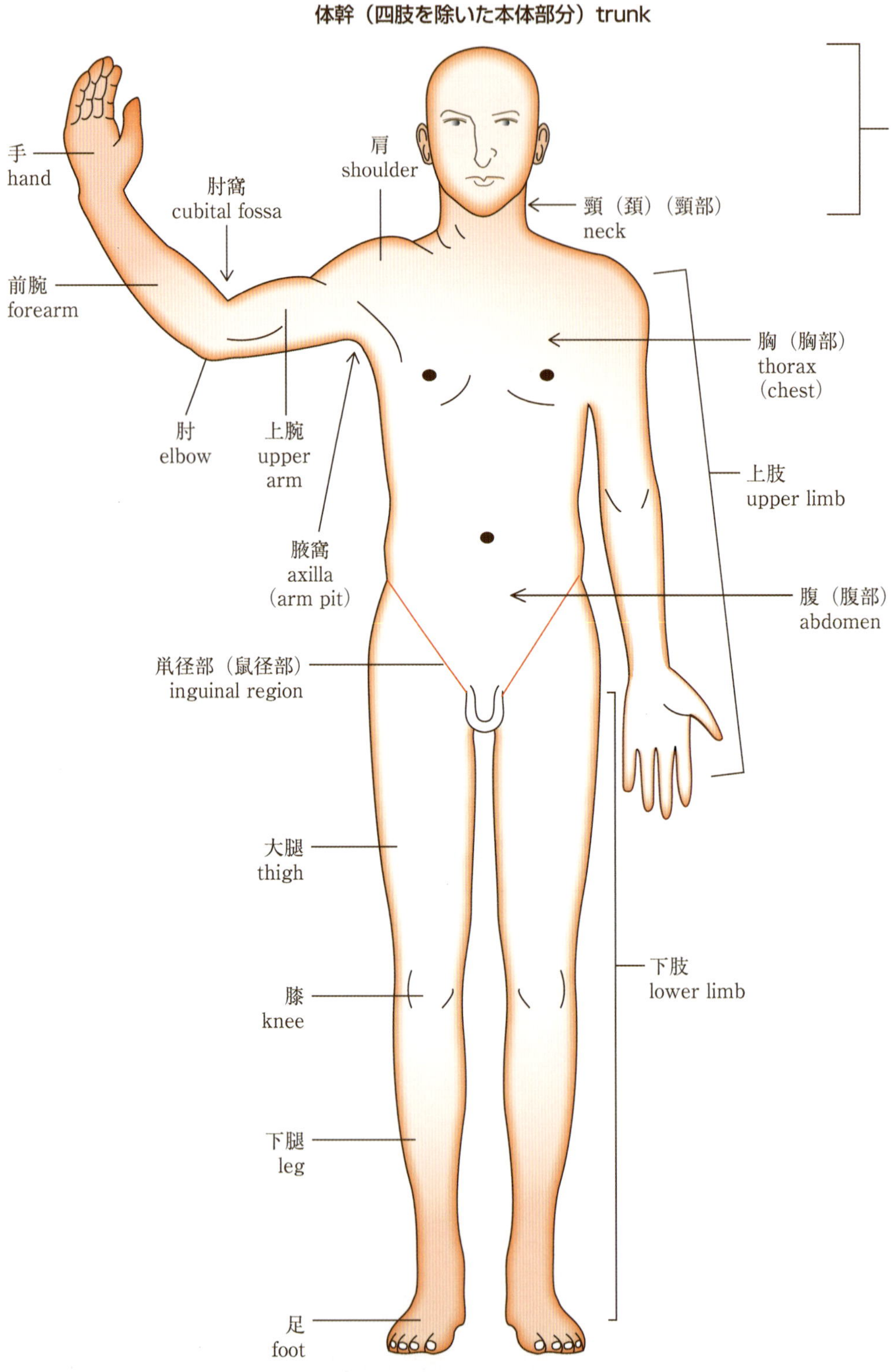

体幹（四肢を除いた本体部分）trunk
頭
（頭部）
head
手
hand
肘窩
cubital fossa
肩
shoulder
頸（頚）（頸部）
neck
前腕
forearm
胸（胸部）
thorax
（chest）
肘
elbow
上腕
upper
arm
上肢
upper limb
腋窩
axilla
（arm pit）
腹（腹部）
abdomen
鼡径部（鼠径部）
inguinal region
大腿
thigh
下肢
lower limb
膝
knee
下腿
leg
足
foot

図 2-19　身体の区分 1

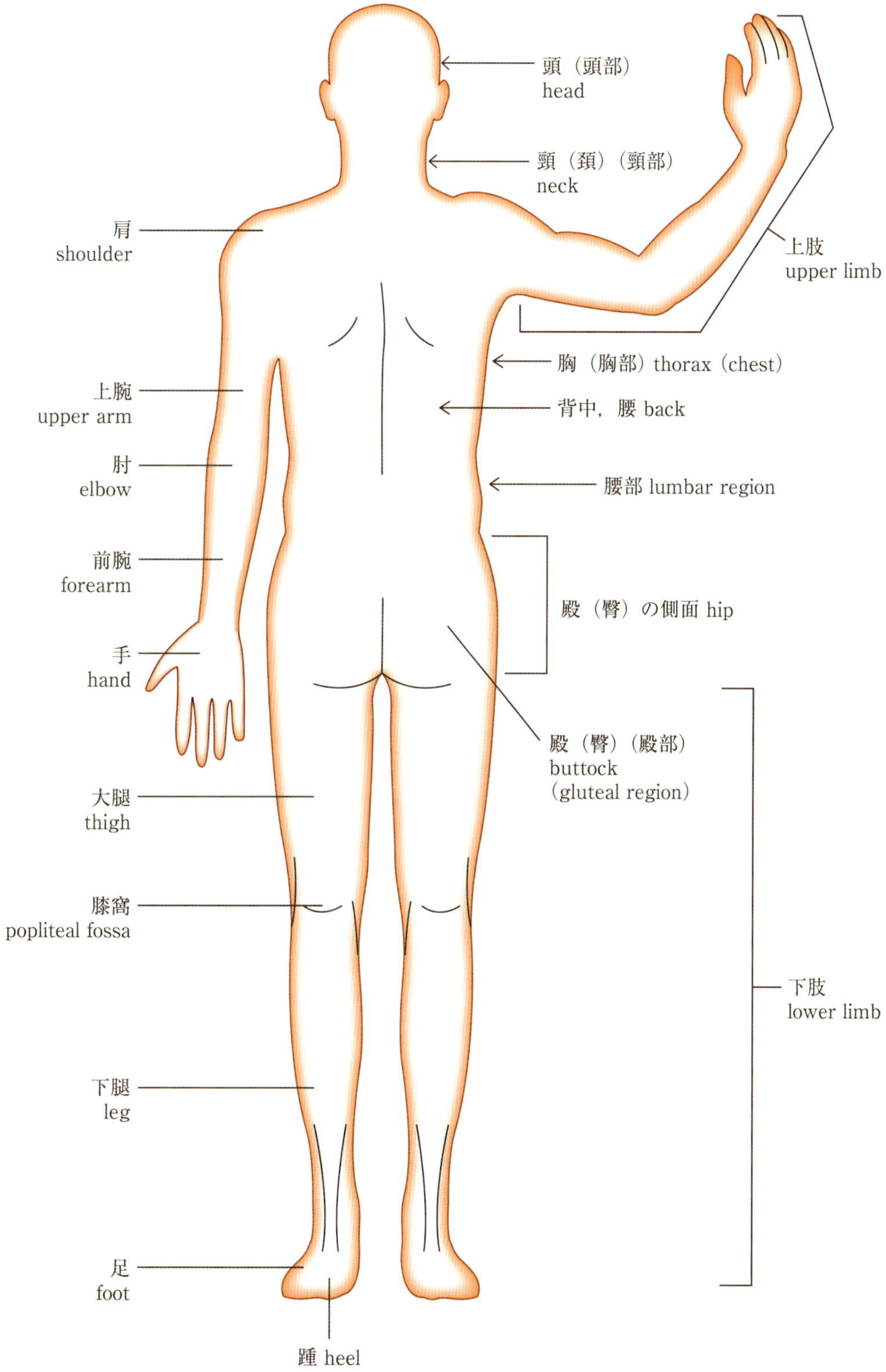
頭（頭部）
head
頸（頚）（頸部）
neck
肩
shoulder
上肢
upper limb
胸（胸部）thorax（chest）
上腕
upper arm
背中，腰 back
肘
elbow
腰部 lumbar region
前腕
forearm
殿（臀）の側面 hip
手
hand
殿（臀）（殿部）
buttock
（gluteal region）
大腿
thigh
膝窩
popliteal fossa
下肢
lower limb
下腿
leg
足
foot
踵 heel

図 2-20　身体の区分 2

図 2-19，図 2-20　身体の区分の名称一覧

名　称	よみがな	英語名
身体の各部		
体幹	たいかん	trunk
頭（頭部）	あたま（とうぶ）	head
頸（頚）（頸部）	くび（けいぶ）	neck
胸（胸部）	むね（きょうぶ）	thorax, chest
腹（腹部）	はら（ふくぶ）	abdomen
背中，腰	せなか，こし	back
腰部	ようぶ	lumbar region
肩	かた	shoulder
上肢	じょうし	upper limb
上腕	じょうわん	upper arm
肘	ひじ	elbow
前腕	ぜんわん	forearm
手	て	hand
鼡径部（鼠径部）	そけいぶ	inguinal region
殿（臀）（殿部）	しり（でんぶ）	buttock, gluteal region
殿（臀）の側面	しりのそくめん	hip
下肢	かし	lower limb
大腿	だいたい	thigh
膝	ひざ	knee
下腿	かたい	leg
足	あし	foot
踵	かかと	heel

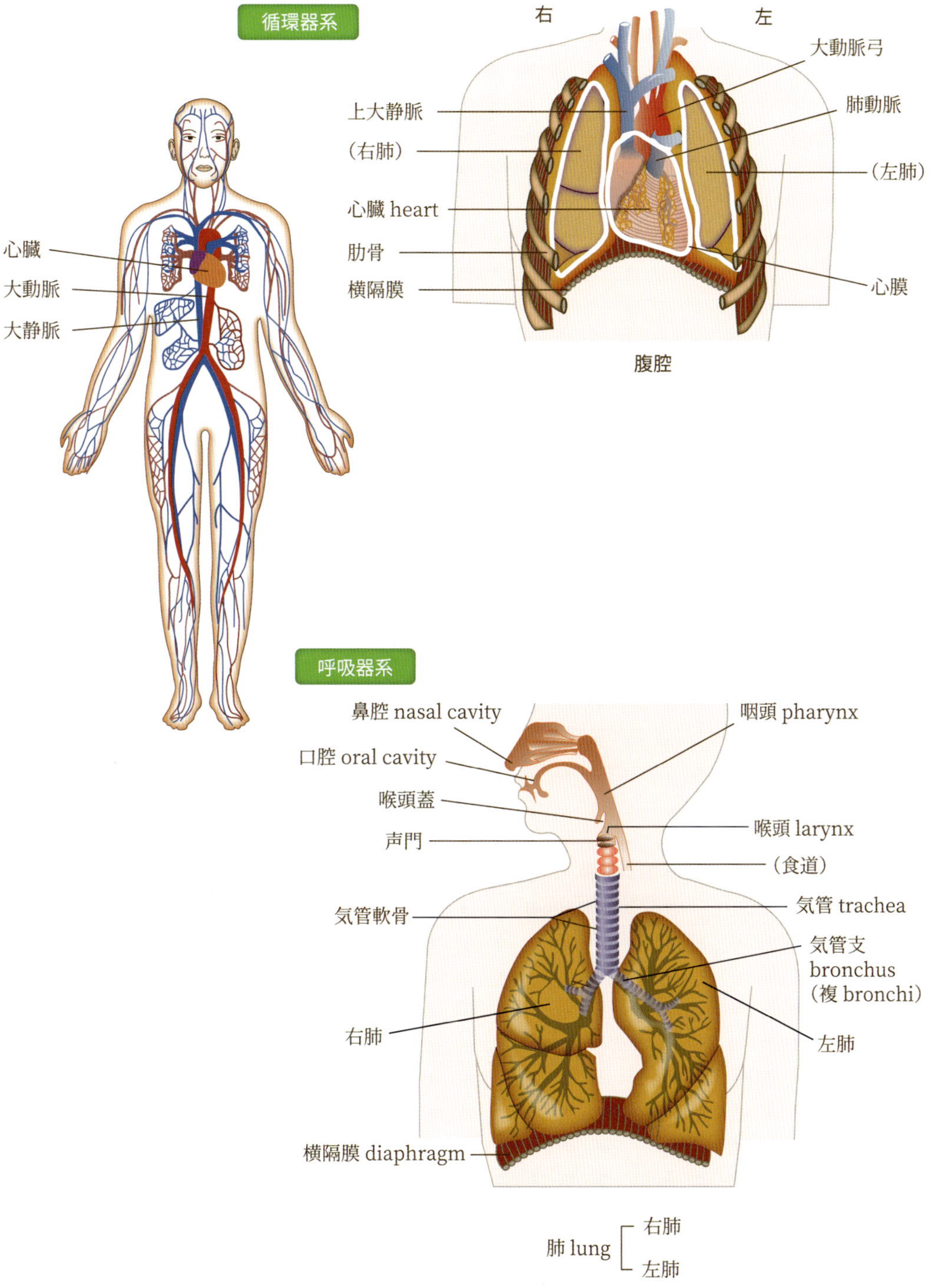

図 2-21　循環器系（上）と呼吸器系（下）

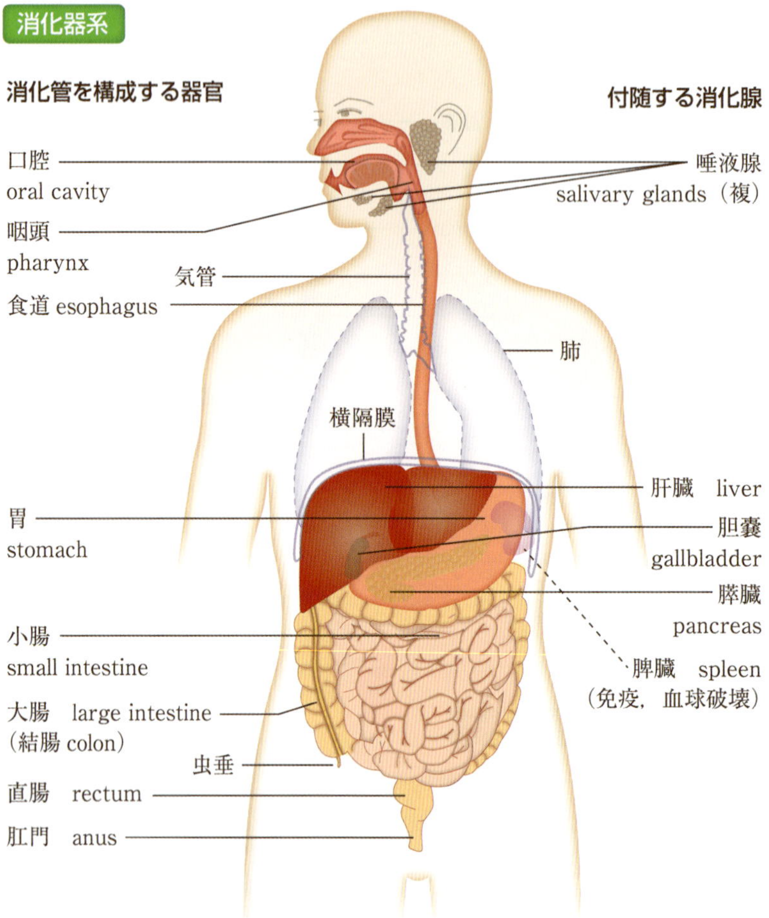

小腸 small intestine
- 十二指腸 duodenum
- 空腸 jejunum
- 回腸 ileum

大腸 large intestine
- 盲腸 cecum
- 結腸 colon
- 直腸 rectum

図 2-22 消化器系

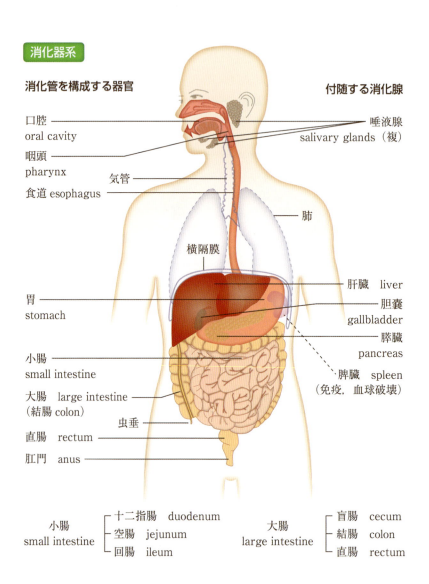

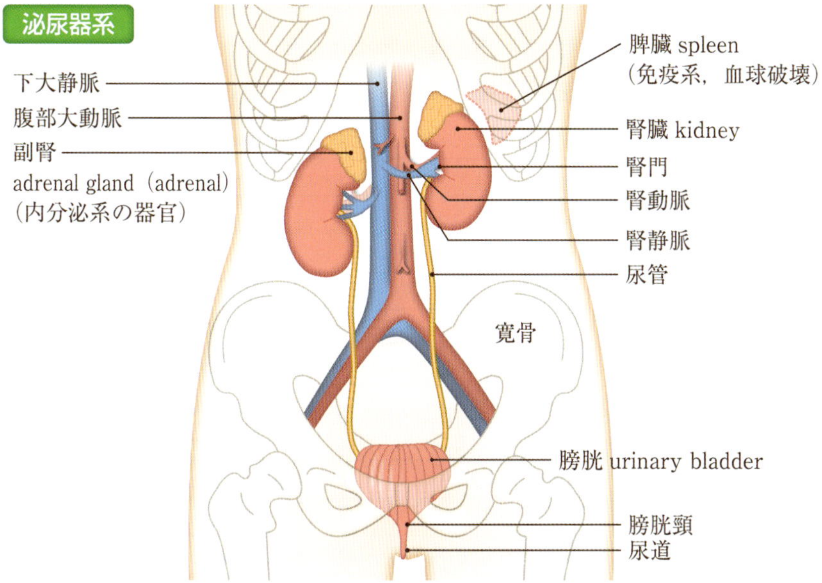

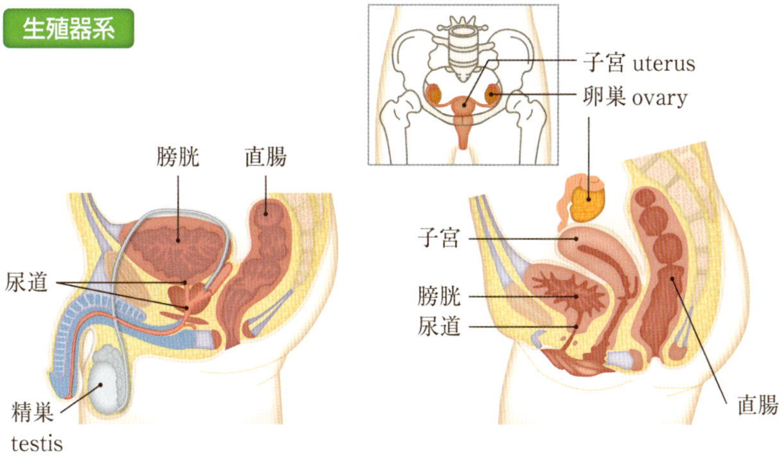

図 2-23　泌尿器系（上）と生殖器系（下）

図 2-21～図 2-23　各臓器の名称一覧

名　称	よみがな	英語名
臓器など		
鼻腔	びくう（びこう）	nasal cavity
口腔	こうくう（こうこう）	oral cavity
唾液腺	だえきせん	salivary glands（複）
咽頭	いんとう	pharynx
喉頭	こうとう	larynx
気管	きかん	trachea
気管支	きかんし	bronchus（複 bronchi）
肺	はい	lung
心臓	しんぞう	heart
食道	しょくどう	esophagus
横隔膜	おうかくまく	diaphragm
胃	い	stomach
小腸	しょうちょう	small intestine
十二指腸	じゅうにしちょう	duodenum
空腸	くうちょう	jejunum
回腸	かいちょう	ileum
大腸	だいちょう	large intestine
盲腸	もうちょう	cecum
結腸	けっちょう	colon
直腸	ちょくちょう	rectum
肛門	こうもん	anus
肝臓	かんぞう	liver
胆嚢	たんのう	gallbladder
膵臓	すいぞう	pancreas
脾臓	ひぞう	spleen
副腎	ふくじん	adrenal gland（adrenal）
腎臓	じんぞう	kidney
膀胱	ぼうこう	urinary bladder
子宮	しきゅう	uterus
卵巣	らんそう	ovary
精巣	せいそう	testis（複 testes）

●章末問題●

1）硬骨と軟骨の違いを説明せよ．
2）3 種の軟骨を説明せよ．
3）長骨（長管骨）の内部構造を説明せよ．
4）骨代謝を説明せよ．
5）どのような連結をした関節があるのか説明せよ．
6）筋の起始と停止について説明せよ．
7）上肢と下肢の筋の位置関係を関節の動きと関連づけて説明せよ．
8）体幹や体腔について説明せよ．

3章

生命現象を担う細胞の構造と機能

私たちがヒトの身体のしくみを学ぶうえで，個々の器官系を学ぶ前に理解しておくべき基本的な細胞の性質および細胞を取り巻く環境についてまとめておく．私たちの身体が数多くの細胞によってできていることは1章でも述べた．これらの細胞が互いに分業しながら協調し合うためには，細胞間でなんらかのコミュニケーションがなければならない．3章では，細胞が個々にはたらくうえで重要な細胞膜の基本的性質と，膜を介した物質の輸送（膜輸送），コミュニケーション手段としても重要な細胞の電気的性質，細胞間コミュニケーションについて学ぶ．

3-1 細胞膜

細胞膜（cell membrane あるいは plasma membrane）は，細胞の表面を覆う薄い膜で，脂質とタンパク質からなる．細胞膜は，細胞の内外の境界をつくり内容物の流出を防ぐだけではなく，表3-1 に示すように膜で覆うことによって細胞内に細胞外とは異なる独自の環境をつくり，それを維持する．例えば1章で述べたように細胞膜内外の体液のイオン組成には大きな違いがあり，細胞はこの違いを利用して様々なはたらきをする．細胞膜はまた，表面にある特殊なタンパク質（**受容体**）を用いて細胞外からの情報を受け取り，内部に伝える役割を果たす．また，細胞膜上のタンパク質（**輸送体**）を用いて，いろいろな物質を細胞内に取り込んだり細胞外に出したりする．細胞膜上には物質の代謝に関わる**酵素**という特殊なタンパク質があり，膜近傍における分子の分解や修飾などにはたらく．細胞膜はまた隣接する細胞や細胞間質と接着して組織をつくる．

細胞内には種々の**細胞小器官**が存在する．それらの多くは，細胞膜と類似の膜に囲まれた膜小器官である．ときに**生体膜**という言葉が使われることがあるが，生体膜とは細胞膜とこれらの細胞小器官を覆う膜の総称である．細胞小器官の詳細に関しては，細胞生物学の教科書を参照すること．

表 3-1　細胞膜のはたらき

・境界膜として内部と外部をへだて，内容物の流出を防ぐ
・細胞内環境をつくり，維持する
・細胞外からの情報を受け取る（受容体）
・細胞内外の物質輸送を行う（輸送体）
・物質の代謝を行う（酵素）

3-1-1 細胞膜の構造とおもな構成成分

細胞膜の構成成分は，上述のように脂質とタンパク質で，重量比はだいたい1：1である．脂質の構成は細胞によって多少異なるが，**リン脂質**（phospholipid）が最も多く約60 %，次に**コレステロール**（cholesterol）約20 %，**糖脂質**（glycolipid）数 %からなる（図3-1）．細胞膜を構成するリン脂質は，図3-2のように多くは2本の脂肪酸（fatty acid）をもつ．このうち1本の脂肪酸は二重結合をもつ不飽和脂肪酸であることが多い．図3-2に例として示したホスファチジルコリンのように，リン脂質は極性（親水性）の頭部と非極性（疎水性）の尾部（脂肪酸）をもつ両親媒性の分子である．

細胞膜は，これらの両親媒性のリン脂質の親水性部分が外側に，疎水性部分が内側に配列した二重膜構造をしている（**脂質二重膜**：lipid bilayer）（図3-3）．細胞膜の両側には細胞外液と細胞内液があるが，二重膜構造の外側はどちらも親水性のため，これらの体液と接することができる．一方，膜の内側は疎水性部分があってバリアとなっていることから，イオンなどのような親水性の分子はそのままでは細胞膜を通過することができない．このように物質の出入りを制限することが，後ほど述べるようなイオンなどの選択的な輸送に重要な役割をもつ．細胞膜に多いリン脂質はホスファチジルコリン（phosphatidylcholine），スフィンゴミエリン（sphingomyelin），ホスファチジルエタノールアミン（phosphatidylethanolamine），ホスファチジルセリン（phosphatidylserine）

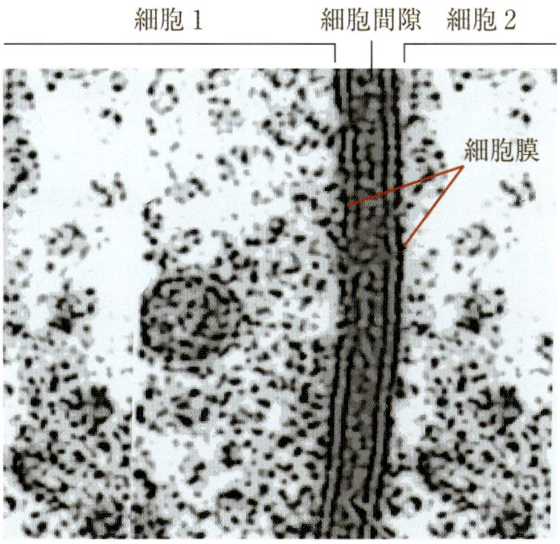

		肝細胞膜	赤血球膜
脂質	リン脂質	54	60
	コレステロール	17	23
	糖脂質	7	3
その他		22	14

重量に対する脂質のパーセント（%）

図 3-1　細胞膜の拡大図と膜の構成脂質

ホスファチジルコリンを例として示す

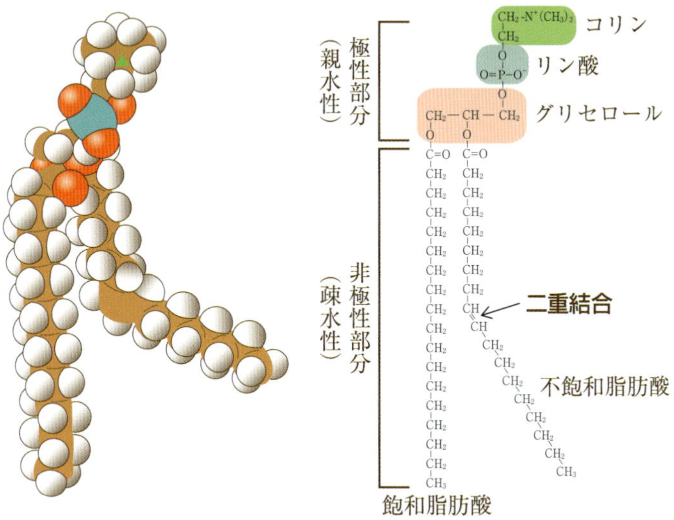

図 3-2　細胞膜をつくるリン脂質分子の構造

の 4 種であり，図 3-3 に示すように，二重膜の外層には前者の 2 つ，内層には後者の 2 つが多い．

膜を構成するコレステロールは，親水性の頭部をもち，これがくさびのようにところどころ二重膜の親水性部分にはまり込むことにより，膜の流動性を変化させ，安定化させている（図 3-3）．一方，糖脂質はおもに二重膜の外層にあり，糖鎖を細胞表面に出している．

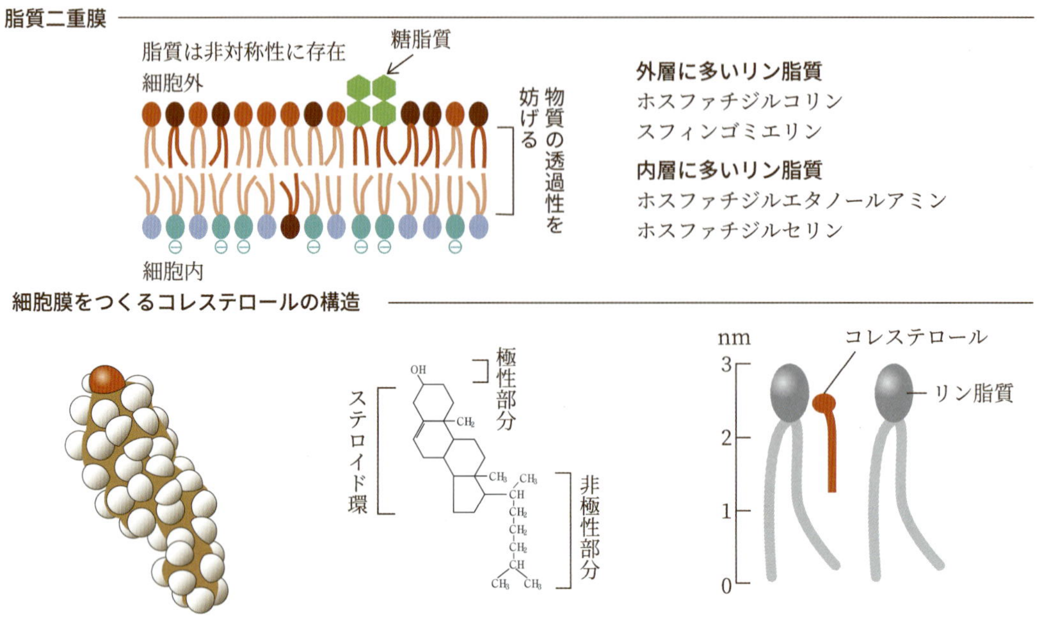

図 3-3　脂質二重膜の構成脂質

膜にあるタンパク質を**膜タンパク質**（membrane protein）とよぶ（図 3-4）．膜タンパク質には，脂質二重膜を貫通したり，一部を膜内に埋没させたり，膜の外側あるいは内側に結合するような様々な形態のものがある．糖鎖をもつ糖タンパク質（glycoprotein）は，糖脂質のように糖鎖部分を細胞表面に出している．膜を貫通するタンパク質の中には，イオンなどを通す親水性の小孔を

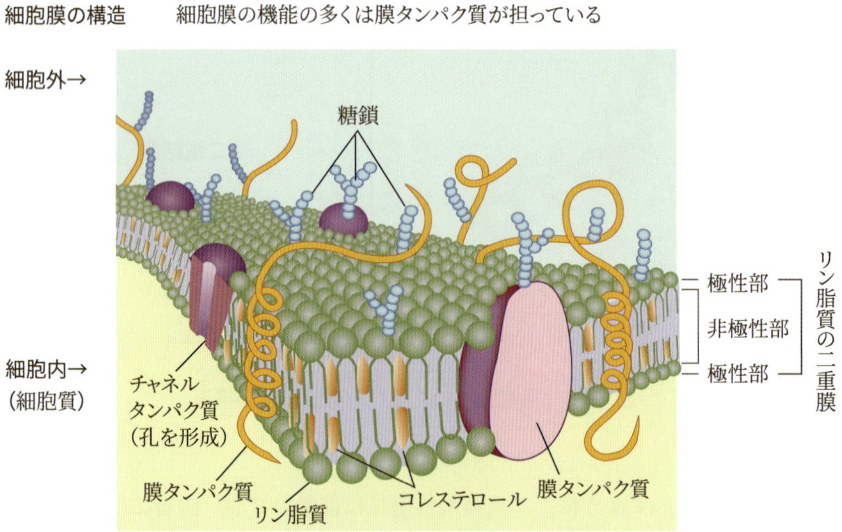

図 3-4　細胞膜の構造と膜タンパク質

膜タンパク質には膜を貫通するもの，細胞の外側で脂質と結合するもの，細胞の内側で脂質あるいはほかのタンパク質と結合するものなどがある．

もつチャネル（channel）とよばれるものもある．細胞によって膜に存在するタンパク質の種類が異なり，この違いが細胞の性質やはたらきに影響する．このように，脂質二重膜はバリア構造としてはたらき，膜に存在するタンパク質は膜自体あるいはその膜をもつ細胞に個性を与える．

膜タンパク質のもつおもなはたらきを図3-5に示した．膜部分で基質となる分子の分解やリン酸化修飾などを起こす酵素（a），そのままでは膜を通過することができない分子を膜の反対側に輸送する輸送体（b），膜表面で特定のシグナル分子（リガンド ligand）と結合し，情報を細胞内に伝える受容体（c），膜タンパク質どうしが結合することにより細胞どうしを接着させるタンパク質（d），細胞どうしの認識に関わるタンパク質（e）など，膜タンパク質は様々な役割を担っている．

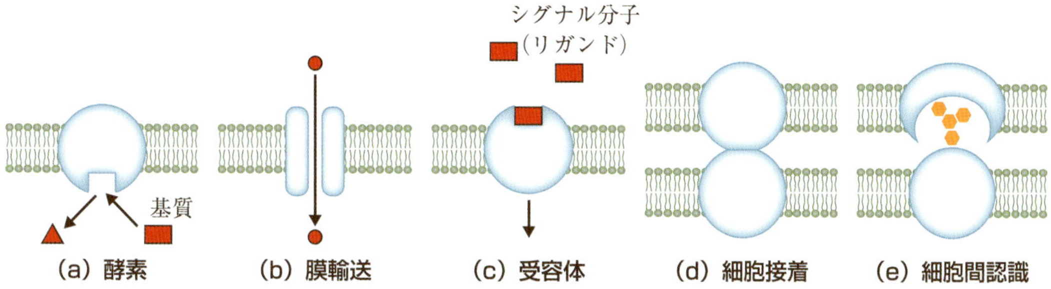

図3-5　膜タンパク質のはたらき

膜タンパク質の種類は細胞によって異なる．膜タンパク質の違いによって細胞の形態や機能が違ってくる．

3-1-2　細胞膜内外の環境――浸透圧

一般に溶液の**浸透圧濃度**は，水1kgあたりに溶けている溶質のモル濃度であらわす．例えば1モルの溶質が溶けている場合の浸透圧は，1Osm/kg H_2O（浸透圧濃度の単位：オスモル/kg H_2O）となる．細胞外液の1種である血漿中にはイオン，糖，尿素，タンパク質など様々な大きさの分子が存在する．それらの分子は大きさには関係なく分子のモル濃度に応じて浸透圧を形成する．これらの分子によって形成されるヒトの**血漿浸透圧**は約290 mOsm/kg H_2Oである（mOsm：milliosmoles，ミリは1/1,000を示す）．おもにNa^+，Cl^-の濃度で決まる．これと同じ浸透圧の液体を**等張液**とよび，0.9％食塩水（生理的食塩水とよぶ），5％ブドウ糖溶液がこれにあたる．これらが注射液としてよく用いられるのはこの理由である．これよりも浸透圧が高い液は**高張液**，低い場合は**低張液**という．

浸透圧が高い水溶液と低い水溶液が半透膜を介して接すると，水分子は浸透圧の低い側から高い側に移動する（浸透）．このように半透膜を介した浸透圧勾配は水の移動を引き起こす．ヒトの体内での水の移動（例えば毛細血管と組織の間の水の移動など）には，しばしば血圧と浸透圧という互いに逆方向にはたらく力のバランスによって水の移動方向や移動量が影響される．特に，毛細血管と組織の間の水の移動などにおいて，高分子であるタンパク質以外の血漿成分の多くは水とともに移動する．したがって，これらの成分が形成する浸透圧は水の移動の際の力としては，はたらかない．血漿タンパク質がつくり出す浸透圧を**血漿膠質浸透圧**《けっしょうこうしつしんとうあつ》（plasma colloid osmotic pressure）

といい，この膠質浸透圧は血管内に水を引き込む力としてはたらく．通常 20〜30 mmHg 程度である．体液の浸透圧は，細胞膜を介した細胞内外への水の移動や体液量にも大きく影響するため，常に一定範囲に保たれることが重要である．

3-1-3 細胞膜内外の環境——静止膜電位

図 3-6 のように，半透膜をはさんでイオン濃度の異なる 2 つの溶液が接していて，この半透膜が選択的なイオン透過性をもつ（例えば図 3-6 の場合，半透膜が K^+のみを選択的に通すような性質をもつ）場合，K^+の濃度勾配および K^+の移動によって形成される電位勾配が等しくなった時点でみかけ上の K^+の移動が終わる．このとき両液間で測定される電位差を K^+の**平衡電位**（equilibrium potential）という．K^+は A 液から B 液に移動しているため，A 液の方が B 液よりもマイナスの電位を示すことになる．このように，膜をはさんだ両側に形成される電位差を**膜電位**（membrane potential）という．このように膜の内外のイオン（電荷）の分布が不均一なまま平衡状態になり，膜をへだてて電位が生じる状態をドナン（Donnan）の膜平衡という．不均衡な電荷は図 3-6 のように両側の膜近傍に集まる．K^+の平衡電位の大きさは膜の両側の液のイオン濃度によって決まり，ネルンスト（Nernst）式により物理化学的に計算できる．

$$E_K = \frac{RT}{zF} \ln \frac{[K]_B}{[K]_A}$$

E_K：K^+の平衡電位，R：ガス定数，T：絶対温度，z：イオンの価数，F：ファラデー定数
$[K]_A$，$[K]_B$：A 液，B 液の K^+濃度，ln：自然対数（natural logarithm）

私たちの体内では，細胞膜をはさんで細胞外液と細胞内液が接している．A 液・B 液の例と同じように，この 2 つの液では常に大きなイオン濃度差が存在する（細胞外液では Na^+や Cl^-の濃度が

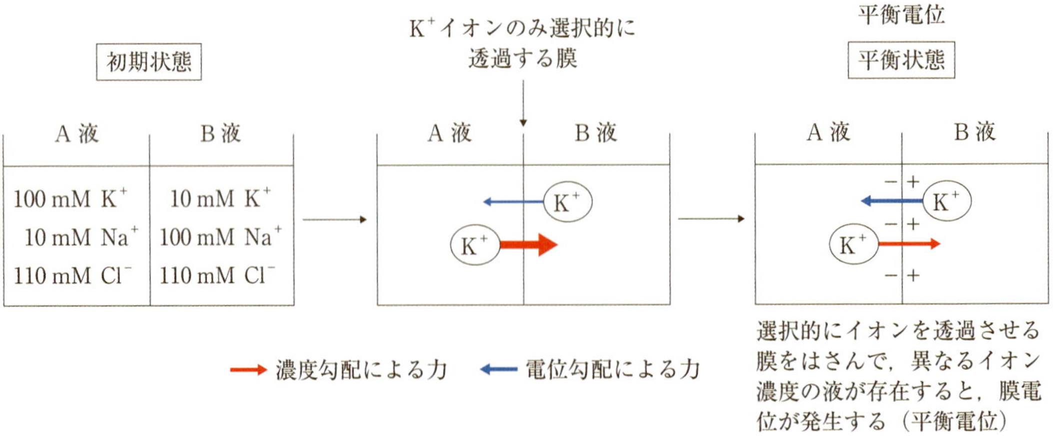

図 3-6　膜電位の発生と平衡電位

細胞の膜電位：細胞膜をはさんだ両側の電位差
細胞内は細胞外に対してマイナスの電位を示す
（細胞内外にイオン濃度差が存在，細胞膜の K^+に対する選択的透過性）

高く，細胞内液ではK^+濃度が高い）．そのうえ，細胞膜はNa^+やCl^-などほかのイオンに比べてはるかにK^+を通しやすいという性質をもつ（**イオンの選択的透過性**）．さらに，細胞内には膜を通過できないマイナスに帯電した高分子がある．このため，特に刺激を加えられたりしなければ，細胞膜をはさんで細胞内は細胞外に比べて電気的にマイナスとなる．このように活動していない細胞に生じる膜電位を**静止膜電位**（resting membrane potential）という．静止膜電位の大きさは細胞によって異なるがだいたい－40～－100 mV の間であり，神経細胞では約－65 mV 程度，心室筋細胞では約－90 mV 程度である．膜電位の発生に重要な細胞内外のイオン濃度差は，後述するようなナトリウムポンプ（Na^+－K^+ ATPase）のはたらきにより，細胞内に入ったNa^+は細胞外に汲み出され，細胞から出たK^+は細胞内に戻されることによって常に維持されている（3-2-4 および図 3-15 参照）．膜電位はイオンなど電荷をもつ物質の細胞への出入りに影響する（3-2-2 参照）ほか，神経細胞や筋細胞のように膜電位の大きな変化を電気信号や収縮の引き金として利用する細胞もある（3-1-4 参照）．

3-1-4　細胞膜内外の環境――活動電位と細胞の興奮

神経細胞に 2 つの微小電極（刺激電極と記録電極）を刺入し，細胞を電気刺激した際の膜電位変化を測定してみる（図 3-7）．何も刺激しない場合，神経細胞には－65 mV 程度の静止膜電位が発生している（細胞外を 0 mV とすると細胞内は－65 mV）．つまり膜をはさんで分極した状態である．

神経細胞に電気刺激を加えると，刺激電流の方向に応じて膜電位は上方向（分極が小さくなる：**脱分極** depolarization）あるいは下方向（分極が大きくなる：**過分極** hyperpolarization）に変化する．変化の大きさは刺激電流の大きさに相関する．しかし，刺激が大きくなり脱分極の大きさがあ

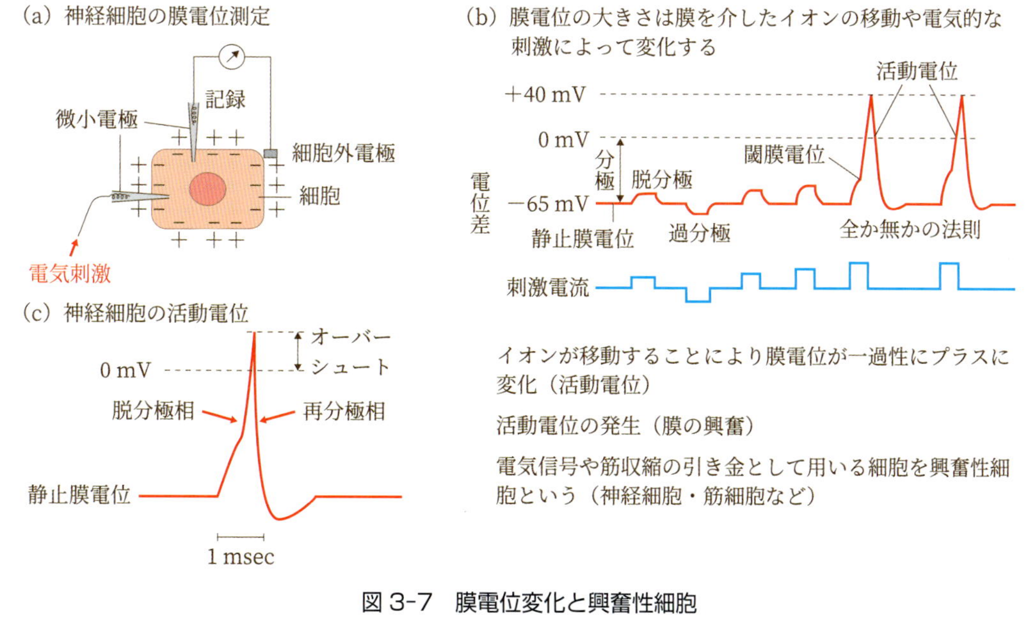

図 3-7　膜電位変化と興奮性細胞

(a) 記録電極と刺激電極　(b) 電気刺激による膜電位変化　(c) 活動電位の経過と名称

る一定以上になると，膜電位は突然図 3-7（b）のように大きく一過性に変化する．神経細胞の場合，頂点では約 +40 mV となるが数ミリ秒で元に戻る．つまり，ほんの一瞬の間，細胞内が細胞外に比べてプラスになり膜電位が逆転する．このような大きな膜電位変化を**活動電位**（action potential）とよぶ．神経細胞の活動電位の波形（図 3-7（c））の立ち上がり部分を**脱分極相**（depolarization phase），膜電位が 0 を超えてプラスに逆転している部分を**オーバーシュート**（overshoot），再び戻ってくる部分を**再分極相**（repolarization phase）という．活動電位は，ある程度以上に脱分極することがきっかけとなって発生する．この活動電位発生に必要な脱分極の大きさを**閾《いき》膜電位《まくでんい》**とよぶ．細胞が活動電位を発生することを細胞の**興奮**（excitation）という．活動電位を発生することができる細胞を**興奮性細胞**といい，神経細胞と筋細胞が代表的である．

3-1-3 で述べたように，膜電位は膜を介したイオンの出入りによって変化する．図 3-7 に示した神経細胞の活動電位では，閾膜電位まで膜が脱分極することにより，膜のイオンに対する透過性が変化することによって膜電位の大きな変化を生じる．脱分極相では，膜の Na^+ に対する透過性が上がり，Na^+ は濃度勾配に応じて細胞外から細胞内に流入する（活動電位の頂点の +40 mV は Na^+ の平衡電位にほぼ等しい）．これに遅れて K^+ の膜透過性が増加し，K^+ は細胞内から細胞外へ流出するため膜は再分極する．このように，活動電位の発生には閾膜電位までの脱分極をきっかけとした細胞膜のイオン透過性の一過性変化が関わっている．イオン透過性変化がどのようにして生じるかは 3-2 膜輸送で説明する．また，神経細胞以外の興奮性細胞（心筋，骨格筋，平滑筋など）において活動電位の形は細胞によって異なる．個々の活動電位の特徴についてはそれぞれの章で説明する．

閾膜電位以上の刺激であれば，刺激の大きさにかかわらず常に一定の大きさの活動電位が発生し，閾膜電位以下の刺激では活動電位は生じない．これを活動電位の**全か無かの法則**という．また，活動電位を発生している間は，刺激を与えても本来の活動電位は発生することができない．この時期を活動電位の**不応期**（refractory period）という．**絶対不応期**（強い刺激を加えても新たな活動電位は発生しない）と**相対不応期**（強い刺激に対してのみ活動電位が発生する）の 2 つの時期がある．

3-2 膜輸送

細胞は，細胞膜を介して生存や機能のために必要な様々な物質を出し入れしている．このような膜を介した物質の移動を**膜輸送**（membrane transport）とよぶ．

3-2-1 人工脂質二重膜に対する物質の選択的透過性

人工脂質二重膜を作製し，様々な分子の膜への通りやすさを調べると図 3-8 のようになる．

図 3-3 で示したように，脂質二重膜では膜の両側で細胞外液・内液に直接接する部分にはリン脂質の親水性の頭部が並び，膜の内側には疎水性の脂肪酸部分がある．このため，疎水性分子は容易に膜内に入り，膜を通過することができる．水（分子量 18）や尿素（分子量 60）などのように極性で電荷をもたない小分子も，疎水性分子よりは少ないとしてもある程度は膜を通過することがで

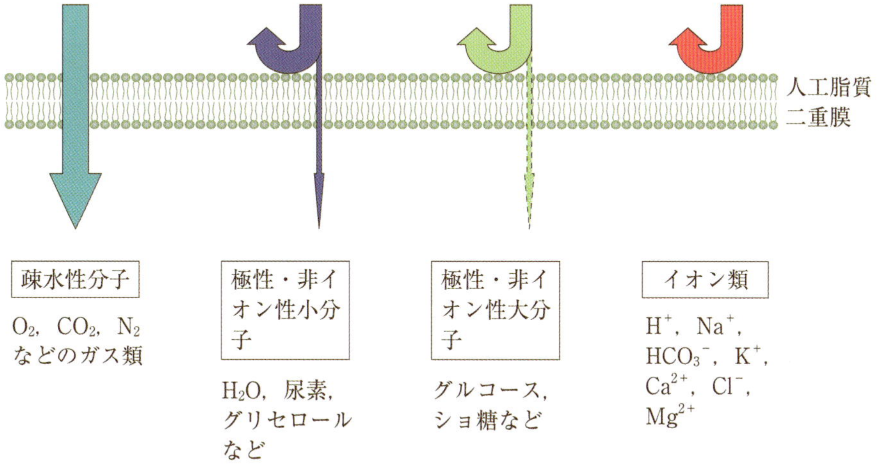

図 3-8　脂質二重膜と物質の選択的透過性

脂質二重膜自体はイオン類や大分子を通さない．しかし，細胞膜はこれらを通すことができる．それはこれらの分子を通すための輸送体が細胞膜に存在することによる．

きる．しかし，グルコース（分子量 180）くらいの大きさの分子は，電荷がなくとも膜を通過することは難しい．一方，小分子であっても電荷をもつイオンの場合，まったく脂質二重膜に入り込むことはできない．しかし，3-1-3 や 3-1-4 で述べたように，実際の細胞膜では静止状態の細胞であっても K^+ は比較的よく通すし，神経細胞の活動電位発生時には膜の脱分極に応じて Na^+ や K^+ に対する膜の透過性が一過性に増加する．これは，図 3-5 で示したように，細胞膜には様々なイオンを通す特殊なタンパク質（輸送体の 1 種）があり，これらがはたらくことによって可能となる．このように，脂質二重膜は親水性分子（特に電荷をもつもの）に対するバリアとして物質の出入りを制限し，膜上にその細胞の機能に合った輸送体を置くことにより必要な分子の出し入れを選択的に行うことが，細胞がそれぞれの機能を遂行するうえで重要な意味をもつ．

3-2-2　細胞膜を介した物質の移動

細胞膜を介して物質が細胞内外に移動する際，移動方向と移動量は膜の両側におけるその物質の濃度差（濃度勾配）によって決まる．しかし，イオンの移動を考える場合には，濃度差とともに膜電位の影響も考えなければならない（図 3-9）．細胞内は電気的にマイナスなため，プラスの電荷をもつイオンの細胞内への移動には**濃度勾配**と膜電位がつくる**電位勾配**による力が利用される．通常，細胞外には Na^+ が多く，細胞膜をはさんで大きな濃度勾配が存在する．それに加えて細胞内は外に比べて電気的にマイナスなため，Na^+ は大きな**電気化学的力**をもち，細胞内に入りやすい．

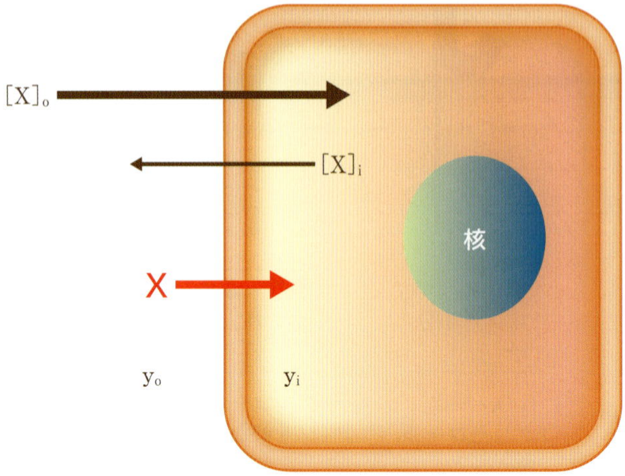

図 3-9　細胞膜を介したイオンの移動

膜を介したイオン X の移動方向および量は細胞内外の濃度差 $[X]_o$-$[X]_i$ および膜内外の電位差 y_i-y_o によって決まる.

3-2-3　膜輸送の種類と輸送体

膜輸送（membrane transport）は，大きく分けて**受動輸送**（passive transport）と**能動輸送**（active transport）の 2 つに分けられる（図 3-10）．受動輸送は，「移動に特別なエネルギーが不要」でその分子がもつ電気化学的力（電位勾配による力と濃度勾配による力を足した力）によって輸送が行われる．これに対して能動輸送は，「その分子がもつ電気化学的力以外の力」を利用して輸送する場合をいう．

受動輸送の場合，その分子がもつ濃度勾配あるいは濃度勾配・電位勾配（電気化学的力）の大きいほうから小さいほうへと分子が移動するので，すなわち**拡散**（diffusion）による移動である．受動輸送には，疎水性分子の移動のように輸送体を必要としない**単純拡散**（simple diffusion）と，イオンや糖など輸送体によって拡散を促進させる**促進拡散**（あるいは**促通拡散** facilitated diffusion）の 2 種類がある．

能動輸送の中で，輸送体自体が ATP のようなエネルギー化合物の分解酵素としての活性をも

受動輸送（エネルギー不要）

輸送体不要：単純拡散

輸送体必要：促進(通)拡散

能動輸送（エネルギー必要）

エネルギー直接消費：一次性能動輸送

一次性能動輸送で形成されたイオン濃度勾配利用：二次性能動輸送

（一次性・二次性とも，能動輸送では輸送体が必要）

図 3-10　膜輸送の種類

ち，ATP分解によって得たエネルギーを用いて物質を移動させる**一次性能動輸送**（primary active transport）と，それ以外の力を利用する**二次性能動輸送**（secondary active transport）の2種類に分けられる．ともに移動させる分子そのものがもつ電気化学的力とは無関係に能動的（強制的）に輸送することができるため，能動輸送という名称がついている．二次性能動輸送では，一次性能動輸送でつくられたイオン濃度勾配を利用して，別な物質を輸送させる．具体例を3-2-4に示すので参照してほしい．

3-2-4 輸送体の種類

それでは，膜輸送の際に使用される輸送体とはどのようなものがあるのだろうか．**輸送体**は，前述したように膜タンパク質の1種である．細胞膜を貫通し，細胞外および細胞内にそれぞれ一部顔を出している．輸送体は，形あるいは輸送方法の特徴によって3つに分けられる（図3-11，図3-12）．

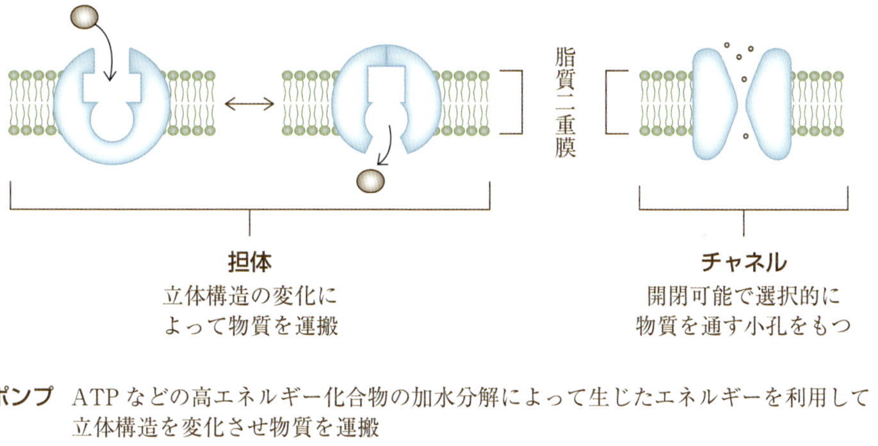

図3-11　輸送体の種類

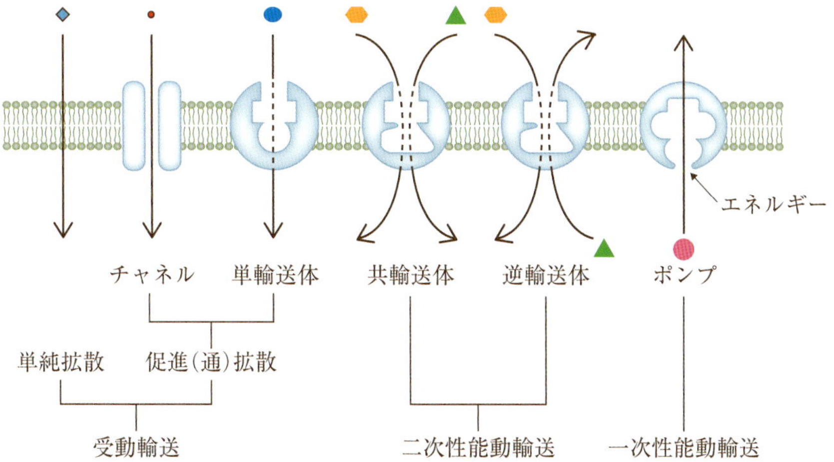

図3-12　膜輸送の種類と輸送体

輸送体タンパク質の中で，細胞膜を貫通する親水性の小孔をもつものを**チャネル**（channel）という．図 3-13 で示すように，この親水性の小孔（ポア pore）には選択性があり，これを通過できるものだけが小孔を通り反対側に移動することができる．チャネルによる輸送の際，物質の通過する方向や量はその物質そのものがもつ電気化学的力に依存する．つまり，チャネルによる輸送は，すべて促進（通）拡散である．チャネルがもつ小孔は，ほとんどの場合開閉可能である．小孔を開閉する機構（ゲート機構 gate mechanism）の違いにより，チャネルは**膜電位依存性**（膜電位の変化で開閉），**リガンド依存性**（リガンドが結合したときのみ開く），**機械刺激依存性**（細胞膜が引っ張られるような機械的刺激で開く）という名称が与えられている．チャネルを介して 1 秒間に 100 万個以上のイオンが通過することができ，担体の輸送力の 1,000 倍くらい高いといわれている．特定のイオンを通すイオンチャネル（K^+ チャネル，Na^+ チャネル，Ca^{2+} チャネル，Cl^- チャネルなど）や水チャネルがある．

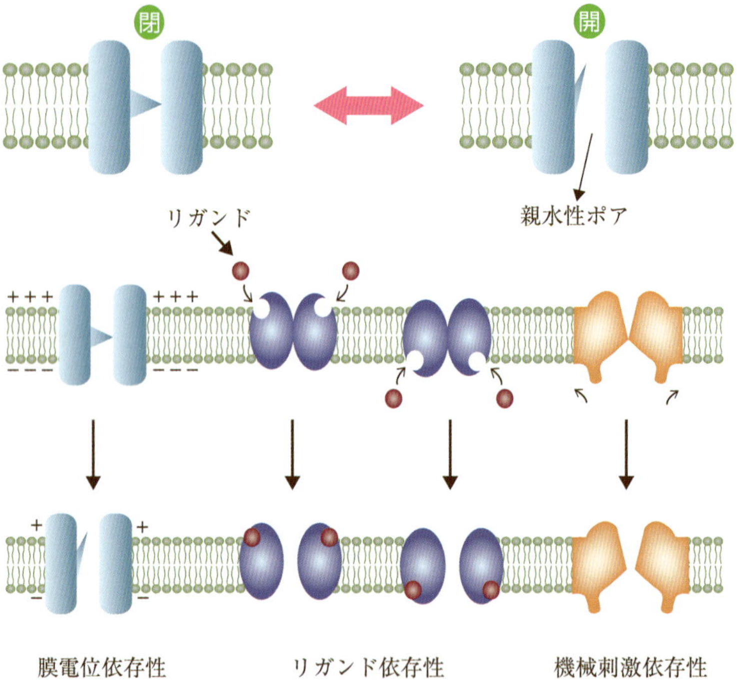

チャネルタンパク質の性質

- 親水性の小孔（ポア）をもち，閉状態と開状態がある（ゲート機構）
- ポアから選択的に物質を通す
- 物質の通過する方向・量は電気化学的ポテンシャルで決定
- ゲート機構の違いにより 3 種類に分類できる（膜電位依存性，リガンド依存性，機械刺激依存性）

図 3-13　チャネルによる物質輸送

担体（carrier）にはチャネルのような小孔がなく，膜の片側のみに口を開いたような構造（図 3-11，図 3-14）をとる．開口部から物質が担体内に入って特異的に結合した後，担体の立体構造

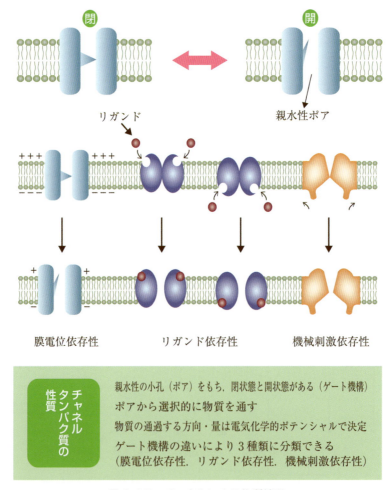

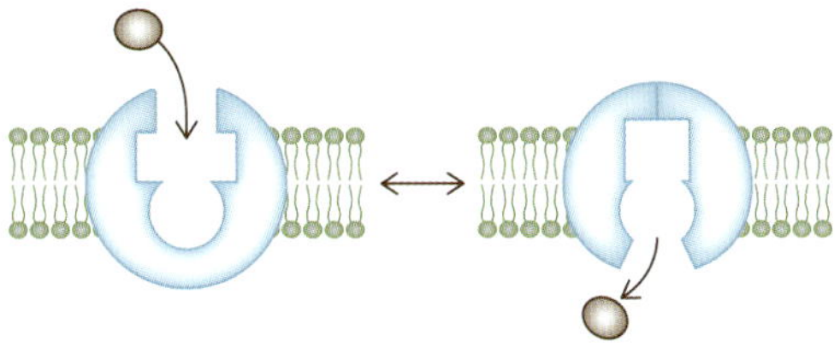

特定の物質が結合すると担体自体の構造が変化して，物質を細胞内（あるいは外）へ輸送

担体の性質
物質選択性をもつ
チャネルより輸送速度が遅い
輸送許容量がある（飽和現象）
受動輸送，二次性能動輸送
（単輸送体，共輸送体，逆輸送体）

図 3-14　担体による物質輸送

変化によって逆側に開口する結果，結合していた物質が膜の反対側に移動する．担体の場合も，中に入って結合する物質は担体の種類によって選択的である．担体の場合，結合できる分子の数に限りがあり，また反対側への移動には立体構造変化を要するため，単位時間あたりの輸送量はチャネルと比べると小さい．また，輸送すべき分子の数が多すぎる場合などには飽和してしまうため，単位時間あたりに輸送できる量（**輸送許容量**あるいは**最大輸送量**）には限りがある．担体の輸送速度は1秒あたり100から1,000個（チャネルの1,000分の1程度）と遅い．1つの分子の電気化学的力に応じて輸送する**単輸送体**（促進拡散），1つの分子がもつ電気化学的力を利用してほかの分子を同方向に運ぶ**共輸送体**《きょうゆそうたい》（二次性能動輸送），同じ原理で逆方向に輸送する**逆輸送体**（二次性能動輸送）の3つの担体がある．

特異的に分子が輸送体と結合し，立体構造変化によって反対側に輸送されるのは担体と同じだが，その分子そのもののもつ力（単輸送体の場合）あるいはほかの分子の力（共輸送体，逆輸送体）を利用して運ぶ担体と異なり，輸送体自身がATP分解酵素活性をもち，このエネルギーを利用して分子を移動させるのが**ポンプ**といわれる輸送体である（図3-15）．このため，ポンプでは移動させる分子そのものがもつ電気化学的力に逆らって運ぶことができる．ポンプによる輸送を一次性能動輸送という．ポンプの代表例である**ナトリウムポンプ**（**Na^+−K^+ ATPase**）はすべての細胞に存在し，Na^+を細胞から汲み出し，K^+を細胞内に取り入れる重要なはたらきをもつ．

これらの3種の輸送体の違いを説明する場合，よくドアに例えられる．自分たちがイオン，教室が細胞だとしよう．教室の壁は脂質二重膜で，イオンはこれを越えることができない．しかし，壁（細胞膜）には私たち（イオン）が教室（細胞）に出入りできるドア（輸送体）が備えられている．チャネルはドアだ．ドア（小孔）が開けば，私たち（イオン）は反対側に抜けることができる．これに対して担体やポンプは回転ドアだ．担体の場合，私たちは回転ドア（担体）の開口部から中に入り，手動式の回転ドアを押して反対側に開口したときに反対側に出る．回転ドアを押す力は分子がもつ電気化学的な力に対応する．複数の人が同時に移動できる回転ドアでは，ほかの人がドアを押す力を利用して移動できる．これが二次性能動輸送を行う担体（共輸送体，逆輸送体）に

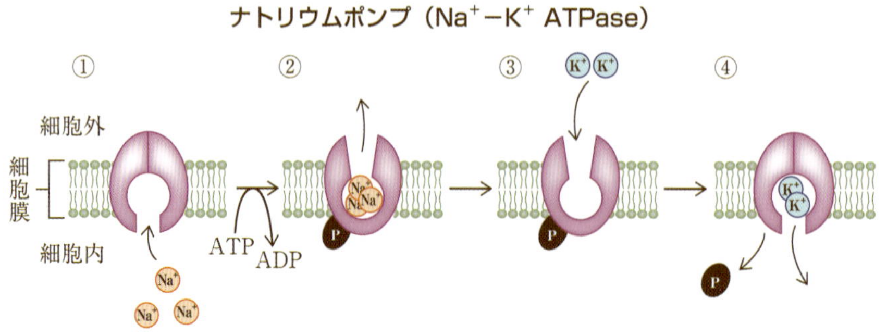

① 細胞内の Na^+ がポンプに結合
② ポンプのリン酸化による構造変化と Na^+ の細胞外放出
③ 細胞外の K^+ がポンプに結合
④ ポンプの脱リン酸化による構造変化と K^+ の細胞内放出

図 3-15　ポンプによる物質輸送

相当する．これに対して，ポンプは電動式の回転ドアと考えるとわかりやすい．電動式（ポンプの場合はエネルギー化合物の分解によって生じるエネルギーを利用）の場合，ドア自体が勝手に回転してくれるので，ポンプ内部に特異的に結合した物質はそれ自体がもつ力とは無関係に対側に移動できる．

イオン類のほかに糖やアミノ酸類など様々なものが輸送体によって運ばれる．水を選択的に通す水チャネルも存在する．細胞膜のみでなく細胞小器官の膜を介する物質の輸送にも輸送体がはたらく．

3-2-5　小腸上皮からの糖吸収における膜輸送

図 3-16 のように，小腸上皮（small intestinal epithelium）からの糖吸収（glucose absorption）を例にとって，3-2-4 の輸送体の配置や役割をみてみよう．胃を経て消化された食べ物は次に小腸に入り，小腸壁から体内に栄養物などが吸収される．

小腸上皮は，図 3-16 のように管腔を覆う一層の上皮細胞からできている．管腔側の細胞膜では，食物が通っていく短時間のうちにできるだけ多くの物質を細胞表面から吸収できるように，細胞表面に非常に細かい突起が多数並んで表面積を増大させている．これを**微絨毛**《びじゅうもう》といい，多量に吸収する必要がある細胞（小腸上皮，腎臓の尿細管上皮など）で発達している．微絨毛表面には様々な輸送体が並ぶが，糖の吸収のためには Na^+ と糖の共輸送体（ナトリウム依存性グルコース共輸送体 sodium–glucose linked transporter：SGLT）がここに存在する．陽イオンで，かつ細胞外に濃度が高い Na^+ は大きな電気化学的力をもち，糖の細胞内への移動に関わる．入った Na^+ は，細胞間質側にあるナトリウムポンプによって間質に出て血液中に吸収される．一方，間質側の細胞膜には糖の単輸送体（糖輸送担体 glucose transporter：GLUT）があり，管腔からの糖の移動によって生じた濃度勾配に応じて糖を細胞内から間質に移動させる．細胞外に出た糖は間質に豊富に存在する毛細血管から血液内に吸収される．このように，同じ細胞膜上でも様々な輸送体がうまく配置

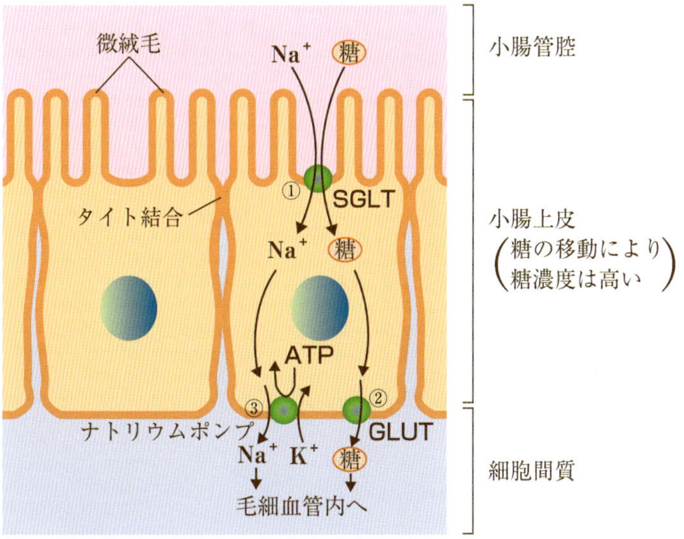

① 小腸管腔側では Na^+とグルコースの共輸送体によってグルコースが細胞内に入る

② 細胞間質側ではグルコースは単輸送体によって細胞外へ移動し血管内に吸収される

③ Na^+は間質側にあるポンプによって細胞外に移動する

タイト結合によって細胞間の物質移動が制限され，濃度勾配が維持されるとともに，これらの輸送体の配置が維持される．

図 3-16　輸送体による小腸上皮からの糖吸収

細胞における膜輸送の実例

されることにより，細胞内を通り抜けるような一方向性の物質の輸送が素速く効率よく行われる．

3-2-6 エキソサイトーシスとエンドサイトーシス

イオンや糖などある程度小さい分子の多くは輸送体によって細胞膜を透過する．しかし，細胞膜を介した物質の輸送には，このような輸送体を用いずに，膜自体がダイナミックに変化することによって物質を細胞外に出したり細胞内に取り入れたりする方法がある．図 3-17 のように細胞内で膜に取り囲まれた小胞が細胞膜と融合し，一部分に孔が開くことによって小胞内の分子が細胞の外に運ばれることを**開口《かいこう》放出**（exocytosis：exo- は‘外’の意味の接頭辞）あるいは**エキソサイトーシス**（エクソサイトーシスと記す場合もある）という．細胞外への分泌や膜タンパク質の細胞膜への挿入などの際に用いられる方法である．この反対に，図 3-18 のように細胞膜が一部細胞内に陥入し，陥入口が閉じられると，陥入口周囲にあった小分子や膜に結合した分子などが小胞として細胞内に取り込まれる．これらを**開口吸収**（endocytosis：endo- は‘内’の意味の接頭辞）あるいは**エンドサイトーシス**という．私たちの身体の中には，体内に侵入した細菌類や死んでしまった細胞などを積極的に細胞内に取り込み処理する細胞が存在する．かなり大型のもの（細菌塊や細胞塊など）も細胞膜で周囲を取り囲み，細胞内に取り入れ（これを食胞《しょくほう》 phagosome という），リソソー

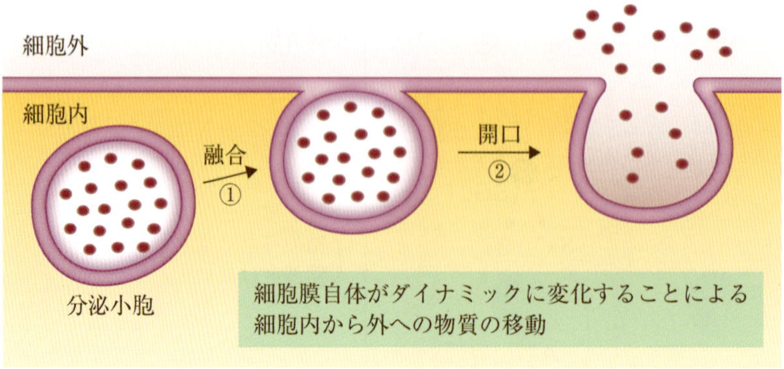

図 3-17　エキソサイトーシス

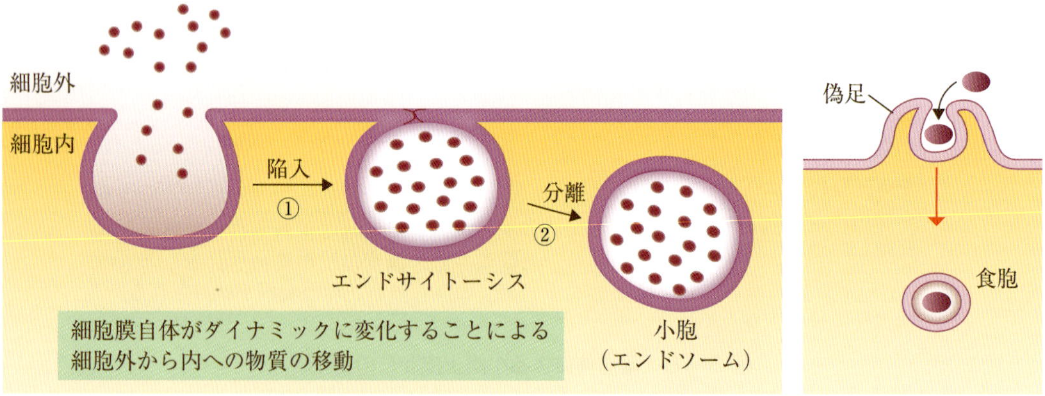

図 3-18　エンドサイトーシス（左）と貪食（右）

ムと融合させて分解することができる．このような細胞を貪食《どんしょく》細胞（phagocyte）とよぶ．貪食（食作用ともいう）はエンドサイトーシスの 1 種である．

3-3　細胞間コミュニケーション

多細胞生物である私たちの体内では，数多くの細胞が互いに協調しながら個々の役割を果たしている．これがホメオスタシス維持には欠かせない．このためには，細胞どうしの情報連絡（コミュニケーション）が必須である．これを**細胞間コミュニケーション**という．細胞間コミュニケーションには，大きく分けて図 3-19 に示す 2 つの方法がある．直接的な連絡では，隣り合った細胞どうしがギャップ結合（gap junction）という特殊な細胞間結合をもち，これを介して直接的に情報を伝達する方法である．一方，このように直接つながっていない細胞どうしの間でシグナル分子あるいは**リガンド**（ligand）とよばれる化学物質を利用した間接的な連絡方法もある．これを化学伝達（chemical transmission）という．間接的な連絡には，神経を介した連絡と体液性の連絡がある．1 章でホメオスタシスの調節系として神経系と内分泌系の 2 つがあると述べたが，この 2 つの系は間接的な連絡方法によってそれぞれの器官の個々の細胞を調節している．

〈情報伝達の方法〉
シグナル受け取り，情報変換，細胞応答
細胞間コミュニケーション
→ ホメオスタシス維持のための情報伝達

直接的な連絡：ギャップ結合　gap junction
間接的な連絡：化学物質を介した化学伝達 ― 神経性の連絡 / 体液性の連絡

図 3-19　細胞間の情報伝達

3-3-1　ギャップ結合による直接的連絡

隣接した細胞どうしは，タイト結合，接着結合，ギャップ結合など様々な結合様式で互いに結合し合い，組織を形づくっている（詳細は細胞生物学の教科書を参照すること）．**ギャップ結合**（gap junction）は細胞間結合の1種で，コネキシン（connexin）というタンパク質が6つ集合して中央に孔をもつコネクソン（connexon）という構造体をつくり，隣接した細胞の膜上のコネクソンどうしが結合したものである．中央に孔をもつ構造体どうしが互いの膜上で結合し合うため，2つの細胞の間には共通した小孔が開く（図3-20）．情報交換はこの小孔を介して行われる．ギャップ結合による連絡の特徴は双方向性に連絡できることである．分子量約1,000以下の物質は小孔を通り抜けることができるため，電流やイオンなどの小分子が情報を伝達する．ギャップ結合でコミュニケーションを行う代表的な細胞が心筋細胞（4章参照）である．心筋細胞どうしはギャップ結合でつながっているため，心臓が収縮あるいは拡張するときは，あたかも巨大な1つの細胞のようにふるまうことができる（**機能的合胞体** functional syncytium）．

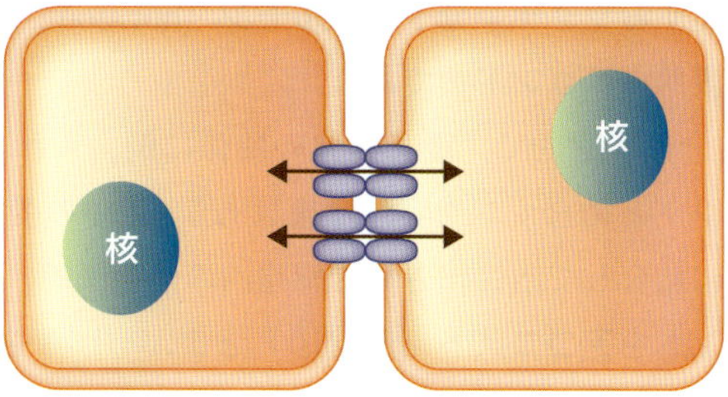

図 3-20　ギャップ結合による直接的な連絡

ギャップ結合は，隣接した細胞間にタンパク質が組み合わされてできた共通の小孔で，小分子（分子量約1,000以下）の通過が可能（双方向）である．

3-3-2　化学伝達による間接的連絡

細胞間での間接的な連絡方法では，**リガンド**（ligand）やシグナル分子とよばれる化学物質を媒体として用いる（図3-21）．情報を渡す側の細胞は，リガンドを細胞外に出す．リガンドは体液中

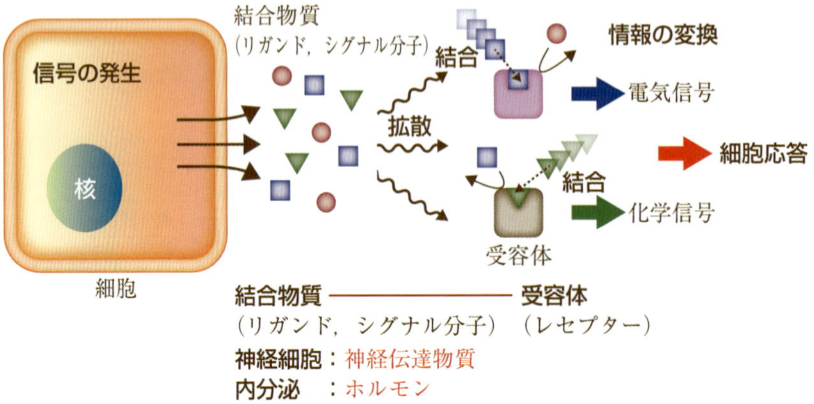

図 3-21 間接的な連絡：化学物質を介した化学伝達の基本過程

を拡散するなどしてこのリガンドと特異的に結合する**受容体**（受容体タンパク質からできている）をもつ細胞に到達し，受容体に結合する．受容体はリガンドが結合すると立体構造などが変化することにより，イオンの膜透過性の変化や酵素の活性化などを引き起こす．受容体の中には図 3-13 に示したリガンド依存性イオンチャネル（**チャネル型受容体**あるいは**チャネル内蔵型受容体**）もある．この場合，リガンド結合によって受容体に内蔵されたイオンチャネルが開いてイオンが移動し，これが**電気信号**としてはたらく．また，酵素の活性化などによって**化学信号**が生じる受容体もある．このように，受容体にリガンドが結合すると電気信号や化学信号のように細胞内へのシグナル伝達に適した形に情報が変換される．これらの発生した信号は受容した細胞に変化をもたらす（**細胞応答**）．3-3-1 で示した直接的連絡との大きな違いは，化学伝達の場合，情報はリガンドを出す細胞から受容体をもつ細胞へと常に一方向性に伝わることである．神経細胞が軸索とよばれる突起の先端から放出するシグナル分子を**神経伝達物質**（neurotransmitter）とよぶ．一方，内分泌細胞が（多くは血液中に）放出するシグナル分子は**ホルモン**（hormone）とよばれる．ともに化学伝達に用いられるもっとも代表的なリガンド類である．

リガンドと受容体との結合は特異的で，鍵と鍵穴の関係に例えられる．ただし，組み合わせは 1：1 ではなく，1 つのリガンドと結合する受容体は複数あり，1 つの受容体にも複数の異なるリガンドが結合しうる．受容体に結合して活性化させて細胞内の情報伝達のための信号変換を引き起こし，細胞応答を起こすリガンドを**アゴニスト**（agonist）とよぶ（図 3-22）．一方，リガンドの中には，特異的に受容体に結合はするものの細胞応答を引き起こさないものもある．**アンタゴニスト**（antagonist：ant- は‘抗’という否定の意味の接頭辞）は受容体に結合するのみで，その後の生物的な反応を起こさないためアゴニストの作用が観察されなくなる（競合的拮抗）．

リガンドと受容体の結合による細胞応答を人為的に変化させれば，細胞に大きな影響を与えることができる．このため，受容体に結合して人為的に細胞応答を起こさせるアゴニストとしてはたらく薬（刺激薬あるいは作動薬），逆にアンタゴニストとしてはたらくことで受容体の作用を遮断する薬（拮抗薬あるいは遮断薬）が実際の臨床に用いられている．また，結合によって受容体を不活性型にしてしまう**インバースアゴニスト**（inverse agonist）も薬として用いられている（逆アゴニストまたは逆作動薬）．

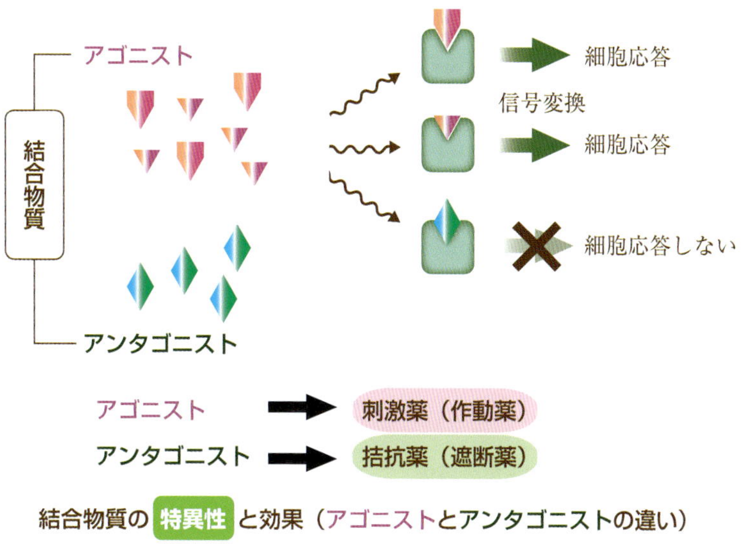

図3-22　アゴニストとアンタゴニスト

COLUMN

受容体の種類と特徴

細胞外からのシグナルを伝えるリガンドには，アドレナリンやアセチルコリンなどのアミン類，ペプチド・タンパク質類，コレステロールから合成されるステロイド類，その他にアミノ酸やヌクレオシド・ヌクレオチド，イオン，ガスなど様々な分子がある．

これらのリガンドを受け取る受容体は，細胞内における配置やリガンド結合後の細胞内への情報伝達方法の違いによっていくつかに分類される．リガンドの多くは親水性が高いため，細胞膜を通過することができない（図3-8を復習すること）．このようなリガンドに対する受容体は，細胞膜上にある（**細胞膜受容体**）．細胞膜受容体は，リガンド結合後の細胞内への情報伝達方法の違いにより，(a) **イオンチャネル内蔵型受容体**，(b) **Gタンパク質共役型受容体**，(c) **酵素連結型（酵素共役型）受容体**の3つに分類される（図参照）．リガンドが結合すると，(a) では受容体に内蔵されたイオンチャネルが開口してイオンが移動し，膜電位が変化する．Na^{+}やCa^{2+}などの陽イオンが細胞内に入れば膜は脱分極し，Cl^{-}のような陰イオンが入れば過分極する（電気信号への変換）．グルタミン酸やアセチルコリン，グリシンなどの様々な神経伝達物質に対する受容体がある．(b) では受容体に共役する**3量体Gタンパク質**（$\alpha\beta\gamma$の3つのサブユニットからなる）の活性化を引き起こす．活性化したGタンパク質は標的のイオンチャネルや酵素に作用する．Gタンパク質によって活性化された酵素はさらに**セカンドメッセンジャー**とよばれるシグナル分子を産生し，連鎖的にかつ増幅させながら細胞内の変化を引き起こす（**細胞内情報伝達**）．ホルモンや神経伝達物質，脂質，核酸，光などがリガンドとなる．また，(c) では受容体自体がもつ酵素あるいは連携する酵素が活性化される．これによって次々と酵素の活性化が起こり，(b) と同様に細胞内に情報が伝わる．インスリンや各種増殖因子あるいは成長因子などがリガンドとして知られている．これらのリガンド—受容体結合によって，細胞の増殖，分化，形態変化，収縮，分泌，細胞死など様々な生理的変化が調節されている（**細胞応答**）．一方，ステロイドホルモンのように疎水性が高いリガンドは，細胞膜を透過して細胞内にある受容体と結合する．**細胞内受容体**（あるいは**核内受容体**）は，リガンドが結合するとホモダイマーあるいはヘテロダイマーとなって核内に移行し，特定の DNA と結合して遺伝子発現を調節することによって細胞応答を引き起こす．膜受容体 (a) (b) については 7 章の神経系で，(c) や核内受容体に関しては 15 章の内分泌で各々の受容体の具体例をあげて説明する（受容体については Appendix に詳しく書かれているので参照すること）．

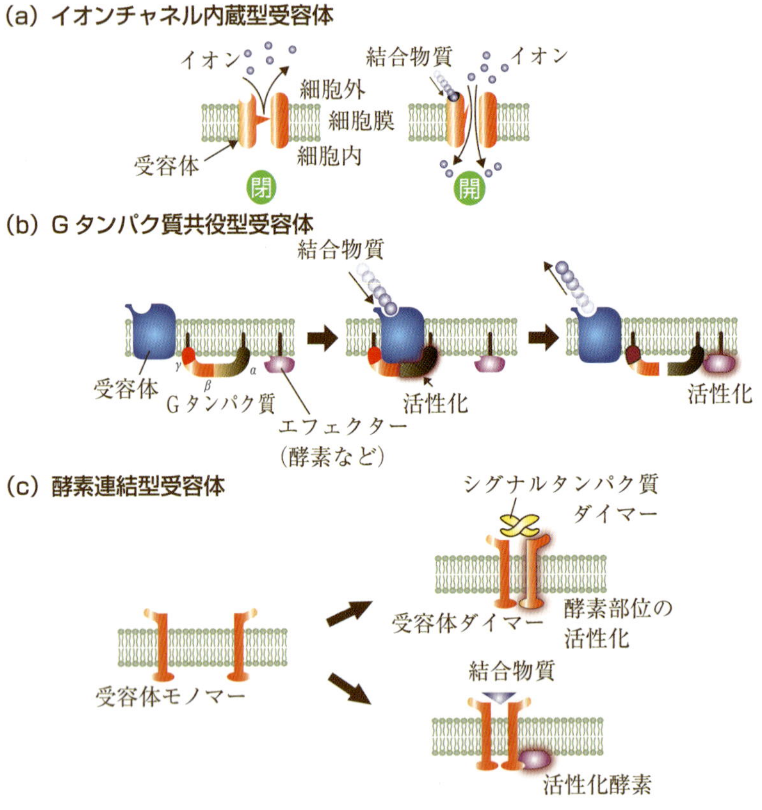

細胞膜受容体の分類

3-3-3 化学伝達の種類

化学伝達は情報を与える側と受け取る側の間の距離や方法により次の 4 つに分けることができる．

(1) 内分泌 (endocrine)（図 3-23）

内分泌の場合，リガンドは内分泌細胞から血液中に直接分泌される．リガンドは血流にのり，基本的には身体の隅々の細胞まで運ばれる．ただし，リガンドと結合して応答する細胞は，そのリガンドに対する受容体をもつ細胞のみに限られる．受容体をもたない細胞は，例えばリガンドが細胞周囲にあったとしても応答を起こすことはない．このような血液を介して届けられるリガンドを狭義の**ホルモン**（hormone）とよぶ．ホルモンに関しては，15章内分泌系で詳細を説明する．

(2) 傍分泌（paracrine：para- は‘傍’という意味の接頭辞）（図3-23）

情報を発する細胞が，周囲の体液（組織間液）中にリガンドを放出した場合，リガンドは周囲に拡散する．移動手段は拡散のため，比較的近い距離に存在する特異的受容体をもつ細胞のみに情報を伝える．神経細胞では，細胞体から出た**軸索**という細長い突起（中には直径は 1～2 μm にもかかわらず 1 m 近い長さの軸索もある）が受容体をもつ細胞の近くまでのび，その軸索先端からリガンド（神経伝達物質）を放出する．これは傍分泌の特殊型で，神経性連絡（**シナプス** synapse）とよぶ．

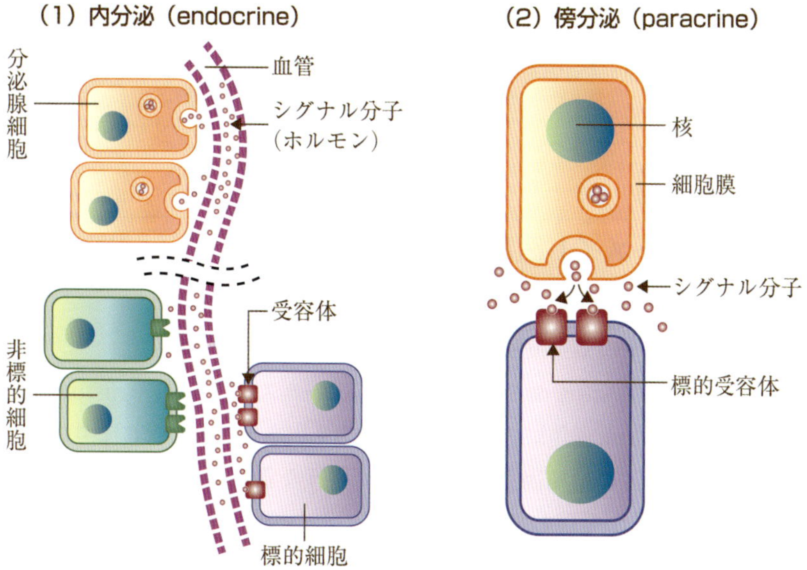

図3-23　化学伝達の種類1（内分泌，傍分泌）

(3) 自己分泌（autocrine）（図3-24）

細胞の中には，自分でリガンドを分泌し，そのリガンドを自身がもつ受容体に作用させて応答する場合もある．これを自己分泌という．がん細胞などでは自身で放出した増殖因子（細胞増殖を促進させる分子）が自身のもつ受容体に作用することで自己増殖する場合がある．

(4) 接触型連絡（contact – dependent signaling）（図3-24）

(1) から (3) は体液中にリガンドが放出される場合であるが，接触型連絡では図3-24のようにシグナル分子も受容体もそれぞれの細胞表面にある．これらの細胞が接近すると，シグナル分子が受容体に結合し，標的細胞（受容体をもつ細胞）が応答する．これを接触型連絡とよぶ．

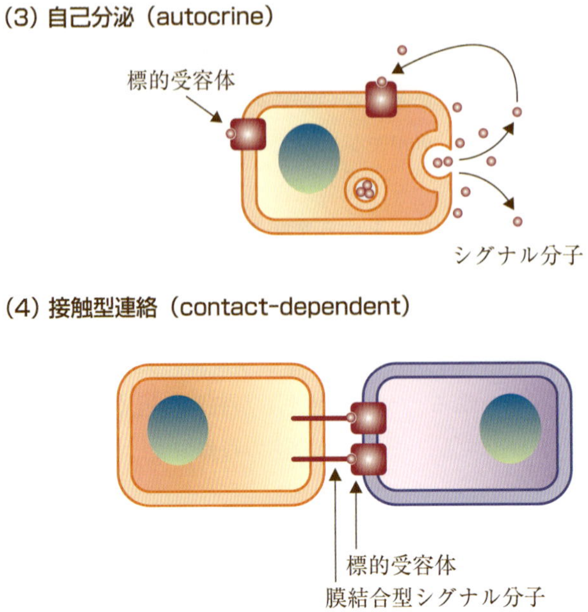

図 3-24　化学伝達の種類 2（自己分泌，接触型連絡）

COLUMN

受容体とテーラーメイド医療

最近，テーラーメイドの薬物療法（あるいはテーラーメイド医療）という言葉がよく用いられる．例えば乳がん*治療薬として用いられるトラスツズマブ（trastuzumab）は，がん細胞がもつ増殖因子受容体に結合し，細胞障害を引き起こすことにより抗腫瘍効果を発揮する．このため，この増殖因子受容体をもつような乳がん*には効果があるが，同じ乳がん*でもこの受容体が発現していないタイプのがん細胞には効果がない．このように受容体などの機能タンパク質を発現しているかどうかなどによってそれぞれの患者に合った治療を行うことをテーラーメイド医療とよぶ．治療の特異性が高いため効果が期待できること，正常細胞などへの影響も少ない場合が多いため副作用も軽度で済む可能性があることなどの利点がある．今後も，病気に直接関わる受容体や輸送体などを分子レベルで明らかにし，それらをターゲットとした薬（分子標的治療薬）が開発されることが期待される．

＊　日本乳癌学会では，「乳癌」を上皮系の癌腫として「癌」の文字を採用している（乳癌診療ガイドライン）が，本書では全体的統合のため「乳がん」としました．　（編集部）

●章末問題●

1）細胞膜を構成する脂質について説明せよ．
2）脂質二重膜の構造と機能的な特徴について説明せよ．
3）膜タンパク質のおもなはたらきについて説明せよ．
4）血液の浸透圧について説明せよ（等張液，高張液，低張液も含む）．
5）静止膜電位について説明せよ．
6）神経細胞の活動電位（細胞膜の興奮）について説明せよ（不応期も含む）．
7）細胞膜を介した物質の移動にはたらく電気化学的力について説明せよ．
8）膜輸送の種類とそれぞれにはたらく輸送体について説明せよ．
9）チャネル，担体，ポンプについて説明せよ．
10）ナトリウムポンプについて説明せよ．
11）エンドサイトーシスとエキソサイトーシスについて説明せよ．
12）小腸上皮からの糖吸収について説明せよ．
13）直接的連絡による細胞間コミュニケーションについて説明せよ．
14）化学伝達について説明せよ．
15）アゴニストとアンタゴニストについて説明せよ．
16）化学伝達の種類をあげ，それぞれの特徴を説明せよ（神経伝達を含む）．

4章

循環器系・リンパ系

数多くの細胞から構成されている私たちの身体では，各々の細胞たちが生存して役割を果たすために必要な O_2 や栄養素，ホルモンなどを絶えず身体の隅々にまで行き渡らせ，不要となった CO_2 や老廃物などを肺やその他の排泄器官に送り届けるための手段が必要となる．それらを運搬するための媒体が血液（blood）で，身体中に張り巡らされた血管（blood vessel）は輸送路の役目を果たす．また，心臓（heart）は血管内で一方向性に血液を流すためのポンプとしてはたらく．循環系（cardiovascular system）は，各器官のはたらきや状態に応じて血流量を変化させたり再分配したりすることによって，細胞や組織に最良の環境を提供する．

4-1 循環器系

4-1-1 肺循環と体循環

心臓を中心とした循環には，O_2 の体内への取り込みと CO_2 の体外への排泄というガス交換に特化した**肺循環**（pulmonary circulation）と，O_2 や栄養に富む血液を全身組織に届け，CO_2 や老廃物などを組織から取り除く**体循環**（systemic circulation）がある．心臓は 2 つの直列したポンプ系からできていて，右心系ポンプは肺循環，左心系ポンプは体循環にはたらく（図 4-1）．血液の流れは常に一方向性で，体循環によって並列したすべての器官に血液が届けられ，組織から心臓に戻った血液は肺循環でガス交換した後に，再び体循環によって全身に送られる．

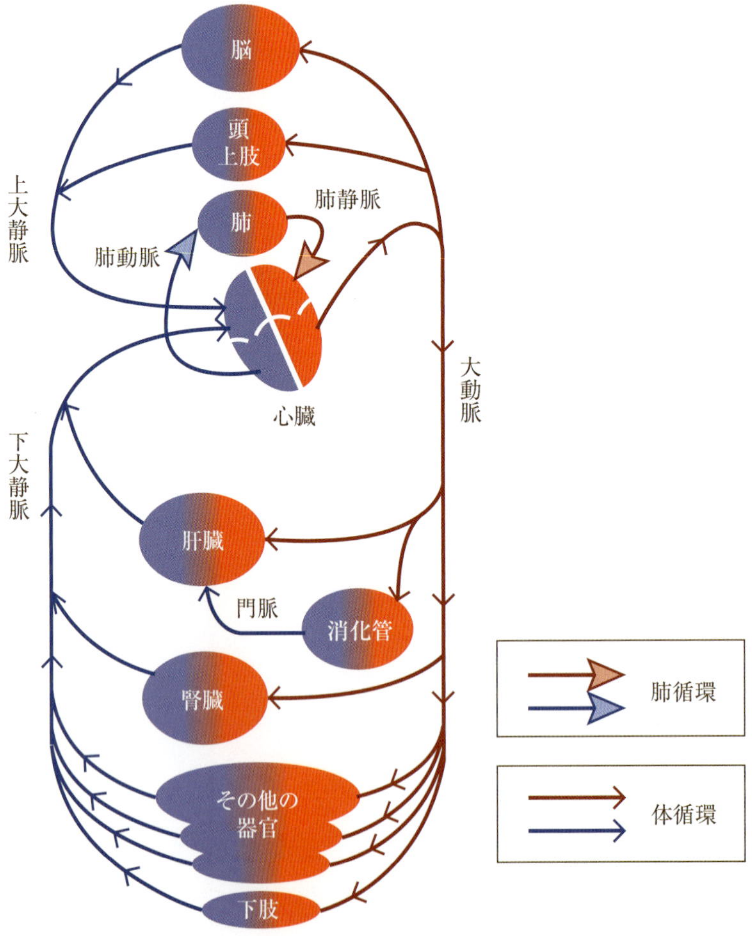

図 4-1　肺循環と体循環

4-1-2 心　臓

心臓（heart）は安静時には 1 分間およそ 60〜80 回拍動し（**心拍数** heart rate），1 回約 70 mL

の血液が心室から動脈に拍出される（**1回拍出量** stroke volume）．安静時の1分間あたりの**心拍出量**（cardiac output）は5L程度なのに対して，運動時には5〜6倍に増加することもある．心臓は，全身器官の酸素要求度に合わせて心拍数や心拍出量を変化させながら生涯はたらき続けることができる優れたポンプといえる．ここでは心臓の形態的な特徴，電気活動と機械的収縮の関係，自動性，はたらきの調節について学ぶ．

（1）心臓の位置と構造

1）心臓の位置

心臓は胸腔内前方中央の**前縦隔**《ぜんじゅうかく》に位置する（図4-2）．前方に**胸骨**（sternum），下方に**横隔膜**（diaphragm）と接する．大きさは握り拳（手拳大）程度，重さは約300g（男280g，女230g程

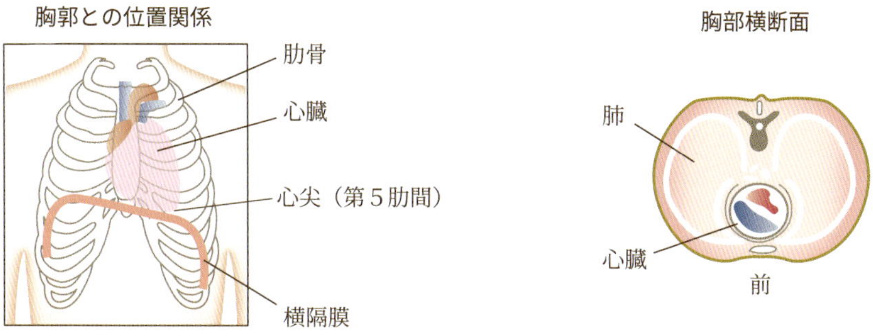

心臓

前縦隔に存在
体重の約0.5%
手拳大（収縮時）
2層の心膜で覆われる
（心嚢液）

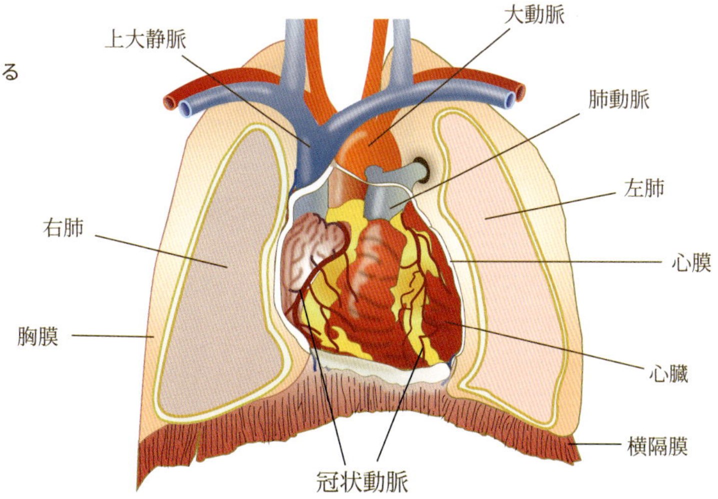

図4-2　心臓の位置

胸郭内での心臓と大血管の位置と肺や横隔膜との関係を示している．
下の図は壁側心膜を切除して心臓と大血管を正面から見た図．

度）で筋肉に富む．心臓の下方先端の**心尖部《しんせんぶ》**（cardiac apex）は，鎖骨中線上第５肋間（第５肋骨と第６肋骨の間）付近にあり，その部位に指をあてると皮膚の上から心臓の動きに伴って**心尖拍動《しんせんはくどう》**を触れることができる．心臓の外側は２枚の**心膜**（pericardium）（内側から臓側心膜と壁側心膜）によって覆われている．特に外側の壁側心膜は，厚く強靱な膜でできている．臓側心膜は**心外膜**ともよばれている．心膜と心膜の間の隙間を**心嚢《しんのう》**といい，ここにある少量の心嚢液が心臓の収縮・弛緩に伴う摩擦を防ぐ潤滑液の役割を果たしている．

2）心房と心室

ヒトの心臓は二**心房**（atrium），二**心室**（ventricle）の４つの部屋からなる．左右の心房，左右の心室間はそれぞれ**心房中隔**（atrial septum）あるいは**心室中隔**（ventricular septum）によって隔てられている．肺循環のポンプ役である右心系は右心房，右心室からなり，全身から心臓に戻る血液は**上大静脈**および**下大静脈**（superior and inferior vena cava）を介して右心房に入り，右心室から**肺動脈**（pulmonary artery）に送り出される．このため，肺動脈中を流れる血液の O_2 分圧は低く CO_2 分圧は高い．肺では肺胞と周囲の毛細血管の間でガス交換が行われ，O_2 を多く含む血液が**肺静脈**（pulmonary vein）を介して左心房に入り，左心室から**大動脈**（aorta）に送り出されて全身組織に送られる．

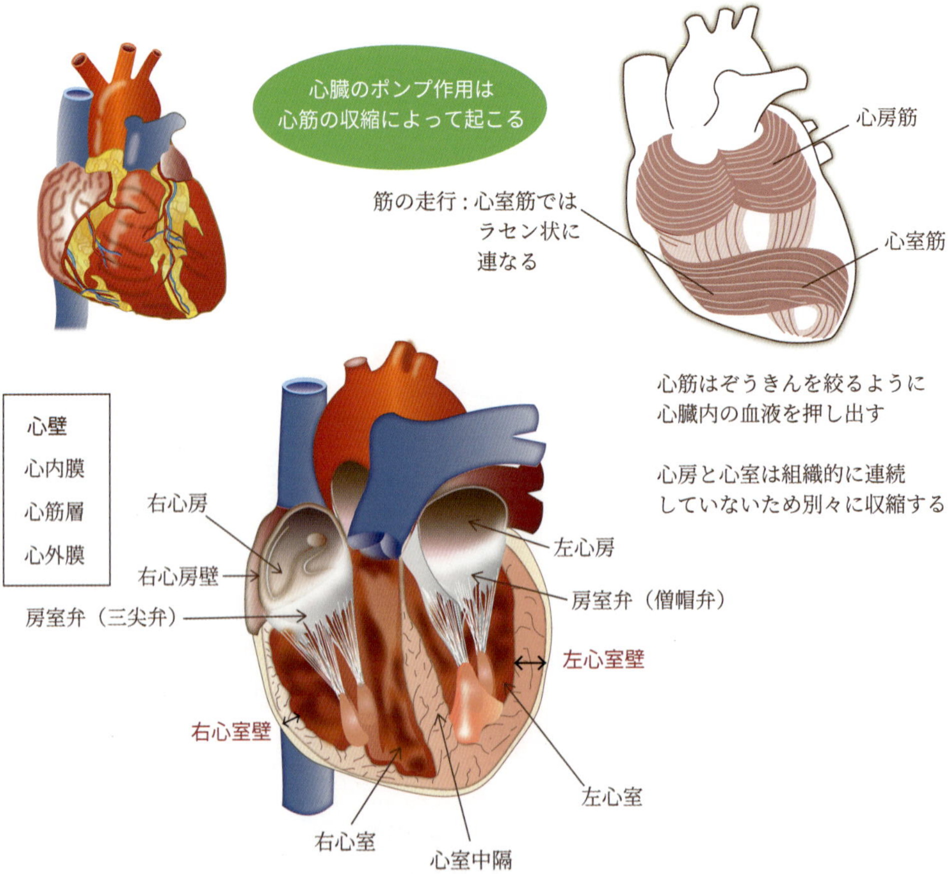

図 4-3　心壁の構成と心筋の走行

心臓の壁は，**心内膜**（endocardium），**心筋層**（myocardium），**心外膜**（epicardium）の3層でできていて，心筋層が占める割合が大きい（図4-3）．心房と心室を比べると，心房壁の心筋層は薄く，心室壁では厚い．特に左心室では大動脈圧に打ち勝って血液を拍出するため，壁は多くの心筋細胞から成り立っているため厚い．心房筋は輪状に左右それぞれの心房腔を取り囲むのに対して，心室筋は心室上部を右上から左下に下行し，さらに心尖部から，ラセン状に上行するため図4-3のように8の字を描くように走行する．このような筋の走行により，心房収縮によって血液は心室に移動するのに対して，心室収縮では心尖から絞り上げるように血液が心室内を押し上げられ，心室上部にある両動脈に拍出することができる．心房筋と心室筋は直接つながっていないため，心房が心室より0.1～0.2秒程度早く収縮する．このわずかな収縮のタイミングのずれによって，心室の収縮開始直前に心房内に残っている血液を心室に移行させることができる．

3）心臓を養う血管：冠血管

心臓は絶えず収縮・拡張を繰り返すため，酸素消費量が多い．ヒトでは，心臓壁を構成する細胞は，**冠血管**（coronary vessel：冠状動脈，冠状静脈）を流れる血液によって養われている．**冠状《かんじょう》動脈**（coronary artery：冠動脈ともいう）は大動脈起始部から出て左右の心臓を取り巻き，枝分かれしながら壁内に入って栄養する（図4-4）．静脈血は**冠状静脈洞**（coronary sinus）を介して右心房に戻る．冠状動脈の内腔が狭くなったり閉塞してしまうと，心臓壁には十分なO_2や栄養が届けられず，**虚血《きょけつ》性心疾患**（狭心症《きょうしんしょう》，心筋梗塞《しんきんこうそく》）を発症する（COLUMN参照）．

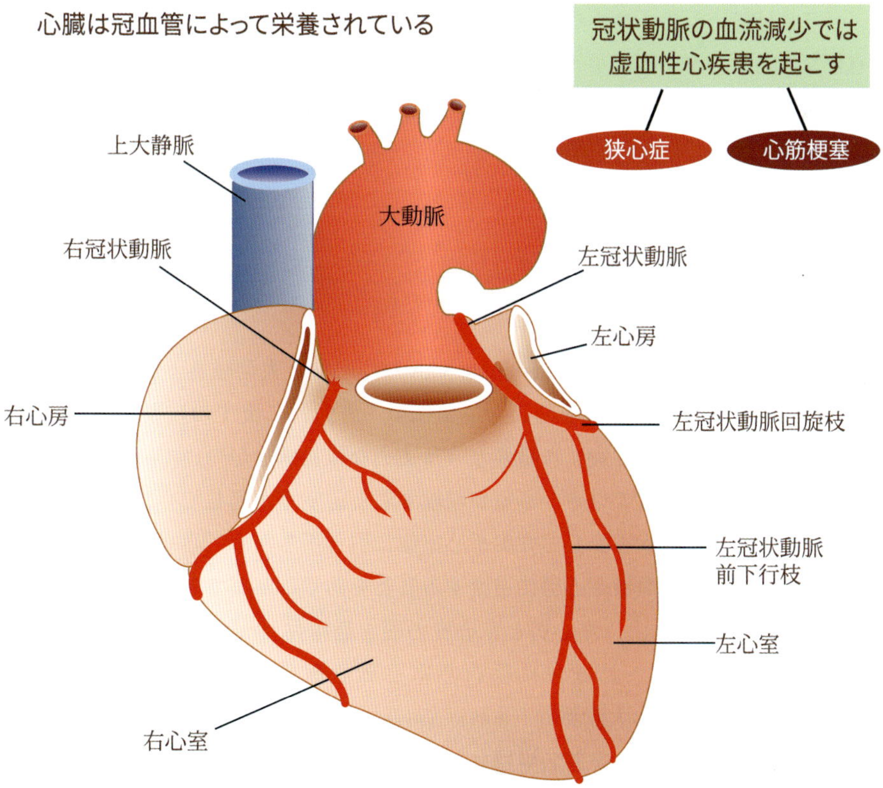

図4-4　冠状動脈

左右の冠状動脈は大動脈起始部から出る．

COLUMN

狭心症と薬物治療

冠動脈（あるいは冠状動脈：coronary artery）から心筋細胞への動脈血の供給量が減少すると虚血性心疾患（ischemic heart disease）が発症する．血流が減少し，心筋細胞が収縮弛緩の機能を十分に果たせなくなるのが狭心症（angina pectoris）で，血流が完全に遮断される状態が心筋梗塞（myocardial infarction）である．

狭心症の薬物治療の考え方は，以下に示す2つとなる．1つ目は，冠動脈を拡張させることで血流を増大させることである（冠血管拡張薬）．心筋細胞へ供給される血流量の低下で問題となるのは，心筋細胞への酸素供給量の減少である．そこで，2つ目は，心筋細胞が消費する酸素量を減少させることである（心機能抑制薬）．

冠血管拡張薬の代表的なものが，ニトログリセリンなどの有機硝酸薬である．これは生体内で一酸化窒素（nitric oxide：NO）を発生させ，強力な血管拡張作用を発揮する．一方，心機能抑制薬の代表的なものがアドレナリンβ受容体遮断薬である．これは，心筋細胞膜のアドレナリンβ_1受容体を遮断し，心機能を低下させる．この心機能低下により，心筋細胞が要求する酸素量を減少させる．ここで，薬理学的に興味深いのはL型Ca^{2+}チャネル遮断薬である．ジヒドロピリジン系薬物は，血管への親和性が高く，心筋細胞へのそれは低いため，狭心症治療では冠血管拡張作用を発揮する．ところが，ベンゾチアゼピン系およびフェニルアルキルアミン系薬物は，心収縮能抑制作用（negative inotropic action）を示すので，冠血管拡張作用と心機能抑制作用の両者を併せもつ薬物として用いられる．

(2) 心臓のポンプ作用と逆流防止弁

1）心臓の4つの弁：房室弁と動脈弁

心房と心室の間には**房室弁**（atrioventricular valve），心室と大動脈あるいは肺動脈の間には**動脈弁**（arterial valve）があり，逆流を防止して血液を一方向性に流すのに役立つ（図4-5）．房室弁は図4-5のように弁の先端（**弁尖**《べんせん》）に**腱索**《けんさく》という丈夫な紐状構造がついていて，これが心室腔に突き出た乳頭筋の尖端と結合している．心室が収縮すると房室弁が閉じて心房への逆流を防ぐが，このとき収縮した乳頭筋が腱索を介して弁尖を心室側に引っ張るため，心室内圧が上がっても弁が心房側に（逆向きに）開いて血液が心房に逆流することを防ぐことができる．右心房と右心室の間の弁を**三尖弁**（tricuspid valve），左心房と左心室の間を**僧帽弁**《そうぼうべん》（mitral valve あるいは**二尖弁** bicuspid valve）という．一方，動脈弁には右心室と肺動脈の間にある**肺動脈弁**（pulmonary valve），左心室と大動脈の間の**大動脈弁**（aortic valve）がある．いずれも3枚の半月様の弁尖からできているため，動脈弁のことを別名**半月弁**《はんげつべん》ともいう．弁の開閉は，弁をはさんだ両側の圧差によって生じる．動脈弁は心室内圧が動脈圧を上回っている間だけ開き，房室弁は心房内圧が心室内圧よりも高い間のみ開いて血液が移動する．

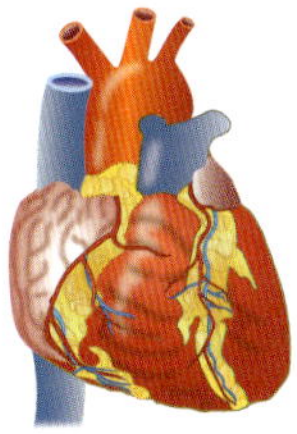

房室弁と動脈弁の各々の形態の特徴を理解しよう

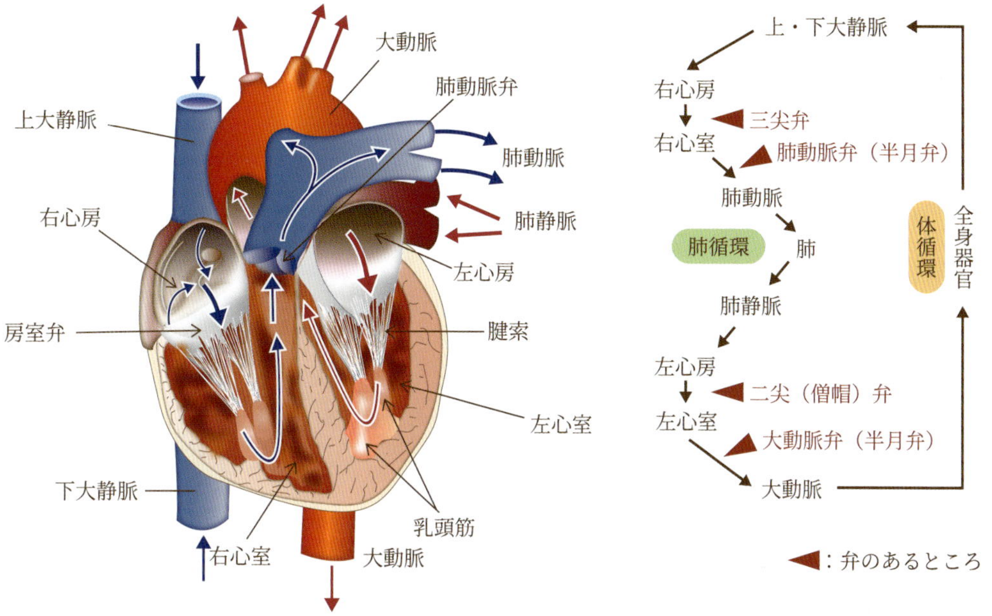

図 4-5　房室弁と動脈弁による逆流防止

2）心臓のポンプ作用（心周期）と弁の開閉

循環系では右心系と左心系 2 つのポンプによって生じる肺循環と体循環における血液の流れと弁の役割をまとめて理解しておくことが重要である（図 4-6）．図 4-1 でも示したように，体循環では，大動脈から枝分かれした動脈が，並列した各々の器官に血液を運ぶ．では，心臓のポンプ作用はどのようにして生じるのだろうか．心臓の壁は心筋層が厚く，これらの心筋細胞が一斉に収縮（contraction），弛緩（relaxation）を繰り返すことによって心臓内に戻ってきた血液が周期的に動脈に送り出される．心臓に血液が戻ってきてから動脈に送り出されるまで，つまり心臓の 1 回の弛緩と収縮の経過を**心周期**（cardiac cycle）という．心周期は図のように**心室拡張期**（または**弛緩期**）（diastole）と**心室収縮期**（systole）の 2 期に分けられる．心室が収縮し終えると心筋が弛緩しはじめ拡張期がはじまる．静脈から心房に血液が流入しても，心房内圧（atrial pressure）が心室内圧（ventricular pressure）より高くなるまでは房室弁は閉じたままで，動脈弁も閉じている．この時期を**等容性弛緩期**（弁がすべて閉じたままのため容積は同じ状態で心室筋が弛緩している時期）という．さらに血液が流入して心房内圧が心室内圧より高くなると，房室弁が開いて血液は心室に流入する（**急速流入期**）．心室の収縮がはじまる約 0.1～0.2 秒前に心房が収縮することにより，まだ心房内に残っていた血液が心室に送り込まれる（**心房収縮期**）．心室が収縮を開始する

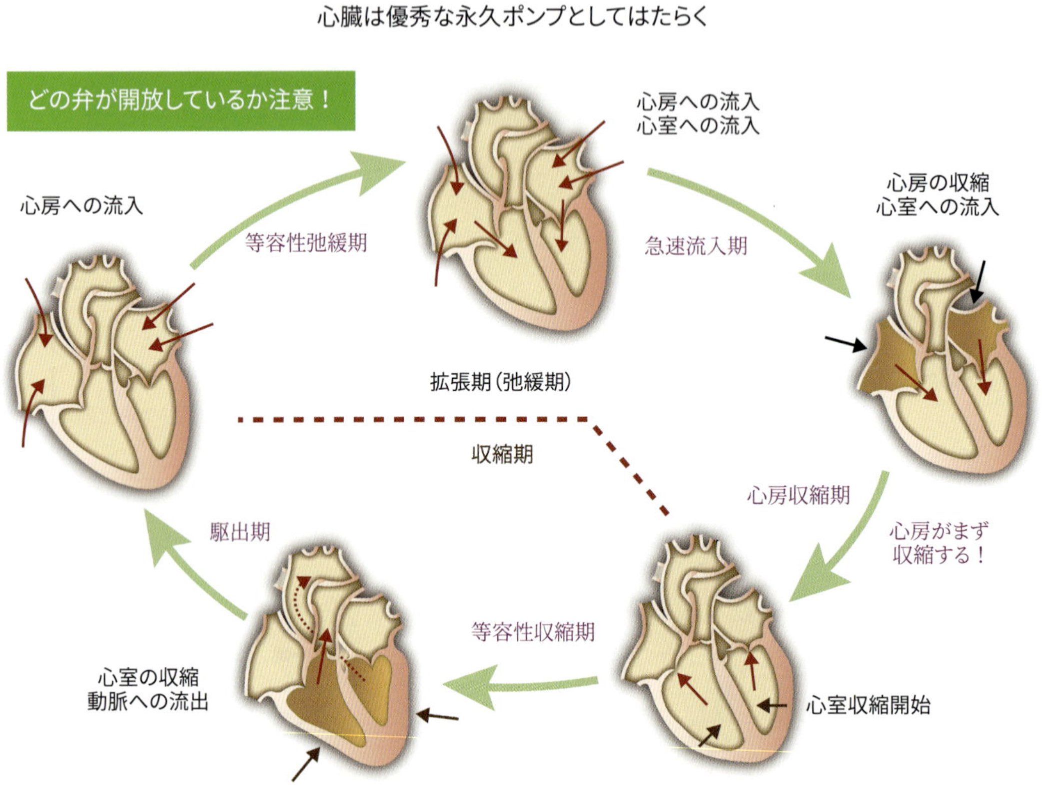

図 4-6　心臓のポンプ作用と心周期

と，心室内圧はすぐに心房内圧より高くなるため房室弁は閉じる．収縮期のはじめは動脈圧の方がまだ心室内圧より高いため，動脈弁も閉じている．この間，心室壁の収縮によって（ちょうど空気の入った風船を外側から圧迫したときのように）容積は不変のまま心室内圧は急激に上昇していく（**等容性収縮期**）．この結果，動脈圧よりも心室内圧が上昇すると動脈弁が開き，加圧された血液は勢いよく動脈に流出する（**駆出期**）．血液の流出と壁の収縮終了によって心室内圧は下降し，動脈弁が閉じ，次の拡張期に続く．安静時（心拍数 75 回 / 分の場合）の心周期は約 0.8 秒，うち拡張期約 0.5 秒，収縮期は約 0.3 秒程度である．すなわち，心臓から動脈への血液の流出は，収縮期に動脈弁が開く間だけ行われる．しかし，実際には末梢血管では拡張期でも血流はゼロにはならない．これは，大動脈などの太い動脈では壁の弾力性が高く，収縮期に駆出された血液の一部は動脈弁が閉じてからも血管の弾性によって末梢に送られ続けることによって生じる．

(3) 心臓の電気活動と機械的収縮の関係（興奮収縮連関）

1) 心筋細胞どうしの連絡：境界板（介在板）

心臓のポンプ作用は，心房筋あるいは心室筋がそれぞれ一斉に収縮したり一斉に弛緩したりすることによって生じる．心筋層には多くの心筋細胞が集まっているが，これらがばらばらに収縮・弛緩しても血液を末梢に送り出す大きな力にはならない．では，心臓はどのようにして 1 つの巨大な筋の塊のように収縮・弛緩を繰り返せるのだろうか．その鍵は隣接する心筋細胞どうしの接着点の構造にある（図4-7）．心筋は，骨格筋と同じく細胞内に横縞（横紋）がある**横紋筋**でできている．しかし，骨格筋とは異なり，心筋細胞の核は1個で，細胞は枝分かれし，それぞれの先端は隣接する心筋細胞と接している．この接合面を**境界板**（あるいは**介在板**）（intercalated disc）とよぶ．境界板では細胞膜どうしが**ギャップ結合**（gap junction）という共通の小孔によって直接つながっている．この小孔を介して収縮のための電気信号（局所電流）がすばやく伝わっていくため，心室あるいは心房全体が1つの長く巨大な筋のように一斉に収縮・弛緩することができる（**機能的合胞体** functional syncytium）．

2）心臓の自動能：固有心筋と特殊心筋

心臓は身体の酸素要求量に応じて拍出量や心拍数を増減させながら，リズミックに収縮・弛緩を繰り返す．心臓の拍動のリズムは，心臓自体がつくる．心臓を移植する場合，心臓に出入りする動静脈とともにドナー（donor）から取り出された心臓は，レシピエント（recipient）の胸部で動静脈がそれぞれ吻合されることによってつながる．レシピエントの神経とはつながっていないにもか

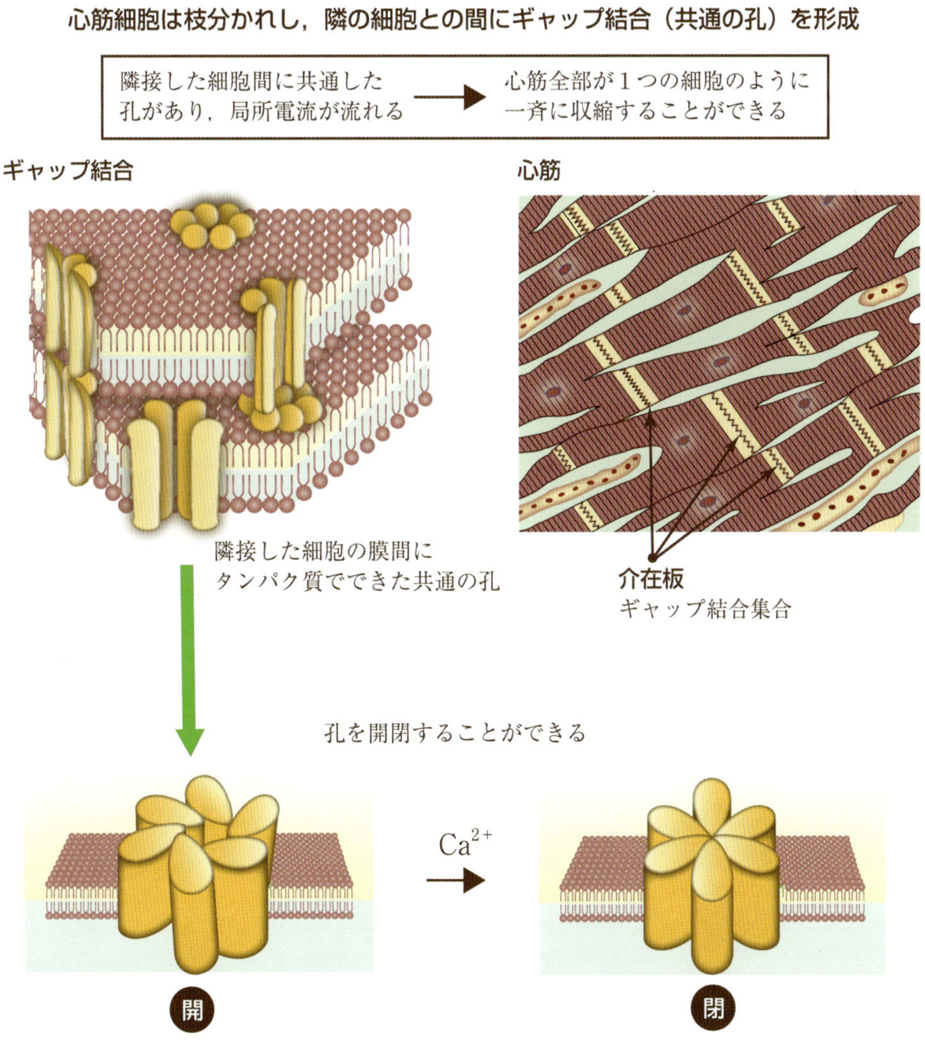

図4-7　境界板（介在板）の構造

かわらず，移植された心臓はレシピエントの体内で新たにリズムを刻む．このように，同じ横紋筋でも骨格筋（skeletal muscle）とは異なり，心臓は神経支配なしに規則的に拍動できるしくみをもっている（骨格筋との比較の詳細は9章を参照すること）．これを心臓の**自動能**とよぶ．心筋には2種類あり，心房や心室の壁にあって収縮・弛緩することでポンプ作用にはたらく**固有心筋**（いわゆる心房筋，心室筋）（ordinary cardiac muscle）のほかに，自発的に規則的な電気信号（興奮）を発生して固有心筋に伝導させる**特殊心筋**（specialized cardiac muscle）がある．心臓の自動能はこの特殊心筋のはたらきによって生じる．

3）心臓の刺激伝導系

心臓の中で，特殊心筋細胞は**洞房結節**（sinoatrial node：SA node），**房室結節**（atrioventricular node：AV node），**ヒス束《そく》**（bundle of His），**脚《きゃく》**（bundle branch）（右脚《うきゃく》，左脚《さきゃく》），内腔側から心室筋表面を網状に覆う**プルキンエ線維**（Purkinje fiber）を構成している（図4-8）．心房筋と心室筋は直接に接することなく，この房室結節以下の特殊心筋群を介してつながっている．正常な心臓では，洞房結節で規則的に生じる電気信号が心臓全体に伝わり，心臓が収縮するため，洞房結節を**ペースメーカー**（pacemaker）（歩調取り）とよぶ．洞房結節，房室結節からプルキンエ線維までの特殊心筋の集合体を心臓の**刺激伝導系**（cardiac conduction system）という．洞房結節ではじ

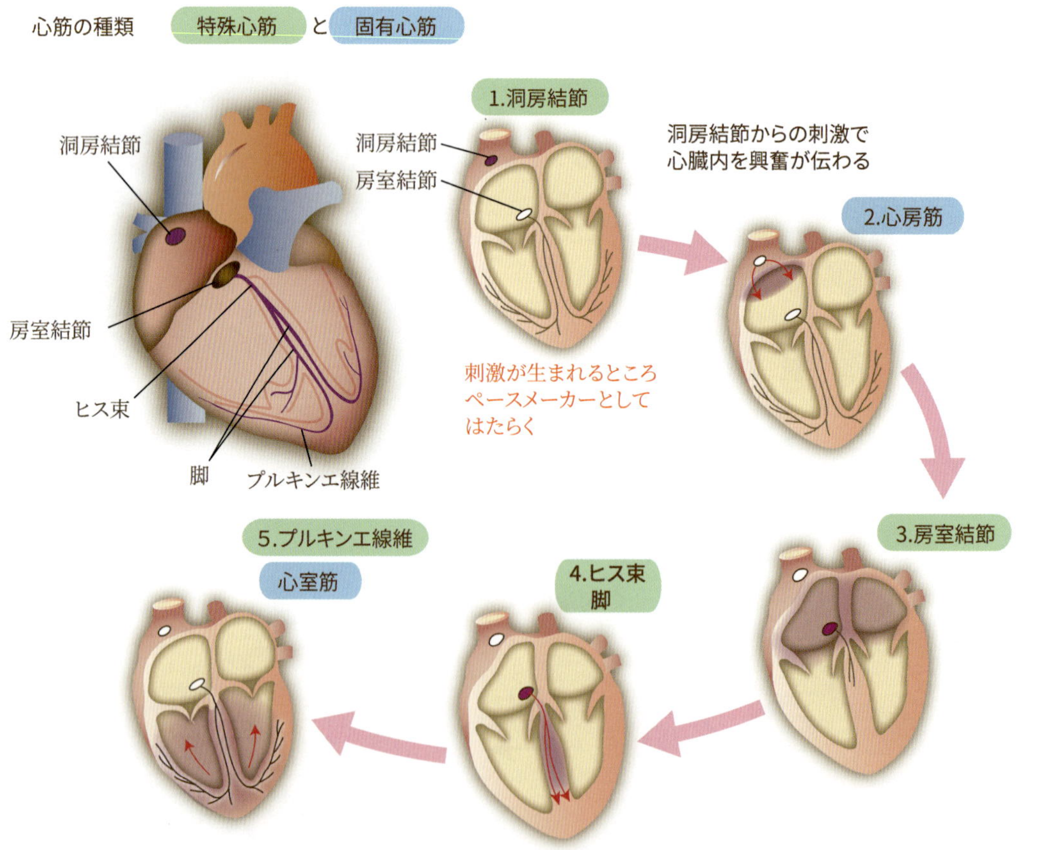

図4-8　刺激伝導系と心臓内興奮伝導

刺激伝導系を［緑色］で囲った．

まった興奮（活動電位発生：伝導することにより電気信号として使われる）は，心房筋内を伝わり心房を収縮させ，房室結節に伝わる．その後刺激伝導系を伝わった信号はプルキンエ線維から隣接する心室筋に伝わり心室筋を収縮させる．特に房室結節では電気信号の伝導が遅く，このタイミングの遅れによって心房が心室よりも先に収縮する．

4）固有心筋の活動電位

心筋の**興奮**（excitation）（活動電位 action potential 発生）はどのようにして生じるのだろうか．図 4-9 に心室筋細胞の活動電位を示した（活動電位に関しては，3 章を参照）．神経細胞や骨格筋細胞と異なり，固有心筋の活動電位は比較的長時間（心室筋で 200 msec から 300 msec 程度）続く．3 章で示したように，活動電位は，膜電位の脱分極性変化に応じて開口する電位依存性イオンチャネルを介した細胞内外へのイオンの移動によって生じる．どのような電位依存性イオンチャネルがはたらくかによって，活動電位の形は異なる．心房筋，心室筋の活動電位は，図 4-9 のように **0 相**（**脱分極相**：Na^+ 流入），**1 相**，**2 相**（**プラトー相**：Ca^{2+} の流入），**3 相**（**再分極相**：K^+ 流出），**4 相**（**静止膜電位**）に分けられる．特に，2 相の間に細胞外から流入する Ca^{2+} は電気的興奮に引き続いて起こる心筋の収縮に重要となる．また，2 相があることによって活動電位持続時間が長いことが心室筋全体の収縮時間（血液の駆出時間）を確保し，かつ不整脈を防止するのに役立っている．

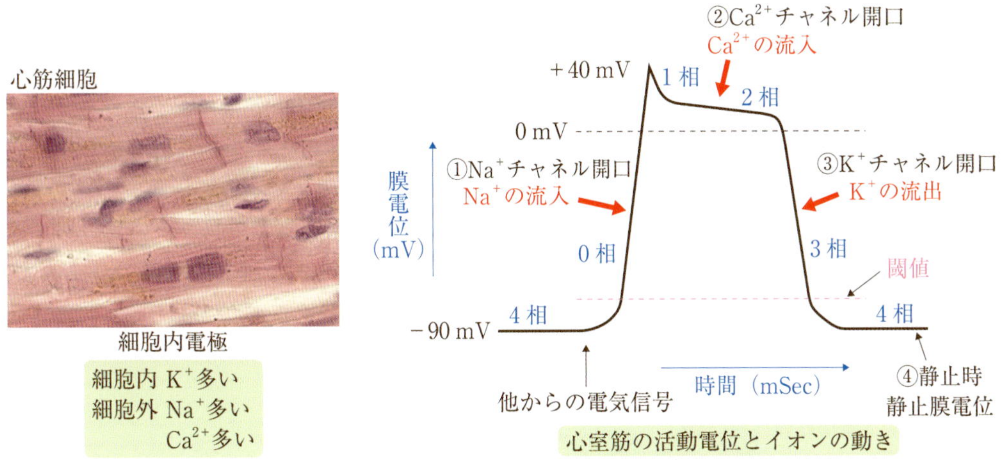

図 4-9　固有心筋の活動電位

活動電位は細胞膜のイオンチャネルを介したイオンの移動によって生じる．

5）活動電位の伝搬

特殊心筋，固有心筋にかかわらず 1 つの心筋細胞で活動電位を生じると，隣接した細胞にも波及し次々と活動電位が発生するようになる．これが**興奮伝導**である．3 章の総論でも述べたように，通常では細胞の内側は外側に対して電気的にマイナスを示す（静止膜電位）．しかし，活動電位が発生している間，細胞の内側は外側に対してプラスとなる（オーバーシュート overshoot）．かつ，隣接した細胞間はギャップ結合によってつながっている．つまり，1 つの心筋細胞が活動電位を発生すると，隣接した細胞との間に電位差が生じるため，ギャップ結合を介して活動電位を発生

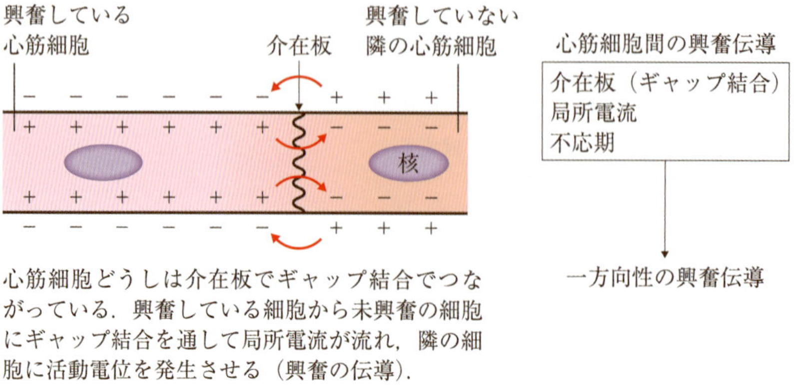

心筋細胞どうしは介在板でギャップ結合でつながっている．興奮している細胞から未興奮の細胞にギャップ結合を通して局所電流が流れ，隣の細胞に活動電位を発生させる（興奮の伝導）.

図 4-10　心筋間の興奮伝導

していない隣の細胞に局所電流が流れる（図 4-10）．局所電流は活動電位が生じる閾値まで隣接細胞の膜電位を脱分極させ，新たに活動電位を生じさせる．このように隣接する心筋細胞が次々と活動電位を発生し，興奮は伝導していく．最初の興奮は洞房結節ではじまり，さらに，活動電位が発生している間，心筋細胞は不応期となるため，心臓内における活動電位の伝導は常に一方向性となる．

6）洞房結節（ペースメーカー）の活動電位

2）で述べたように，特殊心筋は，神経からの刺激なしに周期的に活動電位を発生させることができる．正常な心臓では，洞房結節で周期的に発生した興奮が，心房筋内を次々に伝わり，房室結節，ヒス束，脚，プルキンエ線維と特殊心筋でできた刺激伝導系の中を伝わった後に心室筋に活動電位を発生させる．このように，心臓の自動性あるいは**自動能**は特殊心筋の性質によって生じる．どのようにして周期性が生まれるかは洞房結節の活動電位の形を例にとって観察すると理解できる（図 4-11）．4）でも示したように，活動電位の形や性状は，細胞がもつ電位依存性イオンチャネルの種類によって決まる．特殊心筋細胞でできた洞房結節では，固有心筋細胞と異なり **0 相**（**脱分極相**：L 型チャネルからの Ca^{2+} 流入）が比較的ゆるやかに立ち上がり，1 相や 2 相はみられず，0 相から **3 相**（**再分極相**：K^{+} 流出），**4 相**と続く．また，4 相では静止膜電位（－60 mV 程度と固有

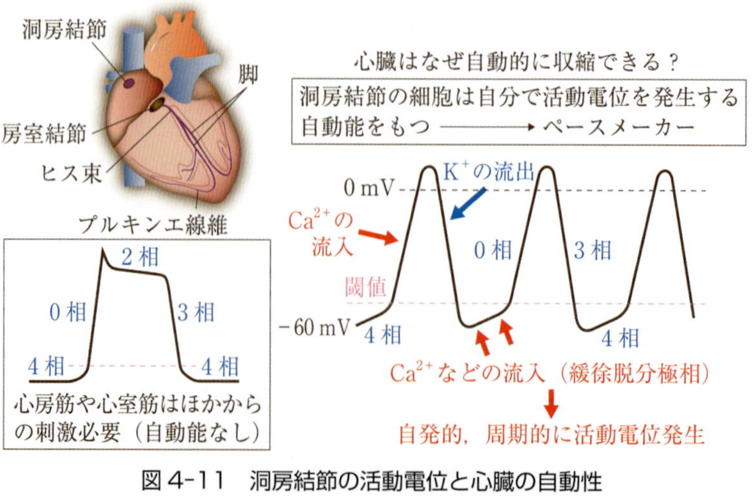

図 4-11　洞房結節の活動電位と心臓の自動性

心筋に比べて浅い）が持続せず，ゆるやかに脱分極する（**緩徐脱分極相**：T 型チャネルからの Ca^{2+}流入など）．このゆるやかな脱分極によって膜電位が閾値に達すると，洞房結節細胞は再び活動電位を発生する．このように，4 相の緩徐脱分極（**ペースメーカー電位** pacemaker potential ともいう）によって洞房結節の自動性が生じ，このリズムが心拍数を決める．房室結節以下の特殊心筋も自動性をもつが，通常は洞房結節の発生するリズムが一番速いことから洞房結節がペースメーカーとしてはたらく．しかし，何らかの原因で洞房結節の興奮が生じない場合あるいはこの興奮が伝わらない場合には，それより下位の刺激伝導系がペースメーカーとなり，そのリズムに従うことになる．この場合，心拍数は減少する．

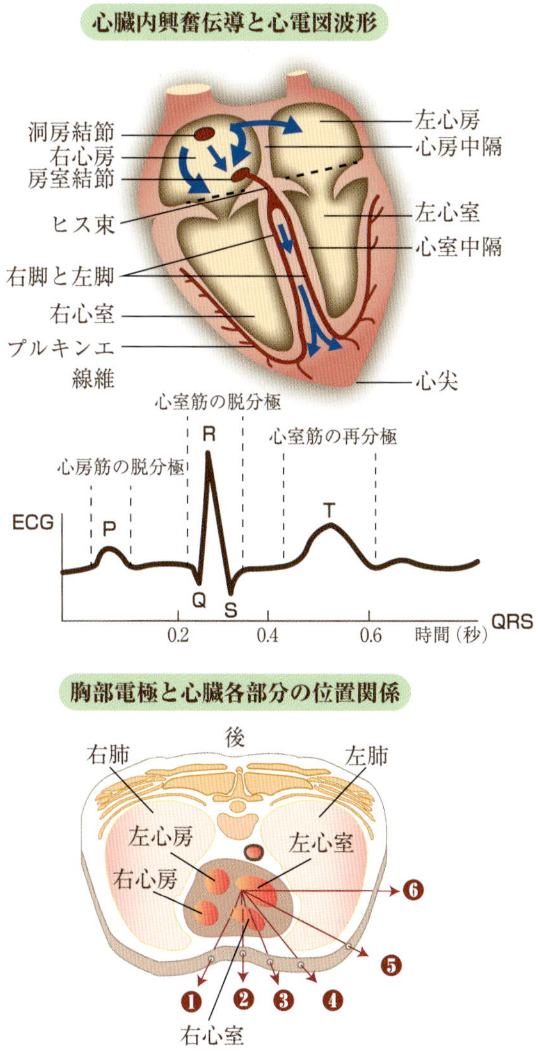

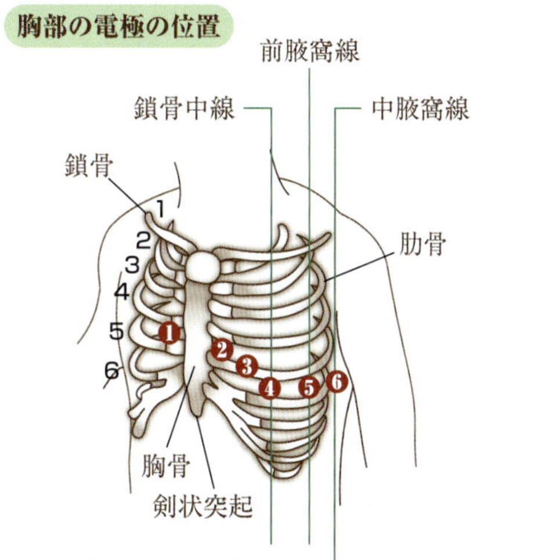

胸部誘導用電極

❶ 第 4 肋間胸骨右縁（V_1）
❷ 第 4 肋間胸骨左縁（V_2）
❸ V_2 と V_4 の中間点（V_3）
❹ 第 5 肋間左鎖骨中線（V_4）
❺ V_4 と同じ高さで左前腋窩線上（V_5）
❻ V_4 と同じ高さで左中腋窩線上（V_6）

標準 12 誘導

双極（あるいは標準）肢誘導：Ⅰ，Ⅱ，Ⅲ
単極肢誘導：aVR，aVL，aVF
単極胸部誘導：V_1，V_2，V_3，V_4，V_5，V_6

図 4-12　心電図（次頁に続く）

左上：心臓内の興奮伝導と心電図との関係．**左下**：胸部の電極と心臓（横断面）との位置関係．
右図：胸部電極の位置と標準 12 誘導．**次頁図**：双極肢誘導（標準肢誘導Ⅰ〜Ⅲ），単極肢誘導（aVR，aVL，aVF）および単極胸部誘導（V_1〜V_6）の各誘導における代表的な波形．

7）心電図

これまでの要点をまとめると，心臓の壁を構成する心筋細胞には活動電位を周期的に発生し自動性をもつ特殊心筋と収縮に関与する固有心筋の２種類がある．心房と心室の間は特殊心筋によってつながれている．最初の活動電位（興奮）は，洞房結節で生じ，心房筋内を伝導して心房筋を収縮させた後，房室結節，ヒス束，脚，プルキンエ線維，心室筋と伝わって心室筋を収縮させる．この電気信号が伝わる経路は，健康な場合には常に一定である．このように心臓内で活動電位が次々と発生していく（興奮が伝導していく）様子を体表面に置いた電極から導出したものを**心電図**（electrocardiogram：**ECG**）とよぶ（図 4-12 前頁）．

心電図検査では，通常，右手，左手，左足，心臓を囲むように胸部６か所（V_1 から V_6）に電極を置く（右足：アース）（図 4-12）．手足につけた３つの電極のうち２つの電極間の電位差（**双極誘導**）あるいは手足と胸部それぞれの電極と不関電極（あるいは基準電極：電位変化のない箇所においた電極）との間の電位差（**単極誘導**）を測定する**標準 12 誘導**（図 4-12，図 4-13）で経時的な電位の変化を調べ，心臓の電気活動の評価を行う．図 4-12 のように各誘導によって波形はそれ

標準 12 誘導による心電図波形

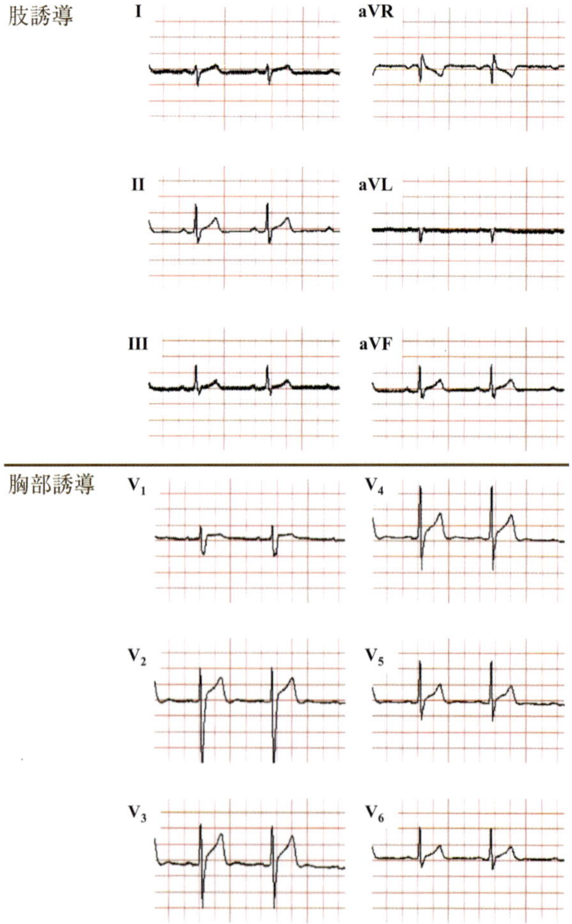

図 4-12　心電図（続き）

心電図の 12 誘導

標準肢誘導

第Ⅰ誘導：左手の電位と右手の電位の差をみる
第Ⅱ誘導：左足の電位と右手の電位の差をみる
第Ⅲ誘導：左足の電位と左手の電位の差をみる

単極肢誘導

aVR 誘導：右手の電位の変動を，左手左足の結合電極を基準としてみたもの
aVL 誘導：左手の電位の変動を，右手左足の結合電極を基準としてみたもの
aVF 誘導：左足の電位の変動を，右手左手の結合電極を基準としてみたもの

単極胸部誘導

ウイルソンの結合電極を基準にして前胸部の電位をみたもの
V_1 誘導：第 4 肋間胸骨右縁
V_2 誘導：第 4 肋間胸骨左縁
V_3 誘導：V_2 と V_4 の中点
V_4 誘導：第 5 肋間で左鎖骨中線上
V_5 誘導：V_4 の高さで左前腋窩線
V_6 誘導：V_4 の高さで左中腋窩線

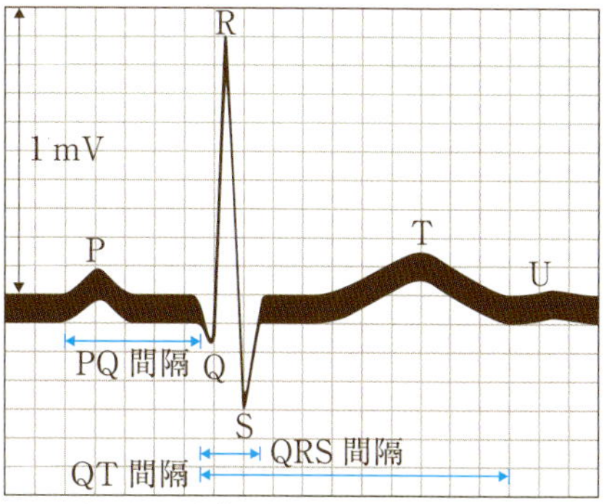

標準肢誘導（第Ⅱ誘導）の波形

図 4-13　心電図の誘導法と代表的波形

心電図の記録紙は方眼紙になっている．通常，紙送りスピードは 25 mm/ 秒，縦軸は 1 mV＝10 mm に設定して記録する．

ぞれ異なるが，心臓の電気活動は常に同じ経路を伝導するため，1 つの導出法で経時的に観察すると，ほぼ同じ波形パターンが常に繰り返される．リズムや波形の変化で，電気信号の発生部位や伝導路の変化による不整脈の有無を診断できるほか，虚血性変化や心肥大などを診断することができる．代表的な心電図波形（第Ⅱ誘導）を図 4-13 に示す．少数の特殊心筋からできた洞房結節の興奮は，小さすぎて体表面の電極で捉えることができない．このため，心房内を興奮が伝導する（脱分極する）ときに生じる **P 波**が心電図の最初にあらわれる波である．次に出現する **QRS 波**は，プルキンエ線維と結合した心内膜側の心室筋細胞から心外膜側の心室筋細胞に向かって心室筋内を次々と興奮が発生していくときに生じる（心室筋内の興奮伝導）．次の T 波は心外膜側から心内膜側に向かって次々と心室筋細胞が再分極し，心室筋の興奮が終了していく過程で生じる．興奮が伝わる（あるいは次々再分極していく）過程では，興奮している細胞と興奮していない細胞が混在するため，これらの間の電位差が波形としてあらわれる．P 波の開始から Q 波（あるいは QRS 波）の開始までの時間（0.12～0.20 秒）を **PQ 時間**（PQ interval）という．これは心房で興奮が開始してから心室が興奮を開始するまでに要する時間（房室間興奮伝導時間）で，大部分は伝導速度の遅い房室結節内での興奮伝導（0.02～0.1 m/sec）に費やされる．この遅れにより，心房は心室より早く収縮を開始する．**QRS 時間**（QRS interval：QRS 波の開始から終了まで，0.08～0.10 秒）は心室筋内を興奮が伝わる時間，**QT 時間**（QT interval：QRS 波の開始から T 波の終了まで，0.30～0.45 秒）は，心室筋の興奮持続時間をあらわす．心電図は，不整脈治療薬を学ぶうえで重要なだけでなく，薬の副作用としての重大な心電図異常を理解するためにも知っておくべきである．

COLUMN

不整脈

不整脈（arrhythmia）とは正常洞調律以外の心臓の収縮弛緩運動に関わる電気現象の総称で，収縮弛緩の律動を取る刺激の生成および伝導の障害で誘発される．通常は脈拍のリズムの乱れで検知される．健常人の脈拍は，60〜80 beats/min とされる．これより心拍数の多い状態が持続すると頻脈（tachycardia），逆に少ない状態では徐脈（bradycardia）とされる．脈拍数が一見正常でも心電図上で異常が認められれば，これも不整脈と診断される．

不整脈は，心臓の発生部位で心房性不整脈と心室性不整脈に大別される．通常，心房で発生する不整脈は，臨床では上室性不整脈とよばれる．これは心房が心室の上に位置するため，このようなよび方をする．上室性不整脈は心房粗動（atrial flutter：AFL）および心房細動（atrial fibrillation：AF）が大半を占める．心室が正常に機能すれば，肺循環および体循環は行われるので，上室性不整脈がこれらに与える影響は少ない．しかしながら，上室性不整脈は心房内に血液を滞留させるため，血栓を発生させる．右心房で生じた血栓は肺塞栓症の誘因となり，左心室で生じたそれは脳塞栓（脳卒中），心筋梗塞および腎虚血の誘因となる．一方，心室性不整脈は心室細動（ventricular fibrillation：VF）に進展すると突然死（sudden death）を誘発する．

抗不整脈薬は，上室性および心室性不整脈により誘発される重篤な疾患を予防する目的で使用される．上述したように，不整脈は心臓の電気生理学的な異常と解釈できるので，その治療薬を正しく使用するには，心筋細胞の膜電位の理解が求められる．つまり，細胞膜に存在するイオンチャネルを薬物の作用点（作用機序）とするものが多い．

8）筋原線維と心筋収縮

では，このような活動電位の発生と心筋の収縮とはどのような関係があるのだろうか．電気的興奮と筋収縮との関係を**興奮収縮連関**（excitation-contraction coupling：E-C coupling）という．筋には骨格筋，心筋，平滑筋があるが，いずれも活動電位を発生してから収縮する点で共通している．しかし，興奮収縮連関はこれらの筋ではそれぞれ異なる（各々の比較は9章を参照すること）．心房および心室は数多くの心筋細胞が集まってできている．興奮はこれらの心筋細胞の間を短時間に次々伝わっていくが，個々の心筋細胞の活動電位の持続時間が長いため，心房筋あるいは心室筋はそれぞれにまとまって収縮することができる．

それでは，個々の心筋細胞はどうして収縮することができるのだろうか．その鍵は横紋にある．心筋細胞を光学顕微鏡でみると細胞の端から端まで横縞模様（**横紋**）がみえる．電子顕微鏡で細胞内を大きく拡大すると，細胞内に縞々構造をもつ細長い線維（**筋原線維** myofibril）が数多く存在し，それぞれの線維の横縞模様の周期が一致しているのがわかる．さらにこれを拡大すると，電子密度の高い（暗い）部分とその間の明るい部分が交互にならんで縞模様をつくっている．それぞれを**暗帯**（A帯），**明帯**（I帯）とよぶ．明帯の中央には**Z帯**（Z膜）がある．図4-14右のように太いフィラメント（**ミオシンフィラメント** myosin filament）がある部分が暗帯，細いフィラメント（**アクチンフィラメント** actin filament）のみから構成される部分が明帯である．暗帯中央で太いフィラメントのみの部分は周囲の暗帯に比べてやや電子密度が低く**H帯**とよぶ（これらのフィラメントどうしの立体配置や詳しい構造に関しては9章を参照すること）．Z帯からZ帯までの間を**筋節**（**サルコメア** sarcomere）とよび，これが収縮の最小単位となる．筋原線維は筋節が縦につながってできている．筋節が一斉に短縮すると，心筋細胞（**心筋線維**ともいう）の長さは短くなり，収縮状態となる．

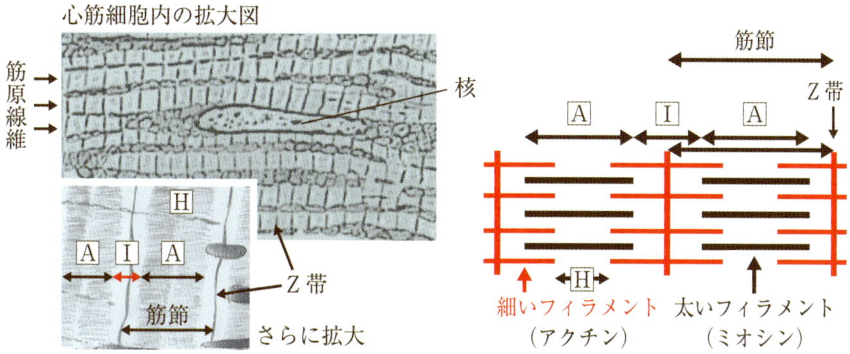

図4-14　心筋細胞内の微細構造

9）興奮から収縮へ：興奮収縮連関

それでは活動電位発生によって心筋が収縮するのはなぜか．心筋細胞内の筋原線維周囲には，これを網目状に取り囲む**筋小胞体**と，細胞膜がところどころ陥凹することによってできる**横行小管**（**T管**）がある．また，エネルギー供給のためのミトコンドリアも豊富に存在する．固有心筋の活動電位では，2相で電位依存性Ca^{2+}チャネルが開き，細胞外からCa^{2+}が流入する（図4-15①②）．このCa^{2+}は小胞体からのCa^{2+}放出を促す（**Ca^{2+}誘発性Ca^{2+}放出** Ca^{2+}-induced Ca^{2+} release：CICR）（図4-15③）．小胞体から放出されたCa^{2+}はアクチンフィラメント上にあるトロポニンCというタンパク質に結合する（図4-15④）．これによりアクチンフィラメントの立体構造が変化し，アクチン上のミオシン結合部位が露出する．ミオシン頭部はアクチンと結合，解離を繰り返し，アクチンフィラメントをミオシンフィラメント間にすべりこませる．これによって各々の筋節の長さが短縮して筋原線維が一斉に短くなり，個々の心筋細胞が収縮する．活動電位2相が終了するとCa^{2+}はCa^{2+}ポンプのはたらきによって小胞体内に戻される（図4-15⑤⑥）が，一部は細胞膜上の輸送体によって細胞外にも排出される（図4-15⑦）．細胞質内のCa^{2+}濃度の低下によりアクチンフィラメントの立体構造は元に戻り，収縮は終了する．

このように，固有心筋の活動電位2相のCa^{2+}流入と引き続き生じる小胞体からのCa^{2+}流出が心筋線維の収縮に重要な役割を果たす．細胞内Ca^{2+}濃度は心臓の活動性と深く関わっている．

前述したように，筋には心筋のほかに同じ横紋筋である骨格筋と平滑筋がある．これらの筋の興

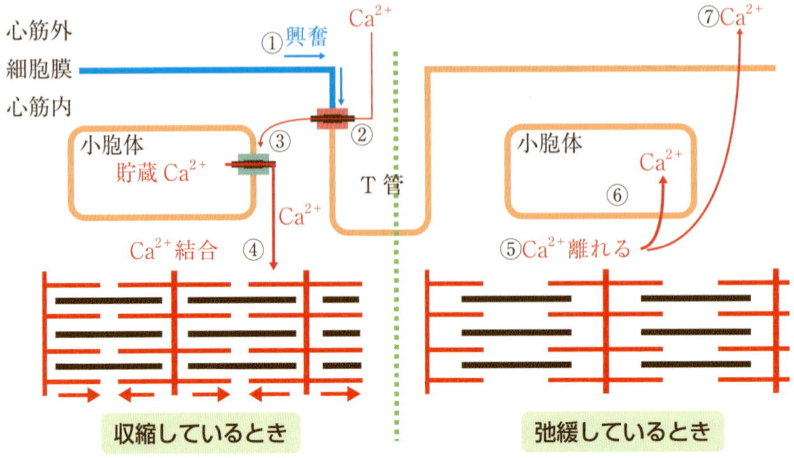

図 4-15　興奮収縮連関

①から⑦は本文を参照.

奮収縮連関の比較が 9 章に書かれているので，余裕があればその部分も勉強してみよう.

10）心周期のまとめ

心臓と動脈各部位の内圧，心電図，心音の関係および弁の開閉に関して 1 つにまとめた（図 4-16）. 心電図の QRS 波開始（心室筋の興奮開始）から T 波終了（心室筋の興奮終了）に一致して心室内圧の著明な増加がみられるが，これは心室収縮期を示している. 心音 I 音は心室収縮の際に房室弁が閉じる音であり，等容性収縮期の開始時に生じる. また，II 音は大動脈弁が閉鎖するときの音で，駆出期が終了し，等容性弛緩期に入ることを示している（各々の現象との関連性を理解すること）.

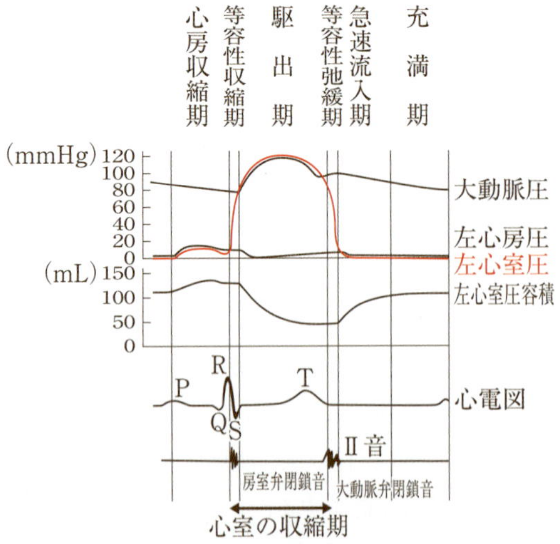

心周期

収縮期	房室弁	動脈弁
心房収縮期	開放	閉鎖
等容性収縮期	閉鎖	閉鎖
駆出期	閉鎖	開放
弛緩期		
等容性弛緩期	閉鎖	閉鎖
急速流入期	開放	閉鎖
充満期	開放	閉鎖

図 4-16　心周期

各時期での動脈圧や心室圧，心室容積，弁の開閉，血液の動き，心電図との関連性に注意して理解しておくこと.

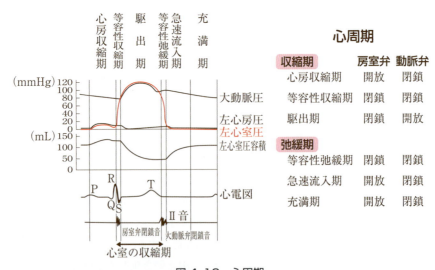

(4) 心臓のはたらきの調節

心臓のポンプ作用は，身体の酸素要求量に応じて変化する．1分間あたりに心臓が拍出する血液量（**心拍出量** cardiac output）は，**心拍数**（heart rate：1分間の心臓の拍動数）と**1回心拍出量**（stroke volume）の積として求められる．心拍出量の変化は2つのどちらか一方あるいは両方の変化によって起こる．例えば，運動をすると心拍数が上がり，心室の収縮力も大きくなるため，心拍出量が増加する．この結果，骨格筋などに対してより多くの血液を供給することが可能となる．血液は血管という閉鎖管内を循環するため，心臓は，心臓内に戻ってきた血液量（**静脈還流量** venous return）と等しい量の血液を拍出するのが基本である．これは，右室と左室2つのポンプの

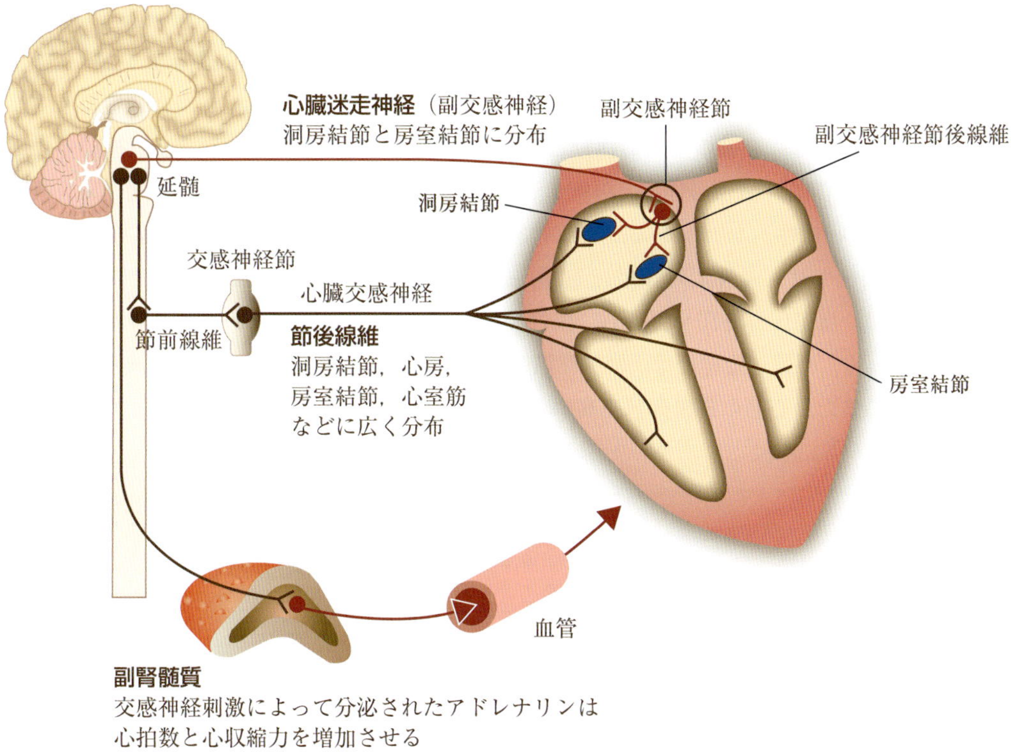

心臓自体による調節

戻ってくる血流量増加
↓ フランク・スターリングの心臓の法則
収縮力増大（1回拍出量増加）

神経による調節

交感神経はプラスの支配
　心拍数増加（陽性変時作用），心収縮力増強（陽性変力作用）
副交感神経はマイナスの支配
　心拍数減少（陰性変時作用），心収縮力減弱（陰性変力作用）

体液性の調節

図4-17　心臓のはたらきの調節

駆出量を等しく保つためにも重要な点である．

心臓の収縮の強さや心拍数などの調節には，心臓自体による**内因性調節**と神経や体液を介した**外因性調節**がある（図 4-17）．心収縮力の調節に重要な内因性調節の 1 つに，フランク・スターリング（Frank－Starling）の心臓の法則がある．これは，心筋自体に備わっている基本的な性質であり，拡張期の終わりの心室容積（**心室拡張末期容積** ventricular end－diastolic volume：静脈還流量 venous return に依存する）の程度によって 1 回拍出量の大きさ（心室の収縮力）が決まる．容積が大きければ（より多くの血液が心臓に戻れば）心室筋はより伸展し，張力（**前負荷**《ぜんふか》 preload）は大きくなる．これにより心筋の収縮張力が増加するため心室はより強く収縮し，1 回拍出量が増加する．この性質により，心臓に戻ってきた血液を確実に送り出すとともに，前述したように左右の 2 つの心室からの駆出量を一致させることができる．

一方，心臓はホルモンや神経などの外因性の調節も受けている．心臓は**心臓神経**（心臓交感神経と心臓迷走神経あるいは心臓副交感神経）の支配を受け，心拍数，心臓収縮性が神経性にも調節されている．心臓神経は，心臓の電気的活動と機械的活動のどちらも調節する．心臓神経の作用には，**変時**作用（心拍数），**変伝導**作用（房室伝導時間やその他の興奮伝導速度），**変閾**作用（興奮閾値），**変力**作用（収縮性）などがある．交感神経は洞房結節や房室結節および心室筋に広く分布し，心拍数を増加させ（陽性変時作用），心房・心室ともに作用して収縮性や弛緩性を増加させ（陽性変力作用），房室伝導時間を促進し（陽性変伝導作用），興奮閾値を下げる（陽性変閾作用）（**正の作用**）．一方，心臓迷走神経は，洞房結節および房室結節を支配し，心拍数を減らし，房室伝導を抑制する．また，心筋の興奮閾値を高める（**負の作用**）．様々な刺激に応じてこれらの心臓神

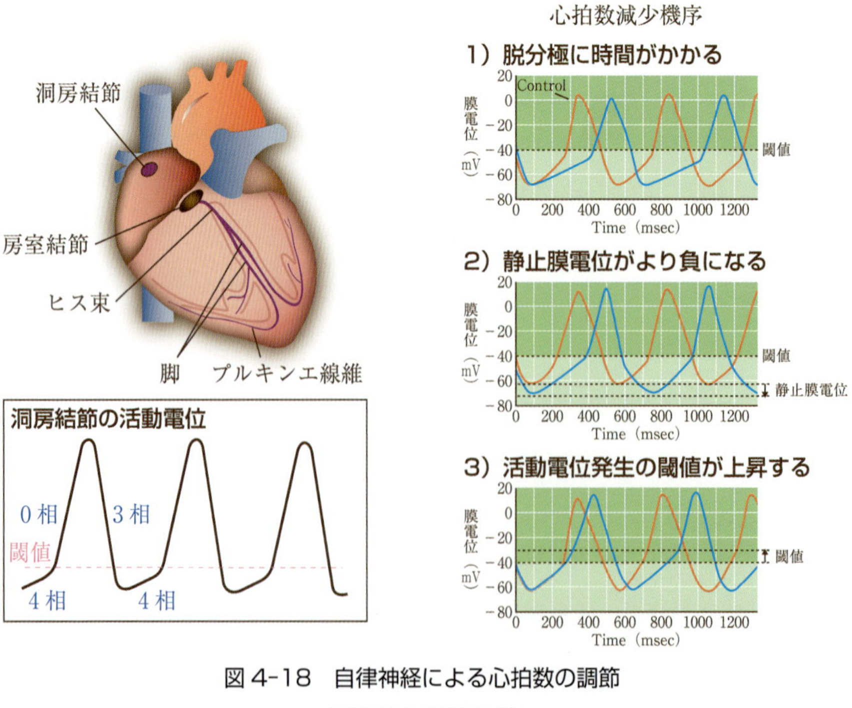

図 4-18　自律神経による心拍数の調節

（副交感神経興奮時）

経を介した反射が起こり，心臓のはたらきは変化する．例えば右心房内圧が増加すると，交感神経系が優位となり心拍数が増加し，心拍出量が増加する（ベインブリッジ Bainbridge 反射）．あるいは，血圧が高くなって動脈圧受容器を刺激すると，副交感神経系が興奮し，心拍数が下がる（動脈圧受容器反射）．ほかにも動脈の酸素分圧の低下あるいは痛み，眼球圧迫などにより心臓神経を介した反射が生じる．

このほか，心臓機能はホルモンや体液中イオン濃度変化などの液性調節を受ける．副腎髄質から分泌される**アドレナリン**，**ノルアドレナリン**などのカテコールアミン類は心拍数を増加させ，収縮性を高める（体液性の調節）．また，血液中の Ca^{2+} 濃度が高くなると収縮性が高まる．

図 4-18 では，自律神経によってどのように心拍数が変化するかを示している（この場合は副交感神経による心拍数減少）．洞房結節の活動電位では 4 相で緩徐脱分極が生じ，膜電位が閾値まで脱分極すると自発的に活動電位が生じる（自動性）．副交感神経の興奮により，この緩徐脱分極がゆるやかになったり，静止膜電位がより負になったり（閾値まで達するのにより長くかかる），閾値自体が上昇することにより静止膜電位から閾値に到達するまでの時間が長くなると，活動電位発生頻度は低下し，心拍数は下がる．交感神経の興奮では反対の作用により心拍数が増加する．

COLUMN

前負荷と後負荷

心臓がはたらくうえで，仕事量を増やして負担を大きくする要素を負荷という．前負荷《ぜんふか》と後負荷《こうふか》がある．前負荷は，心筋が収縮する直前にかかる負荷をいう．本文中にも述べたように，フランク・スターリングの法則により心室拡張末期容積が大きいほど心筋は強く収縮してより多くの血液を駆出する．肺静脈圧が高くなり，より多くの血液が左心系に送られ，左心室の拡張末期容積が大きくなれば，壁はより伸展して張力（心室充満圧）も増す．つまり，心室充満圧（あるいは肺静脈圧）が左心室における前負荷で，右心不全がない場合には中心静脈圧で代用される．一方，後負荷は，心筋が収縮を開始した直後からかかる負荷で，左心室においては大動脈圧（血圧）がこれに相当する．心臓のポンプ機能が低下し，血液を十分に循環させることができなくなった状態を心不全《しんふぜん》という．心不全の原因を理解したり適切な治療を行う際には，前負荷や後負荷の状態を知り，負担を減らすことが重要である．

4-1-3 血管系

血管系はポンプ（心臓）を中心とした閉鎖管で，輸送媒体である血液を身体の隅々に送るための輸送路としてはたらく．常に同じように血液を流しているわけではなく，循環量を変えたり，血液を再分配することで必要時に必要な部位により多くの血液を届けることができる（図 4-19）．

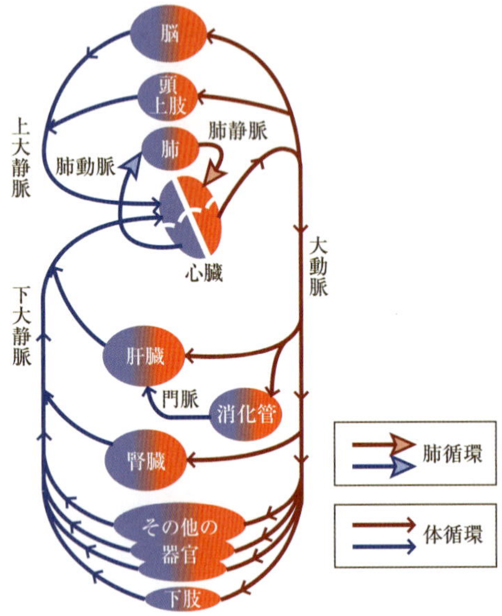

	安静時心拍出量 5 L/min	運動時心拍出量 25 L/min
脳	13～15 %	3～4 %
心臓	4～5 %	4～5 %
肝，消化管	20～25 %	3～5 %
腎臓	20 %	2～4 %
骨格筋	15～20 %	80～85 %（骨格筋・皮膚）
皮膚	3～6 %	
骨，生殖器 脂肪その他	10～15 %	1～2 %

図 4-19　循環器系と運動による循環変化

血管は身体中に血液を供給する輸送路．臓器のはたらきや状態に応じて，最も適した物質交換ができるように反応して血液を再分配し，臓器に最良の環境を提供する．

(1) 血管の種類

血管（blood vessel）には**動脈**（artery），**毛細血管**（capillary），**静脈**（vein）がある（図 4-20）．動脈は太さと性状から大動脈，中動脈，小動脈，細動脈に分けられる．動脈，静脈の壁は，管腔側から**内膜**，**中膜**，**外膜**という 3 層構造をしている．内膜の一番内側で血液と直接接する部分は，薄い一層の血管内皮細胞によって覆われている．中膜には輪状に取り巻く血管平滑筋があり，これが収縮すると血管径は小さく内腔が狭くなり，弛緩すると内腔は広くなる．大動脈などの太い動脈は，壁に弾性線維が豊富なため，引き延ばされたときに元に戻そうとする弾性力が大きい．このような血管を**弾性動脈**（**弾性血管**）という．心臓の収縮期にのみ血液は動脈に送られるが，末梢組織では拡張期にも血流は完全に途絶えることはない．これは大動脈に送り出された血液の一部がいったん広がった血管内にたまり，その後たまった分の血液が動脈の弾性力によって拡張期に末梢に送られる（ウインドケッセル windkessel 効果）．一方，中動脈以降では弾性線維が減り，中膜の平滑筋の割合が増える（**筋性動脈**）．特に，直径が 100～200 μm 程度の細動脈～小動脈（arteriole）の壁では，中膜（平滑筋）の占める割合が大きい．これらの平滑筋の収縮・弛緩によって血管径が変化すると，血管抵抗が大きく変わることから，このような血管を**抵抗血管**という．血管抵抗は全身の血圧維持に影響を与えるほか，血管径の変化によって局所の血流量も変化させることができる．

大動脈（aorta）は左心室上部から上行し（上行《じょうこう》大動脈），弓なりにカーブして（大動脈弓《だいどうみゃくきゅう》），脊柱の脇を胸部から腹部へと下行する（下行《かこう》大動脈：胸部大動脈，腹部大動脈）．この間，頭頸部や上肢など様々な部位および並列した様々な器官に血液を送る．大動脈から枝分かれした動脈は器官内に入るとさらに枝分かれして中動脈，小動脈と細くなって器官内に分布する．小動脈はさらに枝

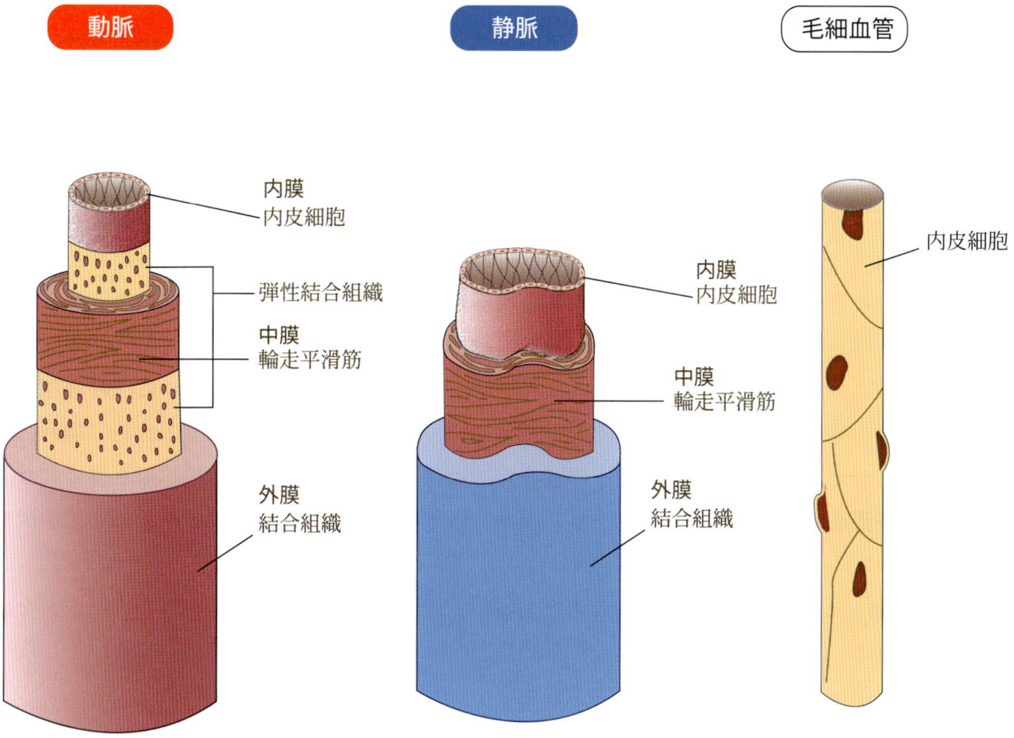

血管の種類

動脈	弾性動脈（弾性血管）	大動脈，肺動脈とその主要な分岐血管 非常に伸展性に富み，収縮期圧の緩和と拡張期の血圧維持に重要
	筋性動脈（抵抗血管）	血管壁に占める平滑筋の比率が高く，神経や化学的刺激により血管内径を伸縮させて血液流量を調節する（細動脈など）
毛細血管（交換血管）		赤血球が1個通れる程度の極めて細い血管 お互いに分岐吻合し，毛細血管網をつくる 血液と組織間のガス交換や物質交換を行う
静脈（容量血管）		内膜，中膜，外膜の3層あるが動脈に比して壁の厚さは薄い 逆流防止のための弁をもつ 大量の血液をためることができる

血液分布

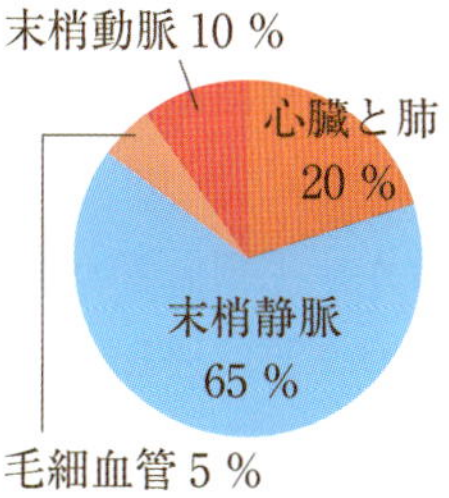

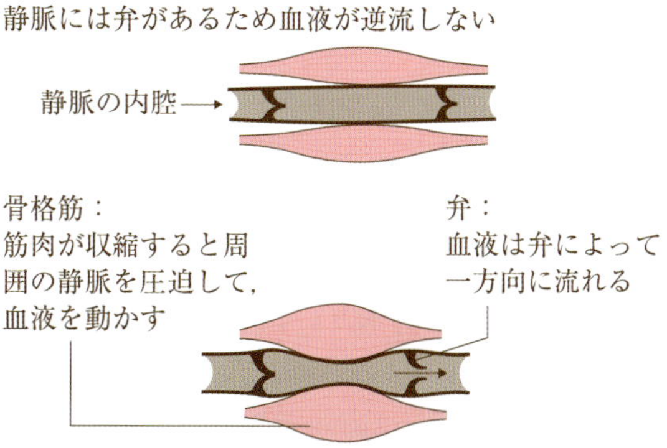

図 4-20　血管の種類と機能

分かれして細動脈となり，**毛細血管**（capillary）となる．毛細血管は，動脈や静脈と異なり一層の扁平な**血管内皮細胞**（endothelial cell）とそれを覆う基底膜（basement membrane）からなる．毛細血管によっては，すぐ外側に細長い周皮細胞（pericyte）が散在する場合がある．O_2 や CO_2，栄養物やホルモン，老廃物などの物質交換はこの毛細血管の薄い壁を介して行われるため，これを**交換血管**という．毛細血管の血液は細静脈に入り，静脈系を経て心臓に戻る．**静脈**（vein）の壁は動脈と同様に3層ではあるが，動脈に比して薄く，内径は大きい．静脈系には通常全血液の約65 %が存在するため，**容量血管**という．静脈内を流れる血流は穏やかで圧が低いことから，ほとんどの静脈に逆流防止弁がある．特に，下半身や上肢の静脈では重力に抗して血液を心臓まで戻す必要があるため逆流防止弁が発達しているほか，静脈を取り囲む骨格筋が収縮，弛緩することにより血液が心臓に向かって流れるのを補佐している（**筋ポンプ**）．筋ポンプのほかに，呼吸運動（**呼吸ポンプ**）や心臓の吸引作用も静脈還流を助ける．循環血液の多くが静脈にあるため，静脈は血液の貯蔵部位として重要である．例えば，事故などで大量出血し，循環血液を喪失した場合には，静脈壁の血管平滑筋が収縮して静脈にある血液を多く送り出すことによって動脈や毛細血管を流れる血液量を確保する．

多くの場合，動脈―毛細血管―静脈とつながるが，皮膚などでは一部の細動脈が毛細血管を介さず直接細静脈とつながっている．これを**動静脈吻合**（arteriovenous anastomosis）という．皮膚における体温調節に関わっている（14章参照）．

(2) 毛細血管と微小循環

細動脈は枝分かれして終末細動脈からさらに細い毛細血管に分かれ，毛細血管は再び集合して終末細静脈から細静脈となる．この毛細血管とその前後の細動静脈とのつながり部分を含めた領域の循環を**微小循環**（microcirculation）という．

動脈は枝分かれするほど細くなり，かつ数が増えるので，細い血管ほどその総表面積は大きくなる．つまり，毛細血管床《けっかんしょう》の総表面積が最も大きい．体中の毛細血管をすべて縦につないだ場合総延長約8万 km，平常時の内腔総表面積は約 300 m^2（最大 1,000 m^2）といわれている．この毛細血管の壁を介して血液と組織との間の物質交換が行われる．血液循環の目的は血液と組織との物質交換であることから，微小循環領域が本来の目的を果たす部分で，動脈や静脈は血液を供給するための通り道といってもよい．

毛細血管は，壁の構成によって無窓性，有窓性，洞様毛細血管（類洞）の3つに分けられる（図4-21）．各々の器官によってこれらの毛細血管の分布が異なり，血漿中の物質の通りやすさに影響する．各毛細血管床自体の血流量は，細動脈の収縮状態や前毛細血管括約筋《ぜんもうさいけっかんかつやくきん》によって調節されている．

毛細血管と組織の間でどのようにして物質交換が行われるのだろうか．毛細血管の壁は半透膜の性質をもち，血漿中の水や電解質などの小分子はよく通すが血漿タンパク質は通しにくい．毛細血管壁を介した物質の移動のための駆動力としては，血管外に水を押し出す力として血管内圧（**毛細血管血圧** capillary blood pressure）と組織間液の膠質浸透圧，組織から血管内に水を戻す力として組織間液圧と**血漿膠質浸透圧**《けっしょうこうしつしんとうあつ》（plasma colloid osmotic pressure）がはたらく（スターリングの仮説）．ただし，組織間液の膠質浸透圧や静水圧は，血漿膠質浸透圧や毛細血管血圧に比べて小さい．このような水成分のろ過（filtration）と，それぞれの透過性物質の濃度差による拡散（diffusion）が物質交換の基本となる．毛細血管血圧は，細動脈に近い部分では 30〜35 mmHg 程度であるのに対して，細静脈側では 15〜20 mmHg に低下する．一方，血漿中のタンパク質によって生じる血漿膠質浸透圧は約 25 mmHg であるため，図 4-21 のように毛細血管の動脈側では毛細血管圧が血漿膠質浸透圧よりも高くなり，水は血管内から組織中に移動する（ろ過）．また，静脈側の毛細血管では毛細血管圧よりも血漿膠質浸透圧が高くなるため，水は組織から血管内に戻る（再吸収）．水分の移動に伴い，血漿中の小分子が移動する．通常，動脈側の毛細血管から組織に移行した水分量と静脈側で血管内に戻る量はほぼ等しいか前者のほうがやや多い．この余分な水は組織内にある毛細リンパ管（lymphatic capillary）に入り，リンパ（lymph）になってリンパ管内を流れ，最終的には循環血液中に戻る（4-2 リンパ系参照）．これによって組織中の水の量は一定に保たれる．体内に吸収された薬も血液によって組織に運ばれ，毛細血管を介して全身組織に届けられる．毛細血管網《もうさいけっかんもう》の密度は，肝臓や腎臓，心筋，骨格筋のように代謝が盛んな組織では高く，代謝活性が低い組織では低い．

栄養失調などにより血漿中のアルブミン量が減ると，血漿膠質浸透圧が低下する．これに伴い，組織への水の移行が促進され，この移動量が毛細リンパ管の吸収量を上回ると組織間液が増加して**浮腫**（edema）を引き起こす．このほかに，血管拡張物質の作用などで毛細血管への血流が増大し，毛細血管圧が上昇した際などにも多くの血漿成分が組織に移動するため浮腫が起こりうる．

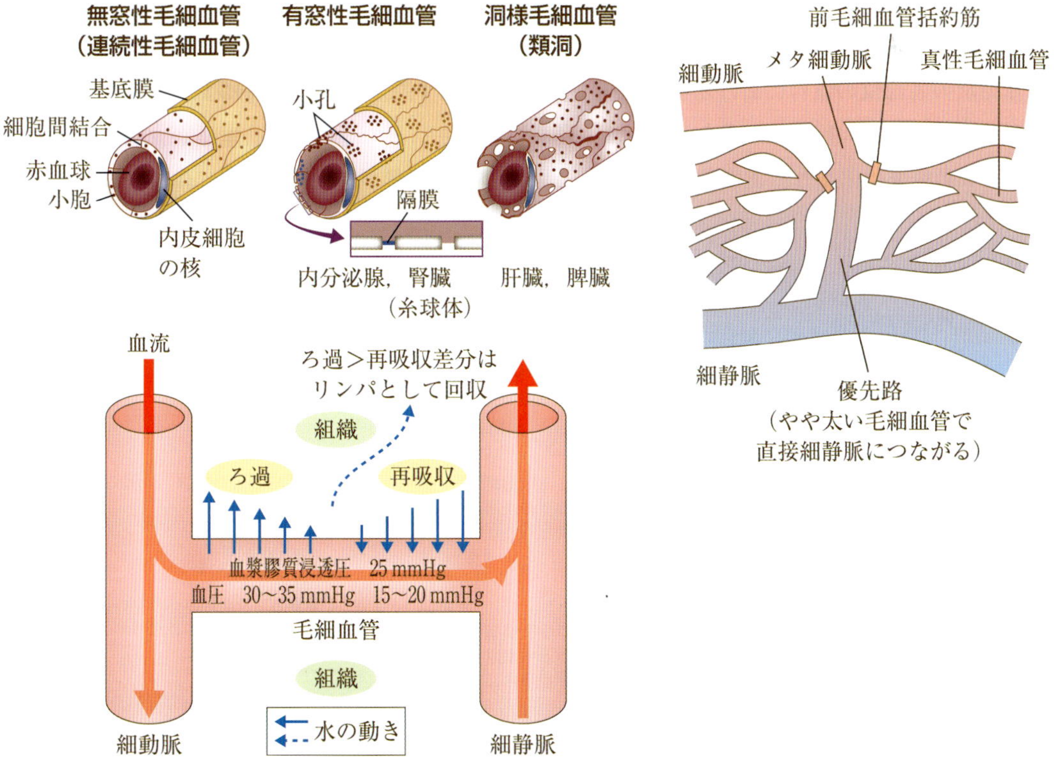

図 4-21　毛細血管の種類と物質交換の原理

(3) 局所循環の調節

血管の緊張状態は，血管壁の平滑筋の収縮度に依存する．血管平滑筋は自律神経支配を受ける（血管運動神経という）．特におもな器官の細動脈や前毛細血管括約筋は，**交感神経性血管収縮線維**によって支配されている．交感神経の緊張が低下すれば血管は拡張し，局所の毛細血管への血流量は増加する．骨格筋では，交感神経性血管収縮線維のほかに**交感神経性血管拡張線維**（コリン作動性）からも支配を受けている．

微小循環は，上記のような神経性調節のみでなく体液性調節も受ける．アドレナリン，ノルアドレナリン，アンジオテンシンII，バソプレシンは，微小循環血流を減少させる．一方，プロスタグランジン，アセチルコリン，一酸化窒素（nitric oxide：NO）などには血流量を上げる作用がある．

これらの外因性の調節のほかに，脳や腎臓の血管では，動脈圧が一定の範囲内で変化しても血管自体の調節により血流量は一定に保たれる．これを**自己調節**（autoregulation）とよぶ．

4-1-4 血圧とその調節

(1) 血圧とは

血圧（blood pressure）は，血管内の血液が血管壁を押す力，すなわち血液自体がもつ圧力をいう．一般に動脈血圧のことをいう．血圧の大きさは，心拍出量（1 分間当たりに循環する血液量）と総末梢血管抵抗（血管抵抗の総和）によって大きく影響を受ける（図 4-22）．**血管抵抗**（vascular resistance）は，血管径の 4 乗に反比例し，血液の粘性に比例する．このため，血管径の変化は血圧に大きな影響を与える．特に血管抵抗が大きく変化する細動脈レベルの動脈を抵抗血管とよぶことは 4-1-3 で述べた．

体循環の各部位の血管における血圧変化を図 4-22 に示す．左心室の収縮によって左心室圧が大動脈圧を上回ると大動脈弁が開き，血液は大動脈に駆出される．その後左心室圧が大動脈圧より下回ると大動脈弁は閉鎖し，血液の拍出は止まる．このように左心室圧は収縮期には高くなり拡張期

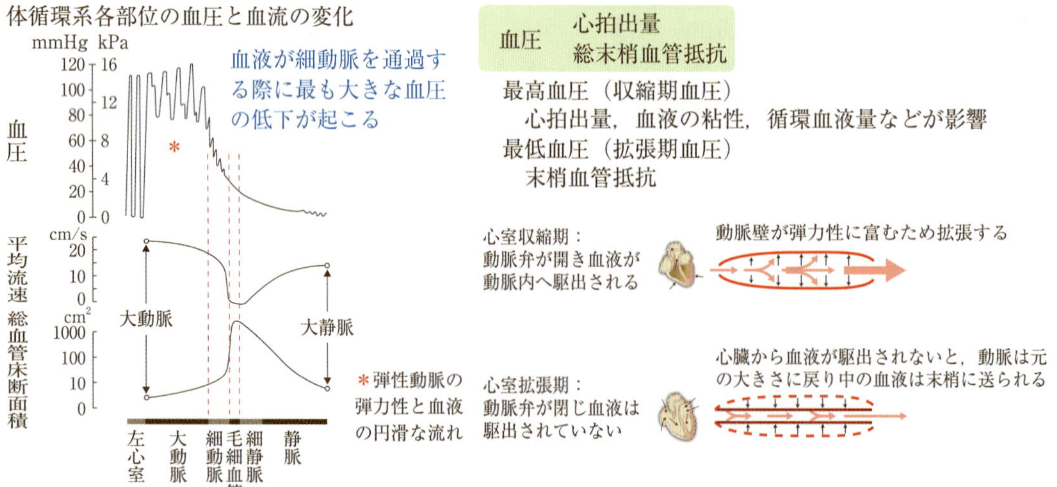

図 4-22 血　圧

には下がり，心周期の間に大きく圧が変化する．これに対して，大動脈や太い動脈壁は，4-1-3で示したように弾性があるため（図4-22右下），この変動幅が小さくなるが，それでも左心室からの血液の拍出に伴って血圧は上昇と低下を繰り返す．この動脈レベルでの最大の血圧値を**最高血圧**あるいは**収縮期血圧**（systolic pressure）といい，最小値を**最低血圧**あるいは**拡張期血圧**（diastolic pressure）という．また，両者の差を**脈圧**（pulse pressure）という．前述した心拍出量と血液の粘性，循環血液量は最高血圧に影響を与え，末梢血管抵抗は最低血圧に影響する．動脈圧は血管抵抗の高い細動脈を通る間に大きく降下し，脈圧も小さくなる．その後，毛細血管，静脈と圧は低下する．静脈は容量が大きいため，多少容量が変化しても静脈圧は変化しにくい．

平均動脈圧（mean arterial pressure：MAP）は，心周期全体の間に変動する動脈血圧を時間に重み付けして平均化したものであり，上腕動脈で血圧を測定する場合，脈圧の3分の1と拡張期血圧を和した値として計算することで近似値が得られる．

(a) **脈を触知できる部位**

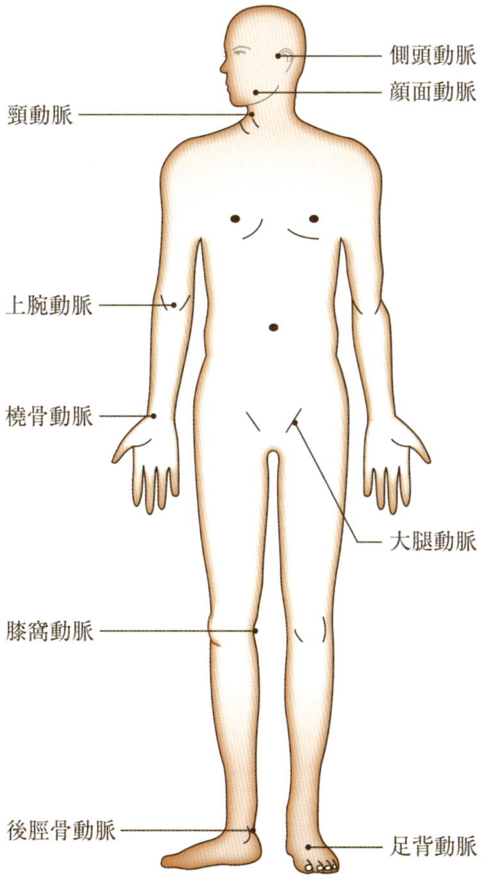

体表から脈が触れる部位

図4-23　血圧測定法（次頁へ続く）

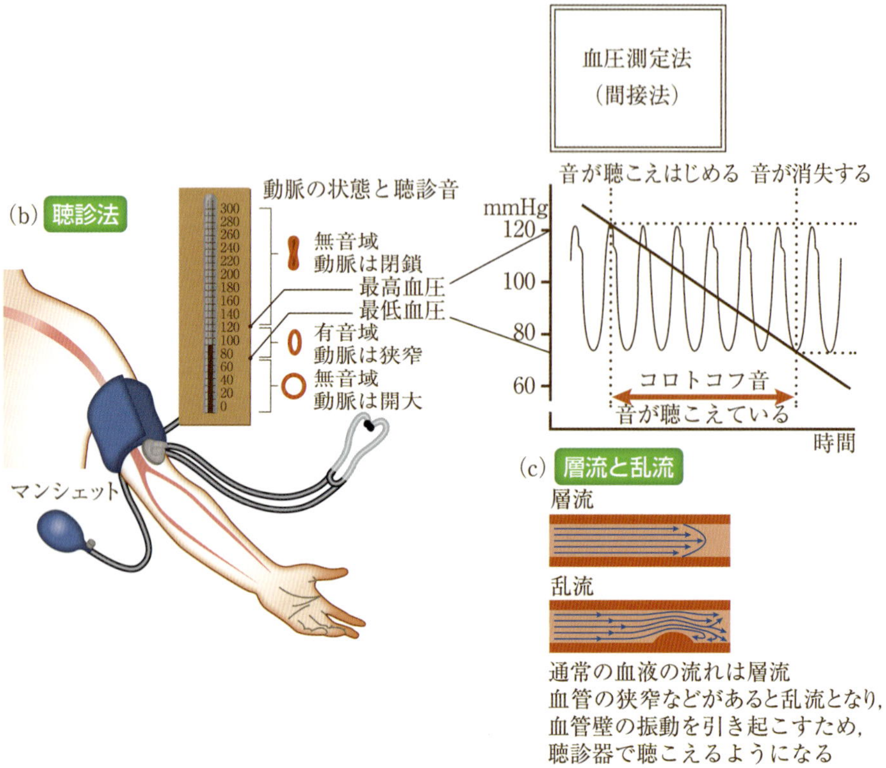

図 4-23　血圧測定法（続き）

(2) 血圧測定

動脈の大部分は四肢や体幹，頸部や頭部の比較的内部に存在する．しかし，一部の動脈は比較的表層部にあり，皮膚の上から触ると血管の拍動を脈として触れることができる．実際に脈を触れることができるおもな部分を図 4-23（a）に示した．このように触知できる動脈の 1 つに**上腕動脈**がある．血圧は，通常この上腕動脈の圧であらわされることが多い．図 4-23（b）で示すように上腕部にマンシェット（カフ）を巻き，肘屈側で上腕動脈の脈が触知できる部分に聴診器を当て，血管音の変化を指標として測定する（間接法）．通常カフを心臓の高さに保ち，安静座位《ざい》あるいは臥位《がい》で測定する．マンシェットに空気を送り込んで膨らませると，血管が圧迫される．膨らんだマンシェットによる圧迫が動脈圧以上に強くなれば，その部位での動脈の血流は止まる．徐々にマンシェットから空気を抜き，圧迫が最高血圧より下降すると血流は再開するが，動脈はまだ圧迫されているため，狭い動脈部分を血液が流れることになる．マンシェットによる圧迫がさらに弱まり，最低血圧より下になると，圧迫はなくなり動脈の太さは元に戻る．では，聴診器で何を聴いているのだろうか．狭窄のない血管内を血液が流れるとき，血管壁に近い部分では中央部分に比べて血液の流れは多少遅くなり，図 4-23（c）のような**層流**となる．しかし，血管内に部分的な狭窄があると，その部分で血流は攪拌され，**乱流**となる．乱流では振動が起こるため，聴診器でその振動を聴くことができる．層流ではこのような振動は生じないため音は聴こえない．つまり，マンシェットで最高血圧以上に加圧して血流が途絶えている間音は聴こえず，圧迫が最高血圧以下になると血流が再開して乱流となるため拍動音が聴こえる．しかし，加圧が最低血圧以下になると層流となるため音は消える．したがって，音が聴こえはじめたときと消えたときの圧を水銀マノメーターで読み取れば，最高血圧と最低血圧がわかる．このとき聴診器から聴こえる拍動音を**コロトコフ**（Korot-koff）**音**という（図 4-23（b））．間接法のほかに，血管内に入れたセンサーにより直接動脈圧を測定する方法もある．

血圧は通常水銀柱の上昇値で測定するため，mmHg（ミリメーター水銀柱）であらわすことが多い．医学分野では，大気圧（約 760 mmHg）を基準として，これよりどのくらい高いかを測定する．血圧は，運動や食事，ストレスなどで変動しやすいため，安静状態での測定が必要である．また，年齢によって高くなる傾向がある．正常値は人によって幅があるが，120/80 mmHg 未満が最適とされている．「高血圧治療ガイドライン 2019（日本高血圧学会発行）」では，高血圧基準値は 140/90 mmHg（診察室血圧値）とされている．

（3）血圧調節

血圧は，血流を保つための駆動力として重要である．このため，動脈圧は**頸動脈洞**と**大動脈弓**にある圧受容器によって常にモニタリングされている（図 4-24（b））．**動脈圧受容器**は，血圧が上がり，動脈壁がより伸展されるとそれがセンサーとしてはたらく伸展受容器である．頸動脈洞圧受容器は舌咽神経，大動脈弓圧受容器は迷走神経を介して圧変化を延髄の循環中枢（心臓血管中枢）に伝える．図 4-24（a）に示すように，動脈圧受容器から循環中枢に向かう求心性の神経は，動脈血圧が**上昇**すると興奮し（活動電位が数多く出る），**低下**すると興奮が停止する．その結果，循環中枢から副交感神経（迷走神経）あるいは交感神経の遠心性線維を介して心臓と血管に刺激が伝わり，最初の血圧変化を打ち消すような効果（血圧下降あるいは上昇）を生じる（**ネガティブフィードバック** negative feedback）．血圧が急激に低下すれば，心臓を支配する交感神経系が興奮し副交感神経が抑制されることにより，心拍数は増加して（反射性頻脈という）心収縮力が増大し，心拍出量が増加する．また，血管収縮性の交感神経も興奮するため末梢血管抵抗が増大し，血圧は上昇

（a）圧受容体を介した神経性血圧調節

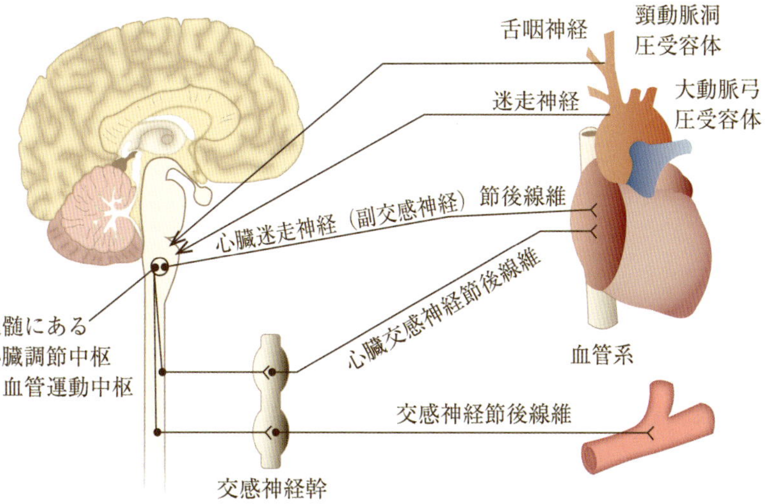

図 4-24　血圧の調節（次頁へ続く）

する．これを**圧受容器反射**とよぶ．一方，図 4-25 に示したように，血圧が上昇すると動脈圧受容器から循環中枢にこれが伝えられ，その結果交感神経系が抑制されて総末梢血管抵抗が減る．心臓交感神経の抑制と心臓迷走神経の興奮により心臓の収縮性および心拍数ともに低下をする結果，心拍出量が低下する．この結果，血圧は低下して元に戻る．これらの神経系の調節のほかに，副腎髄

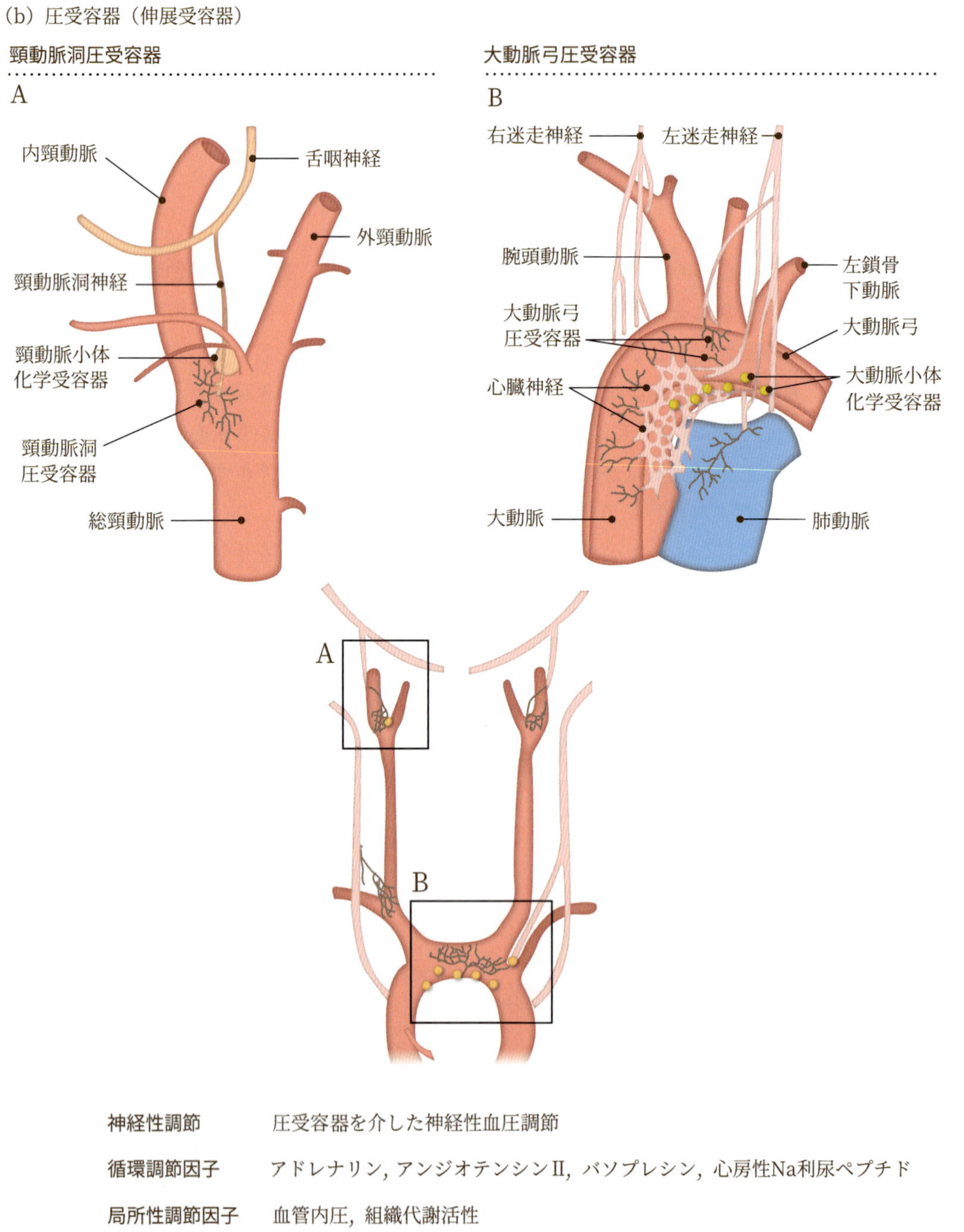

図 4-24　血圧の調節（続き）

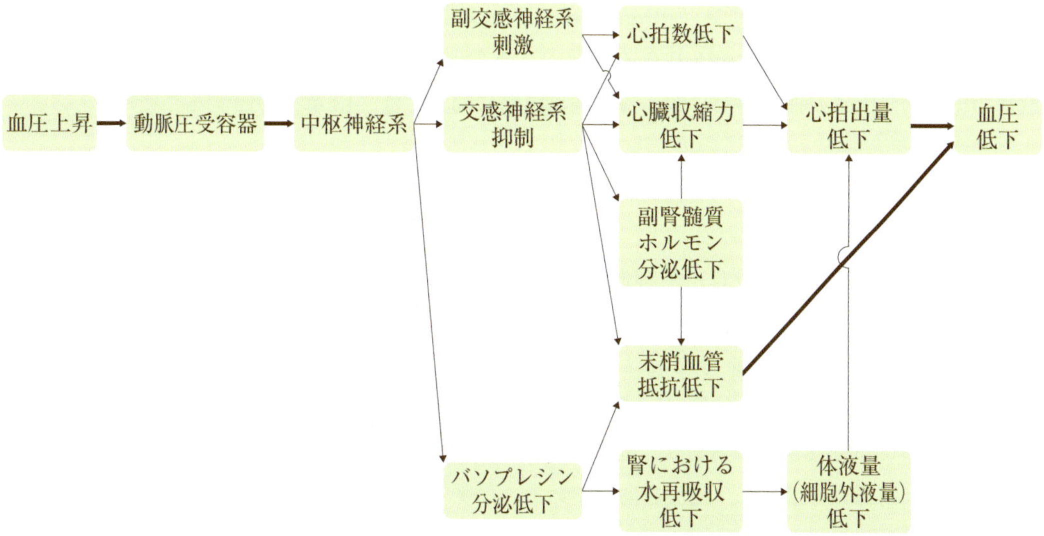

図 4-25　動脈圧受容器反射による血圧調節

COLUMN

高血圧症

血圧は，血液が血管壁を押す力，すなわち血液により血管壁にかかる圧力のことである．末梢血管の総抵抗と理解される．血圧には正常域とよばれる域値があり，これよりも高い圧の状態が持続するのが高血圧症（hypertension）であり，逆に低い状態が持続するのが低血圧症（hypotension）である．患者数では高血圧症のほうが，低血圧症のそれを明らかに上回る．高血圧症は，様々な循環器疾患を誘発あるいは進展（悪化）させるので改善しなければいけない．

心臓は，全身に血液を供給する唯一の器官である．心臓が全身の組織に血液を供給するには，左心室は全身血管の総抵抗を上回る力で血液を駆出しなければ，体循環を行うことはできない．血圧の上昇は，血管抵抗が上昇した結果である．つまり，高血圧症では体循環を行うために，左心室はさらに強い力で血液を駆出しなければいけない．血圧の変動は，縦軸に血圧，横軸に時間のグラフで記録される．この血圧曲線下の面積は，心臓の仕事量を示す．すなわち，心臓が消費したエネルギー量と換言することもできる．血圧が高くなると，この面積が広くなる．この面積拡大は，心臓の仕事量が増大したことを示しており，高血圧症患者の心臓は健常人のそれよりも仕事量が多く，疲弊しやすい状態にあるといえる．高血圧症治療薬は，単に血圧を下げるというだけでなく，心臓への力学的な負荷を軽減し，心疾患の発症を予防するという意味をもつ．

質から分泌されるアドレナリン（adrenaline），アンジオテンシンⅡ（angiotensin Ⅱ），バソプレシン（vasopressin），心房性ナトリウム利尿ペプチド（atrial natriuretic peptide：ANP）などの液性の循環調節因子が血圧調節に関わる（循環調節に関しては，13 章も参照すること）．

4-2　リンパ系

4-1-3（2）で説明したように，毛細血管と組織の間では血液と組織間液の間で物質交換を生じる．通常，毛細血管の動脈側から組織中に出る液量のうち，約 80 %程度は毛細血管の静脈側から血液内に戻される．残りの余分な液は組織中に網状に分布する**毛細リンパ管**内に入り，**リンパ**（lymph）となる．毛細リンパ管は，毛細血管のように集合して**集合リンパ管**になる（図 4-26（a））．集合リンパ管はさらに集まり，図 4-26（b）に示すように 9 本の**リンパ本幹**になる．リンパ管には静脈と同様に弁があり，逆流を防いでいる．静脈と同様に周囲からのリンパ管の圧迫（筋ポ

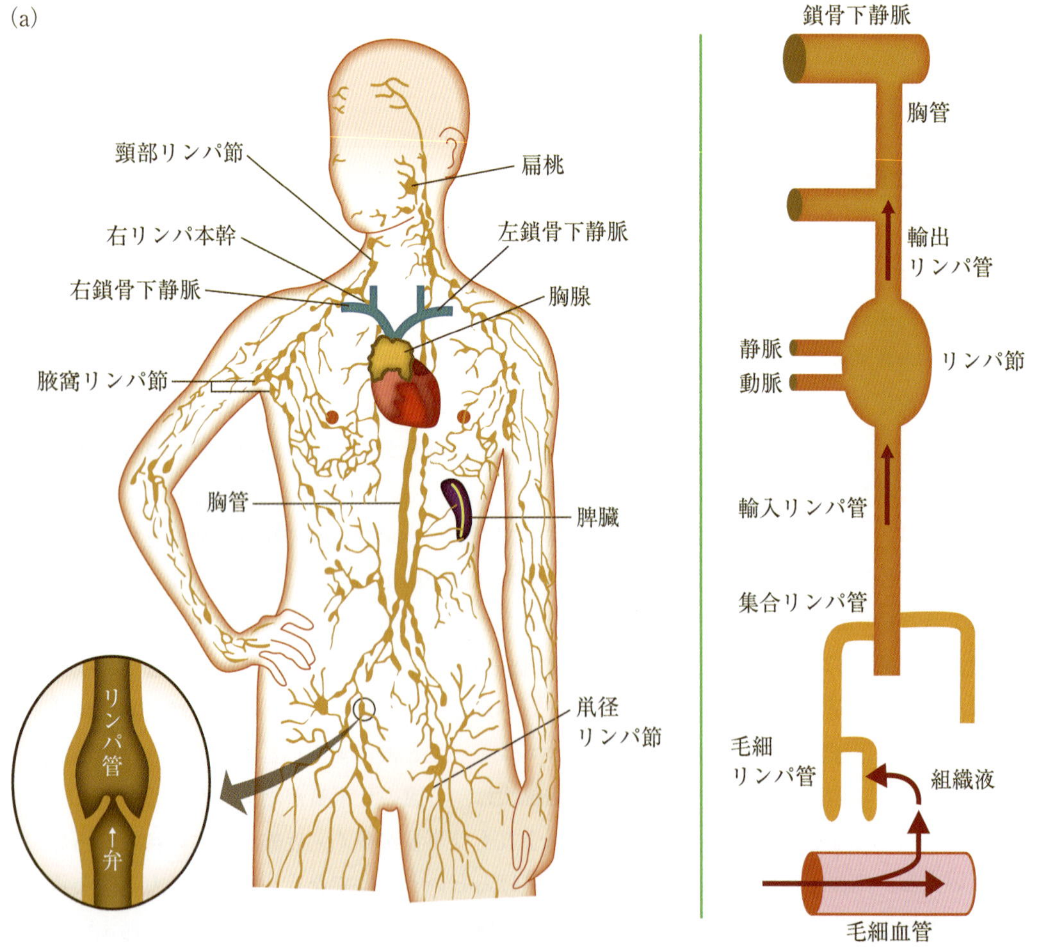

図 4-26　リンパ系（次頁へ続く）

リンパ管は組織由来のリンパを血管に輸送するパイプで，経路の途中のリンパ節でろ過する機能を有する．

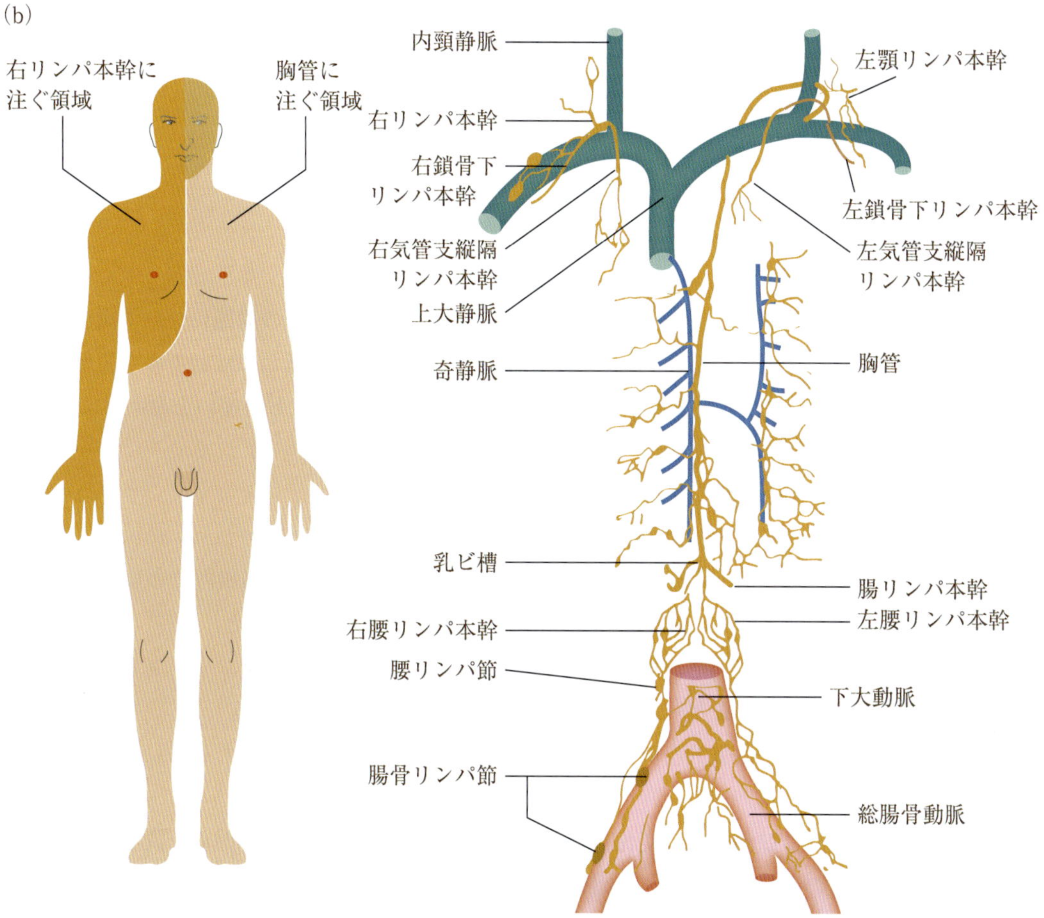

図 4-26　リンパ系（続き）

ンプや呼吸運動，消化管運動など）がリンパの流れを生じさせる．両側下半身と左上半身のリンパ管は**胸管**に合流し，胸管は左内頸静脈と左鎖骨下静脈が合流する左静脈角の部分で静脈につながる．これに対して，右上半身からリンパを集めたリンパ管は，胸管には合流せず，右静脈角から静脈につながる．このように，組織に生じた余分な水分はリンパ管を介して移動し，再び静脈内に入って血液循環系に戻る．つまり，リンパ系は血液循環のバイパス的な役割を果たす．このほかのリンパの役割として，消化管壁にあるリンパ管は別名**乳《にゅう》ビ管《かん》**ともよばれ，小腸上皮で吸収された脂質はリンパ管に入り胸管を通って静脈に運ばれる（5章参照）．

リンパ管の途中には**リンパ節**がある．リンパ節に入る前のリンパを輸入リンパ（afferent lymph）とよび，リンパ節から出たリンパを輸出リンパ（efferent lymph）とよぶ（図 4-26 (a)）．輸入リンパは細胞成分を含まず，タンパク質濃度も低いがその他の成分は血漿に類似している．一方，輸出リンパではリンパ球を含む．リンパ節やリンパ球の種類や役割に関する詳細は免疫学に譲るが，リンパ節は各組織からリンパによって運ばれた細菌やがん細胞などの異物を除去するフィルターとしての役割も担っている．

●章末問題●

1）心臓を中心としたヒトの循環系（体循環，肺循環）について説明せよ．
2）心拍数，1 回拍出量，心拍出量の標準的な値はそれぞれどの程度か述べよ．
3）心臓の部屋とそれぞれにつながる大血管について説明せよ．
4）心臓の壁の構造について説明せよ．
5）冠血管について説明せよ．
6）心臓の弁の種類とそれぞれの形態的特徴，心周期各時期における弁の開閉について説明せよ．
7）境界板について説明し，心室筋あるいは心房筋がなぜ機能的合胞体とよばれるのか説明せよ．
8）2 種類の心筋について，各々の心臓内での分布部位，機能や形態などの違いを説明せよ．
9）心臓の刺激伝導系と心臓内での興奮伝導について説明せよ．
10）洞房結節と心室筋の活動電位をそれぞれ図示して説明せよ．
11）心臓の自動能について説明せよ．
12）心電図第 II 誘導でみられる典型的な波形を用いて，心電図の波形と心臓内での興奮伝導との関係を説明せよ．PQ 時間，QRS 時間，QT 時間についても説明すること．
13）固有心筋細胞の横紋構造（筋原線維，ミオシンフィラメント，アクチンフィラメント，筋節，暗帯，明帯，H 帯，Z 帯など）と収縮について説明せよ．
14）心臓の興奮収縮連関（電気的な興奮からどのようにして機械的収縮が生じるか）について説明せよ．
15）心周期，心室圧および動脈圧の変化，弁の開閉，心電図波形，心音との関係を説明せよ．
16）心臓のはたらきの調節（内因性，外因性）について説明せよ．
17）弾性血管，筋性血管（抵抗血管），交換血管，容量血管についてそれぞれ説明せよ．
18）毛細血管と組織における物質交換について説明せよ．
19）血管レベルにおける循環調節について説明せよ．
20）血圧について説明せよ．
21）血圧調節について説明せよ．
22）リンパ系に関して，リンパ系の構造とリンパ循環のはたらきについて説明せよ．
23）リンパ液の形成に関して説明せよ．
24）浮腫について説明せよ．

5章

消化器系

内腔を上皮組織で覆われた‘管’，それが消化管であり，口から肛門に至る長い管である．口から食物が入り，消化管を通過する間に食物は大きな変化を遂げ，肛門から食物の残骸が出てくる．消化器系統が担う役割は，このように目にみえる大きな変化‘消化・排泄’とみえない領域で起こる‘栄養素の吸収’がある．消化管と，消化に必要な胆汁や消化液を分泌する肝臓，胆嚢，膵臓を合わせて消化器系という．消化器系は生命の維持に直接関わるエネルギー源を外界から取り入れる重要な器官系である．

5-1 消化器系の構造

私たちの身体は生存して役割を果たすために必要な栄養素を消化器官によって外界から体内に取り込んでいる．消化管は口，食道，胃，小腸，大腸，肛門からなり，唾液腺，胆汁を分泌する肝臓とそれを濃縮・貯蔵する胆嚢，膵液を分泌する膵臓などの消化腺がそれぞれ消化管に外分泌*している（図 5-1）．消化管は，摂取した食物を体内に取り込みやすい形に変えて小腸から吸収し残渣を排泄する‘管’である．‘管’の内側は外界とつながり，管腔内部は身体にとっては外側・外界なのである．管腔内は上皮組織で覆われている．その消化管上皮組織は部位によって異なり，消化管それぞれの器官・部位における役割・機能を考え合わせるとそれに適した上皮組織であることがわかる．ここでは機能と形態を理解しながら学ぶ．

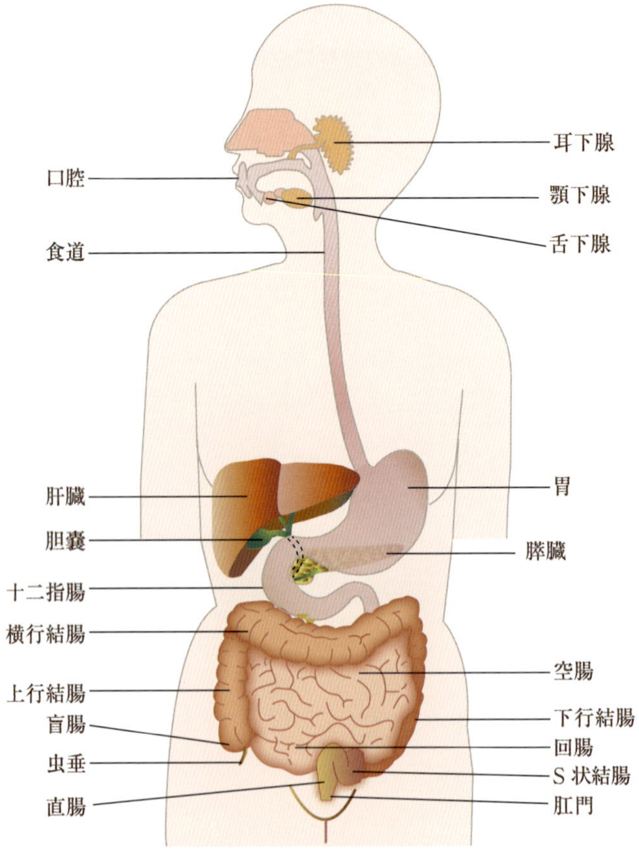

図 5-1　消化器系

＊外分泌と内分泌：外分泌とは，細胞からの分泌物が導管とよばれる排出管を通って，消化管などの体外とつながる管腔や体表面に排出されることをいう．各種の消化液を分泌する消化腺，汗腺，乳腺などが代表的な外分泌腺である．これに対して内分泌腺は導管をもたず，分泌物は直接血液や組織間液内など体内に放出される．このような分泌を内分泌という．

5-1-1 消化管の基本構造

器官（臓器）は内部に空洞構造をもつ中空性器官と空洞構造をもたない中実性器官（実質臓器：肝臓など）に分けられる．消化管は中空性器官で，口腔，咽頭，食道，胃，小腸（十二指腸，空腸，回腸），大腸（上行結腸，横行結腸，下行結腸，S状結腸，直腸），肛門に分けられる．長さは約9mであり，付属器官として，歯，舌，唾液腺，膵臓，肝臓，胆嚢がある．

消化管の基本構造はほぼ共通し，大部分の消化管壁は外側から順に，(1) 漿膜，(2) 筋層，(3) 粘膜下層（粘膜下組織），(4) 粘膜，の4層の構造をもつ（図5-2，図5-3）．

(1) 漿膜《しょうまく》

消化管は食道全体と直腸の一部を除き**漿膜**（serosa）に覆われている．漿膜は結合組織と中皮（mesothelium）（中胚葉由来の単層扁平上皮）からなり，胃腸を被覆し消化管を腹腔内に懸垂している．後腹壁に固定されていない空腸や回腸を覆う漿膜は大きく広がり**腸間膜**（mesentery）を形成し，これらを後腹壁につなぎ止めている．血管，神経，リンパ管などは，腸間膜の二重の膜構造の中を通って消化管に出入りする．

(2) 筋層

漿膜の内側には，消化管の運動を担う**2層の平滑筋**がある．外層には**縦走筋**，内層には**輪走筋**（輪状筋）があり，それぞれ外縦走筋，内輪走筋とよぶ．胃の場合は3層構造で，縦走筋と輪走筋に加えて最内側にさらに斜走筋層がある．

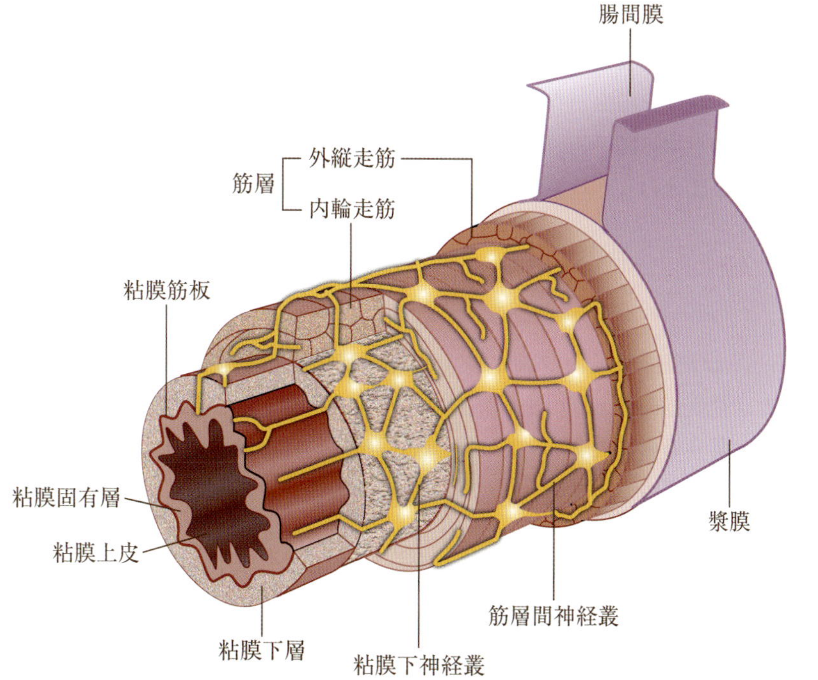

図5-2　消化管の基本構造

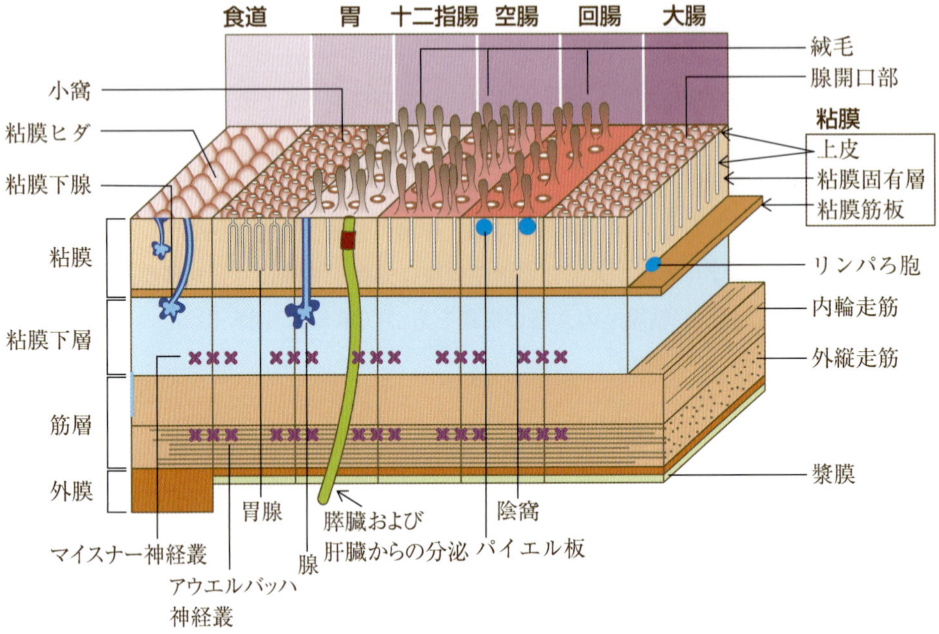

図 5-3　消化管縦断面

内輪走筋と外縦走筋の２層の筋の間には**筋層間神経叢**《しんけいそう》（myenteric plexus，別名**アウエルバッハ神経叢**（plexus of Auerbach））がある．筋層間神経叢はおもにこの２層の筋の運動に関係している．

(3) 粘膜下層

筋層と粘膜の間の結合組織を粘膜下層（＝粘膜下組織 submucosa）という．粘膜下層には神経，血管，リンパ小節，分泌腺が存在する．

粘膜下層には**粘膜下神経叢**（submucosal plexus，別名**マイスナー神経叢**（plexus of Meissner））がある．粘膜下神経叢はおもに粘膜筋板による小腸粘膜の絨毛の運動や分泌腺からの分泌機能に関係している．

(4) 粘膜

粘膜（mucosa）は消化管の最も内側にあり，**粘膜筋板**，**粘膜固有層**，**粘膜上皮**の３つの層からなる．粘膜筋板は粘膜と粘膜下層の境界部にある板状の平滑筋層で，一部は枝分かれして粘膜固有層に入り込み粘膜部分の運動に関与する．粘膜固有層は結合組織でできていて，血管やリンパ管がある．粘膜上皮は基底膜の上に整列し，外界（消化管内腔）に接する．粘膜上皮を構成する上皮組織の種類は，消化管の部位によって異なる．口腔，食道では食物との物理的接触による摩擦から保護するために，皮膚と同じ重層扁平上皮である．また，肛門付近も重層扁平上皮である．これに対して，胃から直腸の上皮組織は分泌や吸収の効率がよい単層円柱上皮である．

5-2　口腔から咽頭

食道，胃，十二指腸を**上部消化管**（upper gastrointestinal tract）という．これに対し，**下部消化管**（lower gastrointestinal tract）は小腸，結腸，直腸，肛門までをいう．ここでは上部消化管までの経路である口腔から咽頭までを学ぶ．

5-2-1　口腔から咽頭までの構造と役割

口腔《こうくう》，**咽頭**《いんとう》は，摂食，咀嚼《そしゃく》，嚥下《えんげ》を行う器官で上部消化管へつながる構造である．摂食，咀嚼，嚥下は，その後に続く消化のための重要な段階である．

(1) 口腔

消化管のはじまりにあたる口は，食物を歯で噛み砕いて唾液と混合し消化物とする（咀嚼）ための場所である．口は前庭《ぜんてい》（vestibule）と口腔（oral cavity）の2つの領域に分けられる．唇と歯の間の領域を前庭といい，歯列より内側の領域を口腔という．

1）歯

ヒトでは2～3歳頃に，前歯から順番に乳歯が20本生える．この乳歯は6～15歳の間に次第に抜け落ち，32本の永久歯に生え替わる．歯は，下顎骨と上顎骨の歯槽に埋められている．大人では，上顎と下顎のそれぞれに4本の切歯《せっし》（門歯《もんし》），2本の犬歯《けんし》，4本の小臼歯《しょうきゅうし》，そして6本の大臼《だいきゅう》歯《し》がある．

2）唾液腺（salivary gland）

唾液腺には1対の耳下腺《じかせん》，顎下腺《がくかせん》，舌下腺《ぜっかせん》（三大唾液腺）がある．これらの大唾液腺のほかに小唾液腺がある．唾液（saliva）は1日に約1.5リットル分泌される．表5-1に唾液の組成とおもなはたらきをまとめた．

表5-1　唾液の組成とはたらき

最終唾液（final saliva）の組成
α-アミラーゼ（プチアリン ptyalin），リゾチーム（lysozyme），ムチン（mucin），ペルオキシダーゼ（peroxydase），ラクトフェリン（lactoferrin），カリクレイン（kallikrein），免疫グロブリン（IgA）
血漿と比べNa^+，Cl^-の濃度は低く，K^+，HCO_3^-濃度は高い．

唾液のはたらき	
化学的消化作用：	プチアリンによってデンプンを分解．
静菌作用：	リゾチーム，ペルオキシダーゼ，ラクトフェリンが，病原微生物増殖を防ぐ．
口内円滑作用：	口の中を滑らかにして発音しやすくする．ムチンによって食塊や粘膜の表面を滑らかにし嚥下しやすくする．
溶媒作用：	食べ物を溶解し，舌で味覚を感じさせる．
洗浄作用：	食べ物の残渣や，外来の細菌を洗い流す．
pH緩衝作用：	口の中の急激なpHの変化を防ぐ．
虫歯予防：	歯にカルシウムやリンなどのミネラル分を補給し，再石灰化を促す．

唾液腺には粘液腺と漿液腺の2種類があり，それぞれ分泌液の組成が異なる．

① **耳下腺**（parotid gland）：下顎の後ろ，耳の下に位置している．唾液腺の中でもっとも大きく，総唾液分泌量の約25％を分泌している．漿液腺からなる耳下腺は，粘液が少ない純漿液性の唾液を分泌し，α-アミラーゼと免疫グロブリン（IgA）などが含まれる．

② **顎下腺**（submandibular gland）：下顎下部にある．総唾液分泌量の約70％を分泌している．大部分は漿液腺であるが粘液腺も含まれるため，耳下腺の唾液よりも粘度が高く，ムコタンパク質などを含む．

③ **舌下腺**（sublingual gland）：舌下に位置している．総唾液分泌量の約5％程度を分泌している．粘液腺と漿液腺の混合腺で，ムコタンパク質を多く含み粘度の高い唾液を分泌している．

これらの唾液腺は交感神経と副交感神経の二重支配を受けている．交感神経刺激は唾液の粘度を増す．これに対して副交感神経刺激では漿液性の唾液が大量に分泌される．

3）舌（tongue）

舌《ぜつ》は骨格筋と同じく横紋筋でできた随意筋である．効果的な咀嚼のために舌は食物の位置を整え，また，舌の感覚受容器は食べ物を飲み込む（嚥下の）ための情報も提供している（図5-4）．舌の動きは口腔にある食べ物を攪拌する役割をもつだけでなく，会話や飲水にも重要である．また，舌の表面には味覚のための感覚受容器があり，味覚の感受にも重要である（8-5参照）．

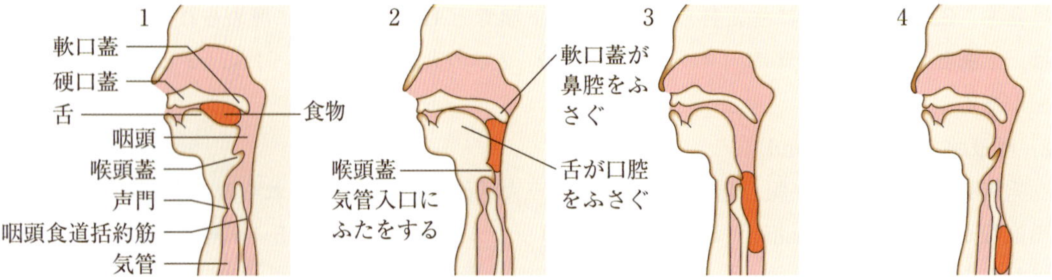

図5-4　嚥下のしくみ

(2) 咽頭

咽頭（pharynx）は，嚥下において（図5-4）重要な部分である．嚥下の行程では，食物を飲み込むとき，上を向いていた喉頭蓋《こうとうがい》（図5-4の1）が下向きになり，気管がふたをされた状態となる（図5-4の2）．これにより気管側の空気の出入りが遮断され，一時的に呼吸運動が停止する（図5-4の3）．これを嚥下性無呼吸という．食道入口部が開大して食塊は食道に入る．食塊が食道から胃へと送られると，食道入口部の括約筋（咽頭食道括約筋あるいは輪状咽頭筋）が収縮し，喉頭蓋は安静時の状態に戻る（図5-4の4）．

5-3　上部消化管

食道，胃，十二指腸を上部消化管（upper gastrointestinal tract）という．ここでは，まだ消化が十分ではなく食物からの栄養素の吸収はほとんど行われないが，アルコールなど，限られたものについては吸収される．

5-3-1　食道の構造と役割

食道（esophagus）は，咽頭（pharynx）に続く管である．垂直に胸腔の中央を通り，大動脈裂孔のすぐ前方にある食道裂孔から横隔膜（diaphragm）を貫いて腹腔に入る（図5-5）．

咀嚼を終え，唾液と混ざった状態の食物はまだ消化に十分な細かさではないが，唾液と混和されることで，食物はなめらかに食道を通過できるようになる．食道の粘膜上皮は重層扁平上皮で摩擦に強い構造である．筋層は厚く，上部の3分の1は随意筋（横紋筋），下部3分の1は平滑筋，中央3分の1は横紋筋と平滑筋が混ざった筋組織で構成されている（図5-6，図5-7）．食道の粘膜下層には，粘膜筋板を貫いて管腔側に開口する分泌腺が多数存在し，食物のなめらかな通過に役立っている．食道は食物の通過時のみ内腔が広がり，飲食時以外は扁平につぶれたような形で，平行に存在する気管に容積を譲っている．

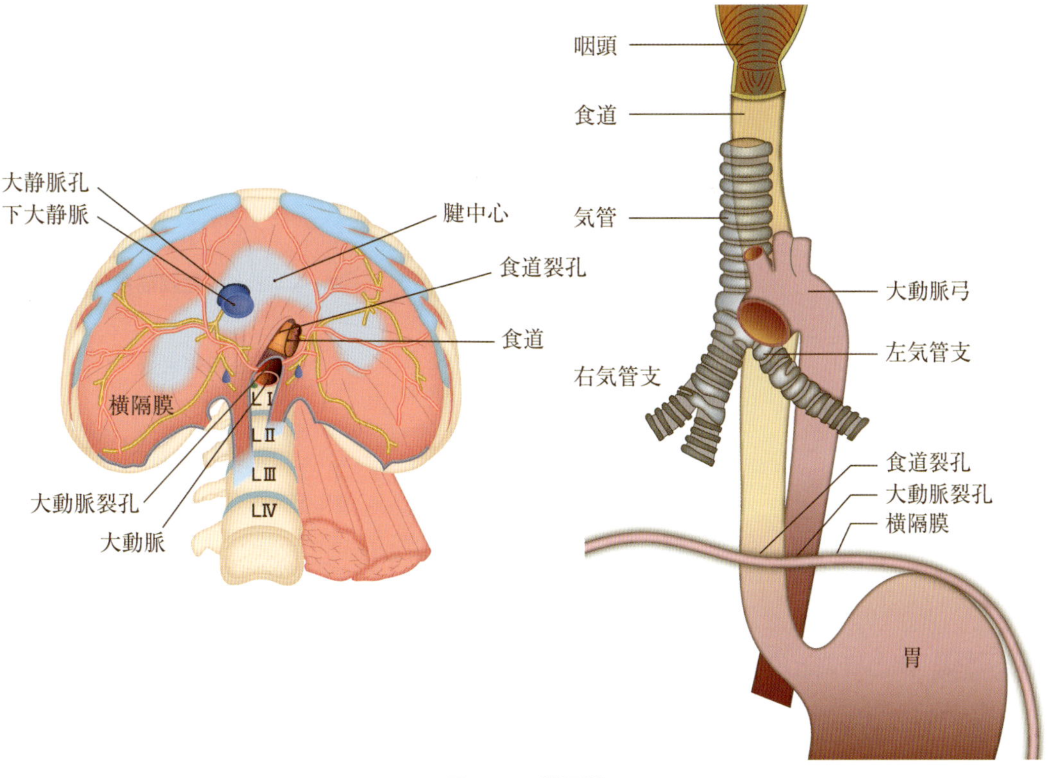

図5-5　横隔膜

左：下方より胸郭方向を見上げたとき，LⅠ～LⅣ　腰椎
右：正面から見た横隔膜と食道

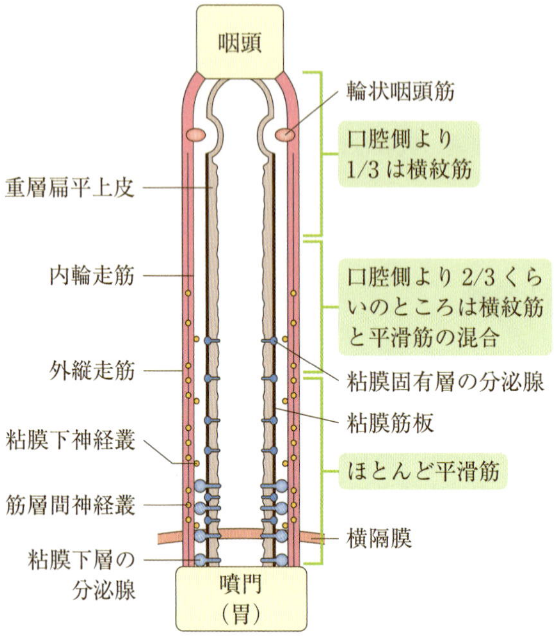

図 5-6　食道の構造

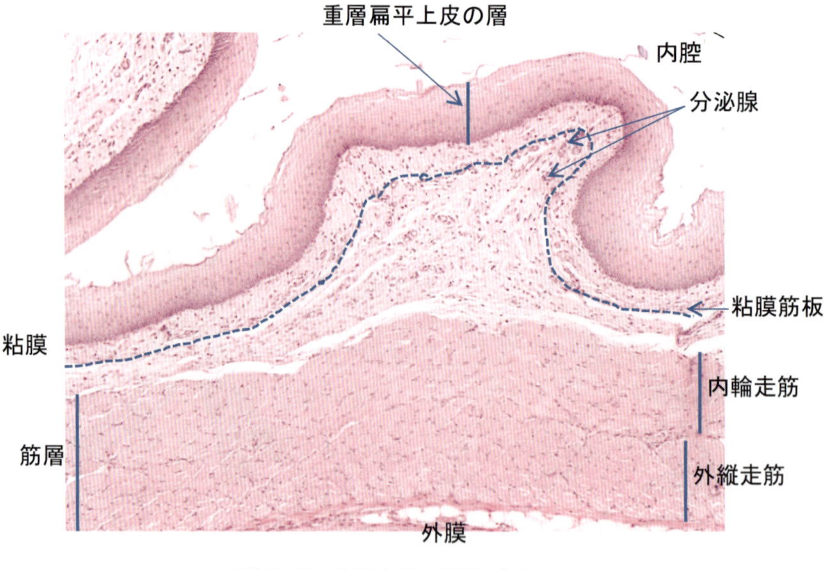

図 5-7　食道上部の組織（ラット）

5-3-2　胃の構造と役割

（1）胃の各部分の名称

胃の各部分の名称を図 5-8 に示した．胃は袋のような構造をしていて，入口と出口には括約筋でできた門が存在する．食道から胃への入口にある門を**噴門**《ふんもん》（cardia）という．この括約筋がゆるむと食物は一気に胃に送られ，（胃の内側からみているとすれば）噴き出すように胃に入ってくる．

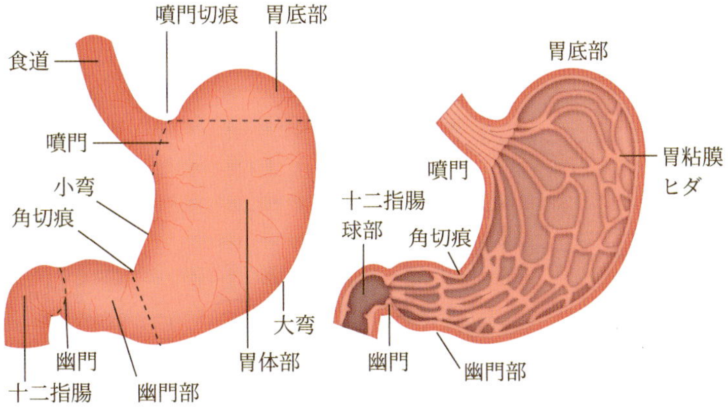

図 5-8　胃の各部分の名称
左：外観，右：断面図

十二指腸への出口は**幽門**《ゆうもん》（pylorus）といい，手前を幽門管（**幽門前庭**）という．噴門から**大弯**《だいわん》側に張り出した部分を**胃底部**《いてい》（fundus of stomach），胃底部より下方を**胃体部**《いたい》（body of stomach）という．**小弯**《しょうわん》側には**角切痕**《かくせっこん》（**胃角**《いかく》）（angular incisures）という曲がり角がある．

(2) 胃の機能

胃では食物の消化がおもな役割となる．消化液の分泌，消化液と食物の混和（**機械的消化**）も重要な機能である．胃液中のペプシンによりタンパク質をポリペプチドまで分解する（**化学的消化**）．袋状になった胃は食物の一時的な貯蔵の場所であり，消化された食物は，調節をうけながら適宜十二指腸に移送される．胃壁からはビタミン B_{12} を吸収するために不可欠な**内因子**も分泌される．また，**胃酸**は強酸であるため，摂取した食物に付着する微生物に対する殺菌作用もある．

(3) 胃壁の構造

胃の筋層は**3層の平滑筋**からなり，最内層に**斜走筋**（oblique muscle 内斜筋），輪走筋（circular muscle 中輪筋），外層に縦走筋（longitudinal muscle 外縦筋）が存在する．これらの筋によって胃の蠕動運動が生じる．

胃の粘膜上皮は，単層円柱上皮であり，食道の重層扁平上皮との境目が噴門部に存在する．胃粘膜上に開口する外分泌腺には，噴門腺，胃底腺，幽門腺がある（胃腺）．各々の外分泌腺を構成する腺細胞は，粘液や胃酸，消化酵素などを分泌する．

1）噴門腺

噴門腺（cardiac gland）は噴門部にあり，図 5-9 に示すように単純な管構造で，粘膜表面にある開口部分を**胃小窩**《いしょうか》という．腺の下方はラセン状になっているため，粘膜固有層部分の組織像では様々な噴門腺の断面がみられる．**副細胞**（mucous neck cell）とよばれる粘液分泌上皮細胞が腺の内腔表面を覆っており，ムチンや重炭酸イオンを含む**粘液**を分泌する．粘液は胃粘膜の表面を覆い，食物による機械的な侵襲や消化液（強酸性でタンパク質分解酵素を含む液体）から胃の粘膜を保護する．

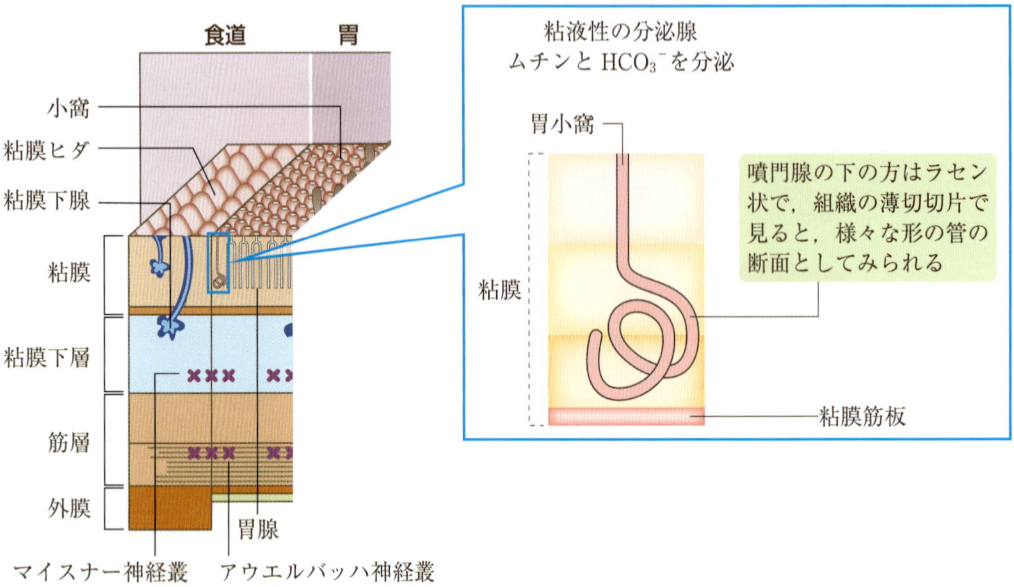

図 5-9　胃の組織（噴門腺）

2）**胃底腺**

胃底腺（fundic gland）は胃底部および胃体部にあり，胃の粘膜表面の小さな孔（胃《い》小《しょう》窩《か》）に開口し，**粘液**（ムチン，重炭酸イオンを含む），**胃酸**，**消化酵素**を分泌する（図 5-10）．腺上皮細胞には 3 つの主要な細胞の**主細胞**（chief cell），**壁細胞**（parietal cell），**副細胞**（mucous neck cell）がある．主細胞は**ペプシノーゲン**，壁細胞は**胃酸**と**内因子**，副細胞は**粘液**を分泌する（図 5-11，図 5-12，図 5-14）．

胃底腺は長いまっすぐな管状腺で粘膜筋板まで達する．腺は小窩，腺頸部，腺体部，腺底部の 4 つの領域に分けられる（図 5-10）．小窩は粘液を細胞内に貯めた副細胞からできている．腺頸部には副細胞と壁細胞がある．腺体部の上部には壁細胞が多く，底部に近くなるに従って主細胞が多くなってくる．腺底部は主細胞の集団であり，少数の内分泌細胞も存在する．

壁細胞が分泌する胃酸は強酸であり殺菌作用を示す．このため，ヒトの胃の中の pH は空腹時でも pH 1〜2 と低く保たれている．これも消化管内の生体防御に役立っていると考えられる．主細胞が分泌する**ペプシノーゲン**（pepsinogen）は酵素の前駆体であり酵素活性がないが，胃酸によって pH 5 以下になると**タンパク質分解酵素活性**をもつ**ペプシン**（pepsin）に変換される（図 5-11）．ペプシンの酵素活性の至適 pH は約 2.0 である．また，強酸である胃酸は胃内容物中のタンパク質の立体構造を壊し，ペプシンによる加水分解を受けやすくする．

胃酸は水素イオン H^+ および塩素イオン Cl^- からできている．壁細胞は，分泌する胃酸から細胞を守るために微絨毛をたくさんもっている（図 5-12）．水素イオンは**プロトンポンプ**（**H^+, K^+-dependent ATPase** あるいは **H^+, K^+-ATPase**）によって K^+ と交換に細胞外へ分泌される．それぞれに異なる機序で分泌された H^+ と Cl^- から胃酸（塩酸）が産生される（図 5-12）．能動輸送のため多くのエネルギーが必要であり，細胞内にはミトコンドリアが著しく多い．また，壁細胞は基底膜側に各種の受容体（レセプター）をもっている．**アセチルコリンレセプター**（M_3 受

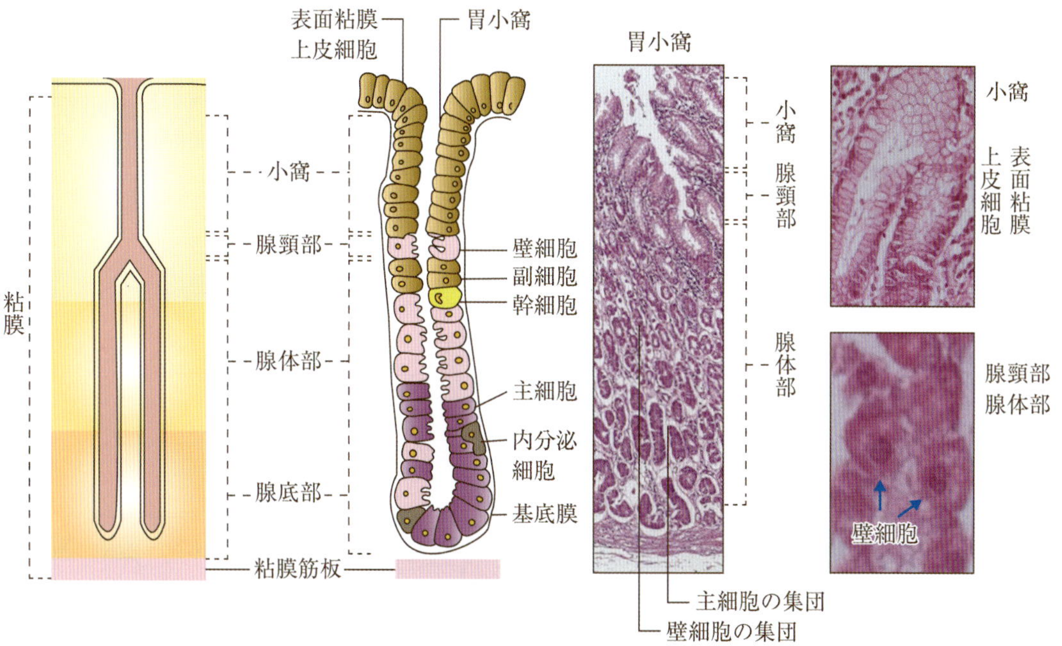

図 5-10　胃の組織（胃底腺）

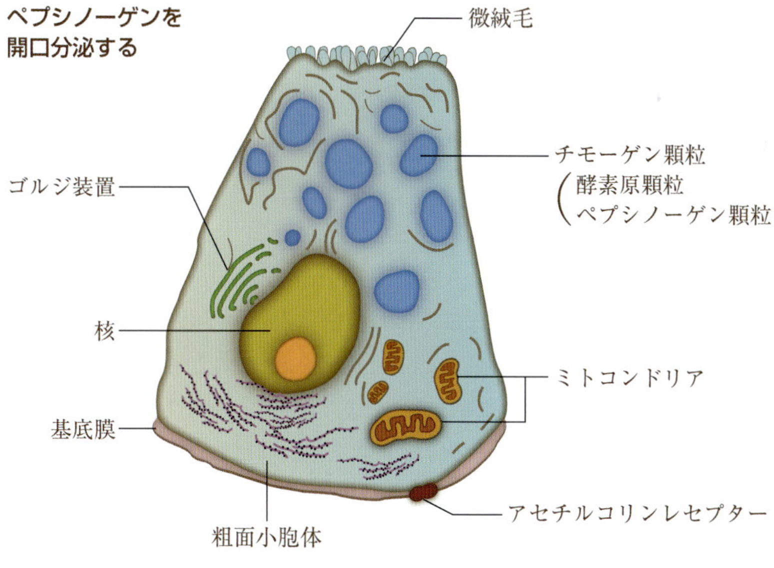

図 5-11　胃粘膜の細胞（主細胞）

容体），**ヒスタミンレセプター**（H_2 受容体），**ガストリンレセプター**（CCK2 受容体，別名 CCK-B 受容体）である（図 5-13）．神経から分泌される伝達物質や血中からくる消化管ホルモンのシグナルをこれらの受容体で受け取り，胃酸分泌が促進される．例えば，胃粘膜にある**腸クロム親和性細胞様細胞**（enterochromaffin like（ECL）cell）は，幽門部の G 細胞から分泌される**ガストリン刺激**により**ヒスタミン**を分泌する．ヒスタミンは，壁細胞のヒスタミン H_2 レセプターを介して胃酸の分泌を亢進させる．また，ガストリンは壁細胞も直接刺激する（図 5-13）．

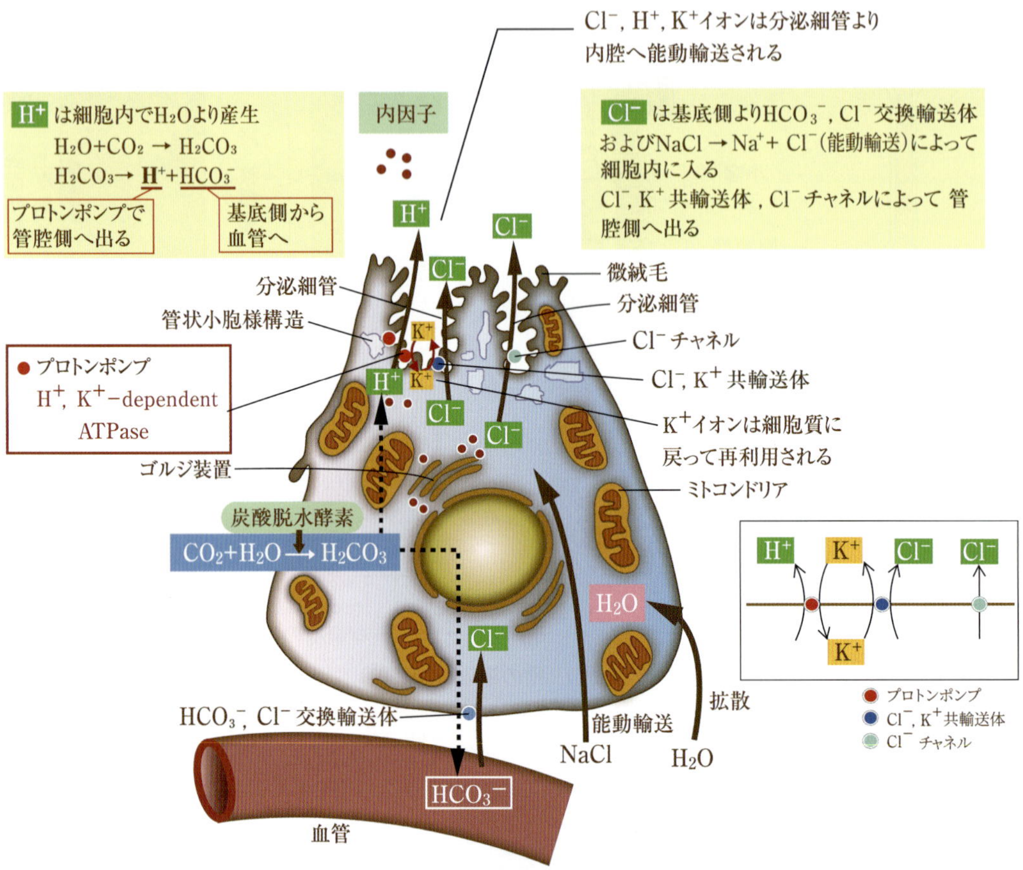

図 5-12　壁細胞の胃酸分泌

壁細胞の重要な役割は，もう 1 つある．**ビタミン B$_{12}$**（シアノコバラミン cyanocobalamin）を吸収するために必要なムコタンパク質である**内因子**（intrinsic factor）を分泌することである．ビタミン B$_{12}$ は内因子と結合し複合体をつくる．この複合体が小腸上皮で Ca^{2+} 存在下で血中に吸収される．胃の摘出手術を受けると無塩酸症（achlorhydria）となるとともに，この内因子が分泌されずビタミン B$_{12}$ が吸収されなくなる．この結果，ビタミン B$_{12}$ 欠乏性貧血を生じる．自己免疫機序などにより萎縮性胃炎を起こすと内因子の分泌が低下し，同様の貧血を起こす．これを悪性貧血《あくせいひんけつ》という．

胃粘膜表面には，表層粘膜上皮細胞（表面上皮細胞）や副細胞が分泌する粘液でできたゲル状の粘液層があり，胃酸やペプシンなどから粘膜を保護している（図 5-14）．また，表層粘膜上皮細胞から粘液被覆に分泌される HCO_3^- も H^+ を緩衝することによって表面を弱酸性に保ち，粘膜保護に役立っている．

3）**幽門腺**

幽門部にあり，副細胞が粘液を分泌し胃粘膜の細胞を消化酵素から守る．**幽門腺**（pyloric gland）には内分泌細胞の **G 細胞**があり，消化管ホルモンである**ガストリン**（gastrin）を血液中に分泌している（内分泌）．ガストリンは，前述したように壁細胞がもつガストリンレセプターを介して胃酸分泌を促進させる作用をもつ．また，内分泌細胞の **D 細胞**があり，ガストリンの遊離を

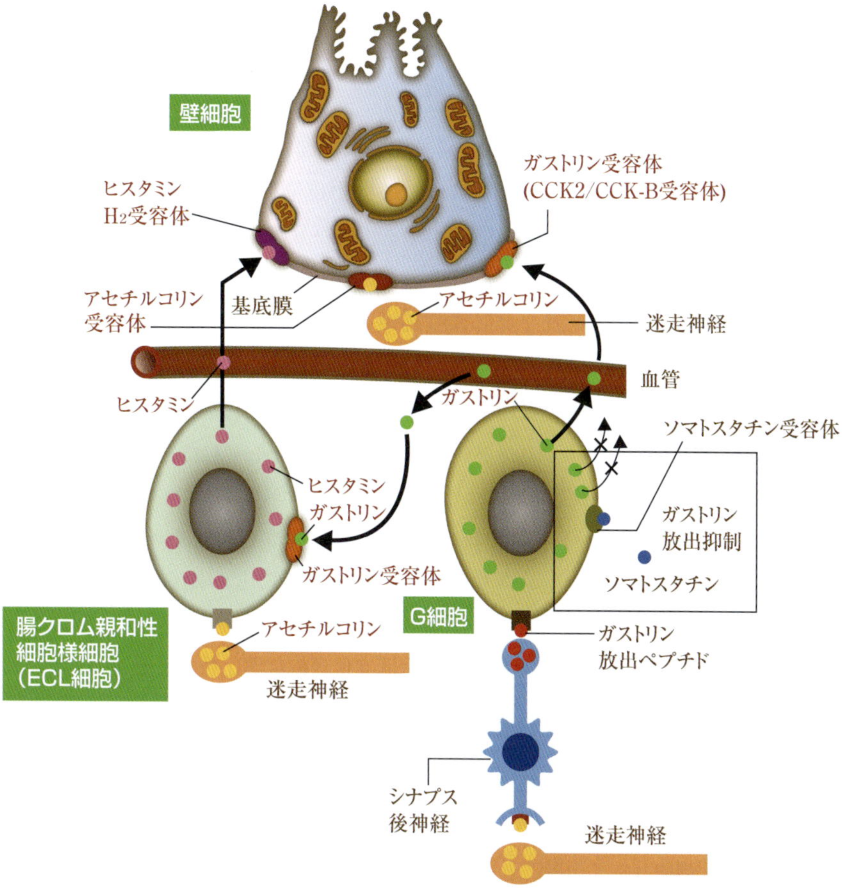

図 5-13　壁細胞の胃酸分泌促進の機構

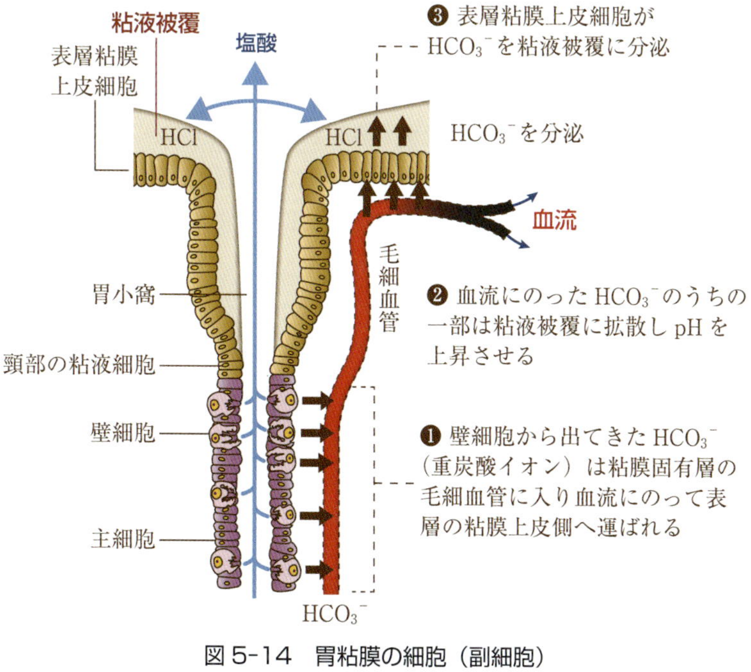

図 5-14　胃粘膜の細胞（副細胞）

抑制するはたらきをもつ消化管ホルモンである**ソマトスタチン**を内分泌する．

(4) 胃液分泌の調節機構

1日約1〜2リットルの胃液が分泌される．胃液分泌は，**頭相**《とうそう》，**胃相**《いそう》，**腸相**《ちょうそう》に分けられ，それぞれの相では支配神経の興奮や消化管ホルモンによって腺上皮細胞の分泌亢進あるいは抑制が起こり調節されている．例えば，主細胞からのペプシノーゲンの分泌は，迷走神経刺激（アセチルコリン）によって増加する．胃酸分泌調節などに関わるおもな消化管ホルモンを表5-2にまとめた．頭相では，食物の味覚，視覚，嗅覚刺激などにより迷走神経を介して胃液分泌が促進される．胃相では，胃の膨満や胃内容物の刺激により幽門部のG細胞から分泌されたガストリン，局所で分泌されたヒスタミンなどにより胃酸分泌が促進する．腸相では，胃内容物が十二指腸に入ることによって十二指腸から分泌されるセクレチン，ソマトスタチン，胃抑制ペプチド（gastric inhibitory peptide：GIP，glucose-dependent insulinotropic peptide ともいう），コレシストキニンによって胃酸分泌が抑制される．GIPは小腸壁にあるK細胞から分泌される消化管ホルモンで，胃液分泌や胃の運動を抑制するほか，膵臓からのインスリン分泌を促進することが知られている．

表5-2　胃酸分泌などに影響を及ぼす代表的な消化管ホルモン

	産生細胞	主な作用
ガストリン	G細胞（胃幽門部）	胃酸分泌促進
セクレチン	S細胞（十二指腸）	胃酸分泌抑制
ソマトスタチン	D細胞（胃幽門部，十二指腸）（消化管，膵臓）	胃酸分泌抑制
GIP	K細胞（十二指腸，上部小腸）	胃酸分泌抑制
コレシストキニン	I細胞（十二指腸，空腸）	胃酸分泌抑制，幽門括約筋収縮

(5) 胃での食物消化

胃に送られた食塊は，小腸で消化可能な大きさの粒子になるまで胃内に貯蔵され，直径2mm以下の大きさになると幽門から十二指腸へ少量ずつ移送される．胃では，ペプシンと塩酸によりタンパク質の分解が起こる．強い酸性の消化液と幽門前庭部で混和攪拌され粥状になった食物は，十二指腸に運ばれた後に，そこで分泌される膵液によってpHが中和される．

(6) 胃の運動

消化管では，食前空腹時と食後ではまったくパターンの異なる運動がみられる．空腹時収縮（interdigestive contraction）と食後時収縮（postprandial contraction）であり，これらの収縮は神経性および体液性に調節されている．

胃壁の3層の平滑筋による運動は，機械的消化に役立っている．食事をすると，まず胃体部が弛緩し食物を胃の中に受け入れる（receptive relaxation）．このような胃体部の弛緩によって，多量の食物を一時的に胃に蓄えることができる．その後，食物が徐々に粉砕・混和され，胃体部から胃前庭部の収縮（蠕動運動 peristalsis）が起こり，幽門括約筋がゆるむと食物は十二指腸へ排出される．

5-3-3 十二指腸の構造と役割

(1) 十二指腸の構造

胃から幽門を境に**十二指腸**（duodenum）がある．指を十二本並べた長さ（約 25 cm）であることがこの名前の由来で大きく弯曲した形をしている．後腹膜《こうふくまく》に埋まっていて腸間膜をもたない．膵臓からの膵管と胆嚢からの総胆管は十二指腸管腔内へ注ぐ直前の部分で合流し，この弯曲した部分に開口する．開口部は，ファーター乳頭とよばれる隆起としてみえる．

(2) 十二指腸の機能

胃の幽門よりゆっくりと送られてくる粥状の消化物を先の小腸（空腸，回腸）へ送る部分である．ファーター乳頭にはオッディの括約筋があり，十二指腸への膵液および胆汁の分泌を調節している．これらはアルカリ性で，胃から送られる酸性内容物の中和が起こる．このため，胃の内容物が pH 2〜3 であるのに対して，十二指腸内では pH 6 程度になる．これらの分泌調節には消化管ホルモンなどがはたらく．消化管ホルモンによる調節に関しては 5-5 で述べる（表 5-3）．

1）膵液

膵液は 1 日に約 1 リットル分泌される．膵液の 98 % は水で 2 % は消化酵素と無機イオンである．**重炭酸イオン（HCO_3^-）**を多く含むためアルカリ性で，胃から流入する酸性内容物を中和する．また，膵液中の消化酵素には，タンパク質分解酵素（酵素源の形で分泌），糖質分解酵素，脂肪分解酵素が含まれる（6-3 膵臓参照）．

COLUMN

新たな消化管機能障害

消化管障害は，消化管での炎症，潰瘍あるいは悪性腫瘍のような消化管の損傷によるものと感染症のような外的因子によるものがある．近年，消化管運動機能低下を誘発する疾患として機能性ディスペプシア（functional dyspepsia）という概念が加わった．患者の愁訴《しゅうそ》は，「食後のもたれ感あるいは早期飽満感（週に数回発生）」の食後愁訴症候群あるいは「みぞおちの痛み（心窩部痛《しんかぶつう》）あるいはみぞおちの焼ける感じ（心窩部灼熱感《しんかぶしゃくねつかん》）」の心窩部痛症候群である．かつて神経性胃炎あるいは慢性胃炎と診断されたほとんどの患者が該当すると考えられている．消化管機能障害は所見として認められるものの，内視鏡検査をはじめ，様々な検査を行っても，器質的な異常は発見できないことが大きな特徴である．消化管運動の主たる制御を行うのは自律神経である．この機能性ディスペプシアは，自律神経系を構成する交感神経と副交感神経の平衡不全と考えられている．実際に本症候群の治療薬は，副交感神経系を賦活化する薬物が用いられることから，副交感神経系の機能低下が発症に関与すると推察される．

2）胆汁

胆汁の構成成分は胆汁酸，リン脂質，コレステロール，胆汁色素であり，胆汁そのものは消化酵素を含んでいない．しかし，脂肪の消化と吸収において重要である（6-1 肝・胆道系参照）．

5-4　下部消化管

下部消化管（lower gastrointestinal tract）は，小腸（空腸，回腸），結腸，直腸，肛門までをいう．おもな役割は部位によって異なる．小腸では消化された食物からの栄養素の吸収，結腸では水分吸収による食物残渣の濃縮，直腸から肛門ではおもに排泄準備および排泄である．直腸の粘膜は物質を吸収する能力もあるため，薬の中には直腸からの吸収を利用した坐剤という剤形がある．直腸上部の静脈はほかの消化管部位の静脈と同様に門脈に合流するが，直腸中部および下部血管は門脈に合流しない．このため，ここから吸収された薬は肝臓を通る前に全身を回り，肝臓による初回通過効果とよばれる薬の分解を免れる．このように，直腸は有用な薬の投与経路となる．

5-4-1　小腸の構造と役割

小腸（small intestine）は長さ約 6.5～7.5 m で，前述のように，十二指腸は後腹膜にあるが，空腸（jejunum）および回腸（ileum）部分は腸間膜で後腹壁からぶら下がるような構造で，腹腔内中央に納まっている（図 5-15）．空腸と回腸の境界は明瞭ではないが，空腸が約 40 %，回腸が約 60 %を占める．下部消化管に属する小腸のおもな機能は消化管管腔内で消化された食物から栄養素を体内へ吸収することである．

小腸は，図 5-16 に示すように，粘膜が粘膜筋板から大きく隆起することによってできた輪状ヒダをもつ．このヒダは特に空腸でよく発達していて，回腸末端ではみられなくなる．**輪状ヒダ**の表面には粘膜固有層によって上皮が押し上げられてできた**腸絨毛**（intestinal villi）とよばれる隆起が密集している．さらに，この絨毛の表面を覆う円柱上皮（吸収上皮）の管腔側には**微絨毛**（microvilli）がある．微絨毛で覆われた部分は絨毛表面にたくさんの毛が生えているようにみえるため，微絨毛が密集している部分を**刷子縁**《さっしえん》（brush border）とよぶ．こうした隆起に富んだ小腸の構造は，吸収を効率よく行うために食物消化物と接する表面積を大きくするのに役立っている．

腸絨毛の上皮細胞の大部分は微絨毛をもつ吸収上皮細胞であり，粘液を分泌する杯細胞も所々に見られる（図 5-16，図 5-17）．粘液は，小腸の内面を保護する役割をもつ．図 5-17 に示すように，絨毛の根元には，粘膜上皮が落ち込んでできた**陰窩**《いんか》（腸陰窩，腸腺，リーベルキューン腺（Lieberkühn gland）ともいう）がある．陰窩下部では未分化の細胞（図 5-17，幹細胞）が分裂，増殖し，新生細胞は絨毛の吸収上皮細胞や杯細胞に分化して，古くなって表層からはがれてしまった細胞と入れ替わる．また，陰窩の底には，エオジン（酸性色素）によって赤く染まる多数の顆粒を持つ**パネート細胞**（Paneth cell）やセロトニンを分泌する内分泌細胞がある．粘膜上皮の下の粘膜固有層には豊富な毛細血管網があり，上皮細胞を養うとともに吸収された栄養物を血液中に吸収する．また，絨毛の中央には**乳ビ管**あるいは**中心乳ビ腔**とよばれるリンパ管があり，吸収された脂肪を取り込む．固有層にはこのほかにリンパ小節があり，細菌やウイルスなどの病原体の侵入を防

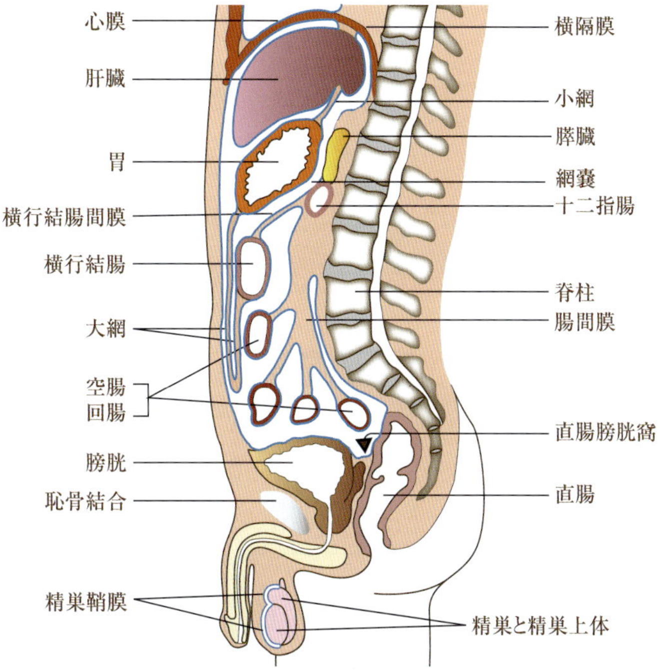

腹部の矢状断面

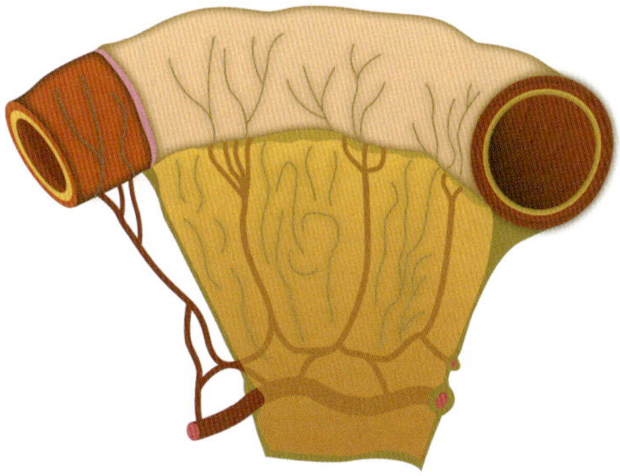

図 5-15　空腸と回腸の位置（上），外観（下）

ぐ．リンパ小節の集団を**パイエル板**（Peyer's patches：集合リンパ小節）という．

(1) 小腸の役割——膜消化と吸収

おもな栄養素（糖質，タンパク質，脂質）の**管腔内消化**（空腸に至るまでの消化管で生じる消化）および小腸における最終的な消化（**膜消化**）と**吸収**の過程は次のとおりである．

1）糖質（図 5-18）

糖質（炭水化物）は身体のエネルギー源として使われる．一般に炭水化物は大きな分子で，多糖類，オリゴ糖，二糖類である．しかし，体内に吸収されるには単糖類まで分解される必要がある．小腸上皮から吸収できる単糖としては，グルコース，ガラクトース，フルクトースがある．

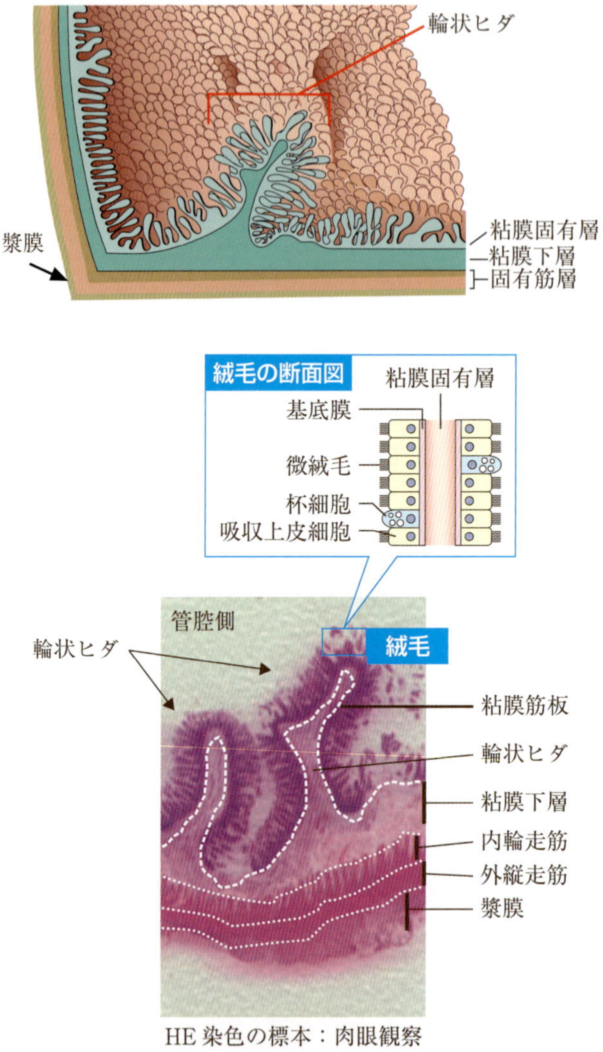

図 5-16　小腸の輪状ヒダと絨毛

① 管腔内消化

炭水化物の消化は，まず，口腔内で唾液に含まれるα-アミラーゼとの混和からはじまる．α-アミラーゼはデンプンやグリコーゲンのα-1,4-結合を不規則に切断し，多糖，マルトース，オリゴ糖にする．α-アミラーゼは膵臓からも分泌され，管腔内で食物のデンプンを分解し続ける．

② 膜消化（終末消化）

小腸吸収上皮の微絨毛膜上には，オリゴ糖と二単糖のグリコシド結合を加水分解する酵素であるオリゴサッカリダーゼ（oligosaccharidase）（α-デキストリナーゼ α-dextrinase，マルターゼ maltase，スクラーゼ sucrase，ラクターゼ lactase）があり，これらの基質を膜上で分解する（図 5-18）．

③ 吸収

吸収上皮表面で膜消化された糖の吸収には担体が必要である．グルコースとガラクトースは微絨

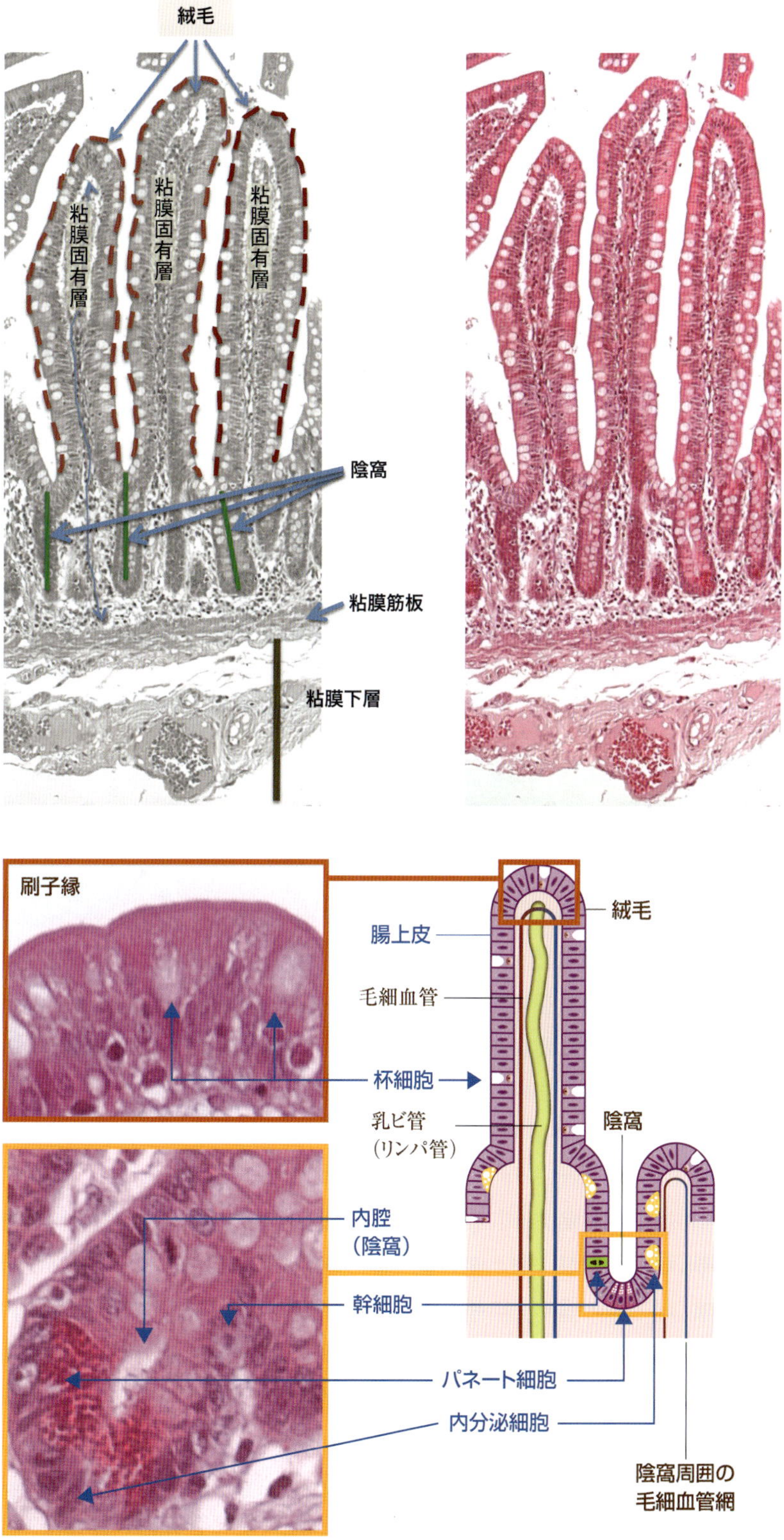

図 5-17　絨毛と陰窩の構造

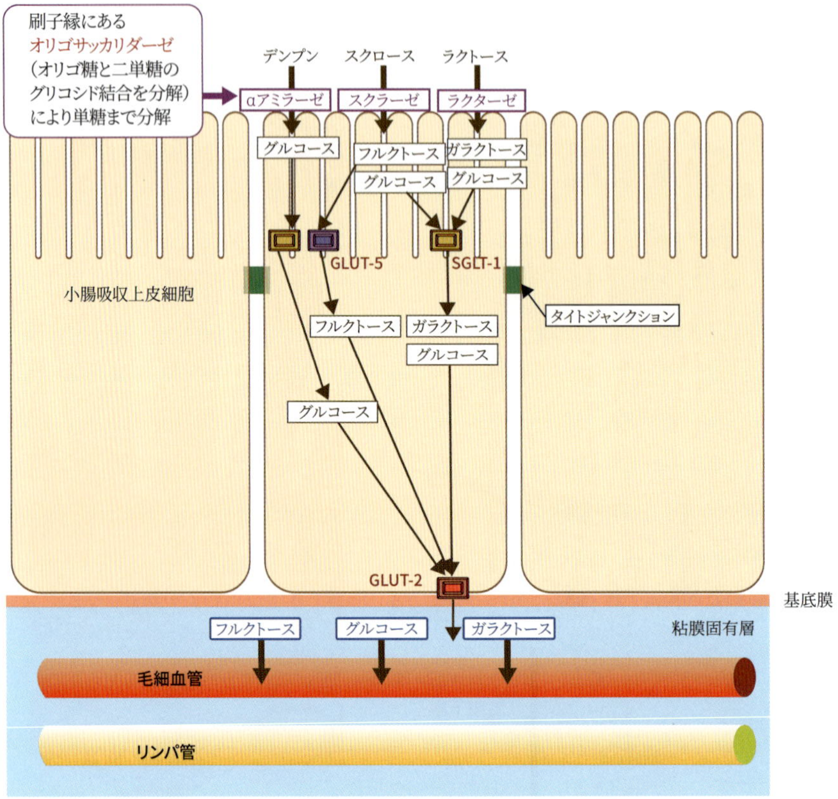

図 5-18　糖質の吸収

毛上の Na^{+}依存性グルコース輸送体 -1（SGLT-1：sodium dependent glucose transporter-1）による二次性能動輸送で小腸上皮細胞内に取り込まれる．取り込まれたグルコースとガラクトースは，その後，基底膜側にある糖輸送担体（GLUT-2：glucose transporter-2）を介して濃度勾配によって細胞外へ輸送され血管内に吸収される．このような濃度勾配を利用した担体による輸送を**促進（促通）拡散**という（3-2 膜輸送参照）．一方，フルクトースは GLUT-5 を介して細胞内に輸送された後，基底膜側からは GLUT-2 を介して血管側に移動する．

2）タンパク質（図 5-19）

タンパク質は生体の組織を構成する基本的な物質である．私たちは植物由来，動物由来のタンパク質を食物として摂取しているが，多くの場合，これらを生物組織の形で体内に取り入れている．タンパク質の最小単位はアミノ酸で，これらがペプチド結合して大きな分子になったものである．体内に吸収するためには，これらをアミノ酸まで分解する必要がある．タンパク質を構成する 20 種類のアミノ酸のうち，生体内で合成できないアミノ酸は 9 種類ある．これらを**必須アミノ酸**（essential amino acid）といい，外界から摂取しなくてはならない．タンパク質は分子内に多くの結合を含むため，分解のための酵素にも多くの種類がある．また，タンパク質分解酵素は，自身の細胞を破壊してしまうため，不活性な酵素源（zymogen）の型で管腔内に分泌され，活性化されてはじめて効果を発揮する．タンパク質分解酵素は大きく 2 つに分けられる．タンパク質のアミノ酸配列の内部を分解する**エンドペプチダーゼ**（endopeptidase）と，アミノ酸配列の末端のペプチ

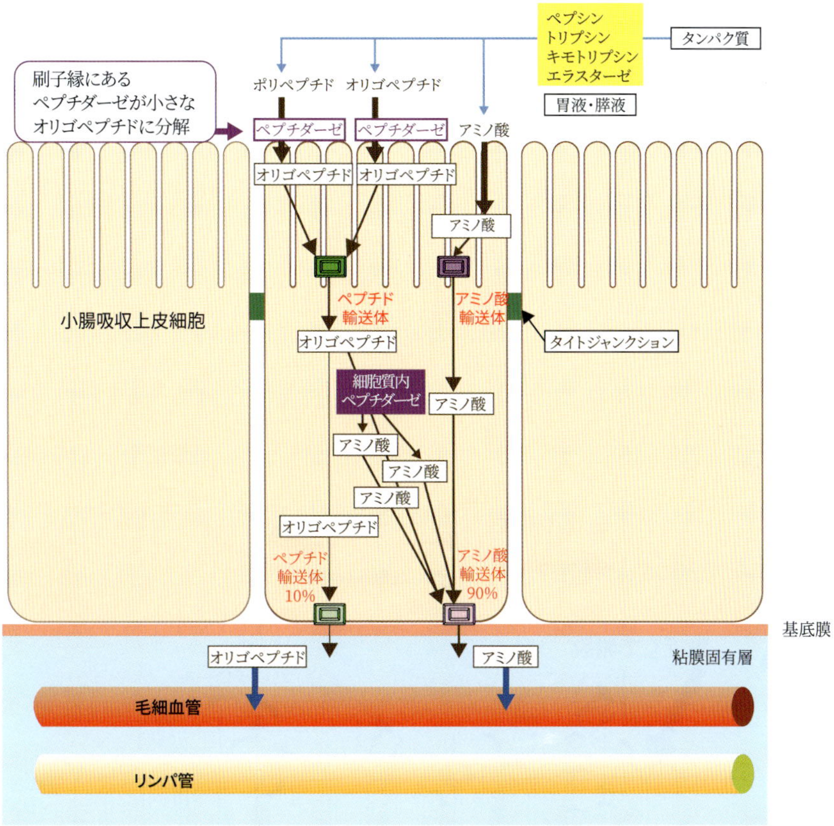

図 5-19　タンパク質の吸収

ド結合を分解する**エキソペプチダーゼ**（exopeptidase）である．両者がはたらくことによってタンパク質は効率よくアミノ酸に分解される．

① 管腔内消化

胃の主細胞からペプシノーゲンが分泌され，胃酸によって活性型のペプシンになる．膵臓からもトリプシン，キモトリプシン，エラスターゼ，カルボキシペプチダーゼなどのタンパク質分解酵素が酵素源の型で十二指腸に分泌される．これらのエンドペプチダーゼとエキソペプチダーゼがはたらき，食物中のタンパク質は管腔内で遊離アミノ酸とオリゴペプチドにまで分解される．

② 膜消化（終末消化）

遊離アミノ酸は小腸吸収上皮でそのまま吸収されるが，オリゴペプチドはさらに微絨毛刷子縁のカルボキシペプチダーゼやアミノペプチダーゼによる膜消化によって，遊離アミノ酸あるいは2～3個のアミノ酸の鎖であるペプチドに分解される．

③ 吸収

小腸上皮の微絨毛膜上のペプチド輸送体やアミノ酸輸送体を介した二次性能動輸送によって細胞内に入る．これらのうち，ペプチドで吸収されたものは細胞内のペプチダーゼによってアミノ酸まで分解される（細胞内消化）．間質側には促進拡散を行う輸送体があり，アミノ酸類は濃度勾配によって細胞外に出て血液中に吸収される．

3）脂質（図 5-20）

脂質は細胞膜構成成分であり，生存のための身体の保温材料でもあり，エネルギー源にもなる栄養素である．植物や動物からトリグリセリド，コレステロール，コレステロールエステル，ワックス，リン脂質などの脂質を食物として摂取している．同様に脂溶性ビタミンとして，ビタミンA，D，E，Kなどを摂取している．脂質の消化吸収には，親水性を高めた状態で消化する必要がある．

① 管腔内消化

トリグリセリドは，まず胃でタンパク質分解酵素によりタンパク質から離れ，攪拌されると小さ

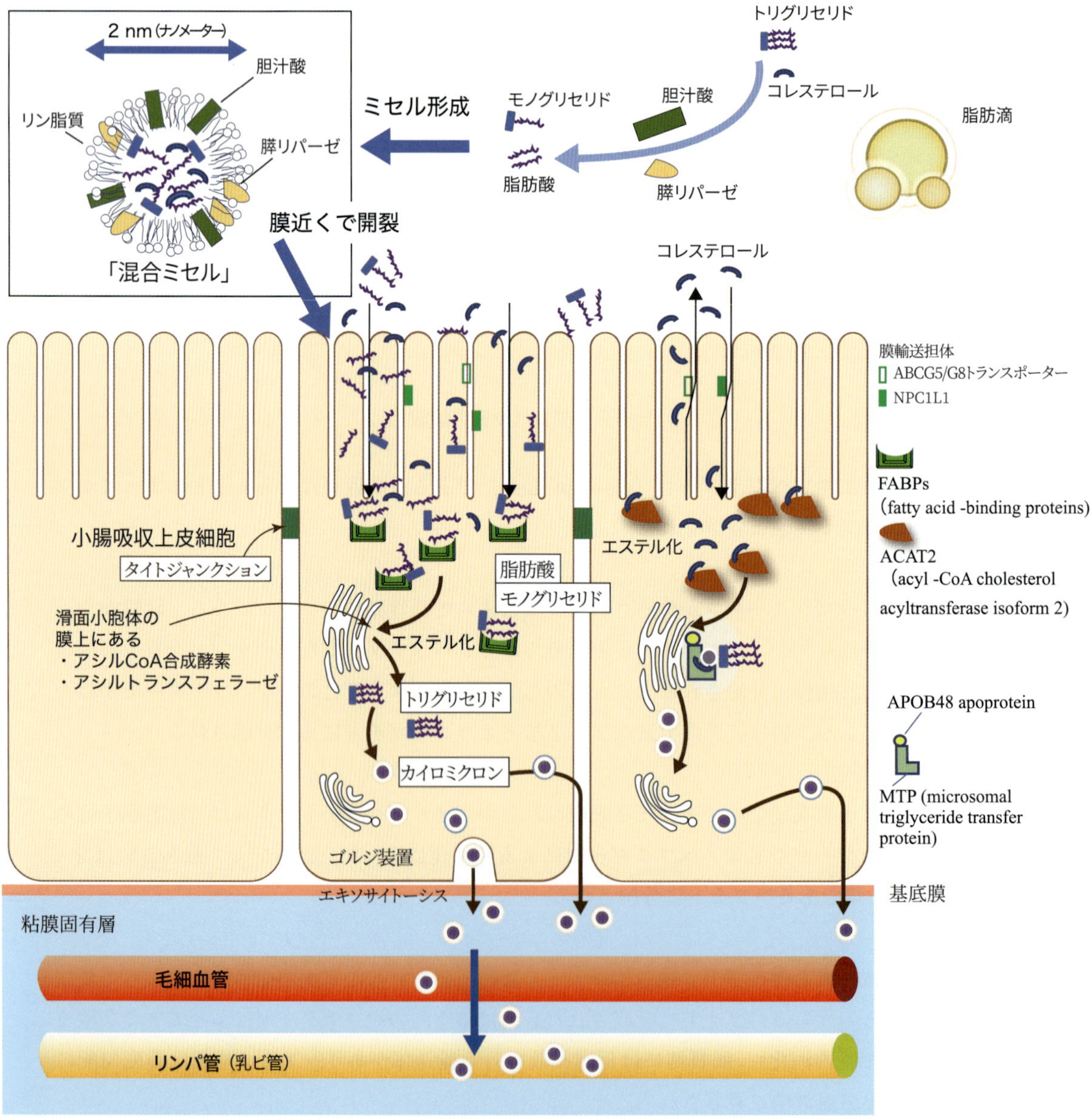

図 5-20　脂質の吸収

な脂肪滴となる．十二指腸に送られた脂肪滴は胆汁と混合攪拌され，ミセルを形成する．胆汁に含まれる胆汁酸には親水性部分と疎水性部分があり，ミセルは疎水性部分を内側に親水性部分を外側にした集合体であり，内側に脂溶性物質を保ちながら全体としては親水性の状態である．トリグリセリドは膵液中のリパーゼによって脂肪酸とモノグリセリドになり，胆汁酸によって混合ミセル（モノグリセリド，脂肪酸，コレステロール，脂溶性ビタミンなどを含むミセル）になる．

② 吸収

ミセルに含まれている脂質は，空腸の吸収上皮微絨毛表面でミセルが開裂し，単分子として上皮細胞内へ入る．このとき胆汁酸はそのまま管腔内に残る．脂肪酸とモノグリセリドは脂肪酸結合タンパク質FABPs（fatty-acid binding proteins）によって，滑面小胞体に運ばれ，膜上のアシルCoA合成酵素（acyl-CoA synthetase）とアシルトランスフェラーゼ（acyltransferase）によってトリグリセリドに再合成される．その後ゴルジ装置に運ばれて膜で囲まれた**カイロミクロン**（chylomicron）となる．コレステロールは微絨毛細胞膜上のニーマンピックC1様タンパク質（NPC1L1タンパク質）を介して細胞内に入るが一部はABCG5/G8トランスポーターによって管腔内に戻されそのまま排出される．細胞内のコレステロールはACAT2（acyl-CoA cholesterol acyltransferase isoform 2）によって滑面小胞体まで運ばれ，APOB48 apoprotein，トリグリセリドおよびMTP（microsomal triglyceride transfer protein）によって安定なカイロミクロンとなりゴルジ装置に運ばれる．カイロミクロンは上皮細胞の基底膜側に輸送され，エキソサイトーシスにより細胞外に出て，粘膜固有層内の中心乳ビ腔（乳ビ管）からリンパ管に入り，胸管を通って左静脈角から血液循環に入る（4-2 リンパ参照）．

(2) 小腸の運動

5-3-2 胃の項でも述べたように，消化管では，空腹時収縮（interdigestive contraction）と食後時収縮（postprandial contraction）といったまったく異なるパターンの運動がみられる．これらの収縮は神経性および体液性に調節されている．空腹時収縮とは，空腹時に起こる胃から小腸に伝わる収縮運動で，空腹による腹鳴《ふくめい》の原因となる．

小腸の食後時収縮により，**蠕動《ぜんどう》運動**，**分節運動**，**振子運動**が単独または複合的に起こる．

1）蠕動運動

小腸に限らず消化管全体で生じる運動である．輪走筋と縦走筋が協調して収縮することによってできた収縮輪が口側から肛門側へ伝搬する．この運動により内容物が小腸から大腸側へと運ばれる．

2）分節運動

輪走筋が一定の間隔で収縮と弛緩を繰り返すことにより，腸管が分節状になる．分節の途中でまた収縮が起こり，新たな分節ができる．この運動により内容物は収縮輪の両側に押しやられたり，収縮輪が消えて元に戻ったりすることによって消化液と混和される．分節運動では，内容物はその場で混和されるのみで，移送は生じない．

3）振子《ふりこ》運動

縦走筋が周期的に収縮と弛緩を繰り返すことにより，腸が長軸方向に伸びたり縮んだりする．これにより内容物は振子のように口側と肛門側の間を往復するため，消化液と混和される．振子運動では分節運動と同様に内容物は混和されるのみで，移送はされない．

5-4-2 大腸・肛門の構造と役割

(1) 大腸

大腸（large intestine）は長さ約 1.5 m で，**盲腸**（cecum），**上行結腸**（ascending colon），**横行結腸**（transverse colon），**下行結腸**（descending colon），**S 状結腸**（sigmoid colon），**直腸**（rectum）からなり，腹腔内を大きく一周するような形をしている（図 5-21）．大腸は，消化された食物残渣から水分を吸収して固形の大便を形成し，肛門へ送る．

大腸内腔には，輪状ヒダのような構造はなく，大きな隆起をもたない（図 5-22）．粘膜上皮は単層円柱状の吸収上皮からなり，杯細胞もみられる．上皮組織が粘膜固有層に入りこんだ**陰窩**《いんか》（腸

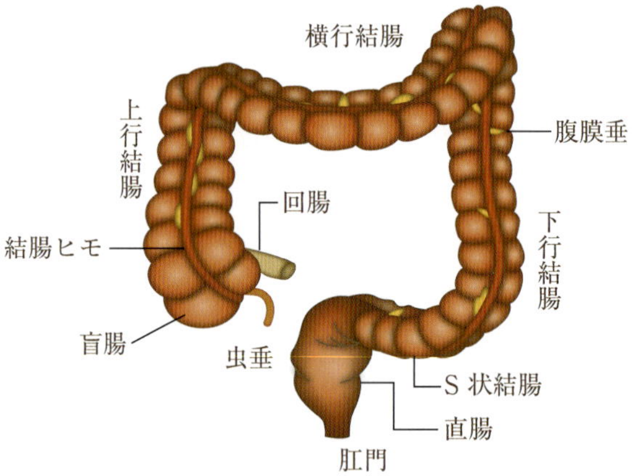

図 5-21　大腸の位置と外観

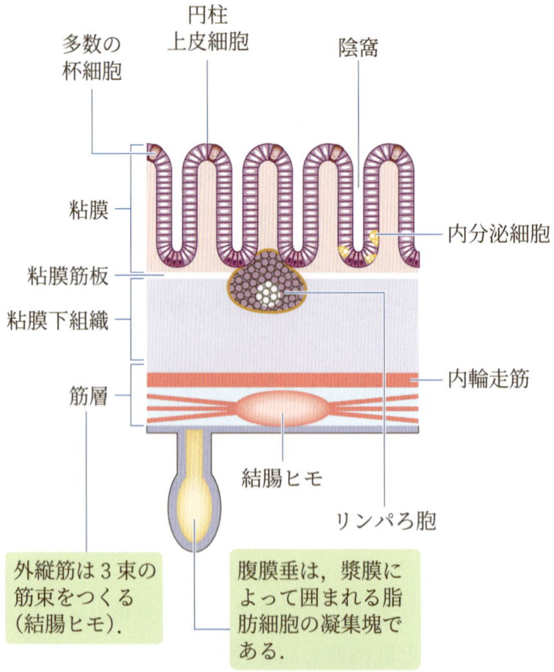

図 5-22　大腸の構造

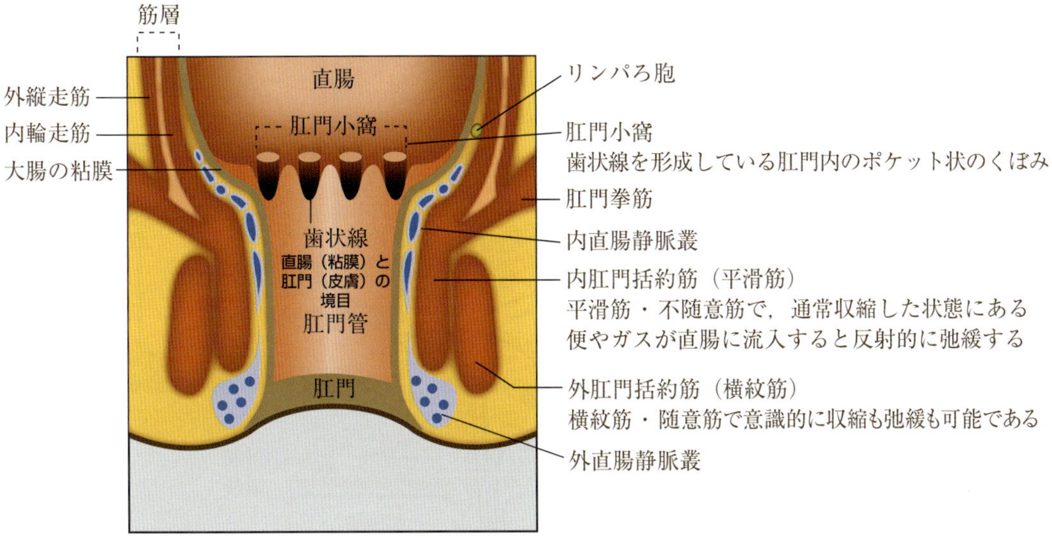

図 5-23　直腸と肛門

腺，リーベルキューン Lieberkühn 腺）があり，杯細胞は多いがパネート細胞はみられない．粘膜固有層，粘膜筋板，粘膜下層の構造は小腸とほとんど同じである．筋層は，内輪筋と外縦筋からなるが，小腸と異なり，外縦筋は集合して肉眼でも認められる3本のヒモ状構造（**結腸ヒモ**）をとる．大腸の外表面には，ところどころに漿膜によって囲まれた脂肪塊（腹膜垂《ふくまくすい》）がある．

大腸では，分節運動と蠕動運動によって便を直腸側に運ぶほか，結腸に貯まった内容物をまとめて直腸に押し出す大蠕動が1日に1〜2回起こる．

(2) 肛門（図 5-23）

肛門（anus）は大便を排泄する．直腸の粘膜上皮は単層円柱上皮であるが，歯状線から先の肛門管では口腔や食道上部と同じような重層扁平上皮に変わる．

排便は神経で調節されている．平滑筋でできた内肛門括約筋は通常収縮した状態にある．便やガスが直腸まで送られると，直腸壁の伸展などが刺激になり骨盤神経の求心性線維を介して脊髄（仙髄）の**排便中枢**に伝えられる．しかし，排便中枢は大脳からの抑制を受けているため，このままでは排便は起こらない．この刺激が大脳まで伝わり，便意をもよおす．排便可能な状況になると大脳からの抑制がなくなり，**骨盤神経（副交感神経）**の興奮によって直腸壁の筋の収縮と**内肛門括約筋**の不随意な弛緩が起こる．一方，**外肛門括約筋**は横紋筋（随意筋）でできていて，**陰部神経（運動神経）**の支配を受けている．このため，意識的にこの括約筋を弛緩させることで排便を助ける．このほかに，排便の際には横隔膜による呼吸運動が停止し，腹筋を緊張させて腹圧を上昇させる．また，蠕動運動も増加し，ともに便の排出を助ける．

5-5　消化管の神経支配と機能調節

消化管運動や分泌は，神経による調節と消化管ホルモンなどの液性因子（humoral factor）による調節を受けている（図 5-24）．

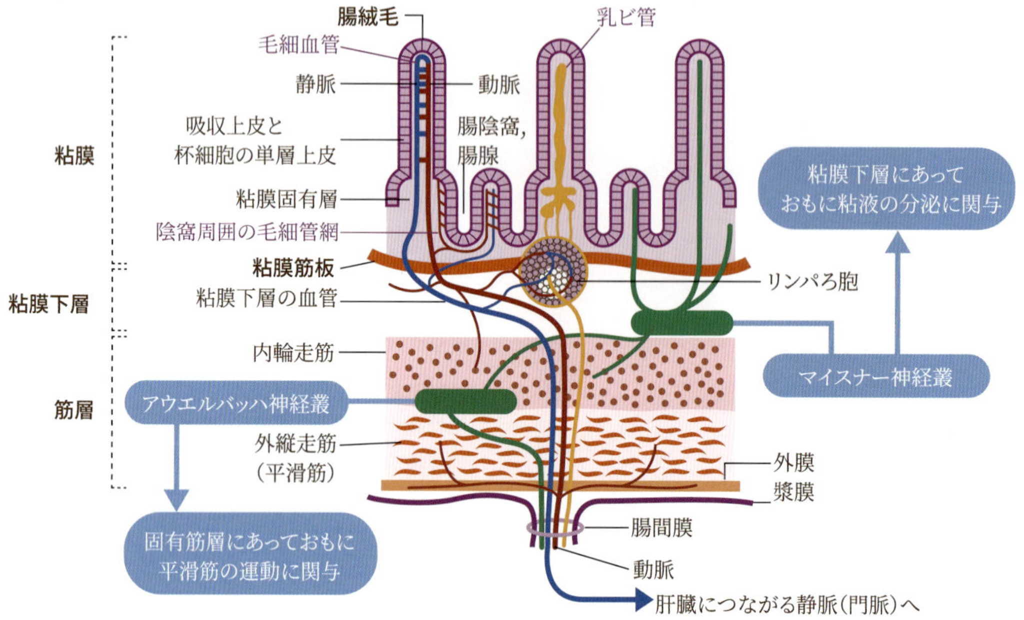

図 5-24　消化管の内在神経

(1) 神経支配によらない消化管運動（消化管運動の自動性）

消化管の固有筋層の平滑筋の細胞膜は，特徴的かつ自発的な脱分極を生じる（9-5-4 平滑筋の収縮様式を参照）．この自動性により消化管平滑筋は収縮と弛緩を繰り返す．

アウエルバッハ神経叢（plexus of Auerbach）付近や筋層の内部には**カハール間質細胞**（interstitial cells of Cajal：ICC）が分布している．このICCでは自動性を示す周期的な膜電位の変動がみられ，消化管平滑筋のペースメーカー細胞と考えられている．この膜電位変化はイノシトール三リン酸（IP_3）による周期的細胞内 Ca^{2+} 濃度変動と関連している．

(2) 神経支配による運動調節

消化管の平滑筋は交感神経と副交感神経で二重支配されている．この交感神経と副交感神経を**外来神経**（extrinsic nervous system）という（消化管の外から消化管壁内に入る神経という意味）．この外来神経のほかに，消化管の壁の中には神経叢がある．縦走筋と輪走筋の間にある**アウエルバッハ神経叢**と粘膜下組織に存在する**マイスナー神経叢**（plexus of Meissner）である．この2つの神経叢を**内在神経**（intrinsic nervous system）あるいは壁内神経（intramural plexus, intramural ganglion）という．これらの神経叢内の一部の神経細胞は外来神経の節後神経としてはたらき，中枢神経系を介した反射にも関与する．

1）外来神経

① 副交感神経

消化管を支配する副交感神経は，延髄から出る**迷走神経**（第X脳神経）と，仙髄（S2-S4）から出る**骨盤神経**である．この副交感神経の**節前神経線維（アセチルコリン作動性）**はアウエルバッハ神経叢とマイスナー神経叢に入る．神経叢では，副交感神経の節前神経線維は節後神経線維（アセチルコリン作動性）とシナプスをつくる．また，副交感神経節前線維の終末では交感神経節後線維がシナプスをつくり，シナプス前抑制する．副交感神経節後線維は神経叢から出て粘膜の分泌細胞や平滑筋に分布する．副交感神経の興奮は消化管の自発的収縮弛緩運動に対して**促進的**にはたらくとともに，括約筋の弛緩や消化管分泌を促進する．

② 交感神経

胸髄（T8-T12）および**腰髄**（L1，L2）に起始する交感神経節前線維は，**腹腔神経節**や**上・下腸間膜神経節**でシナプスをつくり，節後線維が消化管に入る．この交感神経の**節後神経**（**ノルアドレナリン作動性**）線維も副交感神経と同様にアウエルバッハ神経叢とマイスナー神経叢に入る．前述したように，神経叢では副交感神経節前線維の終末とシナプスをつくり，**シナプス前抑制**をする．また，交感神経節後線維の一部は腸管平滑筋と血管平滑筋を直接支配する．

交感神経の興奮は消化管の自発的収縮弛緩運動に対して**抑制的**に作用する（平滑筋弛緩，括約筋収縮）．

2）内在神経（＝壁内神経）

消化管の機能は，外来神経を切断した後でも維持される．これは，神経叢内の多くの神経細胞によって局所性に機能が調節されているからである．このため，消化管は第2の脳ともよばれ，内在神経系（腸神経系）は第3の自律神経系ともいわれている．

アウエルバッハ神経叢は縦走筋と輪走筋の間にあり，蠕動運動などの消化管運動を調節する．マイスナー神経叢は粘膜下組織にあり，腸管における消化液の分泌活性とイオン・水の輸送を調節している．マイスナー神経叢からは感覚受容器としてはたらく神経突起がでて消化管壁と粘膜に分布している（図5-24）．アウエルバッハ神経叢とマイスナー神経叢の間には神経による連絡があり，壁内神経叢には平滑筋，腺，消化管ホルモン分泌細胞を支配する神経のほか，介在神経や感覚神経が存在し複雑なネットワークを形成している．

内在神経叢では，神経ペプチド（GRP，VIP，サブスタンスP，ソマトスタチンなど），神経伝達物質（アセチルコリン，ノルアドレナリン，セロトニン，ドパミン，ヒスタミン，GABA，サブスタンスP，オピオイド類）などがATP，NOとともに局所に分泌されて，消化管機能を修飾している．

(3) 消化管分泌のシグナル

消化酵素や粘液の管腔内への分泌には，消化酵素や粘液などの開口放出（エキソサイトーシス）と，チャネルやポンプなどの機能性膜タンパク質による水や電解質の分泌がある．これらの消化管分泌は上皮細胞の基底膜側に存在する消化管ホルモンの膜受容体を介したシグナル伝達によって調節されている．また，外分泌腺は，交感神経と副交感神経からの二重支配を受けている．

(4) 消化管分泌や運動を調節する消化管ホルモン

消化管ホルモンとは，消化管内分泌細胞によって産生分泌される狭義の消化管ホルモンと消化管と神経系の両者に存在する脳腸ホルモン，腸神経叢に存在する神経ペプチドの3つを包括したよび方である．消化管ホルモン産生細胞は，胃，十二指腸，小腸などの消化管粘膜内に存在する内分泌細胞で消化管内に散在している．

消化管ホルモンの分泌は，摂取した食物（あるいは消化産物）による直接的な作用，消化管ホルモンによる内分泌作用と傍分泌作用，および神経によって調節されている．消化管内分泌細胞へのシグナル伝達の多くは7回膜貫通型Gタンパク質共役型受容体（G protein–coupled receptor）を介して伝わる．

消化管ホルモンの作用は3つある．

① 血液中に入り全身に作用する（内分泌作用）．

② 消化管壁内を拡散して作用（傍分泌作用）して消化液の分泌および消化管運動を制御する．

③ 自律神経終末に作用し腸神経叢のはたらきを修飾するとともに，ホルモン分泌を調節する．

これらの消化管ホルモンは，消化管運動機能の調節とともに分泌機能の調節も行っている．おもな消化管ホルモンを表5-3に示した．

表5-3　消化管ホルモン

消化管ホルモン		消化管部位：産生細胞	おもな作用部位：生理作用
ガストリン		胃幽門前庭部・十二指腸：G細胞	胃体部の壁細胞：胃酸分泌，ECL細胞：ヒスタミン分泌，胃主細胞：ペプシノーゲン分泌，胃・腸粘膜：成長促進
グレリン		胃：X/A–like[*1]細胞，膵島：A（α）細胞	下垂体前葉：成長ホルモン分泌，迷走神経：摂食亢進
ソマトスタチン		胃・十二指腸：D細胞，膵島：D（δ）細胞	胃：胃酸分泌抑制，ガストリン放出抑制，消化管運動の抑制，膵臓：インスリン分泌抑制
セクレチン		十二指腸・空腸：S細胞	胃：胃酸分泌抑制，胃粘膜上皮：増殖抑制，膵臓：重炭酸塩の分泌，膵組織の増殖，胆嚢：CCKの作用増強
インクレチン	GIP[*2]	十二指腸・空腸：K細胞	膵B（β）細胞：インスリン分泌促進，中枢神経系：摂食抑制
	GLP-1[*3]	十二指腸・空腸：L細胞	
コレシストキニン		小腸：I細胞，腸神経叢，中枢神経系	胆嚢：収縮，オッディ（Oddi）括約筋：弛緩，胃：内容物排出抑制，膵組織：増殖・酵素産生促進，セクレチンの重炭酸塩分泌作用増強，迷走神経：摂食抑制
モチリン		小腸：EC細胞，Mo細胞	胃・小腸：収縮運動（空腹時のみ）
Peptide YY（PYY），		回腸：L細胞，直腸：H細胞	胃：胃酸分泌抑制，膵臓：膵外分泌抑制
Neuropeptide Y（NPY）		交感神経系	胃：胃酸分泌抑制，膵臓：膵外分泌抑制
VIP/PACAP[*4]		腸管全体の腸神経叢	腸管：弛緩，膵臓：膵外分泌促進，インスリン分泌促進
P物質（substance P，サブスタンスP）		腸管全体の腸神経叢	腸管：消化管運動の亢進・抑制
ニューロテンシン		回腸：N細胞	胃：胃酸分泌抑制，内容物排出の抑制，膵外分泌抑制，排便促進
グアニリン		回腸，結腸	腸管：塩素イオンの分泌（細菌性下痢）

*1 X細胞あるいはA-like細胞とよばれる内分泌細胞である．胃以外にも，腸管，視床下部，下垂体，膵臓，腎臓，胎盤，精巣などで少量ではあるが産生が認められる．

*2 gastric inhibitory peptide：GIP

*3 グルカゴン様ペプチド-1（glucagon–like peptide-1：GLP-1），

*4 vasoactive intestinal polypeptide：VIP，pituitary adenylate cyclase activating polypeptide：PACAP

（小澤瀞司，福田康一郎監修，鯉淵典之（2014）標準生理学 第8版，p.991，表75-1，医学書院より一部改変）

●章末問題●

1）食道の上皮組織は何か答えよ.
2）食道から胃への入口の名称は何か，胃体部はどこか，胃から十二指腸への入口の名称は何か答えよ.
3）胃底腺の副細胞，主細胞，壁細胞の分泌するものは何か答えよ.
4）胃酸分泌の機構を説明せよ.
5）十二指腸付近の外分泌について説明せよ.
6）小腸の輪状ヒダ，絨毛，微絨毛について説明せよ.
7）大腸の機能について説明せよ.
8）肛門括約筋について説明せよ.
9）小腸の運動について説明せよ.
10）消化管ホルモン産生細胞とその消化管ホルモンの役割について述べよ.
11）消化管の神経による調節について述べよ.

6章

肝臓・胆囊・膵臓

消化管は口，食道，胃，小腸，大腸，肛門からなり，唾液腺，胆汁を分泌する肝臓，膵液を分泌する膵臓などの消化腺は消化管に消化液を外分泌している．このため肝臓・胆囊・膵臓は消化管とともに消化器系に属する．

6-1 肝・胆道系

私たちの身体の細胞は，生存して役割を果たすために栄養素が必要で，消化器官によって外界から体内に取り込んでいる．消化管から吸収したものは，まず門脈（portal vein）から肝臓に入る．肝臓（liver）は人体で最大の大きさの臓器であり，消化，吸収，栄養分の貯蔵，糖新生，解毒など，全身の細胞活動に関わる重要な役割を果たしている．ここでは，肝臓について機能と構造を関連づけて考える（図 6-1）．

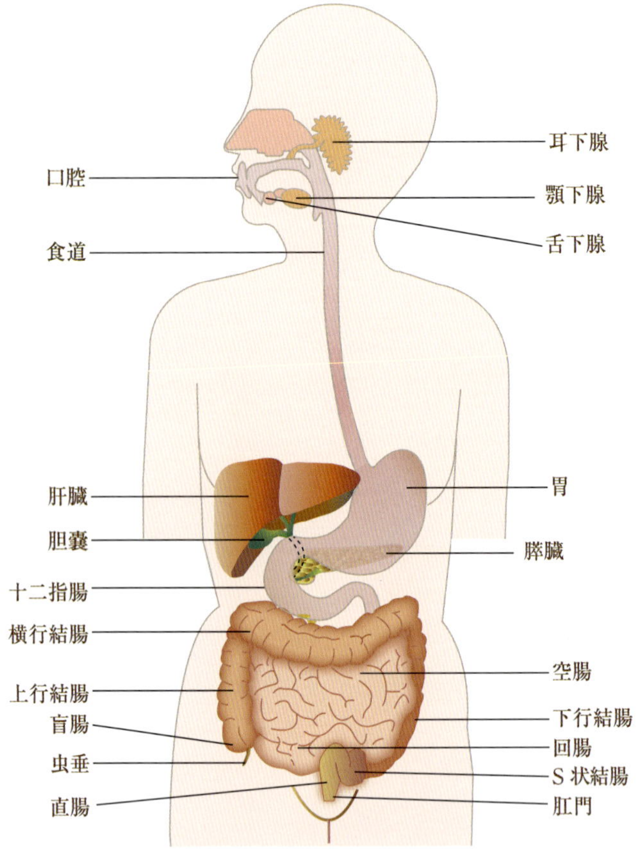

図 6-1　肝臓・胆嚢・膵臓

6-1-1 肝臓の構造

(1) 肝臓の位置と大きさ

肝臓は右上腹部に位置し，大部分は肋骨に囲まれた部分に存在し，上面は横隔膜に接している（図 6-2）．成人の肝重量は約 1.2〜1.5 kg で，体重の約 2 %に相当する．肝鎌状間膜によって右葉と左葉に分かれる．右葉は左葉の数倍大きく，後方からみると大きい右葉，小さい左葉，その間に方形葉，尾状葉がある（図 6-2）．

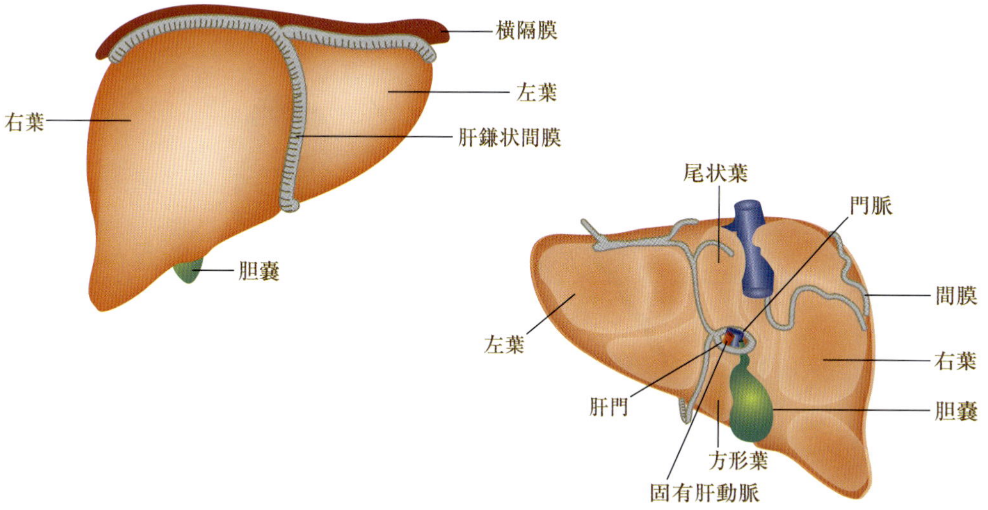

図 6-2　肝臓の位置と外観

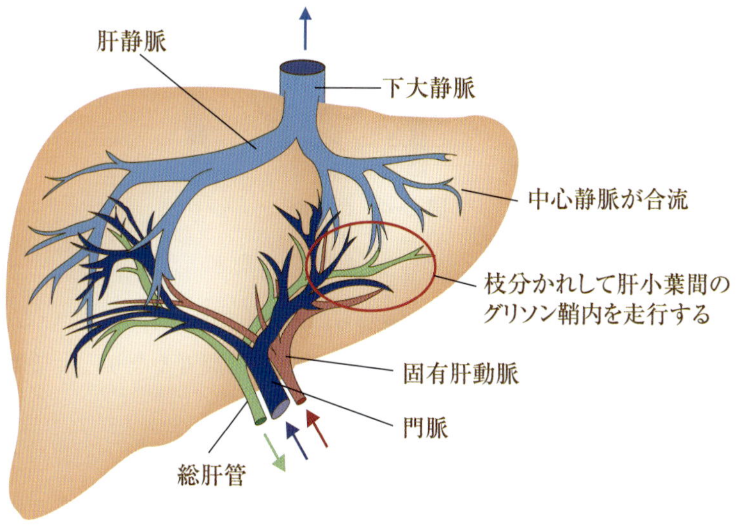

図 6-3　肝臓の血管系

(2) 肝臓の血管系（図 6-3）

肝臓に流れ込む血液，肝臓から出ていく血液について考えてみよう．通常，ある臓器へ血液が流れ込む血管は動脈で，出ていく血管は静脈である．しかし，肝臓には動脈と静脈，2 本の血管から血液が供給される．肝臓に流れ込む静脈が門脈であり，これは肝臓の機能と照らし合わせると理解しやすい．

1）肝臓に流れ込む血液を運ぶ血管は 2 種類——固有肝動脈と門脈（静脈）

肝臓の下面には，中央やや左よりに肝門とよばれる管の通る場所があり，血管（固有肝動脈と門脈），リンパ管，肝管，神経が通っている．固有肝動脈とは，肝臓に酸素を供給する動脈である．門脈は胃や腸から集まる静脈で（図 6-4），消化管で吸収した栄養（タンパク質，炭水化物）を豊

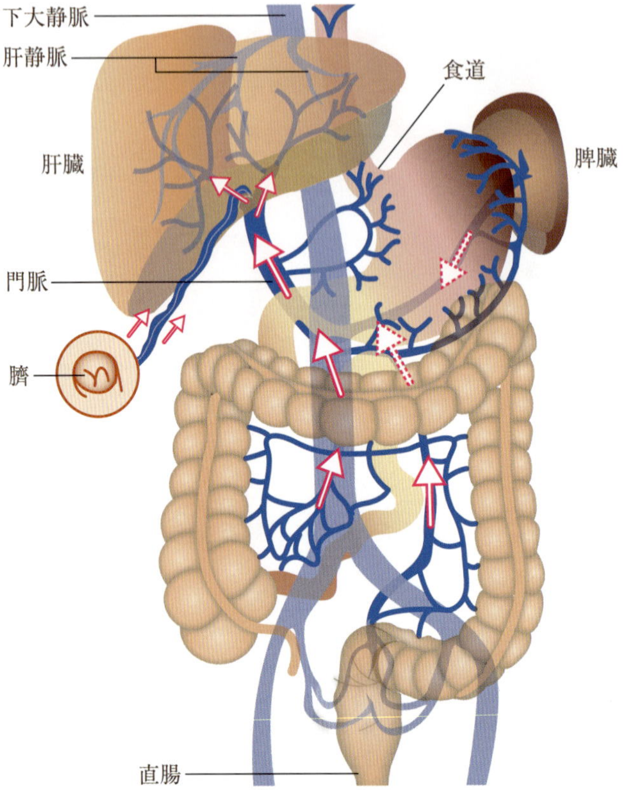

図 6-4　門　脈

富に含んだ血液が肝臓に流れ込む．脾臓や膵臓からの血液も門脈に合流している（図 6-4）．肝管は，肝臓の肝細胞が分泌する胆汁を運ぶ管で胆嚢管と合流し総胆管となり，十二指腸に接続している．

2）肝臓から出る血管は 1 種類——肝静脈

肝臓の後上面から数本の肝静脈が出て，下大静脈に合流する．

肝臓における血液の流れは次のようになる．

門脈→小葉間静脈↘
　　　　　　　　　洞様毛細血管（類洞）→中心静脈→肝静脈→下大静脈
固有肝動脈→小葉間動脈↗

（3）肝臓の単位

肝臓は，前述のように血液が 2 つの血管から流れ込み，非常に血液量が多く「血液の貯蔵」という役割を果たす（後述）．肝臓の実質を占めるおもな細胞は肝細胞である．多数の肝細胞が‘列’をつくり索状《さくじょう》に配列し血液はその間にある洞様毛細血管（類洞 sinusoidal capillaries, sinusoid）内を通過していく，肝臓には，構造や機能上の特徴から，肝小葉，門脈小葉，肝細葉の 3 種類の単位がある．この中でもっとも基本的な単位が肝小葉である．これは肝臓の外観からも肉眼でみることができる．

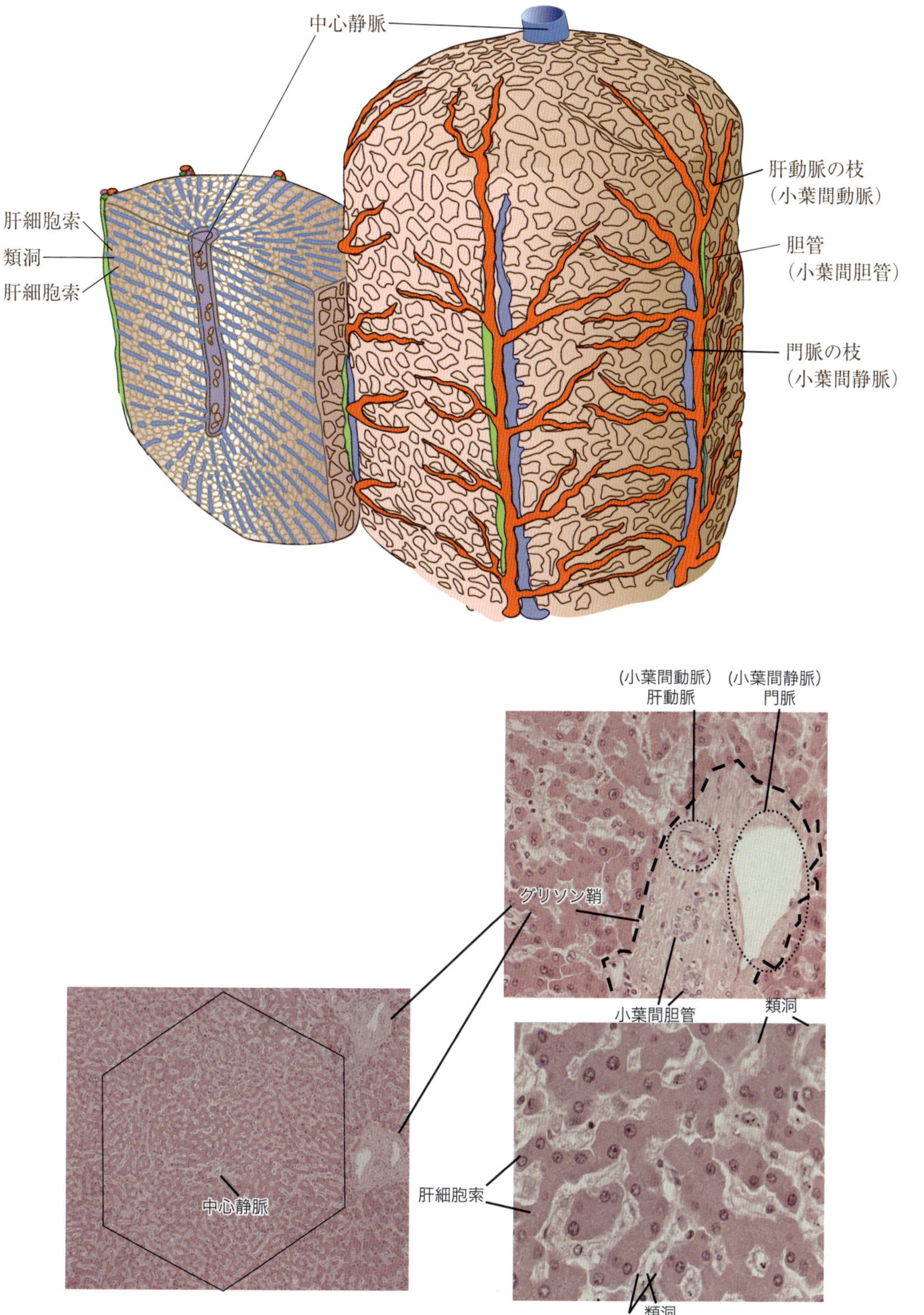
中心静脈
肝細胞索
類洞
肝細胞索
肝動脈の枝
（小葉間動脈）
胆管
（小葉間胆管）
門脈の枝
（小葉間静脈）
(小葉間動脈)
肝動脈
(小葉間静脈)
門脈
グリソン鞘
小葉間胆管
類洞
肝細胞索
中心静脈
内皮細胞
類洞

図6-5　肝小葉

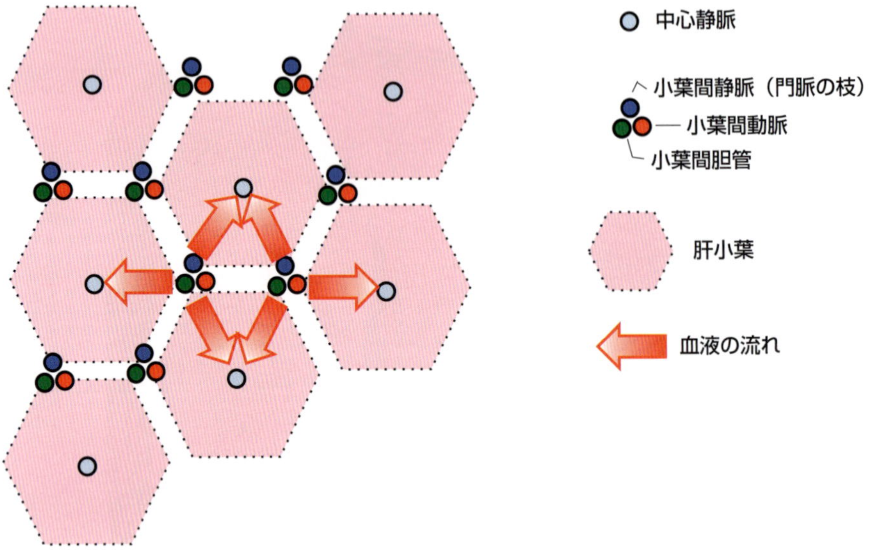

図 6-6　肝小葉の血液の流れ

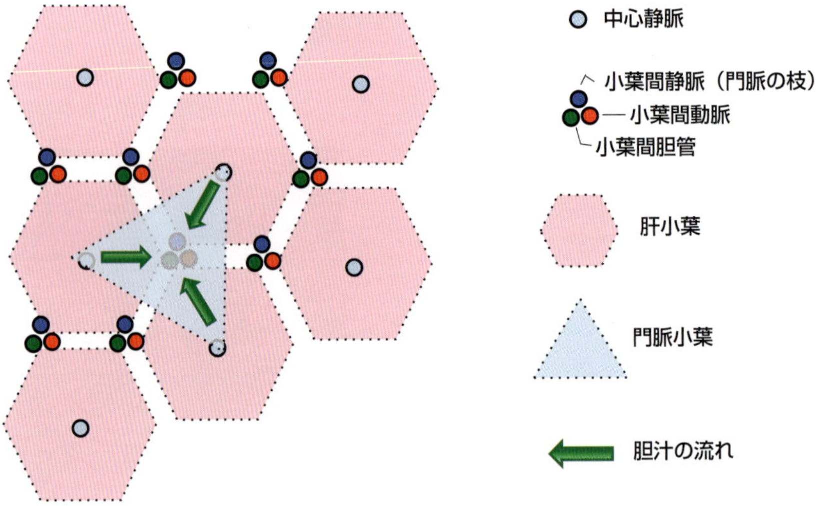

図 6-7　門脈小葉の胆汁の流れ

1）肝小葉（図 6-5，図 6-6）

肝臓は肝小葉とよばれる六角柱が多数集まった構造をしている．肝小葉は肝臓の構造・機能の基本単位である．肝小葉は整列して並んでいる肝細胞，血管，胆管，リンパ管の集合体である．六角柱のそれぞれの角には隣りの六角柱との間に小葉間結合組織（グリソン鞘《しょう》 Glisson's sheath）があり，‘肝の 3 つ組み（構造 portal triad）’とよばれる 3 種類の管が存在する．固有肝動脈の枝分かれした小葉間動脈（interlobular artery），門脈の枝分かれした小葉間静脈（interlobular vein），胆管（小葉間胆管 interlobular bile duct）である．このほかにグリソン鞘にはリンパ管もある．肝細胞は列をつくり整列し（肝細胞索），肝小葉の中央にある中心静脈に対して放射状に配列している．肝細胞索の側面にはシート状の内皮細胞の狭い壁にはさまれた洞様毛細血管（類洞）が存在し，血

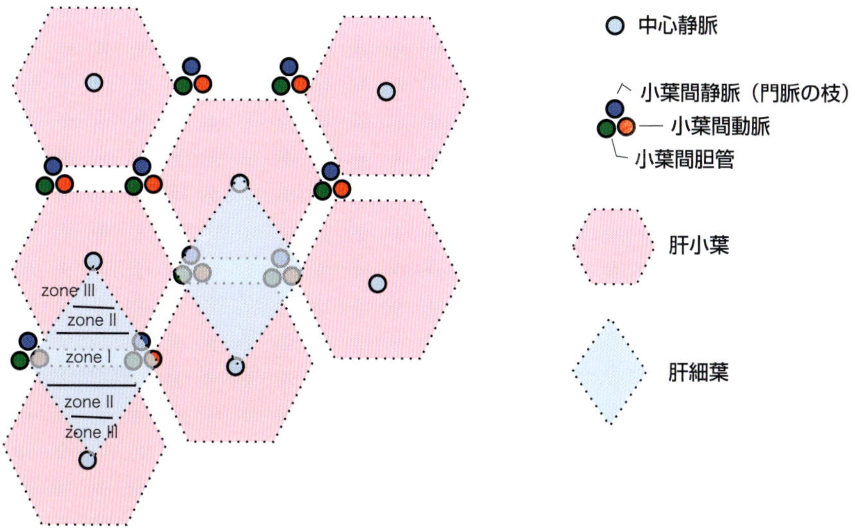

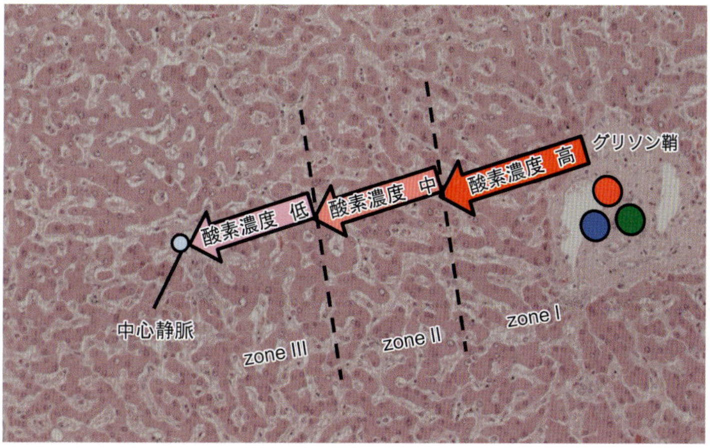

図 6-8　肝細葉と組織内酸素濃度

液はこの類洞を流れて中心静脈に合流する．グリソン鞘にある動脈と静脈からの血液はともに類洞に注ぐ．

2）門脈小葉，肝細葉（図 6-7，図 6-8）

門脈小葉とは，3つの中心静脈を結んだ三角形の中心部分に1つのグリソン鞘があり肝の3つ組みがみられる単位である（図 6-7）．この門脈小葉の領域の毛細胆管からの胆汁はこの中心部の小葉間胆管に集まる．胆汁の流れを中心にみた肝臓の機能単位ともいえる．一方，肝細葉とは，隣接する2つの門脈域を結んだ線を底辺とし，それぞれ両側の肝小葉の中心静脈を頂点とした2つの三角形をつなぎ合わせた菱形の領域である（図 6-8）．ここはさらに3つのゾーンに分けて考えられる．zone Ⅰは，類洞血液の酸素濃度がもっとも高い領域である．肝細胞は活発にグリコーゲンや血漿タンパク質を生成している．zoneⅢでは，中心静脈付近にあたり酸素濃度がもっとも乏しいため，この領域の肝細胞はもっとも先に低酸素によるダメージを受ける．zoneⅡは，zone ⅠとⅢの中間的領域である．門脈小葉と肝細葉は，いずれも肝臓障害や疾患を考えるときに有用な単位である．

6-1-2 肝臓のはたらき

肝臓は，血液の貯蔵など臓器全体としてのはたらきと，肝細胞が担う代謝，排泄，解毒，胆汁の生成など生命の維持に重要な役割を担っている．また，肝細胞以外に伊東細胞（Ito cell），クッパー細胞（Kupffer cell）などの役割も欠かせない．肝臓のはたらきは肝臓の構造・組織を考えると理解しやすい．

(1) 血液の貯蔵

2つの血管から入り込んだ血液は，肝臓内で多数分岐した血管や，肝細胞索の間にある類洞を通る．そのため，肝臓には多くの血液が存在する．

(2) 糖代謝

過剰なグルコースをグリコーゲンとして一時的に肝細胞内に貯蔵し，必要なときには糖へ変換する．肝細胞内には滑面小胞体が豊富にみられ，常にグリコーゲンとロゼット様（円形の装飾物のような）の構造物を形成している（図 6-9）．肝細胞に蓄えられたグリコーゲンはグルコースの予備として存在し，血糖値を維持している．また，ある種のアミノ酸をグルコースに転換する．

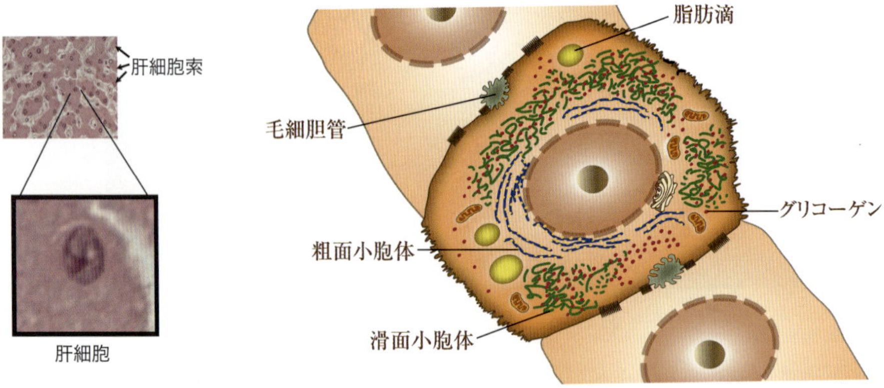

図 6-9　肝細胞の構造

(3) タンパク質代謝

肝細胞は粗面小胞体が豊富で，アルブミン，プロトロンビン，フィブリノーゲンなどの多くの血液凝固因子，ヘパリンなど，免疫グロブリン以外のすべての血漿タンパク質を合成する．病原体の破壊を担う補体も肝細胞がつくる．肝細胞の主要な産物であるアルブミンは血漿の膠質浸透圧を調節しているため，肝臓の病変によりアルブミンの産生が減少すると浮腫や腹水の原因となる．血液凝固は肝細胞が産生するフィブリノーゲン，プロトロンビンをはじめとする血液凝固因子に依存するため，肝臓の病変は出血傾向とも関係する．また，タンパク質の代謝産物であるアンモニアを尿素に変換することで，無毒な形で腎臓からの排泄を容易にする．

COLUMN
コレステロール代謝と疾患

コレステロールは，非常に安定な物質であり，肝臓で生合成されるほかに，食物から摂取される．生体内にあるコレステロールは細胞膜にあり，細胞膜のコレステロールは脂質二重膜に強度を与える．ただし，これが過剰摂取により生体内で必要とされる以上の量を摂取し続けると，脂質異常症（高コレステロール血症）の誘因となる．コレステロール代謝（異化）の中で量的に重要なのは，胆汁酸への変換である．胆汁酸は，胆汁に含まれる界面活性剤で，腸管での脂質の吸収に必須のものである．同時に，コレステロールのような脂溶性物質の（腸管内への）排出でも必須の物質である．胆汁酸に使用されるコレステロール量よりも，量的にははるかに少ないが，生体機能の調節で重要な役割を果たすのがステロイドホルモンである．これはコレステロールのコレスタン骨格を母核とする糖質コルチコイド，鉱質コルチコイド，性ホルモン（男性ホルモンおよび女性ホルモン）がある．さらに，コレステロールはビタミンDの生合成にも用いられる．

高コレステロール血症は，正常値を超えたコレステロールの血中濃度が持続する状態をさす．コレステロールは脂質なので，水が主成分となる血液（血漿）中では，低比重リポタンパク質（LDL）とエステル結合したLDL-コレステロールの形で存在する．血液中の過剰なLDL-コレステロールは，血管へのコレステロール沈着を誘発する．このLDL-コレステロールが酸化された酸化LDL-コレステロールは単球をマクロファージに活性化させ，血管組織に侵入する．血管組織に侵入したマクロファージは，LDL-コレステロールを異物として貪食する．この繰り返しで血管組織内にコレステロールが蓄積され，アテローム性硬化症（あるいはアテローム動脈硬化症）が誘発される．薬物を用いた治療戦略では，肝細胞でのコレステロール生合成を抑制する薬物，コレステロール排泄を促進させる薬物あるいは消化管でのコレステロール吸収を抑制する薬物が用いられる．

(4) 脂質代謝

コレステロール，中性脂肪，リン脂質などの脂質の合成，脂肪酸の分解，ケトン体の産生を行う．脂質のうち一部は脂肪滴として肝細胞に貯蔵する．多くは very low-density lipoprotein（VLDL，超低密度リポタンパク質）として血液中に分泌される．また，肝細胞は high-density lipoprotein（HDL，高密度リポタンパク質）をつくる．

(5) 胆汁の生成

胆汁は肝細胞が生成する．胆汁は脂肪の分解と吸収に必要である．生成された胆汁は隣接する肝細胞間に存在する毛細胆管に放出され，肝小葉内をグリソン鞘の方向に向かって流れ，ヘーリング管（Hering duct）を経てグリソン鞘内の小葉間胆管に注ぐ（図6-10，図6-11）．このように類洞内の血液と毛細胆管の胆汁は肝小葉内で逆方向に流れていることに注意しよう．

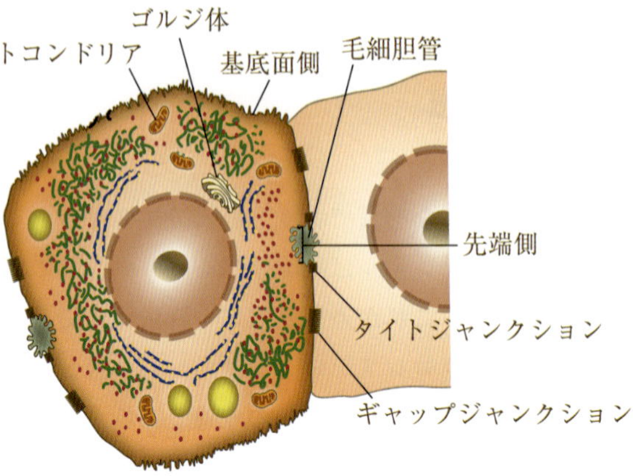

図 6-10　肝細胞と胆汁の生成と分泌

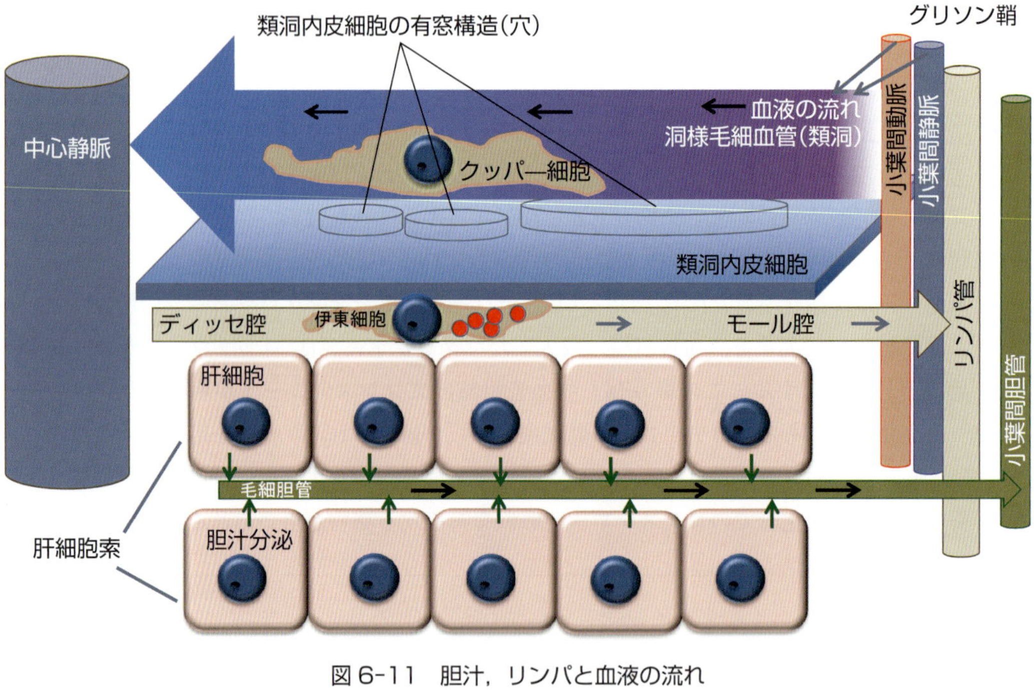

図 6-11　胆汁，リンパと血液の流れ

（6）有毒物質の無毒化

外因性，内因性の薬物や毒物等の解毒を行い排出しやすい物質に変換する．肝細胞には滑面小胞体が豊富に存在し，解毒機能に重要である．ステロイドやコレステロールのほかに薬物およびその他の毒物の解毒にも必要な酵素は滑面小胞体の膜上にある．代謝物は胆汁中に（一部はその後尿中に）排泄される．

(7) ホルモンや生理活性物質の代謝

性ホルモンの代謝，各種ビタミンの貯蔵，鉄，銅，コバルトなど，生体に必要な無機物質を貯蔵し，必要になると放出する．

ビタミンAは，ディッセ腔（space of Disse）（図6-11）に存在する伊東細胞（肝血管周囲星細胞）の細胞質に蓄えられる（図6-12）．伊東細胞はディッセ腔でコラーゲン線維と細胞外マトリックスを生成する．肝線維症，肝硬変という病態では，伊東細胞は筋線維芽細胞の特徴をもつ細胞に変化し，病態でのおもなコラーゲン産生細胞となる．病態時には，肝細胞，クッパー細胞，浸潤してきた筋線維芽細胞がディッセ腔に液性因子を放出し，伊東細胞および筋線維芽細胞のコラーゲンtype I，III産生が促進する．ディッセ腔のリンパ液はグリソン鞘に向かって流れ，リンパ管に流れ込むため，コラーゲンはグリソン鞘周囲に沈着する．このため肝の線維化はグリソン鞘周囲から生じる．

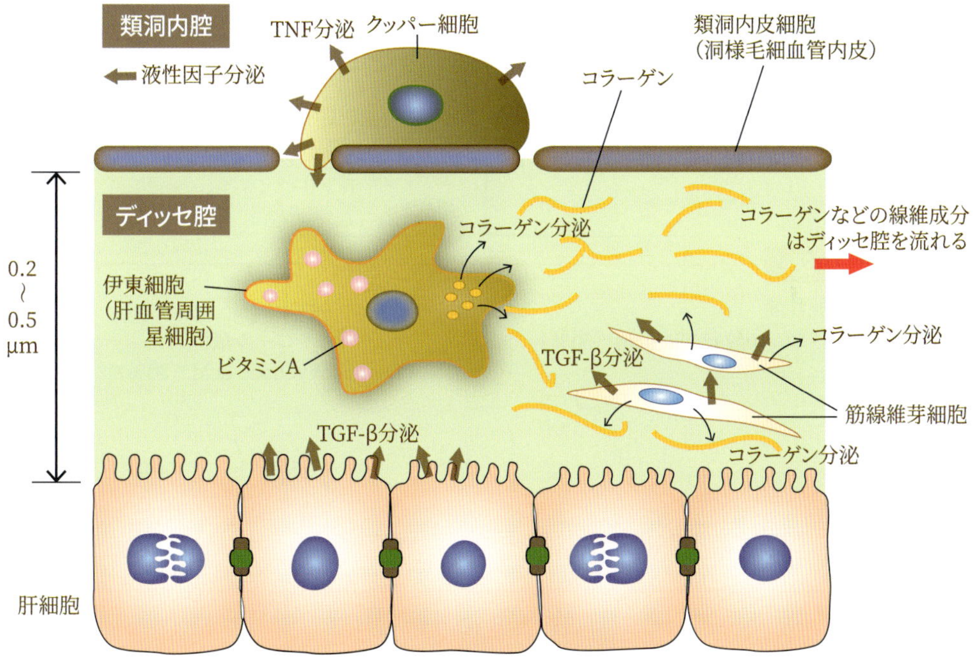

図6-12　類洞周囲細胞・クッパー細胞とディッセ腔内の伊東細胞（病態時）

(8) 生体防御機能

消化管から侵入した微生物は，腸の上皮より侵入し，血液にのって門脈から肝臓に運ばれる．類洞にいるクッパー細胞は，常在性マクロファージで，類洞を通る血液中の異物を貪食し処理する（図6-12）．リンパ液はディッセ腔内をグリソン鞘に向かって流れ，モール腔に至り，小葉間リンパ管に入る（図6-11）．

(9) 造血

胎生期には，造血臓器としてはたらく．生後の造血は骨髄で行われる．

6-1-3 胆 汁

胆汁の成分は胆汁酸，リン脂質，コレステロール，胆汁色素である．肝臓で肝細胞によりつくられ，総肝管で胆囊（gall bladder）に送られ，濃縮，貯蔵される．

(1) 胆汁酸

胆汁酸（コール酸，ケノデオキシコール酸）は，肝細胞においてコレステロールからつくられる．肝臓内で合成されるこの胆汁酸を一次胆汁酸とよぶ（図 6-13）．一次胆汁酸は，肝細胞内でタウリン抱合あるいはグリシン抱合されて胆汁中へ排出され，胆囊ではアルカリ性の胆汁酸塩（ナトリウム塩あるいはカリウム塩）として蓄えられる．十二指腸に放出された一次胆汁酸は，腸内細菌のはたらきで二次胆汁酸（デオキシコール酸，リトコール酸）となる．一次胆汁酸，二次胆汁酸は，それぞれ，遊離型，タウリン抱合型，グリシン抱合型の 3 つのタイプが存在する．

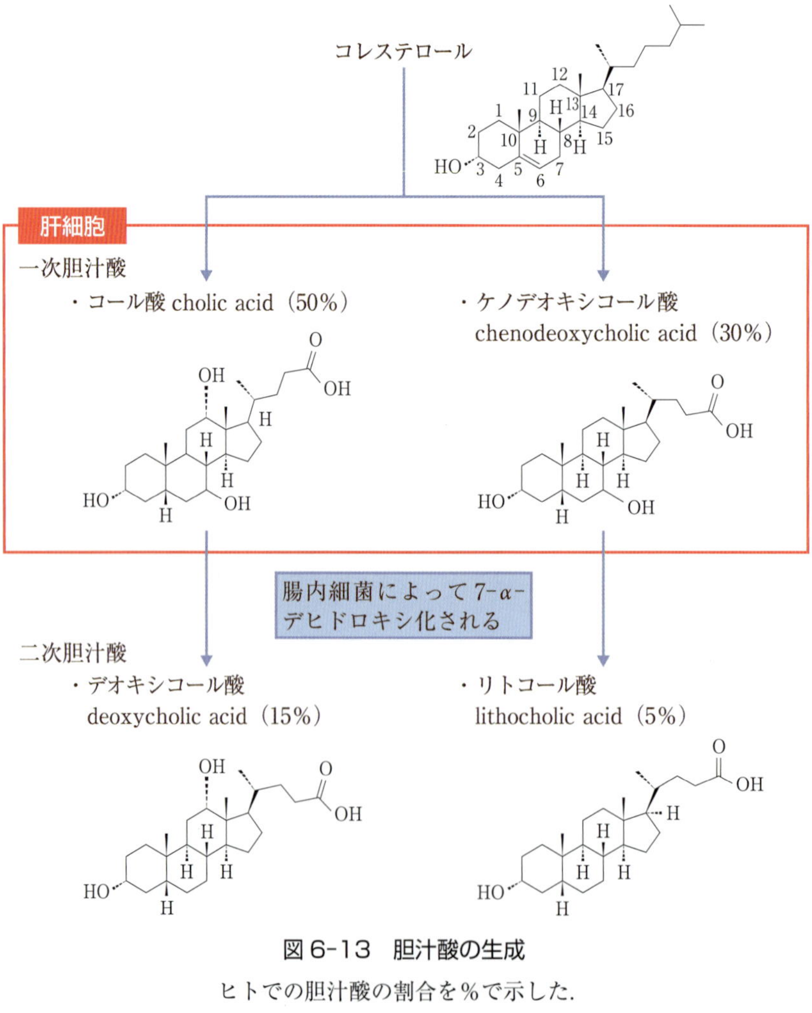

図 6-13 胆汁酸の生成

ヒトでの胆汁酸の割合を％で示した．

COLUMN
コレステロールと肝臓

コレステロールは，動脈硬化症の誘因物質として注目されている．短絡的には，コレステロールを摂取しなければ，コレステロールが不足すると考えられるが，コレステロールを含まない食物を摂取しても，コレステロール欠乏症にはならない．これは生体内で，アセチル CoA の供給があれば，肝臓でコレステロールが生合成できるためである．肝臓はコレステロールの生合成と異化の両方を担う器官である．生体内で生合成されたコレステロールは，そのほとんどが肝臓に由来するものである．その大半は，細胞の膜構造を支えるために使用されている．一方，異化とは，胆汁酸を産生することである．胆汁酸は，肝臓でつくられる界面活性剤である．この胆汁酸を利用して，腸管内の脂質の吸収が行われる．つまり，肝臓はコレステロールを単に排泄するだけでなく，胆汁酸として再利用して消化吸収を行っていることとなる．

(2) 胆汁色素（図 6-14）

胆汁色素はビリルビンであり，その原料は，赤血球のヘモグロビン（血色素）である．ビリルビン代謝について 1）～5）にまとめた．

1）老化した赤血球は脾臓でマクロファージによって貪食され処理される．ヘモグロビンはヘム

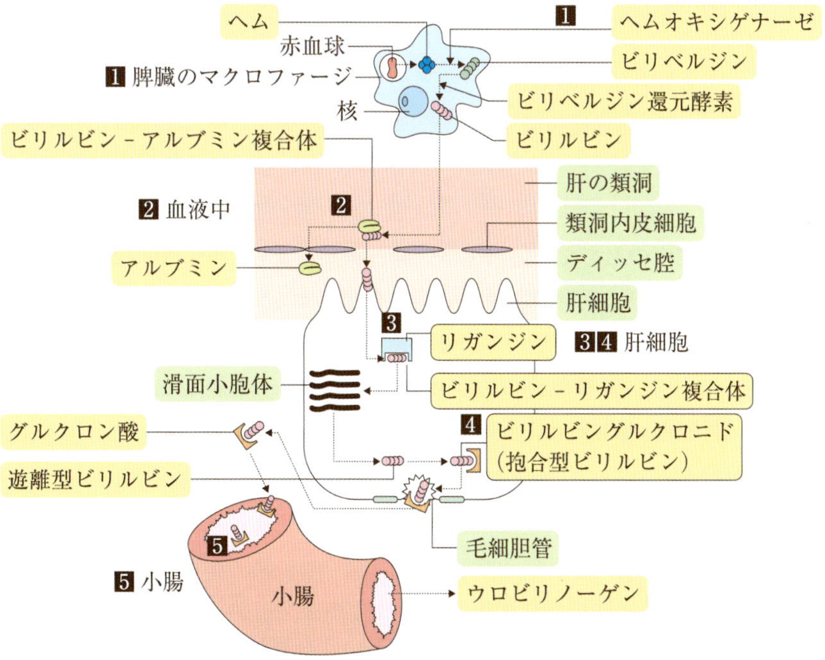

図 6-14　ビリルビンの代謝

とグロビンになる．グロビンはアミノ酸として代謝され，ヘムは，ヘムオキシゲナーゼによって，ビリベルジンになる．ビリベルジンはビリベルジン還元酵素によってビリルビンになる．その後，ビリルビンはマクロファージから放出され血流に入る．過剰な赤血球破壊から生じる非抱合型ビリルビンの過剰な産生は黄疸《おうだん》につながる．新生児では生後一過性に黄疸がみられることがある（生理的黄疸）．

2）血流に入ったビリルビン（脂溶性）はアルブミンと複合体を形成する（間接型ビリルビン）．この複合体は大きいため尿として排出されない．間接型ビリルビンは脂溶性で脳内にも入り，大脳基底核に蓄積することにより，核黄疸として知られている深刻な神経疾患を引き起こす（新生児の溶血性疾患）．

3）肝臓に到達した間接型ビリルビンはアルブミンと離れて肝細胞に入る．脂溶性のビリルビンは肝細胞に入り，リガンジン（肝細胞内結合タンパク質）と結合し複合体を形成する．さらに，滑面小胞体で酵素によって複合体からビリルビンが細胞質内に遊離する．

4）肝細胞の中で遊離したビリルビンはグルクロン酸抱合により（グルクロン酸転移酵素によってグルクロン酸がビリルビンと結合する），抱合型ビリルビン（ビリルビングルクロニド）となる．この抱合型ビリルビンは毛細胆管に放出され胆管系に入り，胆嚢を経て十二指腸に分泌される．

5）小腸では，細菌によって抱合型ビリルビンをウロビリノーゲンに変換する．ウロビリノーゲンは酸化されるとウロビリンとなる．ウロビリンは便として排泄される．20 %のウロビリノーゲンは回腸と結腸で再吸収され，また肝臓に戻る（腸肝循環）．

非抱合型ビリルビン，抱合型ビリルビンは，それぞれ間接型ビリルビン，直接型ビリルビンともよばれている．

(3) 胆汁酸塩の腸肝循環

腸内に排出された胆汁のうち胆汁酸塩の約 94 %は回腸から能動輸送によって吸収され，門脈の循環に入る．戻ってきた胆汁酸塩のほとんどはそのまま肝臓と腸の間を循環し，なかなか排泄されない．排泄されるまでに 20 回程度循環する．

(4) 胆汁分泌調節

肝臓での胆汁生成の速度のおもな調節因子は，腸肝循環によって再び肝細胞に戻ってきた胆汁酸塩である．胆管系の上皮細胞は重炭酸塩の多い液体を分泌する．その分泌はおもにセクレチンとグルカゴン，ガストリンによって促進される．また，胆汁を分泌させる薬物（利胆剤 cholagogues）は大きく 2 つに大別される．肝細胞からの胆汁分泌促進物質（催胆剤 choleretics）と胆嚢からの胆汁排出促進物質（排胆剤 cholekinetics）がある．

6-2 胆　嚢

胆嚢（gall bladder）では，肝細胞が産生する胆汁が集まり，蓄えられる．ここでは蓄えているだけではなく，胆汁の濃縮を行っている．この濃縮という行程によって，胆汁成分は結晶を析出することがある．析出した結晶はコレステロールにコーティングされ，析出物が大きくなることがある．この析出物を胆石という．胆石には色や形の異なる様々な種類がある．胆石が胆管に詰まったりすると，激痛が起こる．

6-2-1　胆嚢の構造と機能

胆嚢は小型の茄子のような形の器官で，内側に胆汁を蓄える袋状の構造である．胆嚢の壁は，ヒダに富む粘膜で上皮組織は単層円柱上皮で，平滑筋の筋層が外側を覆っている．この筋層は迷走神経とホルモン（コレシストキニン）の作用で収縮し内部に貯まっている胆汁を放出する．

胆嚢管は肝管（肝臓から胆汁を出す管）に連絡していて，胆汁を胆嚢へ送る．胆嚢内の胆汁は濃縮され，再び胆嚢管を通り総胆管を経て十二指腸に放出される．

胆嚢のおもな機能は胆汁の濃縮（10倍以上）と貯蔵である．胆汁の排出は，コレシストキニン（十二指腸にある腸の内分泌細胞が産生），あるいは神経による刺激に応じて胆嚢の筋が収縮することにより起こる．このとき，十二指腸のファーター乳頭（大十二指腸乳頭）にあるオッディ（Oddi）括約筋の弛緩も起こる．

6-2-2　胆汁の排出調節

胃で消化された，酸性の粥状《じゅくじょう》のものが幽門より十二指腸に送られると，十二指腸の内分泌細胞がセクレチン（S細胞），コレシストキニン（I細胞）を分泌する．血液の中に分泌されたコレシストキニンは，胆嚢に到達すると胆嚢の壁の平滑筋を収縮させ，胆汁を総胆管へと排出する（図6-15）．

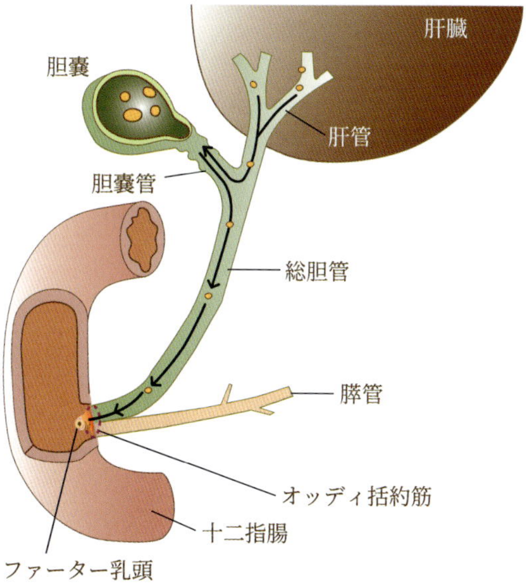

図6-15　胆嚢（胆汁の流れ）

6-3 膵　臓

膵臓（pancreas）は，消化酵素と消化酵素前駆体を分泌する外分泌組織であると同時に，インスリンやグルカゴンなどのホルモンを分泌する内分泌組織である．内分泌組織としての膵臓の機能は15章内分泌系を参照してほしい．ここでは，外分泌腺としての膵臓を中心に述べる．

6-3-1 膵臓の構造

膵臓は胃の後方にあり，脂肪組織のような外見で，細長い形をしている．膵臓の十二指腸に近い側から，膵頭部，膵頸部，膵体部，膵尾部とよばれる．内部には中央に1本の導管（膵管）があり，胆管と合流して十二指腸に注ぐ（図6-16）．膵臓の外分泌腺は，球状に並んだ腺房とそれに続く介在導管が多数集まり，ブドウの房状に集合して膵管に合流する．たくさんの外分泌腺組織（膵臓の99％）の中に約1％の内分泌腺組織（ランゲルハンス島 islets of Langerhans）がある（図6-17）．

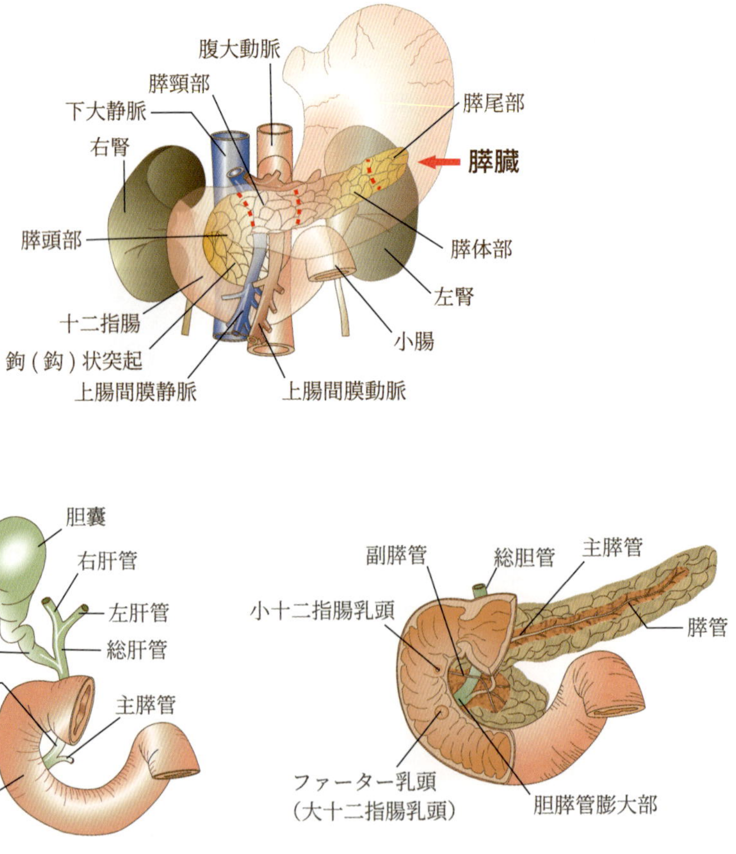

図6-16　膵・胆嚢・十二指腸の位置

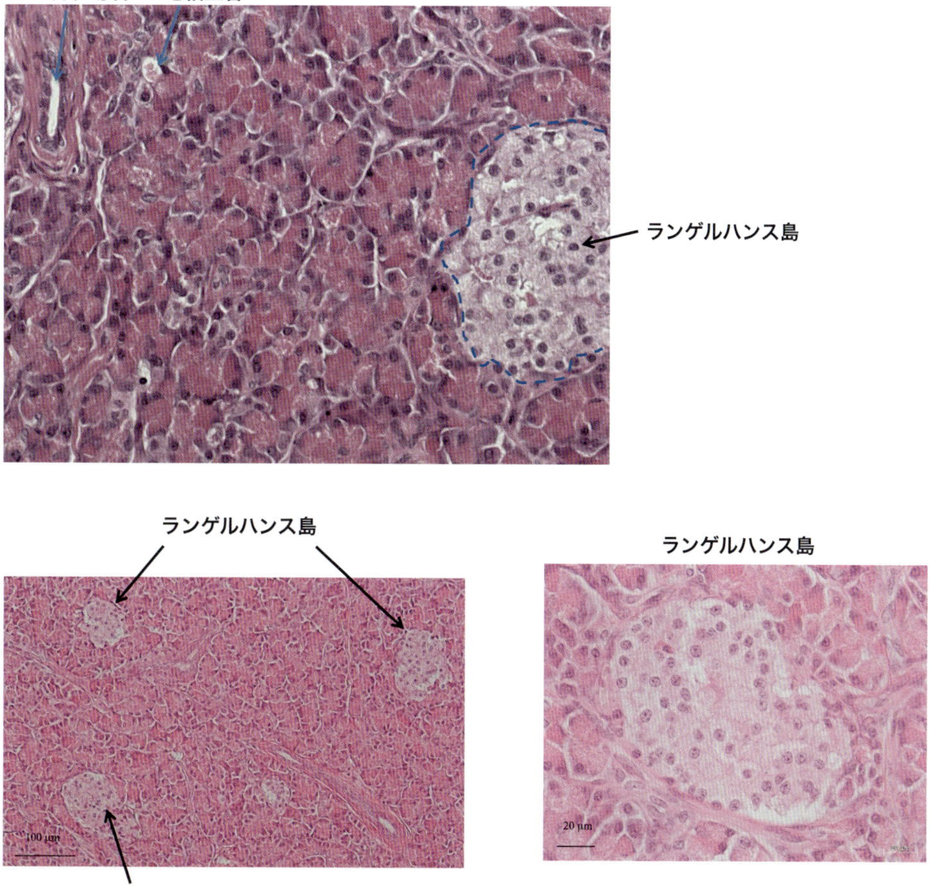

図 6-17　膵臓の組織

6-3-2 膵臓の外分泌腺

膵液は消化酵素と消化酵素前駆体，そして重炭酸イオンを含んでいる．消化酵素前駆体は腺房細胞の細胞質内の酵素原顆粒（zymogen granules）に蓄えられ，消化管ホルモンであるコレシストキニンの作用によって分泌される．また，セクレチンによって重炭酸イオン HCO_3^- を多く含む膵液を分泌する．この重炭酸イオンは胃の幽門から十二指腸に流れ込む粥状の消化物の胃酸を中和するために重要である．

膵液に含まれる消化酵素および前駆体を表 6-1 に示した．消化酵素としては膵アミラーゼ，膵リパーゼがあり，その他多くの種類の消化酵素前駆体が分泌される．前駆体として分泌されたトリプシノーゲンは十二指腸の上皮にあるエンテロキナーゼ（enterokinase）によって活性型のトリプシン（trypsin）に変わる．この活性型トリプシンは自己触媒作用がありトリプシノーゲンをトリプシンへと消化し，トリプシンを増やす．さらに，キモトリプシノーゲンとプロカルボキシペプチダーゼをそれぞれ，キモトリプシン，カルボキシペプチダーゼへと活性型に変える（図 6-18）．

表 6-1　膵液に含まれる消化酵素および消化酵素前駆体

消化酵素前駆体	消化酵素（自己触媒作用により増える）
	膵アミラーゼ
	膵リパーゼ
トリプシノーゲン	トリプシン
キモトリプシノーゲン	キモトリプシン
プロカルボキシペプチダーゼ	カルボキシペプチダーゼ

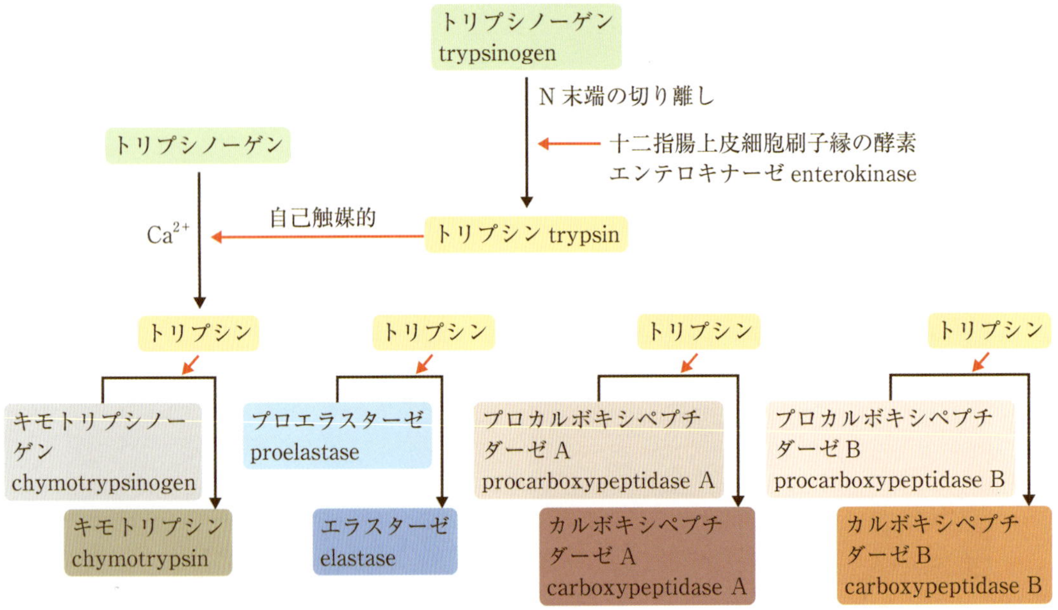

図 6-18　膵臓の外分泌

6-3-3　膵臓の外分泌の調節機構

胃で消化された酸性の粥状の消化物が幽門より十二指腸に送られると，十二指腸の内分泌細胞がセクレチン（S 細胞），コレシストキニン（I 細胞）を分泌する．血液中に分泌されたコレシストキニンは膵臓に到達すると，外分泌細胞（腺房細胞）の上皮の基底膜側にあるレセプターに結合し，腺房細胞からの酵素分泌を促す．また，腺房細胞はアセチルコリン受容体ももっているので，副交感神経刺激によっても酵素の分泌は促される．セクレチンは介在導管の上皮細胞の基底膜側のレセプターに結合し，重炭酸イオンと水の分泌を促す（図 6-19）．腺房中心細胞は腺房の中心部にあり，介在導管と同様に水と重炭酸イオンを分泌する．

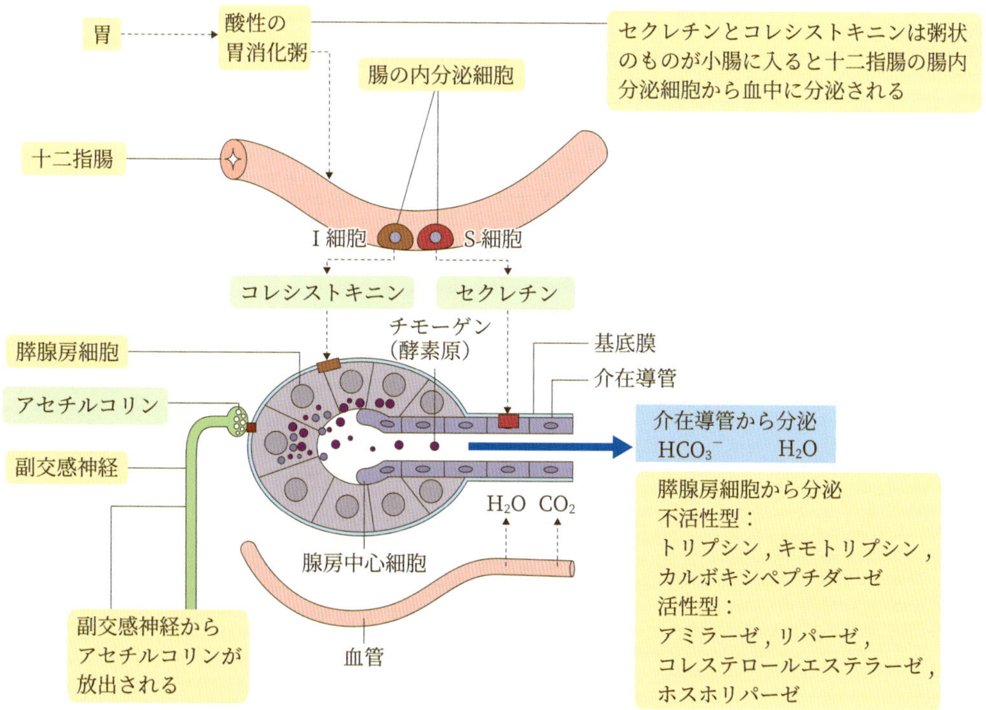

図6-19　膵臓の外分泌の調節機構

COLUMN

膵炎治療薬

膵臓は，本文で解説されているように，内分泌と外分泌を同時に担う器官である．内分泌（血液中への分泌）ではランゲルハンス島A細胞からグルカゴンが，B細胞からはインスリンが分泌され，生体の糖代謝を支える．一方，外分泌（体外への分泌）では消化管（十二指腸）に消化酵素を分泌する．消化管内は口腔から続く管腔なので，消化管内への分泌は体外に分泌することと同じになる．つまり，消化酵素を含む膵液の分泌は外分泌となる．この消化液が炎症などにより，消化管への分泌ではなく，膵組織内に漏出することで膵炎が誘発される．この膵炎では消化酵素（タンパク質分解酵素）による自己消化を介し，症状が重篤になる．治療は炎症の原因を治療することと，漏出した消化液中のタンパク質分解酵素を阻害し，膵臓の自己消化を防止することである．タンパク質分解酵素はセリン型プロテアーゼで，消化液の中には複数のセリン型プロテアーゼが含まれる．薬物治療には，ガベキサートおよびナファモスタットが用いられる．これらの薬物は，複数のセリン型プロテアーゼを阻害する非選択的酵素阻害薬である．病態の進展に複数のタンパク質分解酵素が関わるので，特定の酵素を標的にする選択的阻害薬を用いると対応するタンパク質分解酵素の数だけ薬物を用意しなければならない．その一方で，非選択的タンパク質分解酵素阻害薬は，1つの薬物で複数の酵素を阻害するため治療の効率化が図られる．

●章末問題●

1）肝臓の機能について簡潔に説明せよ.

2）肝臓の肝小葉について説明せよ.

3）肝臓のグリソン鞘について説明せよ.

4）胆嚢の機能について説明せよ.

5）膵臓の組織を図で簡潔に示せ.

6）膵臓の内分泌と外分泌について説明せよ.

7章

神経系

私たちは，自分を取り巻く環境の情報を手に入れ，その情報をもとに，身体の各部の器官系を調節し生きている．私たちの身体には，それらの調節を行う命令系統として，**神経系**と**内分泌系**が存在する．また，動物である私たちは植物とは異なり，生きていくためのエネルギーの産生に食料を必要とする．その食料を手に入れるために，外部の様々な情報をもとに，ものを考え，コミュニケーションを取り，手足や身体を動かし，行動している．神経系は電気的な信号を利用することで，短時間に情報を処理し，体内の調節や行動の制御を行っている．本章では神経系の基本的な特徴，中枢神経系，末梢神経系に関して学ぶ．

7-1　神経系の基礎

神経系は，神経線維を連絡し合って形成された神経ネットワークにより制御されている．神経細胞の細胞膜を通過するイオンの流れによって生じた電気的な信号をほかの神経細胞，筋細胞，腺細胞にうまく連絡することで様々な動物活動を調節している．ここでは神経系全般の特徴や情報伝達のメカニズムについて学習する．

7-1-1　神経系の概要

(1) 神経系：情報処理センターを中心としたネットワーク

私たちの身体には，体外や体内の環境の変化を検知するための様々なセンサーが付いている．このセンサーを**受容器（感覚器）**とよんでいる．それぞれの変化の大きさは，ここで電気信号へと変換され，情報処理センターである**中枢神経系（脳や脊髄）**へと伝えられる．伝えられた情報は，中枢神経系で処理され，様々な変化に対応するための命令として各部に伝えられる．命令により実際の変化に対応する器官を**効果器（運動器，筋や腺など）**とよんでいる．受容器で発生した電気信号を中枢に送り，また中枢からの命令を電気信号として効果器に伝えるのが**末梢神経系**である（図7-1）．

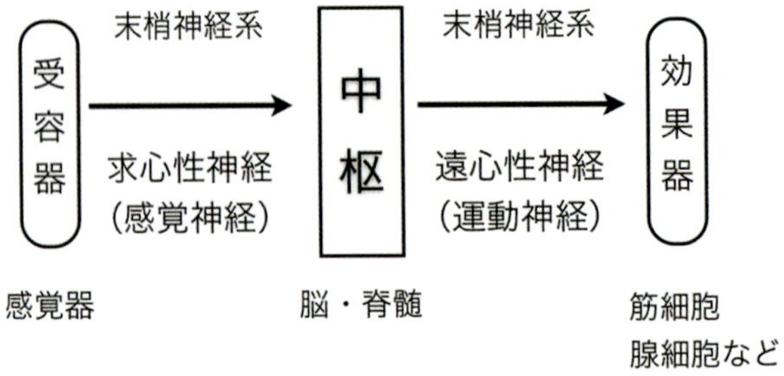

図 7-1　神経系の構成

(2) 遺伝子，細胞，神経系，行動

神経系は様々な行動に関与するが，視覚情報処理を例にみてみよう．光の信号が眼の受容器により電気信号に変換され，いくつかのニューロン（神経細胞）を経由して，視覚の情報として脳に伝えられる．情報を受け取った個々のニューロンが電気的な信号である活動電位を発生させ，その信号をほかのニューロンに受け渡す．脳内には，視覚的な情報を処理するニューロンどうしが連絡し信号処理を行う神経回路が形成されており，その回路により眼から送られた信号が処理され，画像あるいは文字として認識される．ニューロンとしての特徴や神経回路の基本構造などは，もともと遺伝子に刻まれている．発生の過程で，遺伝子を設計図として関連する様々なタンパク質（受容体やチャネルなど）が生成され，ニューロンとしての特徴の獲得や回路形成が行われる．一方で情報処理を行う回路は，外から入ってきた情報を処理する過程で変化する**可変性（可塑性《かそせい》）**をもち，より洗練されたものになる（図7-2）．

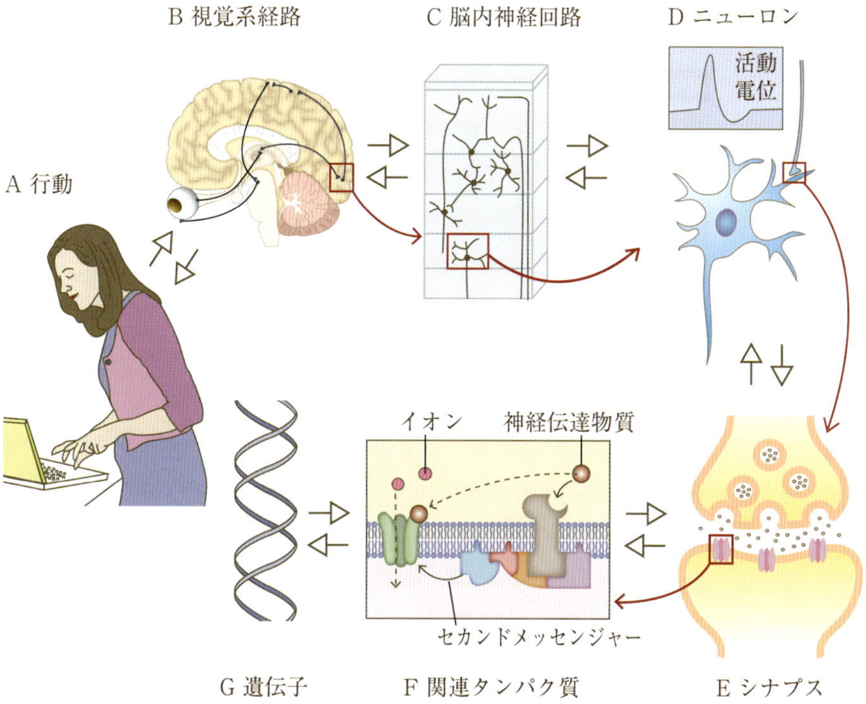

図 7-2　視覚情報処理における神経系の関わり

7-1-2 神経系を構成する細胞

(1) 神経系を構成する細胞

神経系は，電気信号を発生する**ニューロン（神経細胞）**（neuron），その活動を多方面からサポートする**グリア細胞**（glial cell, glia）から構成されている（図 7-3，図 7-4）．現在，成人の脳にはおよそ 860 億個のニューロンが存在し，グリア細胞を中心とするそれ以外の細胞は，ほぼ同じくらい存在すると報告されている．どちらの細胞も神経系の機能に重要であり，どちらかの細胞に異常があれば，神経系による様々な調節機能に大きな影響が出てしまう．

1）**ニューロン（神経細胞）**

おもに脳や脊髄に多く存在し，数多くの突起をもつ特殊な形をした細胞である．また，電気信号を発生させ，神経系の各命令系統の中で信号のやり取りをする細胞である．ほかのニューロンや効果器への情報伝達は電気信号や化学信号により行われている．

2）**グリア細胞**

① **アストロサイト**（星状膠《せいじょうこう》細胞）（astrocyte）

星形になるような突起をもったグリア細胞であることから，このようによばれている．突起の一部は，脳内の毛細血管にのび，毛細血管の周りを突起の先端部で覆っている．また反対側ではニューロンに突起をのばしている．ニューロンがはたらくための環境を整えている．

② **オリゴデンドロサイト**（稀突起膠《きとっきこう》細胞）（oligodendrocyte）

数本の突起をもち，その先端で自身の細胞膜をニューロンが信号を送るための突起（軸索）に巻

神経系を構成する細胞

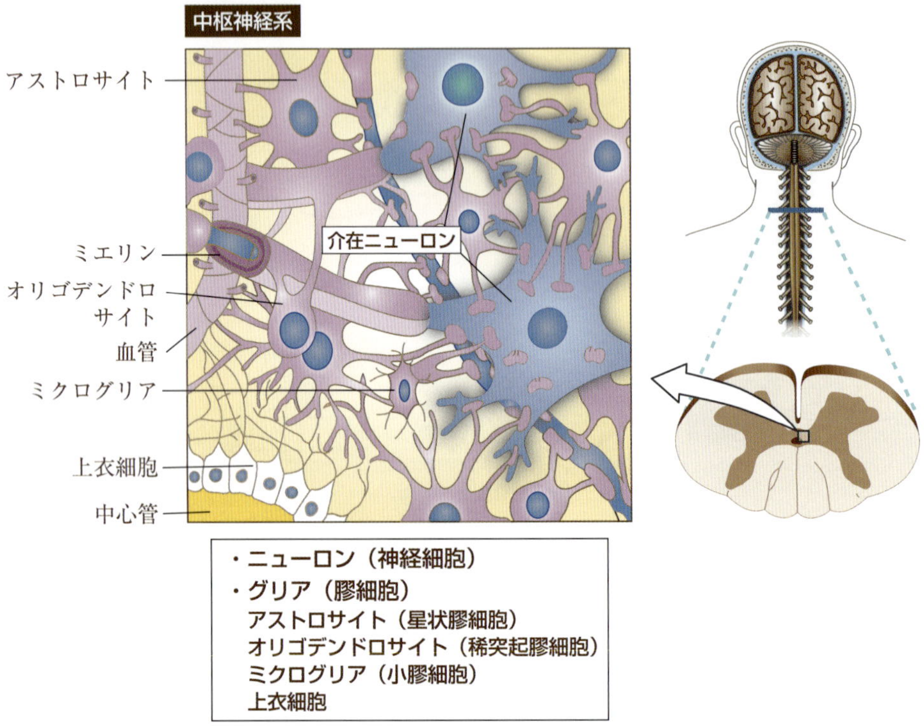

図 7-3　中枢神経系を構成する細胞

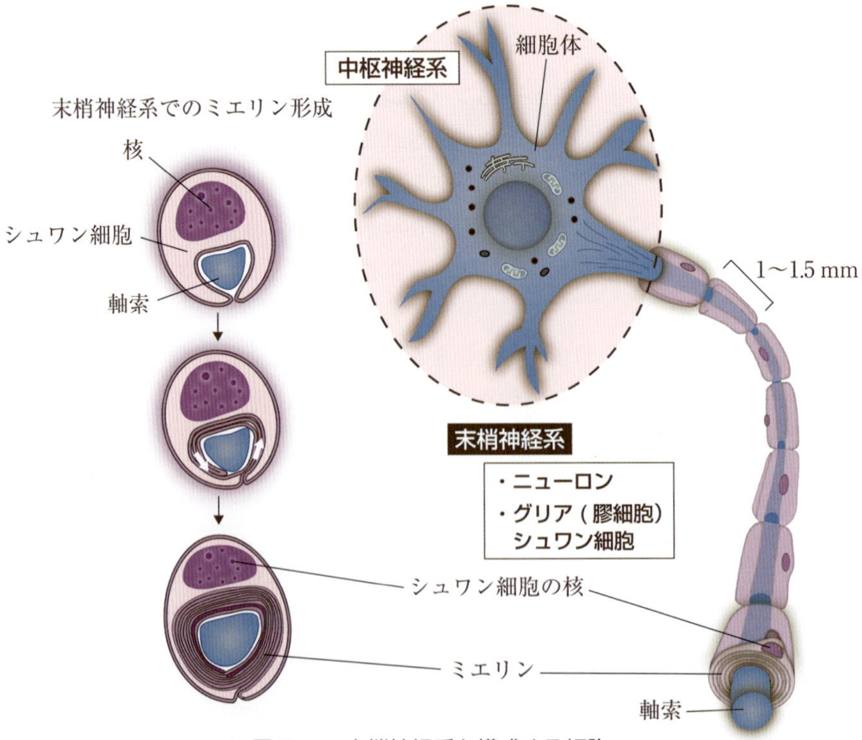

図 7-4　末梢神経系を構成する細胞

き付け，後出するミエリン（髄鞘《ずいしょう》）を形成する細胞である．脳や脊髄，視神経に存在する．突起の数がほかのグリア細胞より少ないのでこのようによばれている．

③ **ミクログリア**（microglia）

脳や脊髄において，外部からのバクテリアの侵入や損傷に応答する免疫担当細胞である．ほかのグリア細胞に比べて小さいのでこのようによばれている．

④ **上《じょう》衣《い》細胞**（ependymal cell）

脳や脊髄にある腔（脳室や中心管など）の表面を覆っている細胞でこのような名前が付けられている．腔に面した表面に線毛をもち，脳脊髄液を循環させるためにはたらいている．また，後述する脳室内部に存在する脈絡叢《みゃくらくそう》では血管の表面を覆い，脳脊髄液の生成に関わっている．

⑤ **シュワン細胞**（Schwann cell）

末梢神経においてオリゴデンドロサイトやアストロサイトの代わりをしている細胞であり，ドイツの生物学者シュワンが発見した細胞である．オリゴデンドロサイトのような突起はもたないが，細胞自身が直接巻き付いてミエリン（髄鞘）を形成している．また，ミエリンを形成せずミエリンのない軸索に接して神経活動をサポートするシュワン細胞も存在する．

7-1-3 ニューロン

(1) ニューロンの構造（図7-5右欄）

ニューロンはほかの細胞からの信号を受け取り，電気信号を発生させ，この電気信号をほかのニューロンや筋細胞などへ効率よく送るために特殊な形をしている．ほかの細胞と同様の細胞内小器官をもつが，ニューロンは細胞分裂を行わず増殖しない．核，小胞体，ゴルジ体，ミトコンドリアなどを含む細胞の本体部分を**細胞体**（cell body）とよぶ．細胞体からは数多くの突起がのびており，特にほかの細胞からの信号を受け取るために木の枝のように広がっている突起を**樹状突起**（dendrite）とよぶ．この樹状突起や細胞体部分で受け取った信号をもとに発生した電気信号をほかの細胞に伝えるためにのびている突起を**軸索**（axon）とよんでいる．この軸索の先端は枝分かれをした**軸索終末（神経終末）**とよばれる部分であり，ここから決まった化学物質を放出し，ほかの細胞に信号を伝えている．軸索には，中枢神経系ではオリゴデンドロサイトが，末梢神経系ではシュワン細胞が形成したミエリンをもつものが存在する．このミエリンは軸索のすべてを覆っているわけではなく，ほぼ等間隔で切れ目が存在する．この場所をフランスの組織学者ランビエが発見したので**ランビエ絞輪《こうりん》**（node of Ranvier）とよんでいる．軸索には様々な長さのものがあり，特にヒトの末梢神経では軸索が1 mになるものも存在する．したがって細胞体で産生されたタンパク質や化学物質を軸索終末部まで運ぶための輸送システムが必要であり，微小管とよばれる細胞骨格を利用して様々な物質が運ばれている．この輸送を**軸索輸送**とよんでおり，特に軸索終末に向かって新しく産生された物質を運ぶことを順行性輸送，逆に細胞体に向かって不要なものや老朽化したものを戻すことを逆行性輸送とよんでいる．

(2) 様々なニューロンの形態（図7-5）

ニューロンには，そのはたらきにより様々な形をもったものが存在する．感覚情報を電気信号と

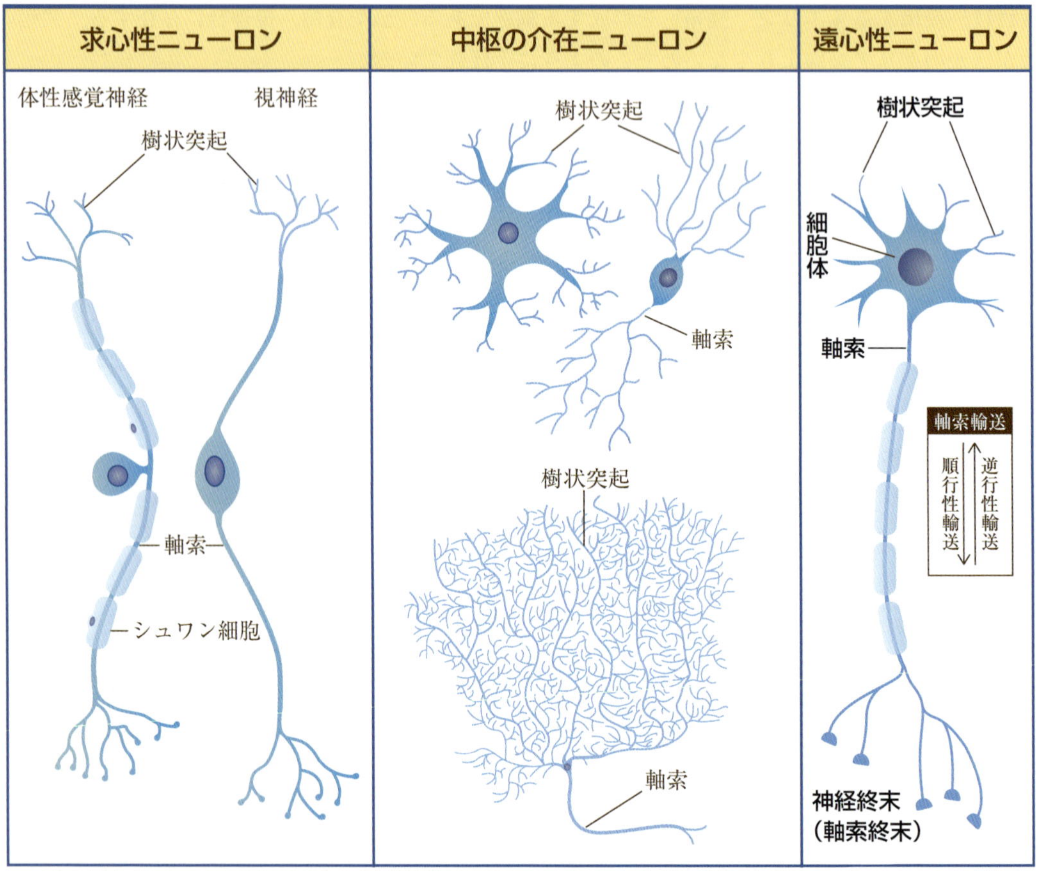

図 7-5　ニューロンの構造と様々な形態

して伝える**感覚神経細胞（求心性神経細胞）**は典型的なニューロンとは異なり軸索の途中に細胞体が存在する．脳や脊髄の内部には，ニューロンどうしの信号のやり取りを仲介する介在神経が存在する．このニューロンの軸索は比較的短い．図 7-5 の右欄に示したニューロンが典型的なものであり，脊髄内に細胞体があり，シュワン細胞によるミエリンで覆われた軸索を末梢の効果器にのばしている**運動神経細胞（遠心性神経細胞）**である．

7-1-4　神経系情報伝達の基礎

ニューロンは，3 章で学んだ細胞内外のイオン濃度の差により細胞膜をはさんで発生した**膜電位**を利用して活動電位とよばれる電気信号を発生させる．中枢神経系内では，この信号をやり取りすることで情報処理を行い，末梢神経系を介して各末梢組織に信号を伝え様々な調節を行っている．

(1) 膜電位変化

1) 膜電位の測定（図 7-6）

細胞の膜電位は測定することが可能である．細胞外液（血漿や組織間液などと同じイオン組成の

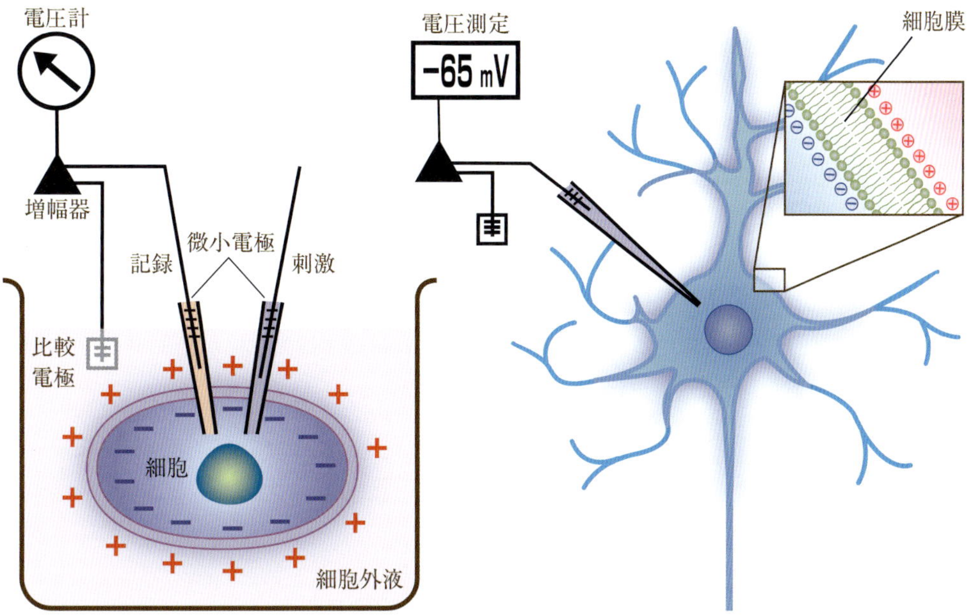

図 7-6　細胞の膜電位の測定

溶液）に浸した細胞に先端が非常に細い（0.5 μm 以下）ガラス針製の電極を刺し，細胞外液との比較により細胞内外の電位差として膜電位を測定する．ニューロンも含め活動電位を発生する多くの細胞の細胞膜には恒常的に開いている K^+ チャネルがあり，そのためそれらの細胞の通常の膜電位は K^+ チャネルの平衡電位に近い −60〜−90 mV 位である．

2）脱分極と過分極（図 7-7）

刺激されていない通常の状態の膜電位が**静止膜電位**であるが（3 章参照），静止膜電位は基準である 0 よりもマイナス側に大きく離れており，このような状態を分極した状態とよんでいる．測定された膜電位がこの静止膜電位よりプラス側に変化することは，0 に近づくことであり，分極から脱するということで**脱分極**という．また，静止膜電位よりマイナス側にさらに変化し，分極の度合が大きくなることを**過分極**とよんでいる．

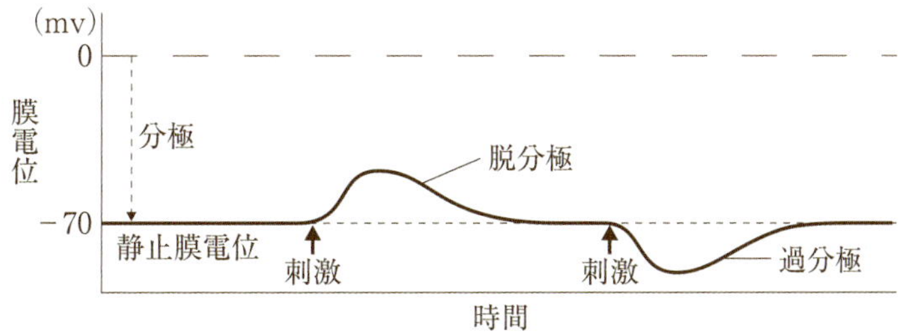

図 7-7　脱分極と過分極

(2) ニューロンの活動電位

1）活動電位とは（図 7-8）

活動電位（action potential）は 1 msec 以内に発生する大きな脱分極変化であり，Na^+ と K^+ が細胞膜をはさんで移動することにより生じる．静止膜電位の状態にあるニューロンに電気的刺激がきた際に脱分極が起こるが，その刺激の強さがある値を超えたときに，脱分極が一気に大きくなり，0 を超えて +30 mV 程度まで変化し，すぐに下がって静止膜電位にまで戻る．このような膜電位変化が活動電位であり，特にニューロンで発生した活動電位をインパルスとよぶ．この活動電位が信号として軸索中を伝わる．活動電位の発生には十分な電気的な刺激が必要であり，このときの膜電位を**閾《いき》膜電位**（**閾値**）とよんでいる．これを超えたときには必ず活動電位が発生する（全か無かの法則）．また 0 を超えた部分をオーバーシュートとよんでいる．

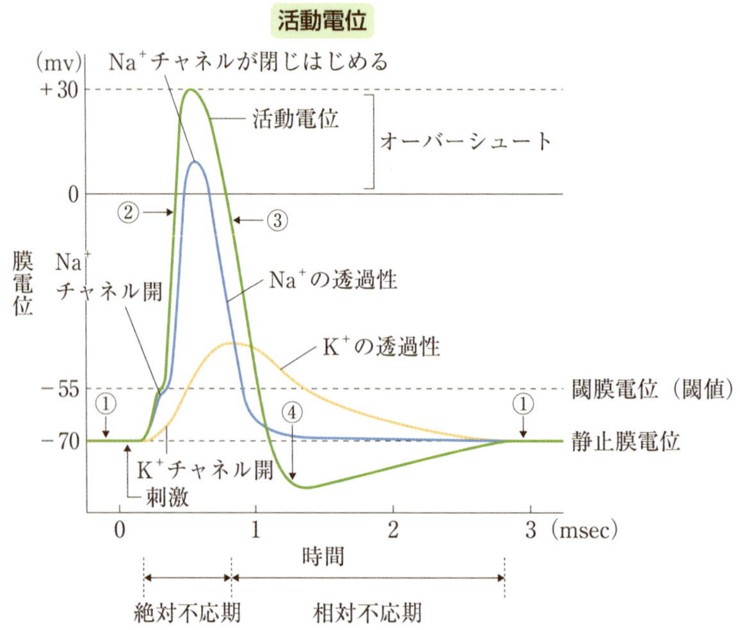

図 7-8　活動電位における膜電位変化と細胞膜のイオン透過性

2）活動電位発生のメカニズム（図 7-9）

ニューロンの活動電位の発生には，電気的な変化により開閉する**電位依存性 Na^+ チャネル**と**電位依存性 K^+ チャネル**が関与する．図 7-8，図 7-9 のグラフに示したように活動電位の発生には 4 段階がある．各段階のニューロン細胞膜におけるチャネルの変化を以下に示す．

① **静止期**：まず活動電位を発生していない静止膜電位の状態にある静止期には電位依存性 Na^+ チャネルと電位依存性 K^+ チャネルともに閉じている．

② **脱分極期**：脱分極刺激などの電気的な信号が伝わってきた際に，その変化に応答してまず電位依存性 Na^+ チャネルが開き，細胞外から Na^+ イオンが細胞内に流入し脱分極を起こす．このとき閾膜電位（閾値）を超えるとまとまったグループの電位依存性 Na^+ チャネルが一気に開き，活動電位が発生する．この段階では電位依存性 K^+ チャネルはまだほとんど開いていない．

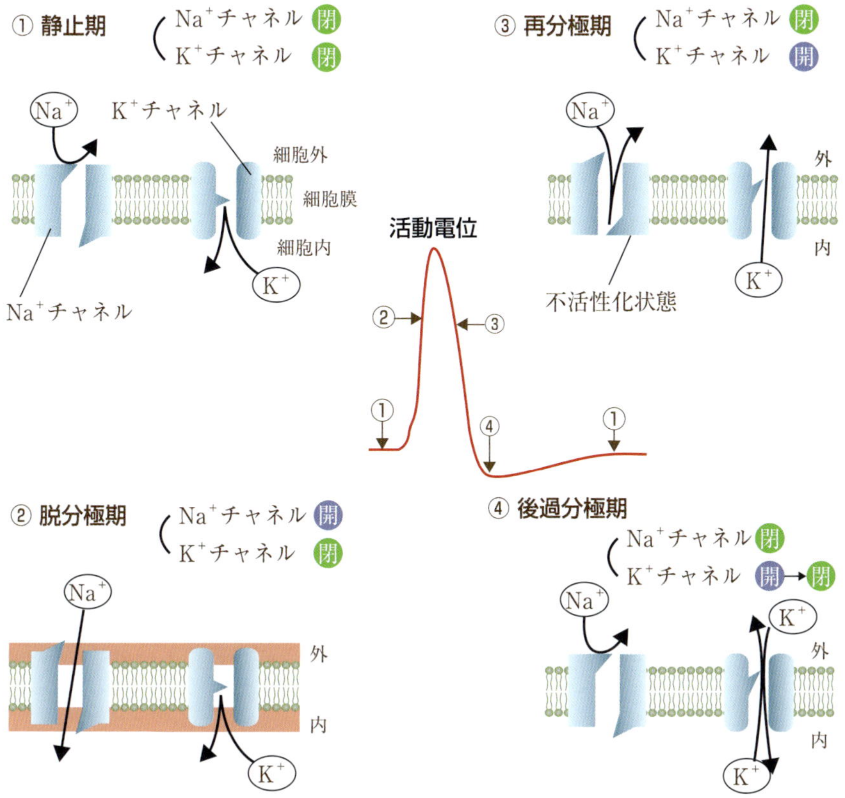

図 7-9　活動電位発生のメカニズム

③ 再分極期：一定の時間が経つと電位依存性 Na^+チャネルは不活性化した状態になり閉じてしまう．一方で，電位依存性 Na^+チャネルより遅れて電位依存性 K^+チャネルが開き，細胞内の K^+イオンが細胞外に流出し再度静止膜電位に戻そうとする．

④ 後過分極期：その後，開いている電位依存性 K^+チャネルと電位依存性ではない元々開いている K^+チャネルの作用で一時的に静止膜電位を超えてしまい過分極の状態になってしまう．再分極とともに電位依存性 Na^+チャネルはもとの静止期の閉じた状態に戻ってくる．最終的に電位依存性 K^+チャネルが閉じてしまうことで元の静止期に戻る．

電位依存性 Na^+チャネルには不活性化状態が存在する．電位依存性 Na^+チャネルは，開いた後，一時的に不活性化状態になり，その間いくら電気的な刺激を与えても開かない状態になっている．そのため活動電位の発生直後しばらくはいくら刺激を与えても，次の活動電位は発生しない（**絶対不応期**）．一定時間後にもとの静止期の状態に戻るため，活動電位を発生させることは可能になる．しかし，まだ電位依存性 K^+チャネルが開いているため，活動電位を発生させるのにしばらくは静止期における刺激より強い刺激を必要とする（**相対不応期**）．

3）興奮の伝導と軸索の特性

軸索の途中で十分な強さの電気刺激を与えた場合，その場所で活動電位が発生し，ニューロンの軸索内外（細胞の内外）の膜電位が逆転する．活動電位が発生した場所以外は静止膜電位の状態にあり膜電位が逆であるため，活動電位が発生した場所とその周囲との間に局所的に電流が流れる

（**局所電流**）．特に活動電位が発生した場所の近くである程度の強い電流が流れ，電位依存性 Na^+ チャネルによる脱分極が起こり閾膜電位を超えることで活動電位が発生する．最初に活動電位が発生した場所は一時的に不応期に入り再度すぐには活動電位を発生できないため，活動電位は最初に刺激をした場所から両側へと伝わって行く．ニューロンで活動電位が発生することを**興奮**と表現する．このように発生した活動電位が軸索中を伝わることを**興奮伝導**とよぶ（図 7-10）．

軸索の特性として興奮伝導には 3 原則がある．

① **不減衰伝導**：活動電位は限られた範囲内のチャネルの応答により発生し，おもに Na^+ の濃度差により，その大きさは決まっている．基本的には軸索上の電位依存性チャネルは均一に広がっており，軸索内外のイオン濃度がどの場所でも同じであると仮定されている．したがってその場合，発生する活動電位の大きさはいつも同じであり，小さくなったりせずに同じ速さで伝導される．このように興奮は長い距離にわたって減衰されずに一定の速度で伝わる．

② **両方向性伝導**：前述したように軸索の途中で発生した興奮は線維の両側へと伝わる．

③ **絶縁性伝導**：神経線維は束になって並行に走っている場合が多いが，それぞれの軸索は独立しているため細胞質部分がつながっていない．そのために局所電流は 1 本の軸索内でしか流れず，1 つの軸索の興奮が並行に走るほかの周りの軸索に伝わることはない．

ほかの特性として，軸索が太い方がより局所電流が流れやすいため，太い軸索の方が細い軸索よりも伝導速度が速い．

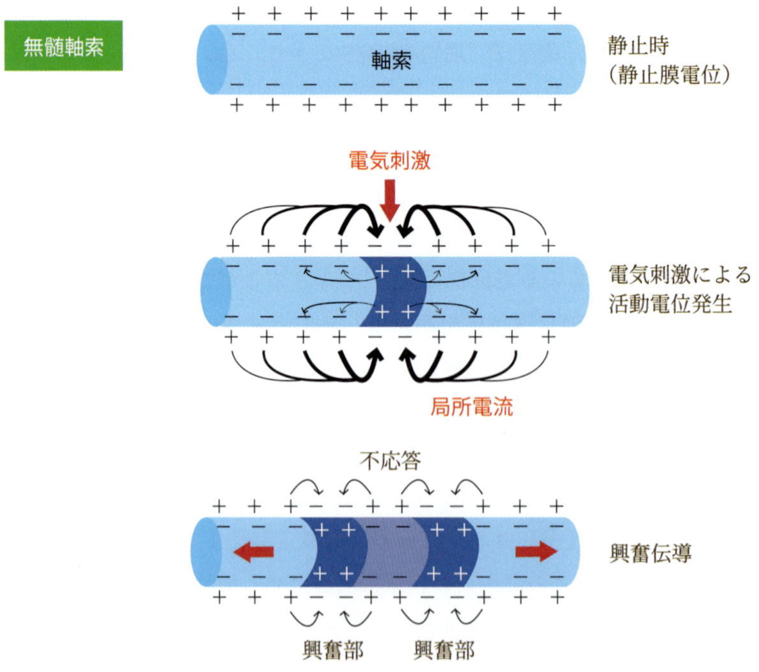

図 7-10　無髄軸索による興奮伝導

4）無髄軸索と有髄軸索の違い（図 7-11）

軸索には**ミエリン（髄鞘）**に覆われた**有髄軸索**とミエリンに覆われていない**無髄軸索**の 2 種類が

ある．ミエリンは中枢神経系ではオリゴデンドロサイト，末梢神経系ではシュワン細胞がそれぞれの細胞膜（脂質二重膜）を軸索に何重にも巻き付けた構造をしており，その断面は**年輪**のような構造をしている．ミエリンが形成されている部分には局所電流が発生せず，絶縁されている．無髄軸索の場合，発生した活動電位を中心に流れる局所電流は遠くに行くほど弱くなり，活動電位が発生した場所から近い場所でしか次の活動電位は発生できない．それに対して有髄軸索ではミエリンの途切れたランビエ絞輪部でのみ活動電位が発生し，ミエリンで絶縁されているため局所電流は次の離れたランビエ絞輪部との間に流れる．ミエリンによる絶縁のため無髄軸索のときよりも遠く離れた場所で強い局所電流が流れ，同じ時間でみたときに活動電位が発生する場所が遠くなる．そのため有髄軸索の方が無髄軸索よりも活動電位の伝導速度が劇的に速くなる．

5）跳躍伝導（図 7-11）

ニューロンではほかの細胞から受け取った信号を元に細胞体に近い軸索の付け根の部分で活動電位は発生するため活動電位は一方向性で伝わる．有髄軸索では活動電位がランビエ絞輪部を飛びとびに伝わるため伝導速度が非常に速い．このような有髄軸索（有髄線維）における活動電位の伝導を**跳躍伝導**とよんでいる．

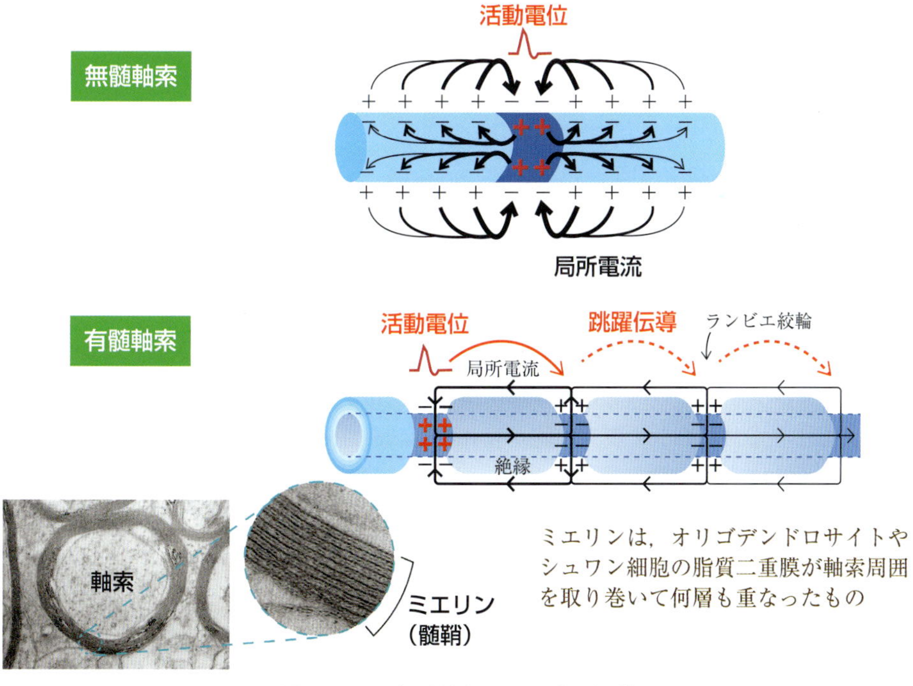

図 7-11　有髄軸索による跳躍伝導

(3) シナプス

1）シナプスとは

シナプスとは接近した 2 つの細胞（ニューロンや筋細胞など）が電気的信号をやり取りする場所のことをいう．2 つの細胞がギャップ結合（3 章参照）を介して直接的に細胞どうしでイオンを移動させて電気信号を伝えるものを**電気的シナプス**とよんでいる．一方，化学物質を介して間接的に電気信号を伝える場合のシナプスを**化学的シナプス**とよんでいる．

2）化学的シナプス（図 7-12）

化学的シナプスには，ニューロンどうしのシナプスとニューロンと筋細胞のシナプスが存在する．特にニューロンと筋細胞の間のシナプスを神経筋接合部とよんでいる．シナプスを境にして，信号を送る細胞をシナプス前細胞《ぜんさいぼう》，信号を受け取る細胞をシナプス後細胞《こうさいぼう》とよんでいる．

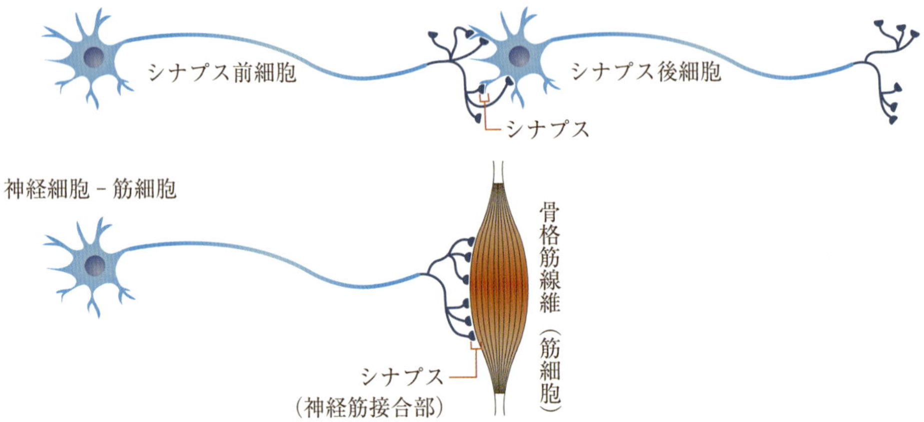

図 7-12　化学的シナプス

3）化学的シナプスの基本構造（図 7-13）

ニューロンどうしの化学的シナプスは，シナプス前細胞の軸索終末部とシナプス後細胞の樹状突起や細胞体との間で形成されており，20〜50 nm の隙間が空いている．この隙間を**シナプス間隙**という．シナプス間隙に面したシナプス前細胞の細胞膜部分を**シナプス前膜《ぜんまく》**，シナプスに面したシナプス後細胞の細胞膜部分を**シナプス後膜《こうまく》**という．またシナプス前細胞の軸索終末は**シナプス前部**であり，中にはミトコンドリアのほかに，伝達するための化学物質（神経伝達物質）を貯めた脂質二重膜に覆われた小さな袋状の**シナプス小胞**が存在する．一方，シナプス後細胞のシナプスに面した部分は**シナプス後部**とよばれその一部であるシナプス後膜上には受容体タンパク質などが多く集まっている．そのため電子顕微鏡の写真では．この部分の電子密度が高く黒くなっている．

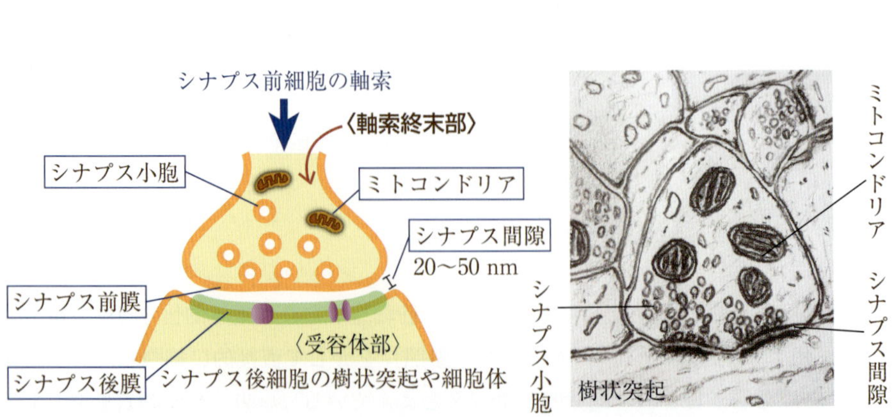

図 7-13　化学的シナプスの基本構造と電子顕微鏡写真のスケッチ

4）伝導と伝達の違い（図 7-14）

発生した活動電位が１つの細胞の軸索中を伝わることを**伝導**とよび，シナプスを介した細胞どうしの興奮連絡を**伝達**と区別してよんでいる．

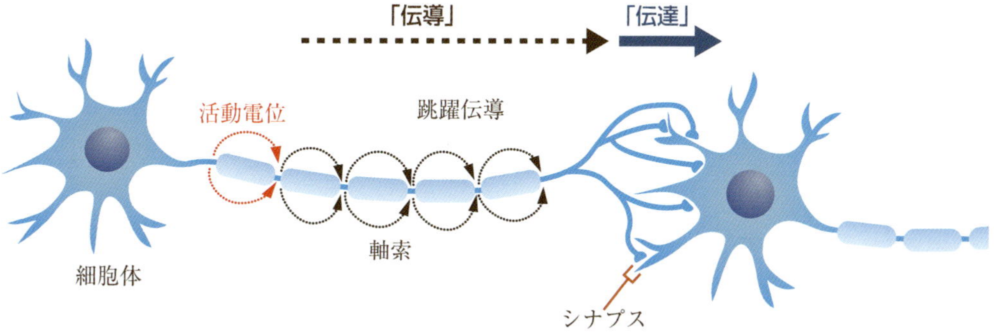

図 7-14　伝導と伝達の違い

5）化学的シナプスの伝達過程（図 7-15）

化学的シナプスは，図 7-15 中の７段階によりシナプス前部に伝わってきた活動電位を次のシナプス後細胞に伝達し，信号を終了した後に元の静止状態に戻る．この化学的シナプスを介した伝達はシナプス前細胞からシナプス後細胞への神経伝達物質の受け渡しによる**一方向性**の伝達であり，ギャップ結合を介した**両方向性**（双方向性）伝達の電気的シナプスとは区別される．またいくつかのステップを踏むため電気的シナプスよりも伝達に時間がかかる．このような現象を**シナプス遅延**とよんでいる．この化学的シナプス伝達過程は薬の作用の理解に欠かせない非常に重要なものである．受容体に直接作用する薬のほかに，神経伝達物質による伝達効率を促進するため，神経伝達物質の除去にはたらく分解酵素や特異的な輸送体タンパク質（担体）の阻害剤なども利用されている．

6）シナプス後膜上の受容体（図 7-16）

シナプス前細胞からシナプス間隙中に放出された神経伝達物質はシナプス後細胞のシナプス後膜上の受容体に結合する．細胞生物学や３章で勉強したように受容体にはいくつかのタイプがある．神経伝達物質により応答する受容体には大きく２つのグループが存在し，それぞれシナプス後細胞に引き起こす応答が異なる．**イオンチャネル内蔵型（チャネル型）受容体**は，結合物質である神経伝達物質が結合するとイオンを通す孔が開くタイプの受容体である．孔を移動するイオンの種類により細胞膜電位の脱分極や過分極を引き起こし，短時間でシナプス後細胞の電気的な変化を引き起こす．一方，**Gタンパク質共役型受容体（代謝型受容体）**は，結合物質である神経伝達物質が結合するとGタンパク質と結合し活性化させ，ほかの酵素の活性を調節することで細胞内の信号（セカンドメッセンジャー）の調節を行う．信号の種類により様々な細胞内化学シグナル経路の調節を行い，チャネル型受容体に比べると時間はかかるが，シナプス後細胞の性質や構造の変化を引き起こす．

7）化学的伝達によるシナプス後細胞応答（EPSP と IPSP）（図 7-17）

ニューロンどうしの速い連絡はほかにイオンチャネル内蔵型受容体を介して行われる．神経伝達物質の結合によるイオンチャネル内蔵型受容体の応答では，シナプス後細胞の膜電位変化が引き起

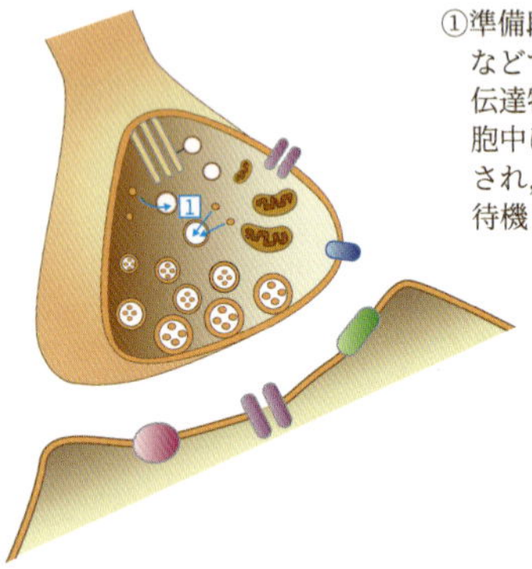

①準備段階として細胞体などで合成された神経伝達物質がシナプス小胞中に取り込み・貯蔵され，シナプス前部に待機している

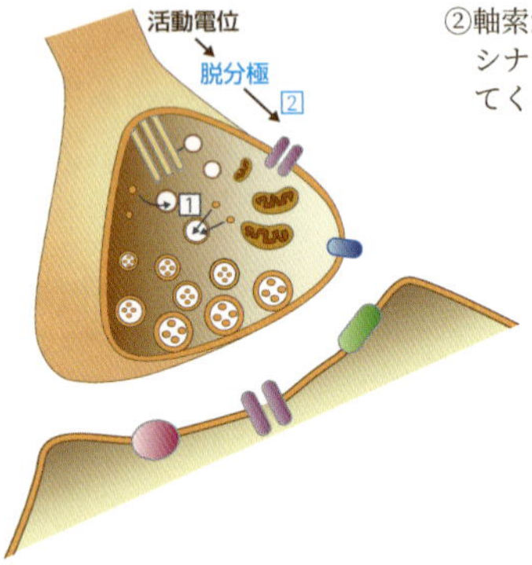

②軸索からの活動電位がシナプス前部に伝わってくる

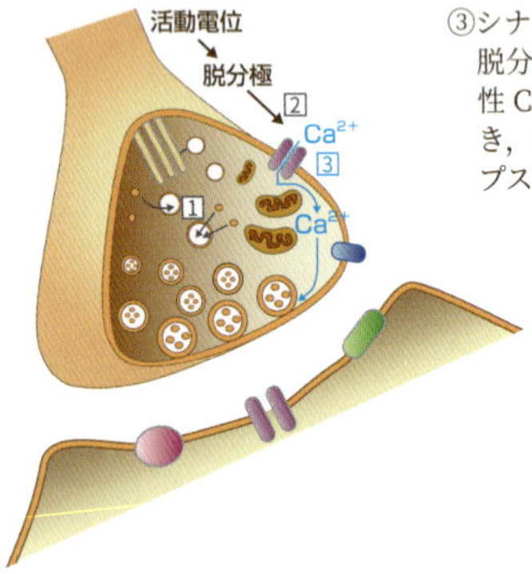

③シナプス前部細胞膜の脱分極により電位依存性 Ca^{2+}チャネルが開き，Ca^{2+}イオンがシナプス前部に流入する

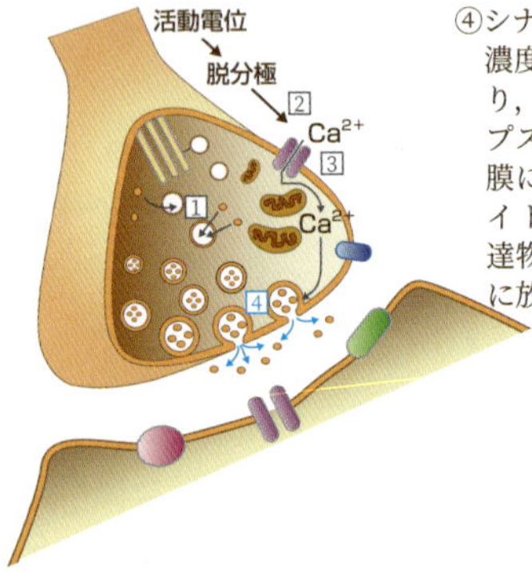

④シナプス前内部の Ca^{2+}濃度上昇が引き金となり，待機していたシナプス小胞がシナプス前膜に融合し（エキソサイトーシス），神経伝達物質がシナプス間隙に放出される

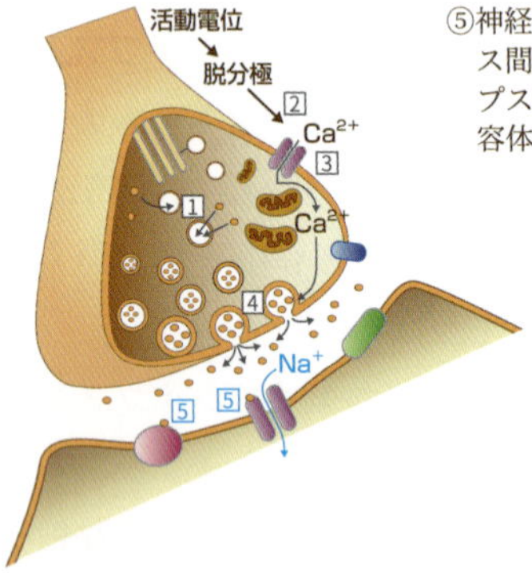

⑤神経伝達物質はシナプス間隙内を拡散しシナプス後膜上の特異的受容体と結合する

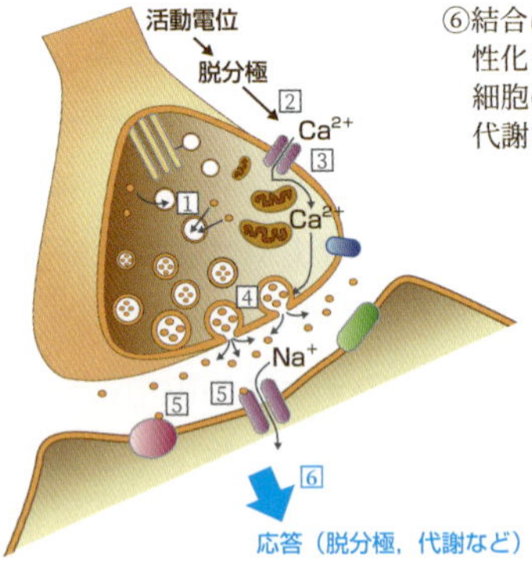

⑥結合により受容体が活性化され，シナプス後細胞の応答（脱分極や代謝など）が起こる

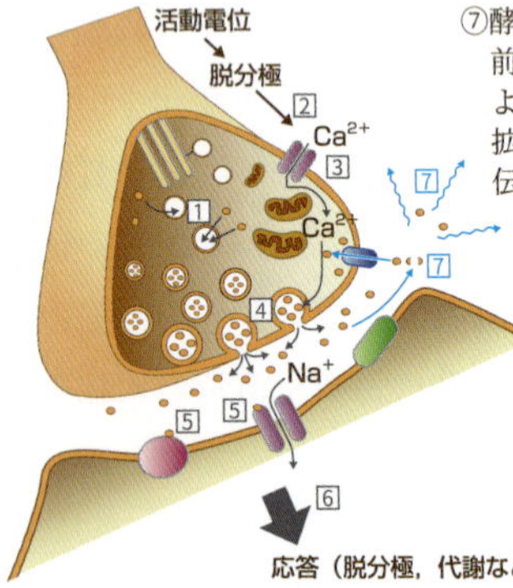

⑦酵素による神経伝達物質の分解除去，シナプス前部あるいは他の細胞へのトランスポーターによる神経伝達物質の取り込み，神経伝達物質の拡散によるシナプス間隙からの消失により信号伝達過程が終了する

図 7-15　化学的シナプスの伝達過程

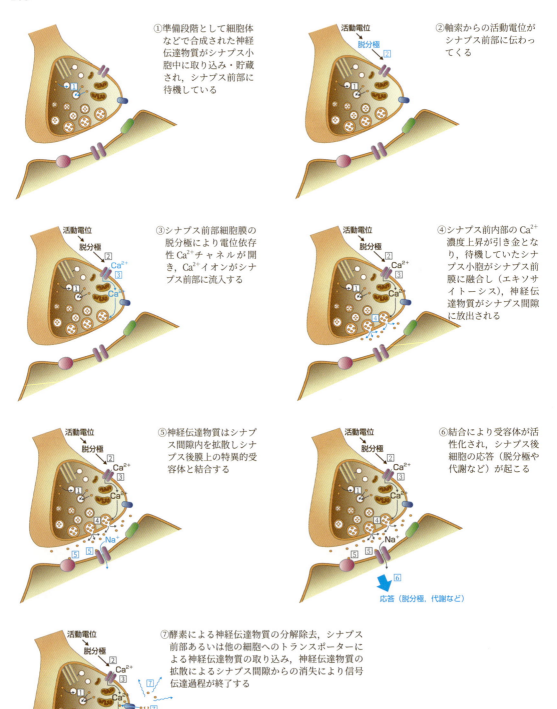

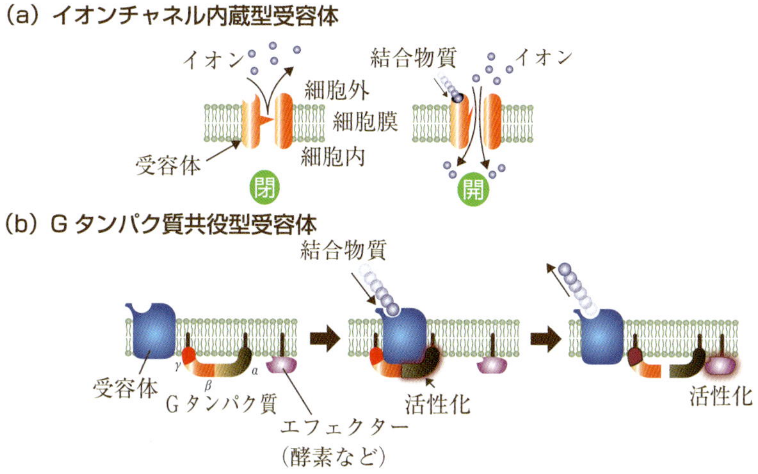

図7-16　シナプス後膜上の受容体

こされるが，受容体の種類により膜電位変化が異なる．シナプス後膜上の受容体がグルタミン酸受容体やニコチン性アセチルコリン受容体などNa^+などの陽イオンを細胞外から細胞内へ流入させるものの場合，細胞内のほうがプラス側にシフトしシナプス後細胞の脱分極が引き起こされる．このときの膜電位変化（脱分極）を**興奮性シナプス後電位**（excitatory postsynaptic potential：**EPSP**）とよんでいる．このような活動電位を発生させる可能性のある脱分極を引き起こす伝達を興奮性伝達とよび，このシナプスを興奮性シナプスとよんでいる．一方，シナプス後膜上の受容体がγアミノ酪酸（GABA）受容体やグリシン受容体などCl^-などの陰イオンを細胞外から細胞内へ流入させるものの場合，細胞内の方がマイナス側にシフトしシナプス後細胞の過分極を引き起こす．このときの膜電位変化（過分極）を**抑制性シナプス後電位**（inhibitory postsynaptic potential：**IPSP**）とよんでいる．このような活動電位の発生を抑える過分極が生じる伝達を抑制性伝達とよび，このシナプスを抑制性シナプスとよんでいる．

7-1-5　情報の統合

(1) ニューロンのシナプス結合（図7-18）

ニューロンはほかのニューロンから伸びてくる軸索終末とシナプスを形成しているが，1個のニューロンは約1,000本の軸索終末部とシナプスを形成しそれぞれから異なる信号の入力を受けている．1個のニューロンはそれぞれ異なる信号をまとめ上げることで最終的に軸索の付け根の部分（**軸索起始部**）で活動電位を発生させるのか発生させないのかを決定している．そして活動電位が発生したときだけ，信号が軸索を伝わり，別のニューロンなどに信号を送る．

形成されているシナプスは永久的なものではなく，活動電位が伝わる頻度などの影響によりダイナミックに変化し，複雑な情報処理に対応している．このようなシナプスの可変性を‘**シナプスの可塑性**《かそせい》’とよんでいる．

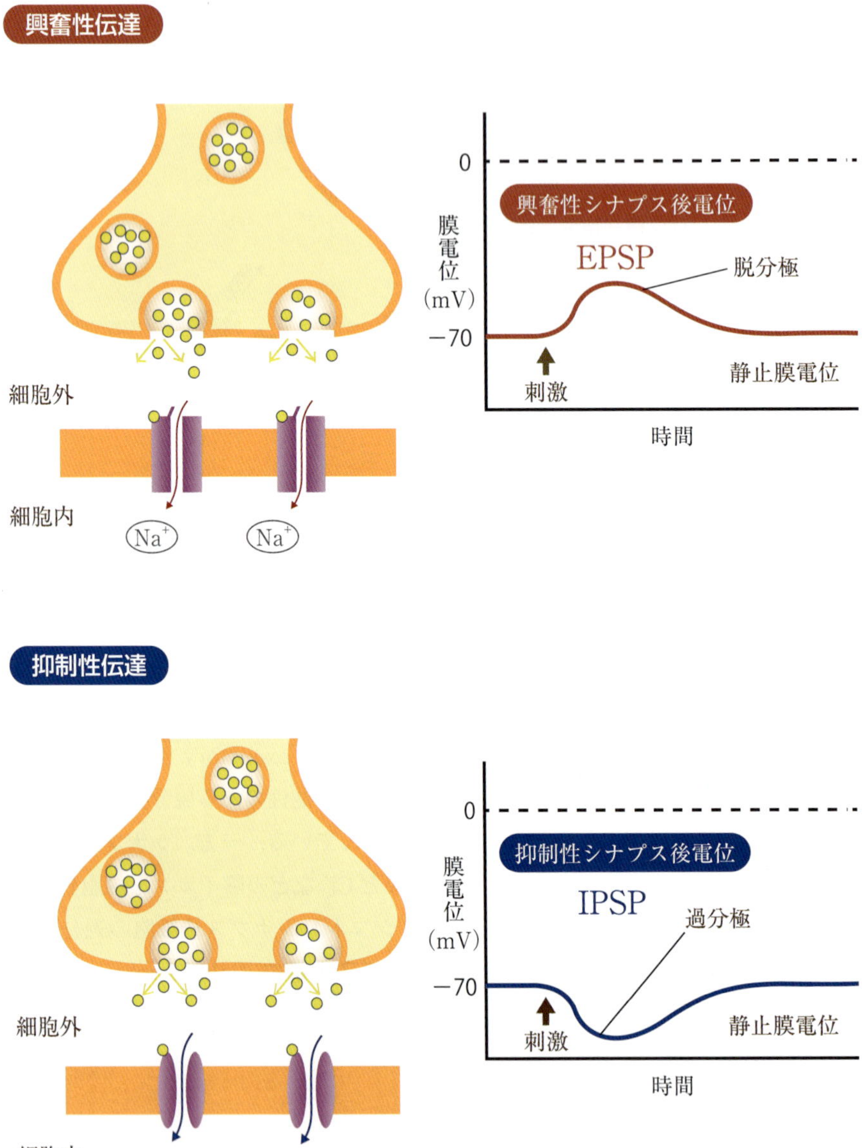

図 7-17　化学的伝達によるシナプス後細胞の応答

(2) 情報の統合（図 7-19）

中枢神経系ではニューロンどうしの連絡により様々な情報処理が行われるが，ニューロンどうしが回路などを形成し，外部から入ってきた信号をまとめ上げている．このような情報処理を情報の**統合**（integration）とよんでいる．受容器から入った情報を中枢で処理し最終的に効果器に伝える間に様々な情報の統合が行われる．1 個のニューロンで発生した信号が多くのニューロンに拡散して広がっていったり（**発散**），多くのニューロンで発生した信号が 1 つのニューロンに集まって処理されたり（**収束**）する．

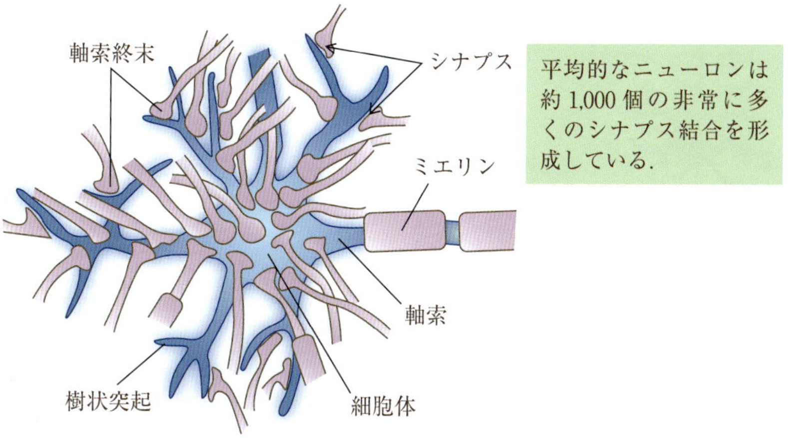

図 7-18　ニューロンのシナプス結合

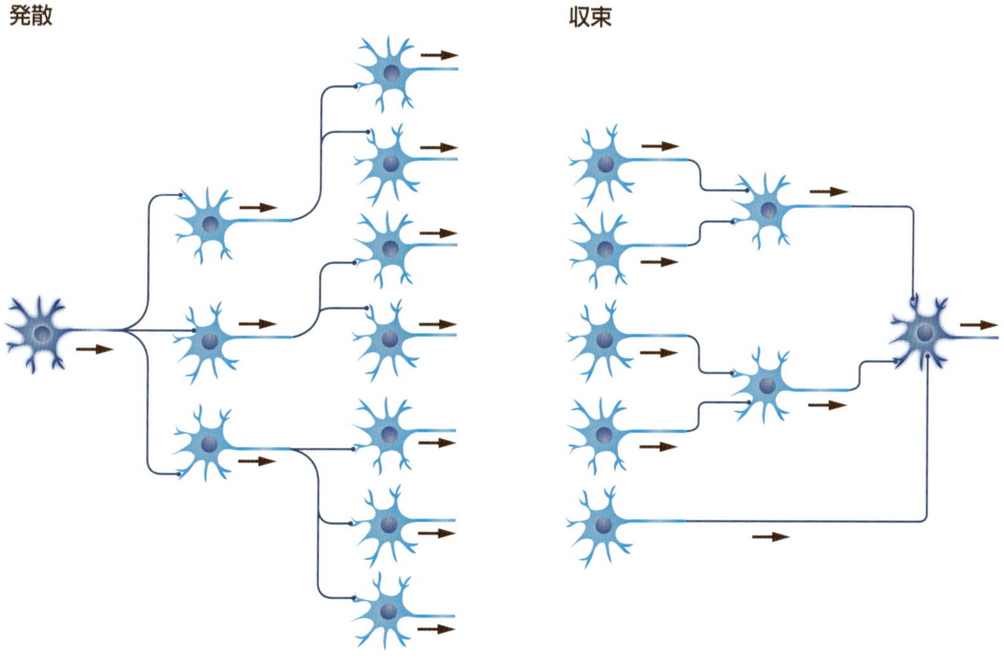

図 7-19　ニューロン連絡における発散（左）と収束（右）

(3) シナプス後電位の加算（加重）（図 7-20）

情報の統合の中で最も簡単なメカニズムが単純な足し合わせによる**加算（加重）**である．加算には以下の 3 種がある．

1）時間的加算

ニューロンの 1 つの興奮性シナプスにおいて，シナプス前細胞の興奮により神経伝達物質が放出されると EPSP が発生する．あまり間隔を空けずに次の信号がきて同じシナプスで EPSP が発生すると前の EPSP のうえに後から発生した EPSP が乗るように足し合わされる．このような加算を**時間的加算**とよぶ．この際に，足し合わされた脱分極が十分であり，閾膜電位を超えると軸索起

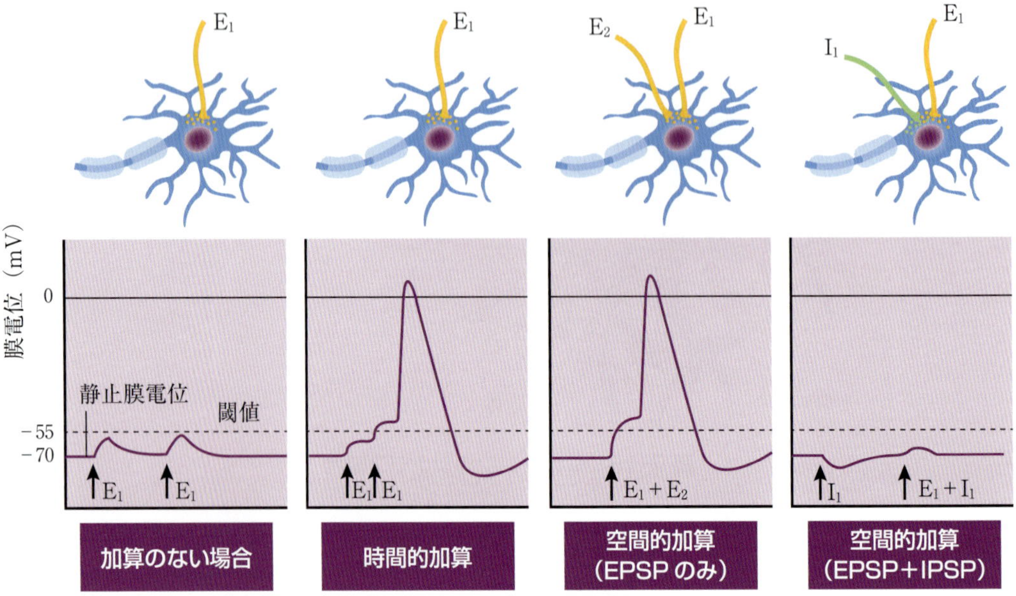

図 7-20　シナプス後電位の加算（加重）

始部で活動電位が発生する．

2）空間的加算

ニューロンに2つの興奮性シナプスが形成されている場合，それぞれからほぼ同時に神経伝達物質が放出されるとそれぞれの場所でEPSPが発生する．それらは1つのニューロンの膜電位変化として足し合わされる．このような加算を**空間的加算**とよぶ．時間的加算と同様に，足し合わされた脱分極が十分であり，閾膜電位を超えると軸索起始部で活動電位が発生する．

3）EPSPとIPSPの加算

ニューロンに興奮性シナプスと抑制性シナプスが1つずつ形成されている場合，それぞれからほぼ同時に神経伝達物質が放出されると興奮性シナプスではEPSPが，抑制性シナプスではIPSPが発生する．これらの空間的加算では，IPSPがEPSPを打ち消すようにはたらくため，ニューロンの膜電位変化は小さくなり，活動電位が発生しにくくなる．

(4) 抑制性シナプスによる調節（図 7-21）

1）シナプス後抑制

ニューロンでは樹状突起や細胞体で発生した膜電位変化を統合し，軸索の付け根である軸索起始部で活動電位の発生が決定される．通常，興奮性シナプスにより発生するEPSPが十分で閾膜電位を超えると活動電位が発生する．シナプス後細胞における活動電位の発生は，抑制性シナプスが形成されると前出のようにIPSPとの加算でEPSPが打ち消されることで抑制される．この抑制は，シナプス間隙の神経伝達物質を受けたシナプス後細胞の細胞体で行われることから**シナプス後抑制**とよんでいる．活動電位が発生しないため，シナプス後細胞の下流には信号はまったく伝わらない．

2）シナプス前抑制

シナプス後抑制より細やかな調節をするための抑制システムが生体には存在する．発生した活動

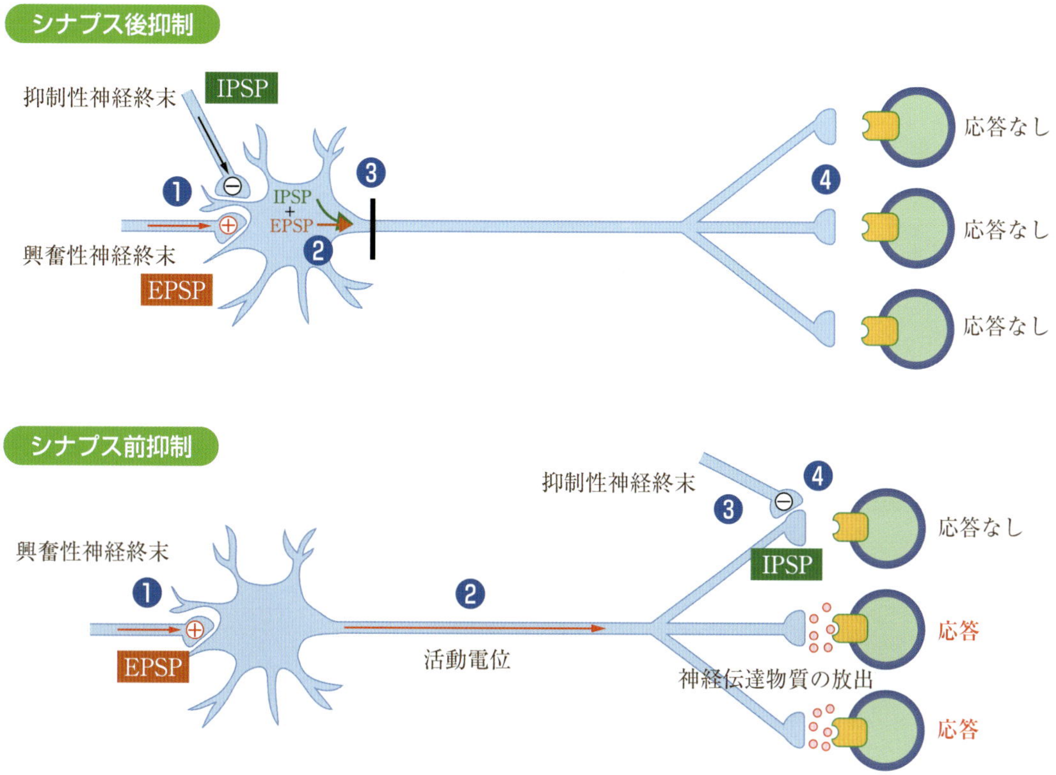

図 7-21　シナプス前抑制とシナプス後抑制

電位は軸索を伝わり，軸索終末部を脱分極することで神経伝達物質をシナプス間隙に放出させる．この軸索終末部に抑制性シナプスが形成されると，軸索終末部に IPSP を発生させることが可能となり，脱分極の抑制により神経伝達物質の放出を止めることが可能となる．このように単独の軸索終末部におけるシナプス間隙への神経伝達物質の放出抑制を**シナプス前抑制**とよんでいる．シナプス後抑制はシナプス後細胞の下流全体への信号の抑制であるのに対し，シナプス前抑制は 1 つの軸索終末部からの信号のみを抑制する．

7-1-6　神経系に関連する特徴

(1) 神経系の全景（解剖学的概観）

神経系はニューロンどうしの連絡で情報を処理することによりはたらいている．クラゲなどの腔腸動物では，体全体に単純にニューロンどうしの連絡が広がっている（散在神経系）．プラナリアなどの扁形動物では，頭部にニューロンが集合した原始的な脳が形成されており，整理されたニューロンどうしの連絡により体の各部の調節を行っている（はしご状神経系）．さらに進化が進んだミミズなどの環形動物では，頭部の原始的な脳のほかに体節の各部にニューロンが集合した部分（神経節）が存在し，各体節ごとに情報処理が可能になっている．さらに進化が進み，魚類や鳥類はヒトの脳と同様に前脳（大脳，間脳），中脳，後脳《こうのう》（小脳，橋《きょう》，延髄），脊髄をもつ．進化が進むにつれて，体の大きさに対する脳の割合は比較的大きくなり，高等な動物ほど大脳が発達している．また高等な動物では脳にしわのように溝が入り，大脳皮質の表面積を相対的に広くすることでより複雑な神経回路が形成できるようになっている（図 7-22）．

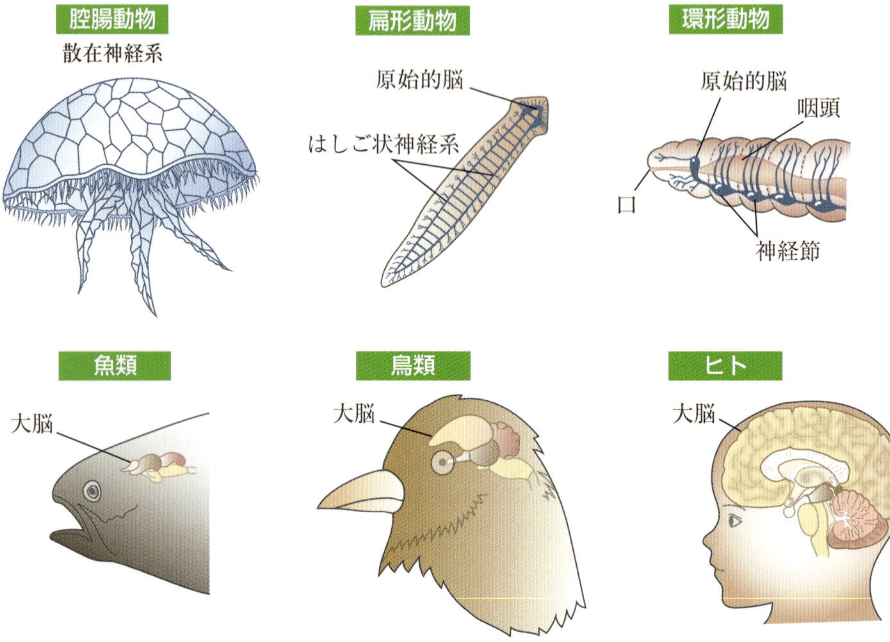

図 7-22　神経系の進化

ヒトの神経系は，中枢神経系である脳や脊髄とそこから身体の各部の末端までのびた末梢神経系の線維によって構成されている．各末梢神経線維は通過している場所や役割などにより様々な名称が付けられている（図 7-23）．神経叢《そう》は何本もの神経線維が複雑に一緒になったり離れたりしながら網目状の構造になった部分であり，頸部には上肢に関連する頸《けい》神経叢と腕《わん》神経叢が存在し，腰部には下肢に関連する腰神経叢と仙骨神経叢が存在する．**坐骨神経**は体内で最も太い末梢神経線維束であり，ここを経由してのびる末梢神経には軸索の長さが 1 m になるものが存在する．

脳は**神経管**とよばれる管状の構造から発生する（図 7-24）．管の壁を構成する細胞が増殖や分化することで，脳や脊髄ができあがる．生まれる前の 4 週齢胎児の神経管は，前脳，中脳，菱脳《りょうのう》（後脳）の 3 つの部分に分けられ，これらから脳の 6 部位が形成される．前脳は大脳と間脳（視床《ししょう》と視《し》床《しょう》下部《かぶ》）に，中脳はそのまま発達し，菱脳は小脳，橋《きょう》，延髄に分化する．脳になる部分より後側の管状の部分が脊髄に分化する．11 週齢には脳は 6 部位に分化し，誕生時には脳の基本的な構造すべてができあがる．生後に外部から様々な情報が入ることにより，その情報処理を行うためのニューロンによる回路が形成され，不要なニューロンなどは消失し，脳が成熟する．神経管の内部の空間は，脳や脊髄の完成とともに脳室や中心管になる．

(2) 中枢神経系の保護

中枢神経系である脳や脊髄は頭蓋骨や脊柱管の内部にあり，骨による保護を受けているが，それ以外に**髄膜**《ずいまく》とよばれる 3 種の膜で覆われ，その内部を満たす脳脊髄液中に浮いた状態で保護されている．

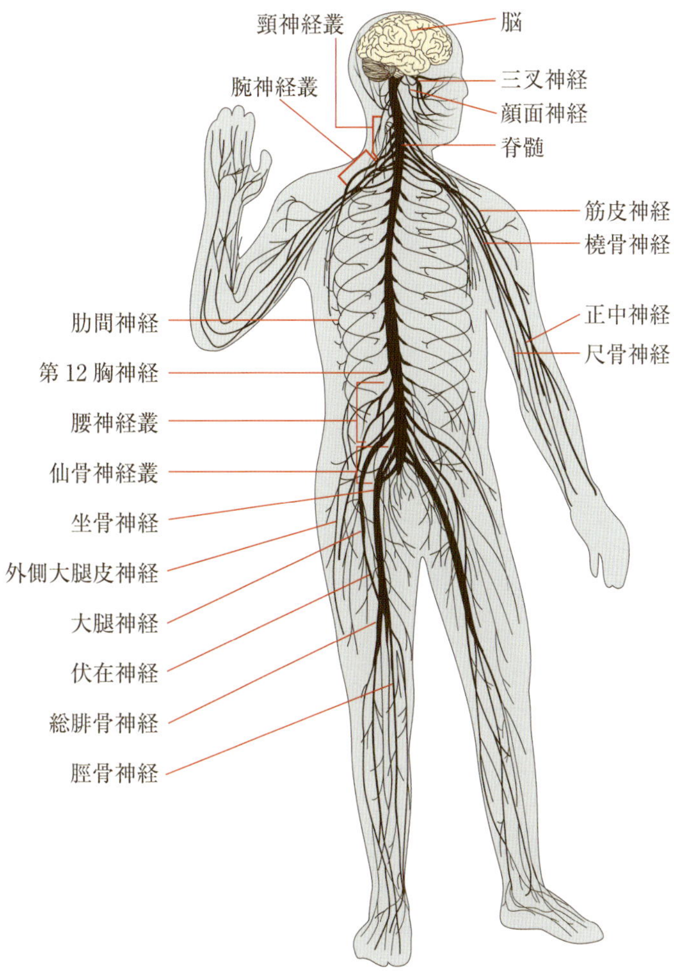

図 7-23　神経系の全景

1）髄膜（図 7-25）

髄膜には，頭蓋骨に近い外側から**硬膜**，**クモ膜**，**軟膜**の 3 種が存在する．硬膜は膠原線維性の硬い板状の 2 枚の膜が張り付いて形成されており，その内部には静脈が広がり，頭頂部には太い静脈洞を通している．硬膜の下には結合線維性の薄いクモ膜があり，この膜と脳実質の表面を覆う軟膜との間にクモ膜下腔が存在する．クモ膜から軟膜に向けて出されたクモの巣状の小さい突起が多数存在するクモ膜下腔は，脳脊髄液で満たされている．最内層で脳の表面を覆う結合線維性の薄い膜が軟膜であり，その表面を枝分かれをした動脈が走っている．脳を覆うこれら 3 種の髄膜は，脊柱管内に広がり脊髄の表面も覆っている．

2）脳室（図 7-26）

脳の深部には脳脊髄液でみたされた部屋が存在し，脳室とよんでいる．脳内には前側から左右 1 対の**側脳室**，**第 3 脳室**，**第 4 脳室**の 4 つの脳室が存在する．左右の側脳室と第 3 脳室は室間孔により連結されており，第 3 脳室と第 4 脳室は中脳水道により連結されている．また第 4 脳室より先は脊髄へとのびており，中心管とよばれている．側脳室は前頭葉から側頭葉の内部にのびており，第

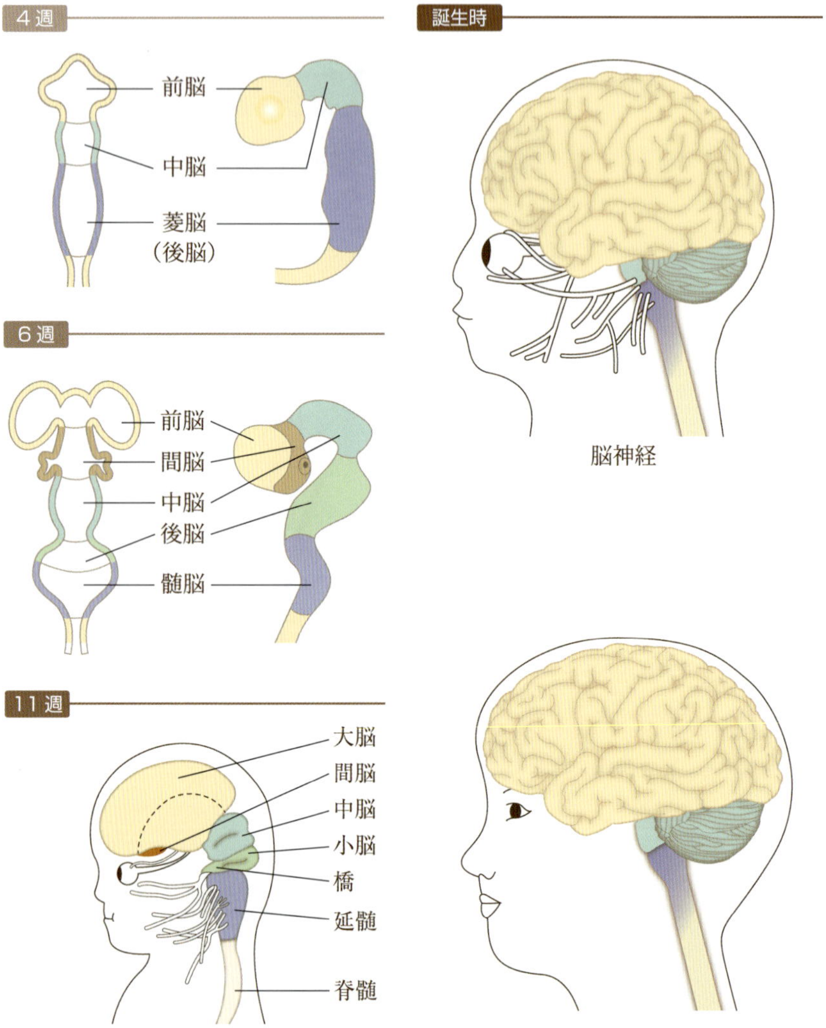

図 7-24　中枢神経系の発生

3 脳室は視床と視床下部にはさまれている．第 4 脳室は小脳の前側（腹側）にあり，菱形をしている．

3）脳脊髄液（図 7-27）

脳室には特殊なグリア細胞である上衣細胞で覆われた血管が絡み合った状態で入り込んでおり，脈絡叢とよばれている．脈絡叢では，血管から上衣細胞を通過して**脳脊髄液（髄液）**（cerebrospinal fluid：**CSF**）が染み出している．脳脊髄液は血液からろ過されたタンパク質を含まない血漿に成分が似た液体である．イオン，ビタミン，養分などを含む水溶液であり，通常は透明である．脳室内の脈絡叢で生成された脳脊髄液は，脳室内をみたした後，第 4 脳室の中央後側の正中口と菱形の左右両端にある外側口より脳のクモ膜下腔へと出て行く．また中心管の先端である脊髄の下端の孔からも脳脊髄液は腰椎部のクモ膜下腔に出ている．脳や脊髄のクモ膜下腔を満たし，脳や脊髄が脳脊髄液中に浮かんだような状態になっており，外部からの機械的な衝撃を吸収している．頭頂部の硬膜内にある静脈洞にクモ膜がコブのようにつきだしたクモ膜顆粒が存在しており，クモ膜下腔

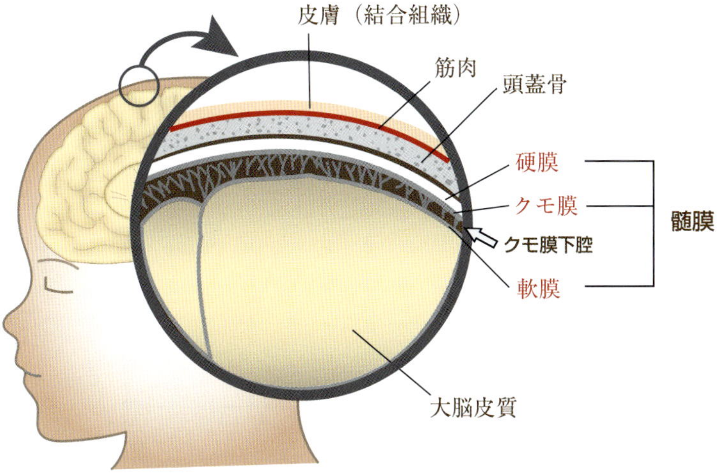

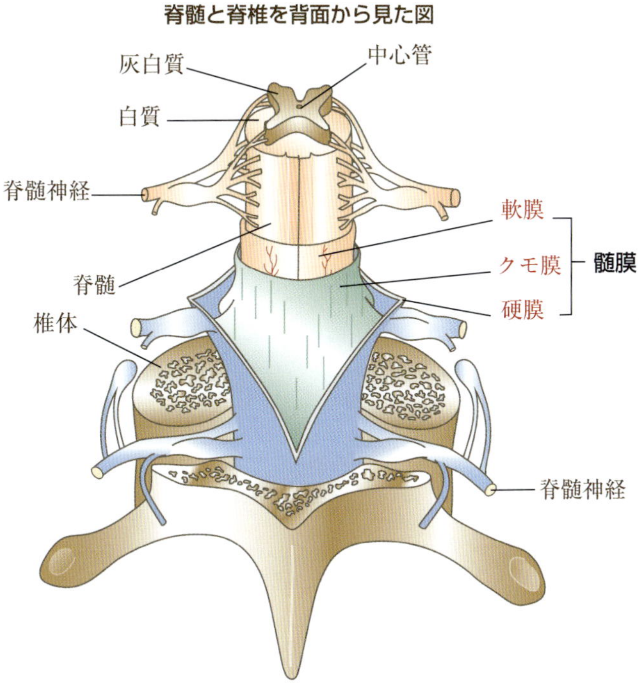

図 7-25　中枢神経系を保護する髄膜

を満たした脳脊髄液はここから静脈血へと回収され循環している．腰椎部の脊髄のない所から採取（腰椎穿刺《せんし》）した脳脊髄液を調べることで中枢神経系の状態を知ることが可能となっている．また，髄膜炎やクモ膜下出血などにより正中口や外側口などがふさがれ脳室内の脳脊髄液量が異常に増加し，脳を内部から圧迫するのが水頭症である．

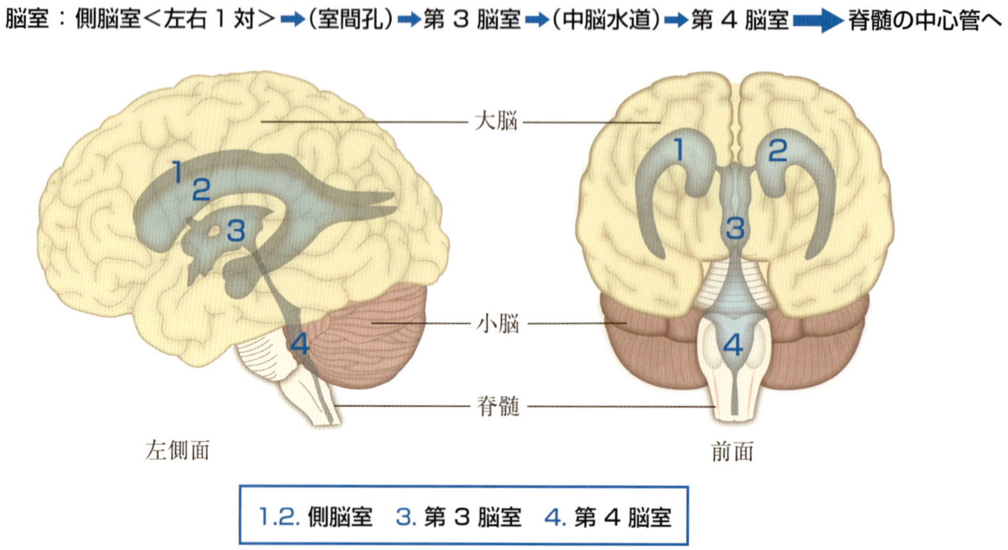

図 7-26　脳　室

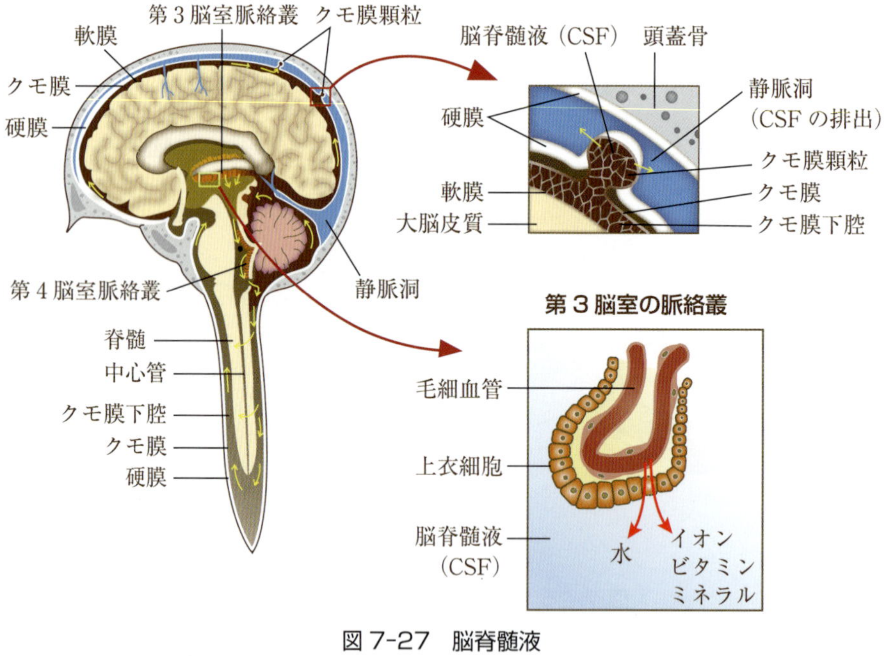

図 7-27　脳脊髄液

(3) 脳の血管系

1) 脳に血液を供給する動脈：内頸動脈と椎骨動脈（図 7-28）

脳への血液は，それぞれが左右 1 対の**内頸動脈**と**椎骨動脈**の 2 種の血管により供給される．内頸動脈は，総頸動脈が外頸動脈を分枝した後の血管であり，頭蓋底を貫いて脳底部に入り枝分かれし，脳の前部や中部に血液を供給する．椎骨動脈は鎖骨下動脈からの枝であり，第 6 頸椎以上の頸椎の横突起（図 2-16 参照）にある孔を通過して上がり，大後頭孔から頭蓋内に入り脳の後部に血液を供給する．心臓から駆出される血液の 15 %が脳へ送られるが，そのうちの 90 %が内頸動脈由

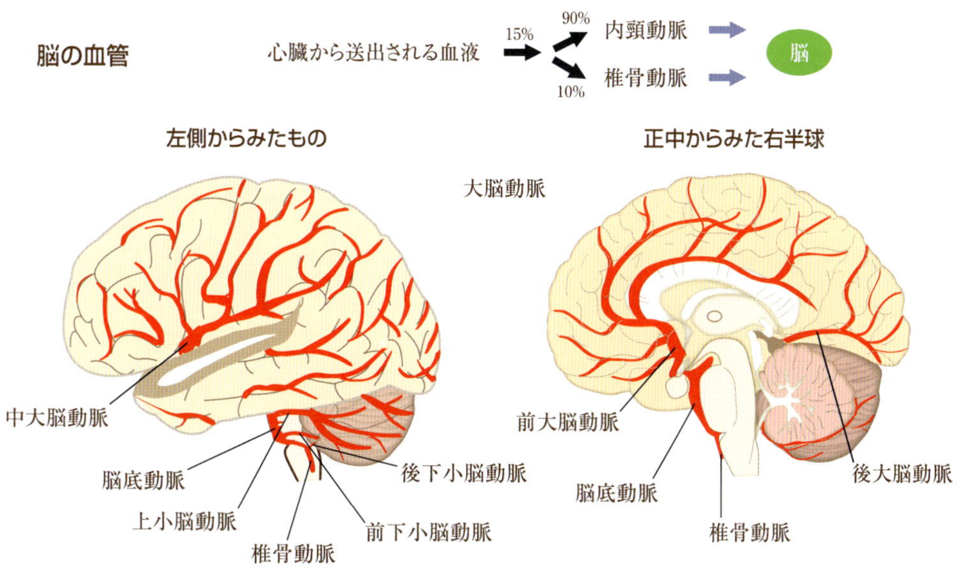

図 7-28　脳の血管

来であり，残りの 10 %が椎骨動脈由来である．

2）ウィリス動脈輪（大脳動脈輪）（図 7-29）

脳底に入った内頸動脈は前大脳動脈と中大脳動脈に枝分かれし，椎骨動脈は延髄の前側にのびて橋の前で 1 本の脳底動脈へと吻合した後，左右の後大脳動脈に枝分かれをする．左右にある，前大脳動脈，中大脳動脈，後大脳動脈は，交通動脈により連結されており，視神経交叉（視交叉）を取り囲むように輪状になっている．この構造を**ウィリス動脈輪（大脳動脈輪）**とよぶ．ウィリス動脈輪があるため血流が内頸動脈と椎骨動脈の 2 本から相互に供給され，血圧も相互に調整される．このような利点はあるが，交通動脈が比較的に細いため動脈瘤による脳底出血が好発する部位としても知られている．

3）血液脳関門（図 7-30）

一般的な毛細血管は直径 10 μm 前後の非常に細い管であり，血管壁に平滑筋はなく，内皮細胞と基底膜が壁を構成する．毛細血管の中には，内皮細胞の周囲を周皮細胞とこの細胞がつくる基底膜により覆われている場合がある．また組織によっては，内皮細胞どうしに間隙が開いており，毛細血管に窓があって組織液と血液内部の血漿成分が自由に行き来できるようになっている場合もある．脳の毛細血管はこのような一般的な毛細血管とは異なり，血液中の成分が自由に行き来できないような制限をかけている．脳の毛細血管は，**密着結合**によりがっちりと連結された内皮細胞で血管壁が形成されており，その外側を周皮細胞と基底膜が覆っている．さらにその外側にはアストロサイトの突起がのび，基底膜の外側を覆っている．そのため血液中の成分が脳実質内に入るには，**内皮細胞，基底膜，アストロサイトの突起**の 3 種を通過する必要がある．血管内の様々な物質はアストロサイトを経由してニューロンに送られる．この構造を**血液脳関門**（blood brain barrier：**BBB**）とよんでいる．BBB は選択的透過性を発揮し，バクテリアや毒物の侵入を防ぎ，神経伝達物質となりうる血中の化学伝達物質から隔離し，グルコースや必須アミノ酸など必要なものだけを

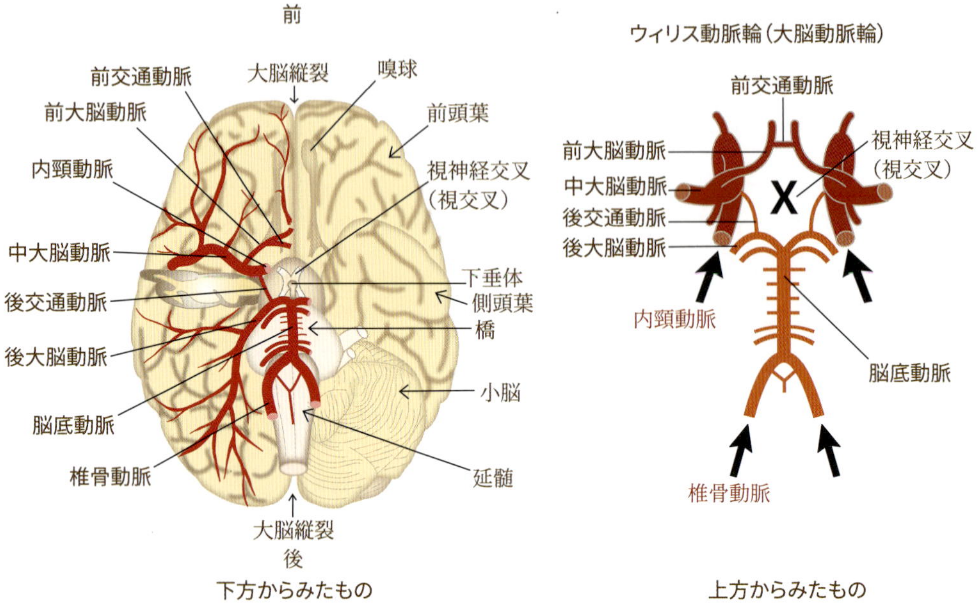

図 7-29　脳底の血管とウィリス動脈輪

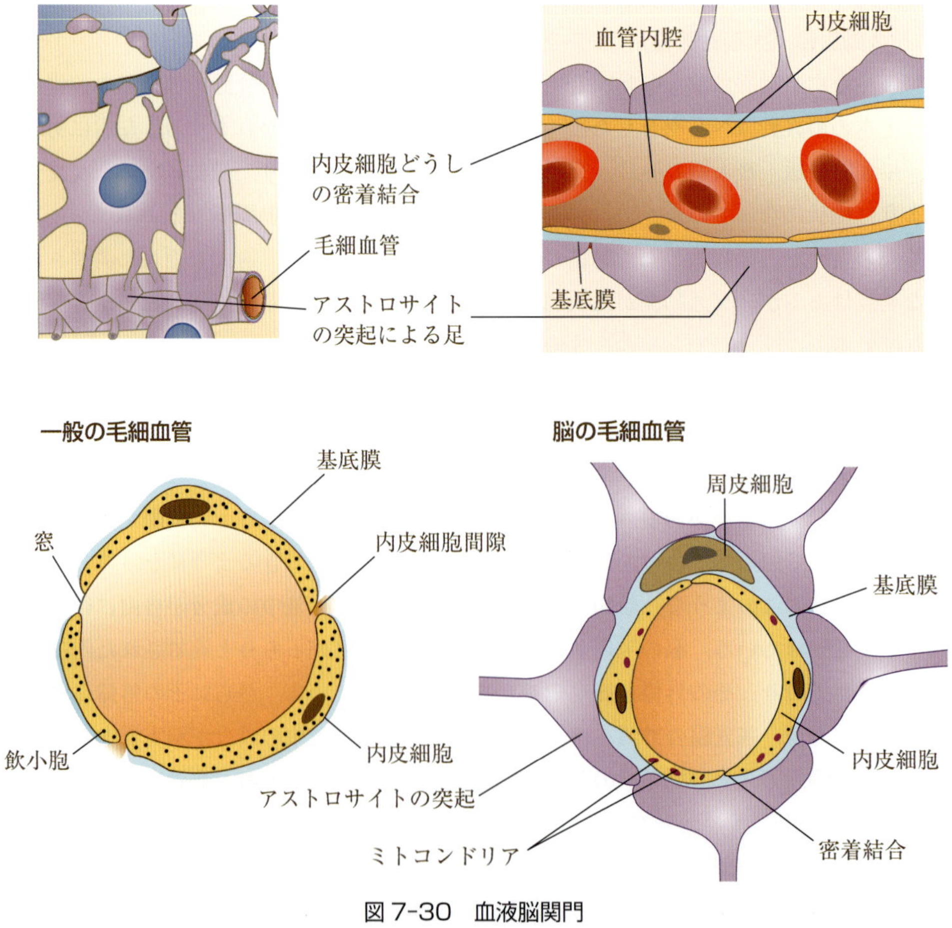

図 7-30　血液脳関門

輸送体タンパク質（トランスポーター，担体）を介して通している．そのため脳内ではたらく薬を開発する際には，BBB を通過する性質の付加が必要となる．ガス類や疎水性の高い分子などは，BBB を比較的容易に通過する．

4）静脈系

動脈はすべて脳底からの枝分かれにより軟膜上を広がるが，脳実質から出てくる静脈は動脈に並行していない．脳の静脈は硬膜内に入り，頭頂部から後頭を通って脳底に至る静脈洞に集められて内頸静脈として出て行く．

（4）脳のエネルギー代謝

ヒトの脳の重量は体重のおよそ 2 %を占める程度であるが，エネルギー消費量としては全体の 20 %を脳だけで消費する．前述のように身体全体の血液の 15 %が脳へ供給されるが，これは多くのエネルギーを産生するためのエネルギー源と酸素を脳が必要とするためである．脳では，常に数多くのニューロンが活動電位を発生しており，細胞膜をはさんで Na^+ や K^+ などのイオンが大量に移動している．これらのイオンの状態を静止膜電位の状態に戻すために，ナトリウムポンプ（Na^+-K^+ ATPase）が活発にはたらき ATP を消費している．また神経伝達物質の回収なども能動輸送で行われており，エネルギーを消費する．通常の脳では **D－グルコース（ブドウ糖）**が唯一のエネルギー源であり，脳内には貯蔵できないため常に血液を介して酸素とともに供給する必要がある．そのため脳への血流が止まり，脳虚血になると 10 秒程度で脳機能が低下し意識を失い，数分間続くと不可逆的な損傷が生じる．飢餓状態などで長期の低血糖になった場合は，D－グルコースが十分に供給できないため，脳は緊急的な措置として，脂肪から生じるアセチル CoA より産生されるケトン体（アセト酢酸）をエネルギー源とする．D－グルコースはグルコーストランスポーター 1（GLUT-1）を介し，またアセト酢酸はモノカルボン酸トランスポーターにより BBB を通過する．

（5）灰白質と白質（図 7-31）

中枢神経系の器官である脳と脊髄の生体組織断面を観察すると比較的灰色にみえる部分と白くみえる部分が存在する．灰色にみえる部分を**灰白質**《かいはくしつ》（gray matter），白くみえる部分を**白質**《はくしつ》（white matter）とよんでいる．中枢神経系では，様々な情報処理を行うために同じような機能を行うニューロンがグループになり塊を形成している．特にニューロンの細胞体が集まっている部分は光をある程度吸収するために灰色になっている．これが灰白質である．一方，これらのニューロン群から別のグループのニューロンに有髄軸索がのび，シナプスを形成し連絡している．これらの有髄軸索が束になって通過している部分はミエリンによる脂質二重膜が多く存在するため光を反射して銀白色にみえる．これが白質である．脳では外側に薄い灰白質があり，内部には多くの白質が存在する．脊髄では位置関係が脳とは逆であり，内側に H 型をした灰白質があり，外側に白質がある．また脳の白質内でニューロンが機能グループを形成し，それらの細胞体が島状に集まった灰白質を特に神経核とよんでいる．

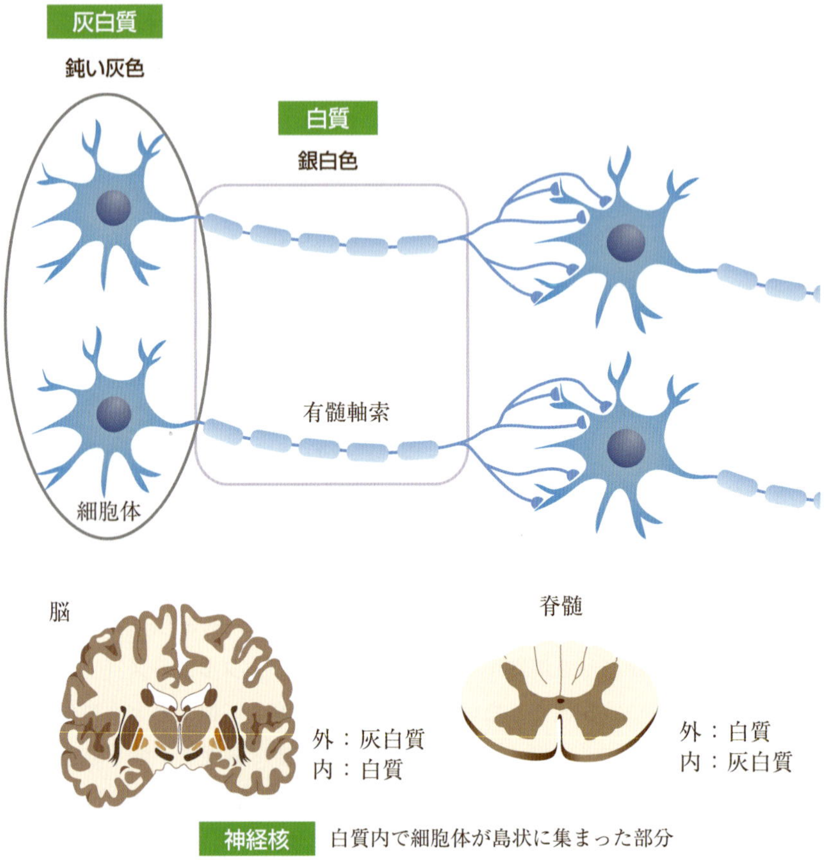

図 7-31　灰白質と白質

COLUMN

neurovascular unit（NVU：神経血管ユニット）

中枢は脳神経細胞から構成され，様々な組織の機能を調節（制御）する唯一の器官である．しかしながら，この中枢組織は神経細胞だけで構成されるものではない．脳神経細胞は，酸素およびエネルギー源（エネルギー基質）の欠乏に脆弱《ぜいじゃく》（非常に弱い状態にあること）で，分単位の欠乏（供給停止）でも，その機能に重篤な障害が誘発される．ここでのエネルギー基質とはグルコースである．脳神経細胞への酸素およびグルコースの供給は血管を介して行われる．そのため，脳組織では血管網が非常に発達している．この毛細血管が脳神経細胞に直接接触しているわけではなく，毛細血管の周囲をアストロサイトと周皮細胞（ペリサイト）とよばれる細胞が取り巻き，アストロサイトと脳神経細胞が連絡するという複雑な構造を形成している．さらに，ミクログリアも連絡している．脳神経細胞が活動するには，大量のエネルギーが必要となるため，その興奮がアストロサイトに伝えられ，毛細血管を拡張させて脳血流量を増大させると考えられている．この精巧な機能単位のことはneurovascular unit（NVU：神経血管ユニット）とよばれるようになった．さらに難治性の中枢疾患では，このNVUの機能低下が発症および症状の進展に重要な役割を果たすと推測されており，新たな中枢疾患治療の標的として研究が進められている．

7-2　中枢神経系

中枢神経系は脳と脊髄より構成されており，情報を処理するセンターとしてはたらいている．次節7-3で説明する末梢神経である脊髄神経や脳神経から入る感覚器からの情報を処理し，それらへの応答として脊髄神経や脳神経を介して効果器を制御している．

7-2-1　脊　髄

脊髄（spinal cord）は，椎骨の椎体の後ろ側に開いた孔（椎孔，図2-16参照）が上下に連なってできた管状の空間である脊柱管に入っている（図7-32）．細長い索状物であり，成人では，長さが40〜45 cm，直径が1 cm前後である．上方は脳の延髄と連なっており，頸椎部から脊髄になる．下端は円錐状に次第に細くなり第1〜2腰椎の高さで終わり，先端は細い糸状になって尾骨にのびる．2個の椎骨の間には左右に1か所ずつ椎間孔という孔が形成され，脊髄から左右に1本ずつの脊髄神経が出ている．椎骨の数により，脊髄神経は31対あり，これらに対応して脊髄は31個

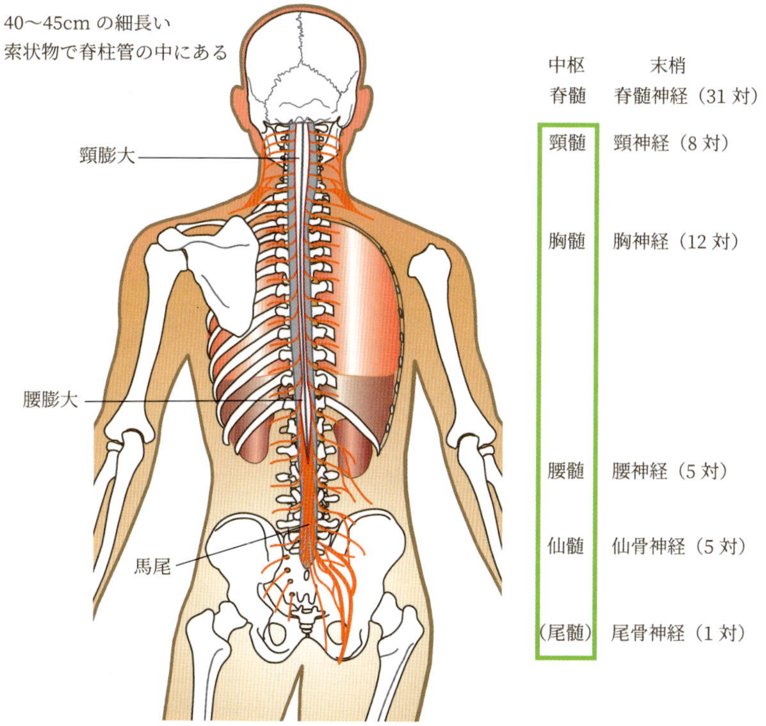

図7-32　脊髄の構成

の分節に分けられる．それぞれの分節がそれぞれの高さの皮膚，筋，関節から情報を得て，個々に対応する高さの部分を制御している．8 対の頸神経が出る**頸髄**は 8 個の分節，12 対の胸神経が出る**胸髄**は 12 個の分節，5 対の腰神経が出る**腰髄**は 5 個の分節，5 対の仙骨神経が出る**仙髄**は 5 個の分節，1 対の尾骨神経が出る**尾髄**は 1 個の分節をもつ．脊髄には 2 か所の大きくふくらんでいる頸髄部の頸膨大と腰髄部の腰膨大があり，頸膨大には上肢を支配するニューロンが，腰膨大には下肢を支配するニューロンが多く存在する．また脊髄下部の円錐状部分から出る腰神経と仙骨神経は，それぞれの椎間孔まで脊柱管下部の中を長くのびており，馬の尻尾のようにみえるため，**馬尾**《ばび》とよんでいる．

(1) 脊髄の構造

脊髄は内側に H 型をした灰白質と外側に有髄軸索の束が通る白質が存在する．中央には脳室から連なる細い中心管が通っている．

1）脊髄灰白質（図 7-33）

脊髄の横断面の内側でみられる脊髄灰白質は，左右それぞれに前側に膨らむ**前角**《ぜんかく》と後ろ側に膨ら

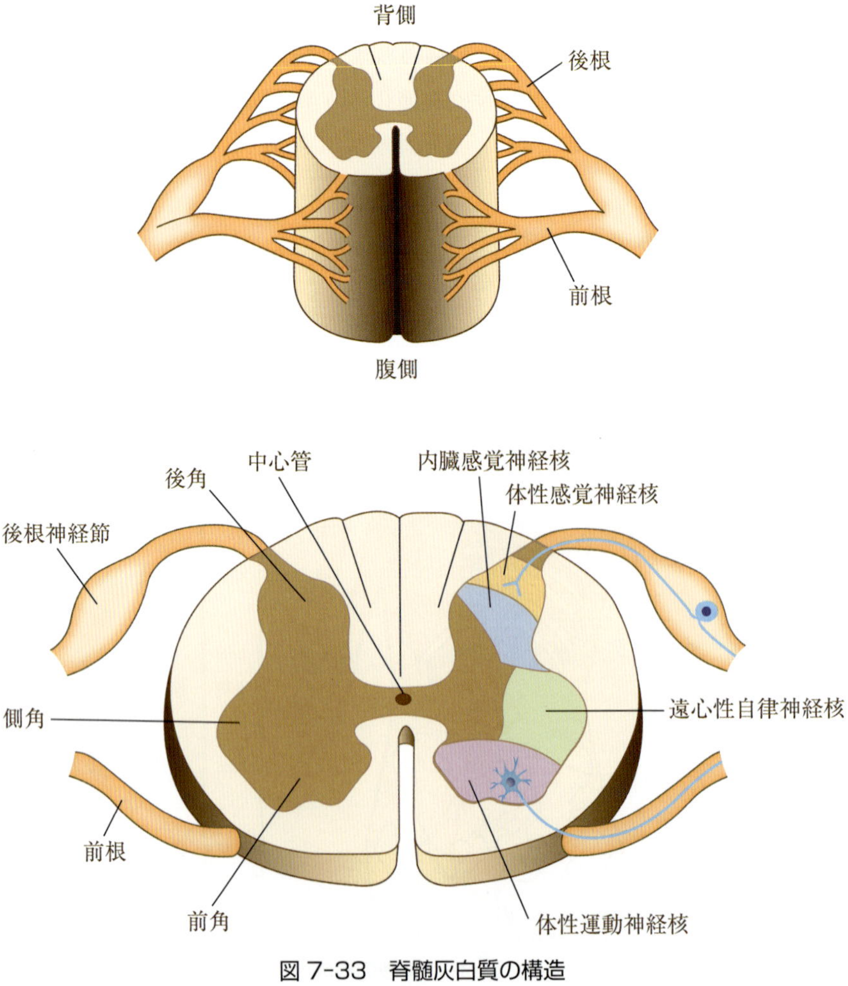

図 7-33　脊髄灰白質の構造

む後角《こうかく》が存在する．さらに胸髄と腰髄には横への膨らみである**側角**《そくかく》が存在する．前角には運動ニューロンの細胞体が多く存在する．この運動ニューロンは，脳からの信号を中継し，筋の収縮を直接的に支配する．後角には皮膚や筋や腱の感覚器から入る情報を中継する感覚系の介在ニューロンが多く存在する．側角の前側には遠心性の自律神経細胞群が，後側には求心性の自律神経細胞群（内臓の感覚神経細胞群）が存在する．前角からは運動ニューロンの神経線維が束になって出ており，この部分を前根《ぜんこん》とよんでいる．後角には感覚ニューロンの神経線維が束になって入ってきており，この部分を後根《こうこん》とよんでいる．前根と後根は1本の束になり，左右1本ずつの脊髄神経として椎間孔から出ている．前根と後根の性質を見出した2人の名前を取り，「**前根より遠心性神経線維が出て，後根には求心性神経線維が入る**」ことをベル－マジャンディの法則（Bell – Magendie law）とよんでいる．感覚ニューロンは，細胞体から出た軸索がT字型に分かれて2方向にのびた構造をしており，これらの細胞体は後根の途中で集まって，コブのように膨らんだ後根神経節を形成している．

2）脊髄白質

灰白質の外側にある白質には脳と連絡する神経線維の束が通っている．横断面では前側の白質部分を前索《ぜんさく》，後側の白質部分を後索《こうさく》，左右横の白質部分を側索《そくさく》とよんでいる．それぞれには脳の各部と脊髄を連絡する神経線維の特徴的な集合体が通っている．

3）伝導路（図7-34）

各末梢部位と中枢神経系，あるいは脳と脊髄をつなぐ神経線維による連絡経路を特に**伝導路**とよんでいる．脊髄白質の後索には特に脊髄から脳へ体性感覚を伝える伝導路（**脊髄上行路**《じょうこうろ》）が通っている．痛覚，温覚，冷覚などを視床に伝える脊髄視床路，筋紡錘や腱器官などの情報を小脳へ伝える脊髄小脳路，触覚，圧覚，深部感覚を伝える後索路などが存在する．前索や側索にはおもに脳から脊髄に運動を引き起こす命令を伝える伝導路（**脊髄下行路**《かこうろ》）が通っている．特に大脳皮質の一次運動野《うんどうや》より神経線維がのびてくる**錐体路**や，中脳の被蓋《ひがい》や赤核《せきかく》，橋《きょう》の網様体や前庭神経核などから神経線維がのびてくる**錐体外路系**が存在する．錐体路は大脳皮質一次運動野神経細胞からのびてくる神経線維が延髄の前側に下向きの半円錐状に膨らんでいる**錐体**とよばれる部位を通過する（図

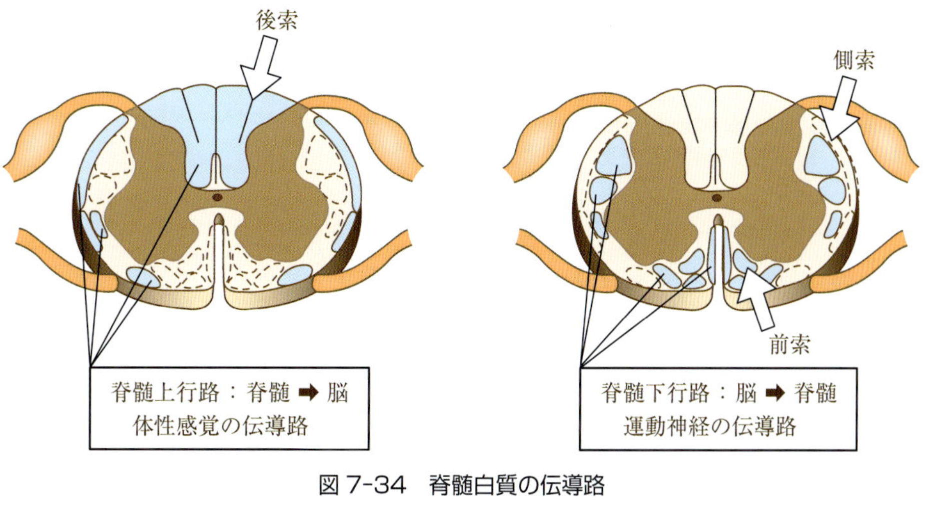

図7-34　脊髄白質の伝導路

7-35）．錐体路は運動の主経路であり，それぞれの高さの運動ニューロンに信号を伝え，**随意運動**として筋肉を制御している．大部分の神経線維はこの錐体で左右をクロス（交叉）する．錐体で交叉しなかったものは最終的には脊髄内で交叉する．そのため例えば大脳の右半球を損傷した場合，障害として左半身の筋肉による運動に麻痺が生じる．姿勢の維持などの無意識下による筋肉の制御（**不随意運動**）を行うための神経線維などを中心に錐体を通らない伝導路を**錐体外路**とよんでいる．

（2）脊髄の機能

脊髄は，灰白質における脳と末梢器官をつなぐ中継局としてのはたらきと白質における連絡経路としてのはたらきをもっている．前述のような数多くの伝導路においてこれらのはたらきを行っている．また脊髄自体が情報処理センターとしてはたらき，脊髄反射を引き起こしている（図 7-36）．

1）脊髄反射

反射（reflex）とは，受容器からの感覚情報が中枢神経系内で直接的に効果器を制御する運動神経に伝わる瞬間的な反応である．感覚意識を伴わず，情報を受け取った受容器の近くにある効果器に反応が一方向性に伝わるものである．関連する効果器に情報が弓なりに戻っていくことからこの連絡経路を**反射弓**とよんでいる．反射の多くは脊髄内で処理される脊髄反射である．代表的なものに

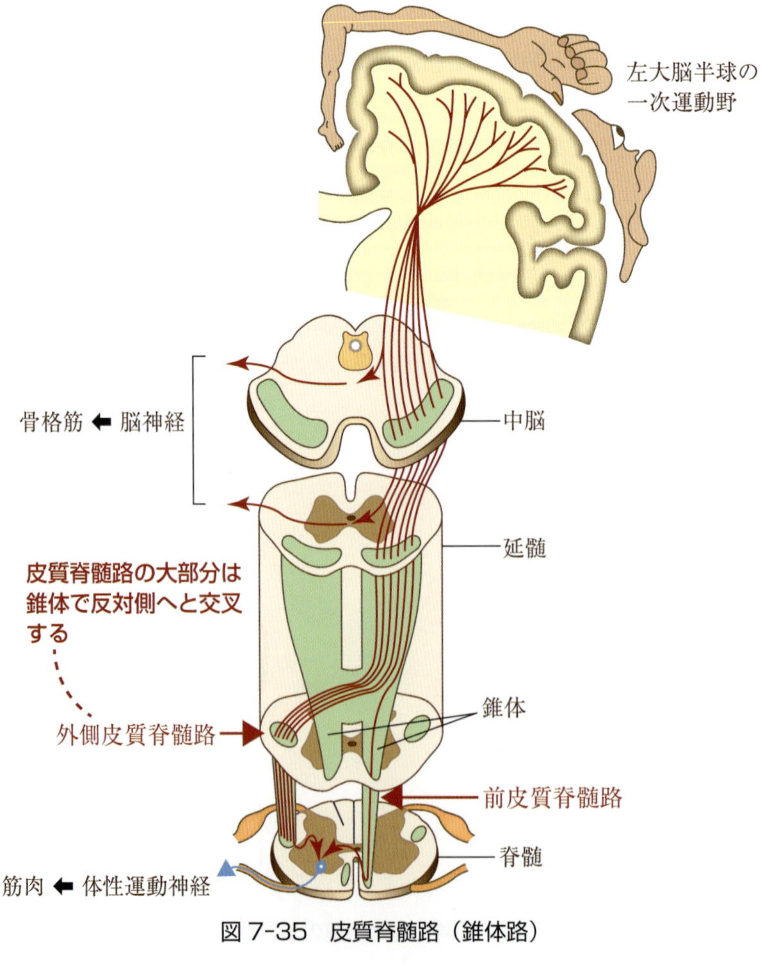

図 7-35　皮質脊髄路（錐体路）

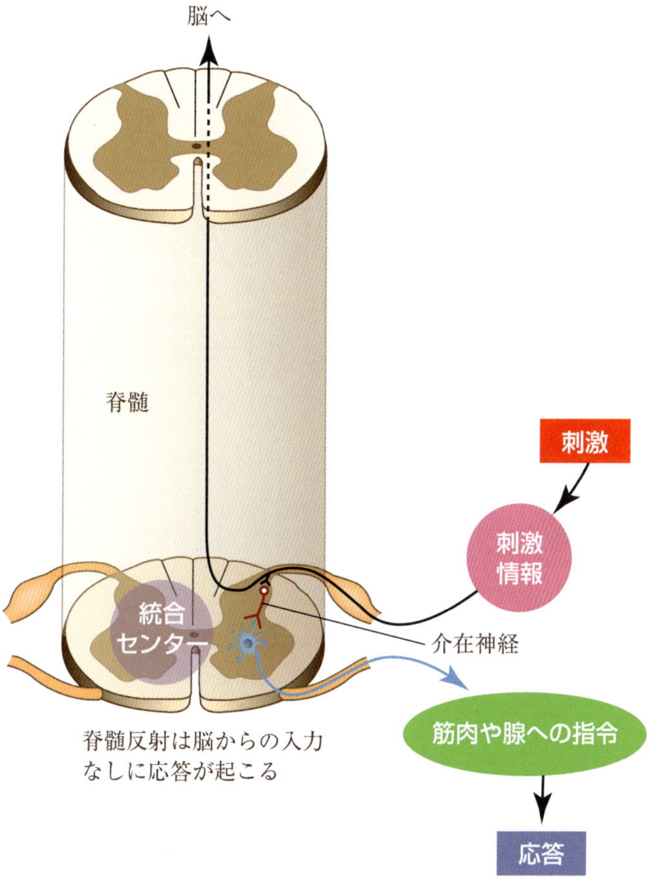

図 7-36　脊髄の機能の概要

骨格筋に関連する伸張反射や屈曲反射がある．また自律神経系による内臓の反射も脊髄反射である．

2）反射に関連する筋肉内や腱内の受容器：筋紡錘とゴルジの腱器官（図 7-37）

脊髄反射は運動器である骨格筋の長さや筋にかかる張力を感知して起こり，様々な運動の制御に関わっている．これらは筋内や腱に近い感覚器からの情報をもとに行われる．筋の伸張を感知する受容器として紡錘型をした**筋紡錘**が骨格筋の筋腹の筋線維と平行に位置している．また骨格筋が腱につながる部分にかかる張力を感知する器官として**腱器官**（ゴルジの腱器官）が骨格筋と腱の接続部に存在する．筋紡錘は骨格筋と同様に筋線維によりできているが，筋紡錘を構成する筋を錘内筋線維，外側を覆っている通常の収縮筋（骨格筋線維）を錘外筋線維とよび区別している．錘内筋の中央部には長くのびたり急激にのびたりしたときに活動電位を発生する **Ia 感覚神経**の軸索終末部がラセン状にからまっている．錘外筋は運動ニューロンの１種である **α 運動ニューロン**からの刺激により収縮するが，錘内筋には **γ 運動ニューロン**がのびている．脳からの信号で興奮する脊髄の γ 運動ニューロンの信号は錘内筋線維の両端を収縮させることで，筋紡錘の中央部をのばし筋紡錘の感度を高め，高次の運動調節を行っている．ゴルジの腱器官は，膠原線維（コラーゲン線維）に **Ib 感覚神経**の軸索終末部が枝分かれをして入り込み，筋に過剰な張力がかかったときに活動電位を発生するようになっている．神経線維の種類に関しては末梢神経系の節で説明する．

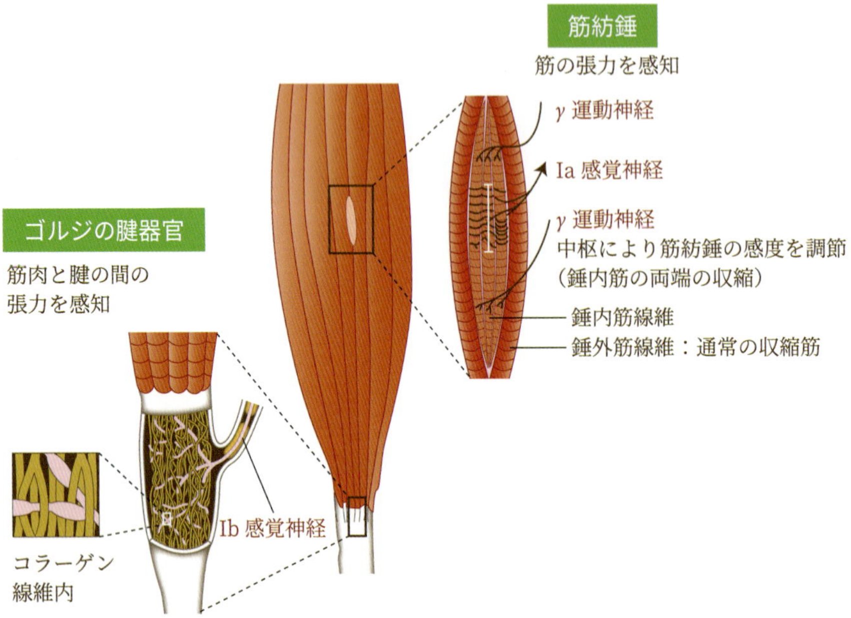

図 7-37　反射に関わる筋肉内の受容器

3）伸張（伸長あるいは伸展）反射と相反性阻害（図 7-38）

伸張反射は，機械的な負荷によりのびてしまった筋の状態を感知し，のびた筋を収縮させるための反射である．最も単純な例として**膝蓋腱反射**がある．大腿四頭筋の腱は膝蓋骨をはさんで脛骨につながっている．ゴム製のハンマーで膝蓋骨の下部の腱を叩くと，その力で腱がたわみ膝蓋骨を下方に引っ張り，さらに膝蓋骨上部の腱が大腿四頭筋を引っ張る．結果としてのびた大腿四頭筋内の筋紡錘で Ia 感覚神経が興奮し，活動電位を脊髄に伝える．Ia 感覚神経の軸索は，脊髄後根として脊髄に入った後，大腿四頭筋につながっている α 運動神経とシナプスを形成している．そのため，大腿四頭筋の伸張により生じた Ia 感覚神経の興奮は，直接に α 運動神経に伝わり興奮させ，大腿四頭筋を反射的に収縮させる．その際に脛骨が引っ張り上げられ，下腿が伸展する．これが膝蓋腱反射のメインの経路である．一方，ある筋の収縮により運動が起こる場合，拮抗筋の弛緩が同時に起こる（2 章参照）．伸張反射では，Ia 感覚神経の軸索は脊髄に入った後に枝分かれし，**抑制性の介在神経**（図 7-38 青矢印）ともシナプスを形成している．膝蓋腱反射の場合，この抑制性の介在神経は大腿二頭筋につながる α 運動神経とシナプスを形成している．シナプス後抑制により α 運動神経の興奮を抑制し，大腿四頭筋の拮抗筋である大腿二頭筋を同時に弛緩させ，スムーズに下腿の伸展が起こるようにしている．このような抑制性の介在神経を介して行われる拮抗筋の収縮阻害のことを**相反性阻害（相反性抑制）**とよんでいる．また，アキレス腱を叩くことによって足が底《てい》屈《くつ》（伸展）する**アキレス腱反射**も伸張反射である．

伸張反射のように 1 つのシナプスにより起こる反射を**単シナプス反射**とよび，また相反性阻害や次の屈曲反射のように介在神経により 2 個以上のシナプスを介して起こる反射を**多シナプス反射**とよぶ．

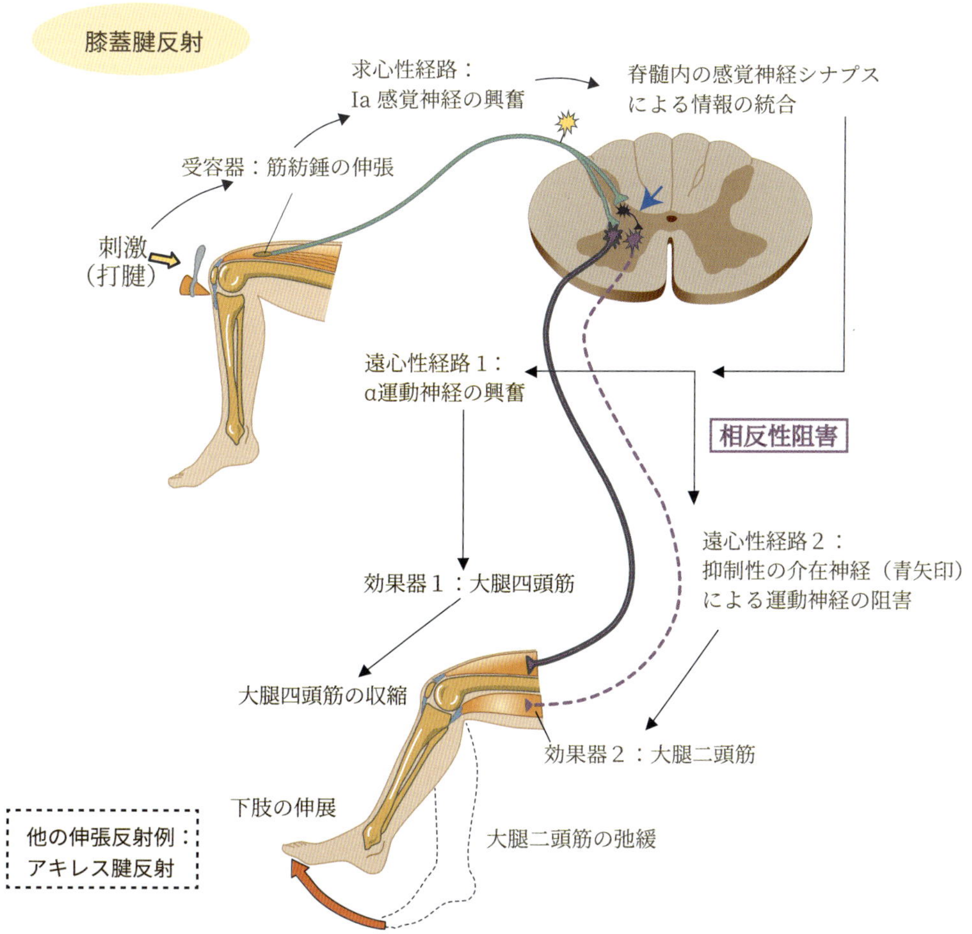

図 7-38　伸張反射（伸展反射）

COLUMN

腱反射の診断的意義

腱反射（深部腱反射 deep tendon reflex ともいう）は，脊髄反射の中で最も単純な単シナプス反射である．本文のように膝蓋腱（膝蓋の下）をハンマー（打腱器）で叩いて下肢の伸展をみる膝蓋腱反射が有名であるが，その他にもアキレス腱反射，上腕二頭筋反射，上腕三頭筋反射，手首両側の腱を叩く橈骨反射や尺骨反射，下顎反射など様々な腱で反射を確認することができる．ドラマなどで医師がハンマーで腱反射を調べる場面が登場したりするが，何に役立つ検査なのだろうか？これらの腱反射は，通常上位中枢から抑制的な支配を受けている．脳卒中や事故による脊髄損傷などによって上位中枢との連絡が障害されると，抑制が効かなくなるために腱反射は亢進する．障害の程度によって，軽く叩いても足が極端に跳ね上がったりする場合もある．反対に，糖尿病などが原因で末梢神経自体が障害されると，腱反射は低下したり消失したりする．このように，腱反射はハンマーで叩くだけの極めて簡単な検査にもかかわらず，神経系の異常を知るための１つの手段になりうる．

4）屈曲反射と交叉性伸展反射（図 7-39）

画鋲などを踏んだり，熱いものを触った際に，瞬間的に踏んだ足をもち上げたり，手を引っ込めたりするが，これらは屈曲反射と交叉性伸展反射により行われる脊髄反射である．皮膚には**侵害受容器**という痛みを感知する感覚器が存在する．画鋲など痛いものを踏んだ際，侵害受容器で生じた活動電位は感覚神経線維（Ⅲ感覚神経あるいは A_δ 線維）により脊髄に伝えられる．侵害受容器の感覚神経線維の終末部は脊髄内で枝分かれをしている．そのうちの１本は興奮性の介在神経を介して大腿二頭筋につながる α 運動神経を興奮させ，大腿二頭筋を収縮させる．もう１本は抑制性の介在神経を介して大腿四頭筋を相反性阻害により弛緩させる．その結果，膝関節で屈曲が起こる（**屈曲反射**）．一方，片方の足をもち上げるためには逆足でそれを支える必要がある．そこで枝分かれした軸索終末は興奮性と抑制性の介在神経を介して逆足の下肢の伸展を同時に起こさせている（**交叉性伸展反射**）．ほかに脳に痛みの感覚を伝える脊髄上行路のニューロンと連絡しているものもある．これらにより，痛いと感じる瞬間には，すでに足をもち上げて避けている，ということになる．

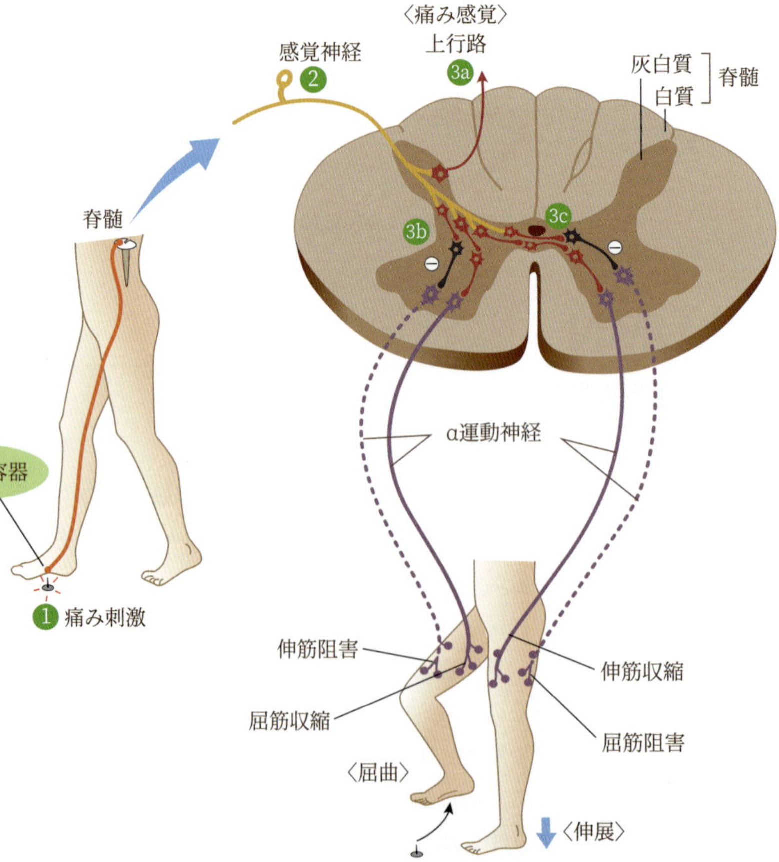

図 7-39　屈曲反射と交叉性の伸展反射

7-2-2 脳

脳の重量は男性でおよそ 1.4 kg であり，女性ではおよそ 1.2 kg である．

(1) 脳の各部位

7-1-6 で説明したように，脳は神経管とよばれる構造から発生し，**大脳**（cerebrum）（**大脳皮質** cerebral cortex，**大脳基底核** basal ganglia），**間脳**（**視床** thalamus，**視床下部** hypothalamus），**中脳**（midbrain），**小脳**（cerebellum），**橋**《きょう》（pons），**延髄**（medulla oblongata，medulla）より構成される．特に，中脳，橋，延髄は，一続きになっており，大脳や間脳を含む前脳の幹のようにみえるため，**脳幹**（brain stem）とよばれている．この脳幹に出入りする脳神経は末梢神経系である（7-3-1 末梢神経系の分類を参照）（図 7-40）．

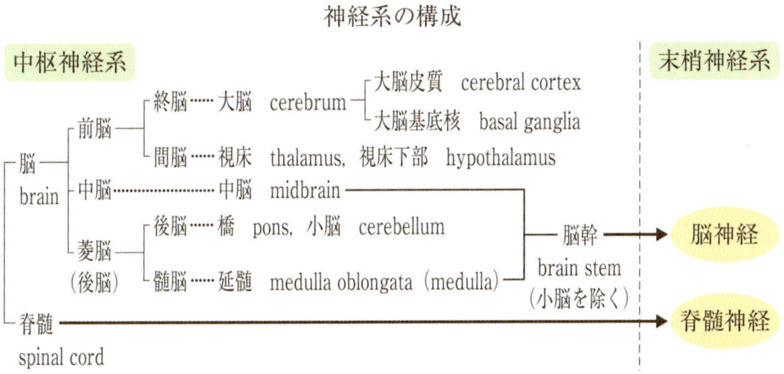

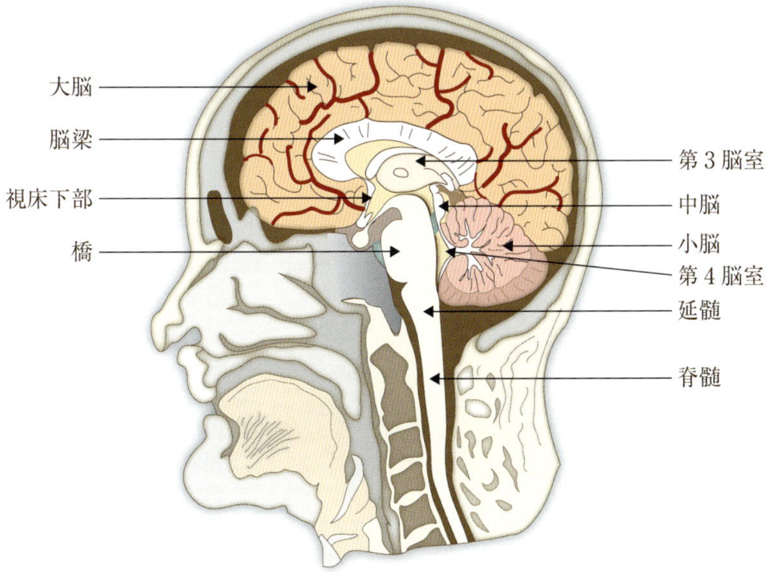

図 7-40　脳の構成

(2) 脳　幹（図 7-41）

前述のように脳幹は，中脳，橋，延髄で構成されている．7-3-3 で説明する脳神経は，ⅠからⅫまでの左右 12 対あり，そのうちの第Ⅲ脳神経（動眼神経）から第Ⅻ脳神経（舌下神経）までがこの脳幹に出入りしている末梢神経である．そのため，ⅢからⅫまでの脳神経の神経核は，脳幹の内部に存在する．これらのほかにも様々な神経核が存在し，大脳や間脳とそれ以外の部位（小脳，脊髄，脳神経により連絡している器官など）を結ぶ中継局としてもはたらいている．

1）延髄の構造と機能（図 7-42）

延髄（medulla oblongata あるいは単に medulla ともよぶ）は，脊髄の上端（頸髄のすぐ上）で少し太くなった部分であり，大後頭孔《だいこうとうこう》より頭蓋腔《とうがいくう》内に入った所より上部にある．前側《ぜんそく》（腹側《ふくそく》）に

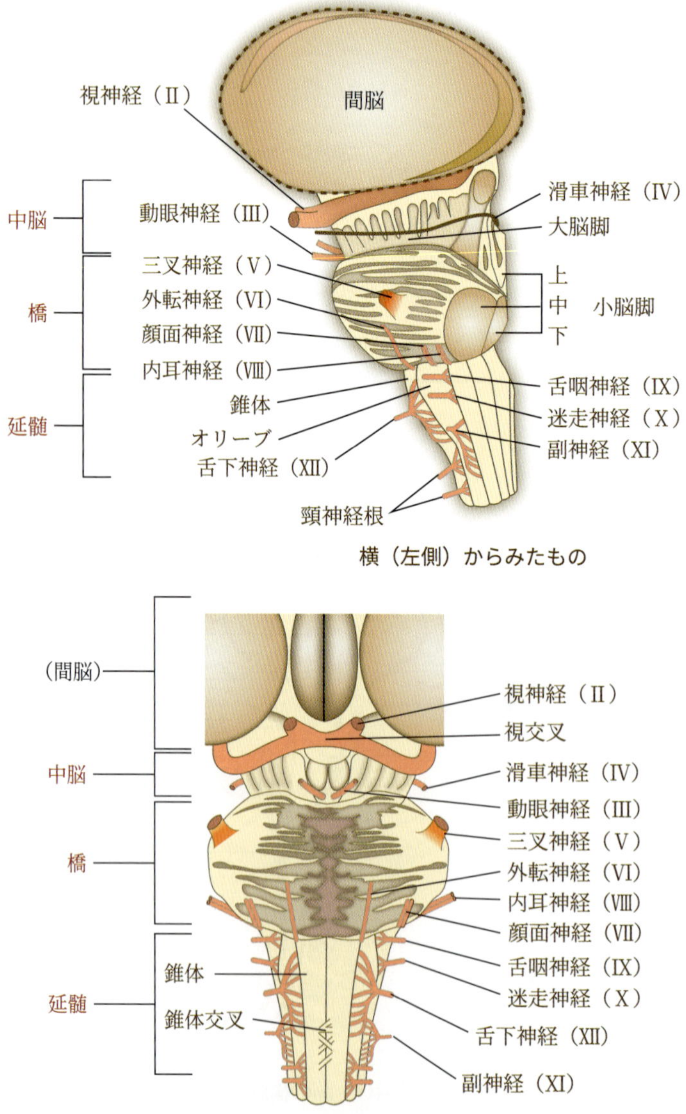

横（左側）からみたもの

前（腹側）からみたもの

図 7-41　脳　幹

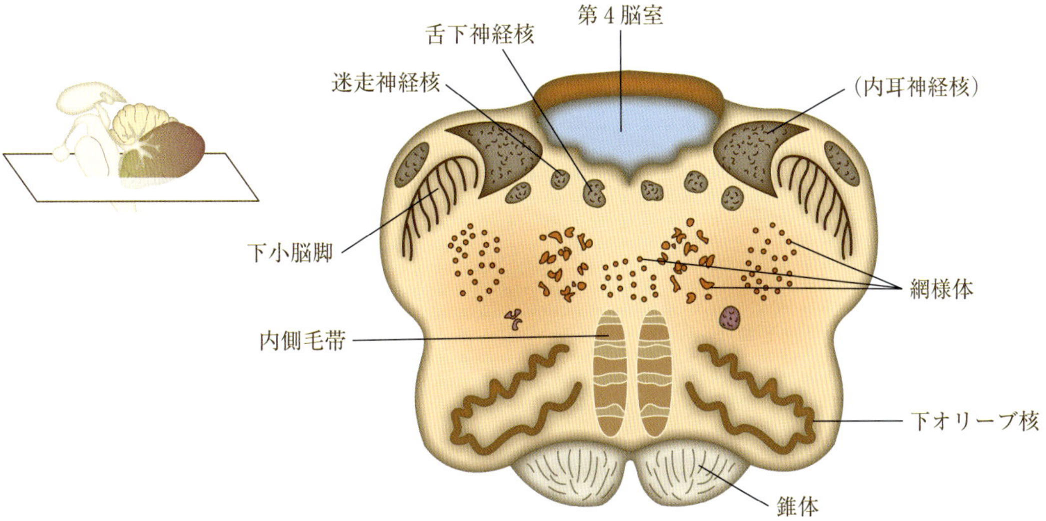

図 7-42　延髄の構造と機能

は，錐体（pyramid）とよばれる下向き円錐状の2つの膨らみがあり，7-2-1で述べた錐体路の多くがここで交叉し通過する．後側《こうそく》（背側《はいそく》）には小脳との間の第4脳室が位置している．内部には脳神経である舌咽《ぜついん》神経（Ⅸ），迷走《めいそう》神経（Ⅹ），副神経（Ⅺ），舌下《ぜっか》神経（Ⅻ）の神経核が存在する．その他に延髄の両側にオリーブの実のような膨らみをつくっている下オリーブ核や後述する網様体《もうようたい》も存在する．延髄は，特に自律神経反射中枢として生命維持に重要であり，呼吸中枢（呼息中枢と吸息中枢），心臓中枢，血管運動中枢，消化に関する中枢（嚥下《えんげ》，嘔吐《おうと》，唾液分泌の調節）としてはたらいている．下オリーブ核は，大脳，小脳，脊髄と情報をやり取りし，骨格筋運動の調節に関わっている．

2）橋の構造と機能（図 7-43）

橋（pons）は，延髄のさらに上部に位置し，前側が太鼓橋のように膨らんだ構造をもつ部分である．延髄と同様に小脳の前側にあり，その間には第4脳室が位置する．内部には，脳神経の三叉《さんさ》神経（Ⅴ），外転神経（Ⅵ），顔面神経（Ⅶ），内耳神経（Ⅷ）の神経核が存在する．橋の前側の膨らんだ部分には多くの錐体路の線維が通過しており，その中の前側に橋核が存在する．橋核は大脳皮質の錐体外路性ニューロンからの信号を小脳へ中継している．小脳に出入りする神経線維の多くは束となり小脳脚として橋につながっている．後側には網様体が広がっており，その他に精神機能の不安の調節に関わる**青斑核**《せいはんかく》と**縫線核**《ほうせんかく》が存在する．青斑核にはノルアドレナリン作動性ニューロンが多く存在し，縫線核にはセロトニン作動性ニューロンが多く存在する．また橋には呼吸リズムをより細やかに調節する呼吸調節中枢としての神経核が存在する．

3）中脳の構造と機能（図 7-44）

中脳（midbrain）は，間脳と橋の間に位置し，背側の膨らみを中脳蓋《ちゅうのうがい》，前側には大脳脚があり，これらに囲まれたそれ以外の部分を被蓋《ひがい》とよんでいる．大脳脚には錐体路の神経線維が通過している．中脳蓋には，左右1対ずつの上丘と下丘からなる**四丘体**《しきゅうたい》がある．**上丘**《じょうきゅう》は視覚関連の反射中枢としてはたらき，**下丘**《かきゅう》は聴覚の中継核としてはたらいている．被蓋の内部には，脳神経の動眼

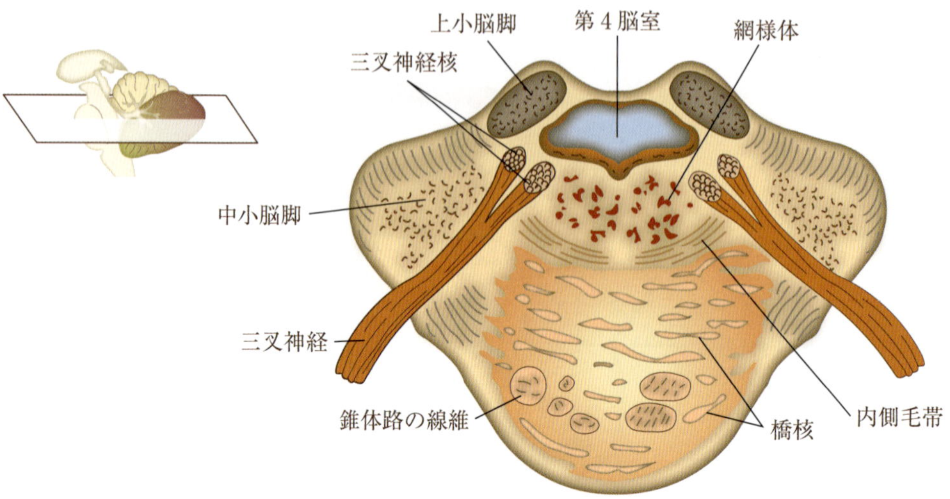

図 7-43　橋の構造と機能

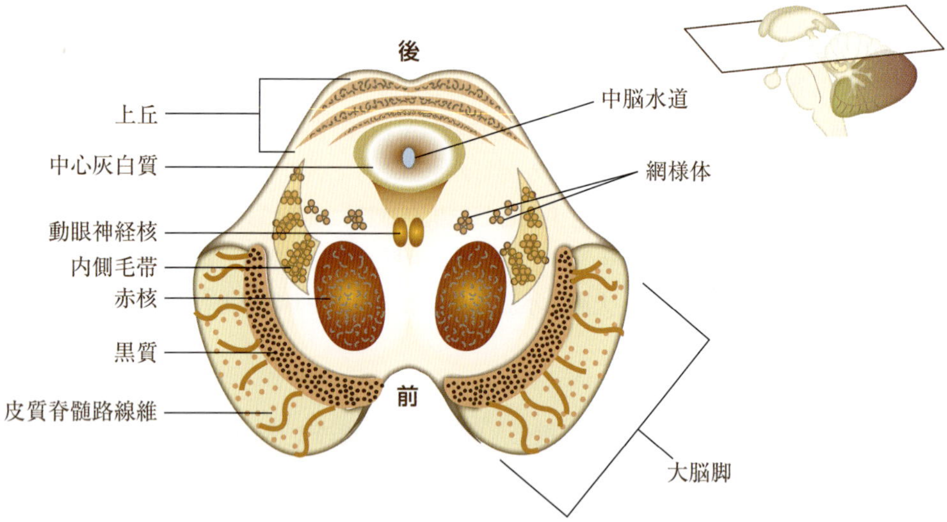

図 7-44　中脳の構造と機能

神経（Ⅲ）と滑車神経（Ⅳ）の神経核が存在する．中脳の被蓋にも網様体が広がっている．その他に錐体外路系に関与する 2 つの神経核，黒質と赤核が存在する．**黒質**（substantia nigra）は被蓋と大脳脚の境界にある．黒質のニューロンの多くはドパミン作動性ニューロンであり，大脳基底核（線条体：尾状核と被殻《ひかく》）に投射し，錐体外路系として不随意運動を調節している．黒質のニューロンはドパミンの代謝産物であるメラニンが細胞内に蓄積しているため黒色をしている．**赤核**《せきかく》（red nucleus）のニューロンは鉄を多く含むため赤色をしており，大脳皮質からの入力を受け，小脳や脊髄に投射し錐体外路系に関与している．中脳には第 3 脳室と第 4 脳室をつなぐ中脳水道があるが，その周囲を取り囲む**中心灰白質（中脳水道周囲灰白質）**は鎮痛に関係する神経核として知られている．

4）脳幹網様体（図 7-45）

中脳，橋，延髄の白質内には灰白質が網目状に散在して広がった網様体が存在し，**脳幹網様体**とよばれている．ここには視覚，聴覚，体性感覚の上行性の刺激信号が入り，ここに出入りする神経線維により脳全体の活性化や抑制を行い，意識水準の維持，睡眠や覚醒の調節などを行っている．この調節システムのことを**上行性網様体賦《ふ》活《かつ》系《けい》**（**脳幹網様体賦活系**）とよんでいる．

5）脳波と睡眠

脳波は，脳で発生する電気活動を頭皮の表面から測定して記録したものであり，おもに大脳皮質ニューロンの活動を反映している．脳波は周波数が大きく速いものから β 波（14～30 Hz），α 波（8～13 Hz），θ 波（4～7 Hz），δ 波（0.5～3 Hz）とよび，その波の高さは 5～150 μV である．θ 波と δ 波を徐波，β 波を速波とよんだりする．脳波は意識や睡眠など脳の活動状態を示すため，てんかんや意識障害，脳死などの診断に利用されている．このような脳の活動状態の調節に前述の脳幹網様体が関与している．睡眠の状態も脳波で測定され，**徐波睡眠（ノンレム睡眠）**と**レム睡眠**に分けられる．睡眠は徐波睡眠からはじまり，その後，**急速眼球運動**（rapid eye movement：**REM**）を伴うレム睡眠に移行する．以降は徐波睡眠とレム睡眠を交互に繰り返し，成人では 4～6 回のレム睡眠が入る．レム睡眠時には，低振幅ではあるが覚醒期の脳波（β 波や α 波）を示し，夢をみている状態であると考えられている．

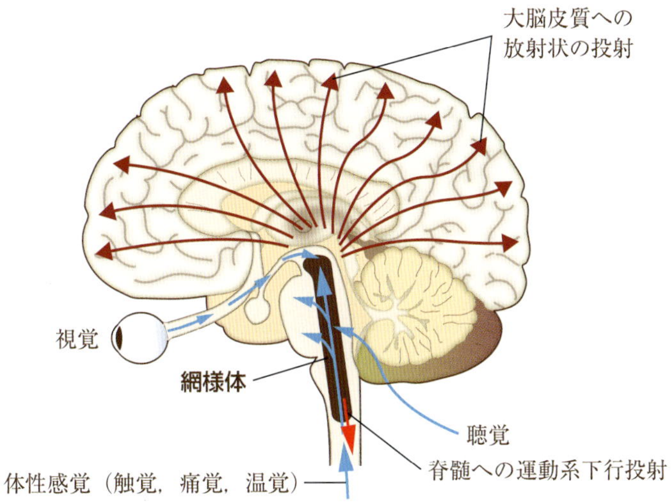

図 7-45　脳幹網様体

COLUMN

黒質－線条体系とパーキンソン病

神経細胞は樹状突起と軸索の2種の突起をもつ．軸索は情報を次の神経細胞に受け渡すための情報伝導路としてはたらく．神経細胞は，軸索をのばすことによって遠くの神経細胞にもシナプス伝達することができる．中脳黒質の緻密層《ちみつそう》にあるドパミン作動性神経細胞は，軸索を大脳基底核の線条体という部分に送り，そこにある神経細胞にシナプス伝達している．このドパミン神経細胞が選択的に変性して壊れていく病気がパーキンソン病（Parkinson's disease）である．老年者に多く，動作が緩慢になったり筋肉がこわばったり（筋固縮），手などがふるえたり（振戦），顔面の表情がなくなる（仮面様顔貌）などの症状がみられる．細胞が消失するのは黒質であるが，線条体の細胞が黒質の神経細胞からのびる軸索を介してドパミンを十分に受け取れなくなることによって運動調節がうまくできなくなり症状が出る．なぜドパミン神経細胞が変性するのかはまだ不明なため，これを防ぐ治療（根本治療）法はいまだない．その一方で，線条体でのドパミン不足による症状を抑える対症療法のための様々な薬物が開発され，実際に臨床で用いられている．パーキンソン病治療薬のように，脳にはたらく薬の多くはシナプス伝達を変化させる作用をもつ．神経伝達物質とその受容体，トランスポーターや伝達物質の代謝酵素など，シナプス伝達の原理を分子レベルできちんと理解しておくことが治療薬を理解するうえで重要である．

(3) 小　脳

1）小脳の解剖学的な特徴（図 7-46）

小脳（cerebellum）は，大脳の下部，脳幹の後側（背側）に位置し，小脳と大脳の間には硬膜が入り込んで分離している．小脳は3つの小脳脚により脳幹である中脳，橋，延髄とそれぞれ結合し連絡している．小脳は数多くの葉《よう》とよばれる膨らみで構成され，その表面はさらに細かいヒダで覆われており，外側の皮質と内側の白質が明確に区別できる．小脳の白質は細かいヒダ内にそれぞれ入り込み小脳内を枝のように広がっているため，活樹《かつじゅ》とよばれている．小脳は部位により身体のどの部位を制御するのかが決まっており，後側に隆起している部分に近いところが頭部や上半身を制御している（図 7-46）．

2）小脳の機能

小脳は，骨格筋による運動の細かな調節にはたらいている脳の部位であり，全身の協調的な運動，身体の平衡，姿勢の維持，随意運動の調節に関わっている．例えば，自転車に乗ったり，キャッチボールをしたりすることにはたらき，特にスポーツが得意な人たちで機能が発達している部位である．身体の位置情報や筋や腱の情報を取り入れ，大脳，脳幹，脊髄と連携することで，錐体路系と錐体外路系の両方を細やかに調節している．

3）小脳灰白質の3層構造（図 7-46，図 7-47）

小脳の灰白質は3層構造をしており，外側から分子層，プルキンエ細胞層，顆粒層からなる．小

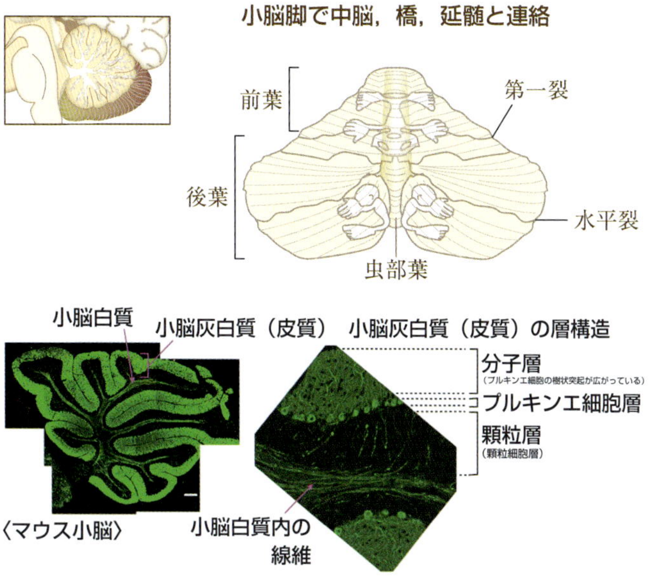

図 7-46　小脳の外観と機能地図（小人の絵）

右上図：後方からみたヒトの小脳（関連する機能領域を小人の絵であらわした）.
下図：マウスの小脳の蛍光写真，右の写真は左の写真の一部を拡大したもの.

（写真提供：東京薬科大学石橋智子）

写真は小脳のプルキンエ細胞に多く存在する分子に対する抗体を用いて緑色の蛍光染色を行ったもの．樹状突起が分子層に枝分かれをして広がっており，また顆粒細胞層にのびた軸索もみられる．ミエリンの脂質を合成する1つの酵素が欠損したマウスであるため，その影響で軸索に一部の異常な膨らみが観察される.

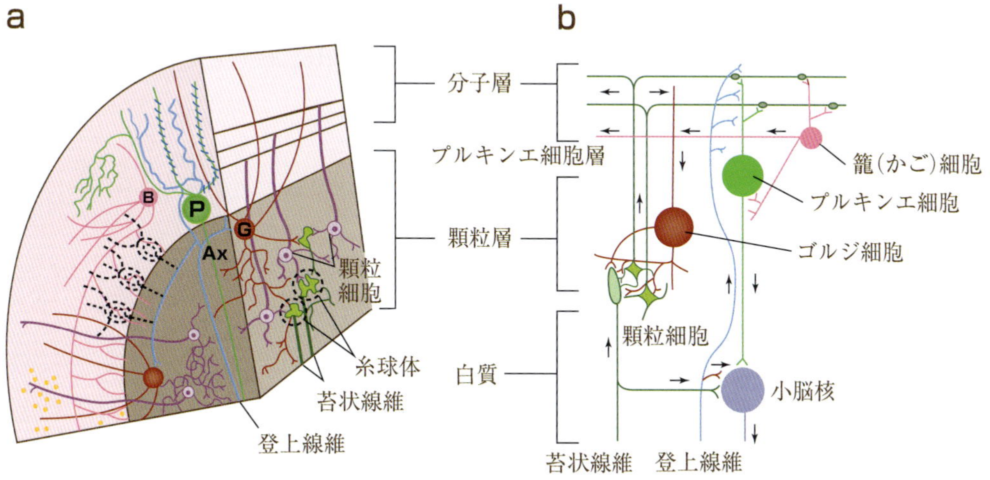

Ax：プルキンエ細胞の軸索
B：バスケット細胞（籠細胞）
G：顆粒細胞
P：プルキンエ細胞

図 7-47　小脳灰白質の 3 層構造

脳皮質からの唯一の信号出力細胞がプルキンエ細胞であり，非常に大きなニューロンである．このプルキンエ細胞がきれいに並んだプルキンエ細胞層の外側では，プルキンエ細胞が数多くの樹状突起を木の枝のように多数広げ多数のシナプスを形成し分子層が形成されている．プルキンエ細胞層の内側には小さなニューロンである顆粒細胞が多数存在し顆粒層を形成している．顆粒細胞は分子層に軸索をのばしてプルキンエ細胞の樹状突起とシナプスを形成している．プルキンエ細胞はγアミノ酪酸（gamma-aminobutyric acid：GABA）を神経伝達物質として放出する抑制性ニューロンであり，顆粒細胞はグルタミン酸を神経伝達物質として放出する興奮性ニューロンである．

(4) 間　脳（図 7-48）

間脳は大脳と中脳の間にあり，大脳に覆われるように脳の内部に存在する．おもに視床と視床下部の 2 つの部位があり，第 3 脳室の壁を構成している．

1）視床

視床（thalamus）は，第 3 脳室をはさんだ左右 1 対の卵形をした構造が真ん中の細い部分でつながった鉄アレイ状の構造をしている．視床は，脳内で最大の神経核の集合体であり，ほかの部位から大脳への中継核としてはたらいている．内部は特殊核と非特殊核にグループ分けされる．**特殊核**は，嗅覚以外の感覚情報（視覚，聴覚，味覚，体性感覚）を中継し，大脳の関連領域に投射して伝えている．**非特殊核**は脳幹網様体から信号を受け，大脳皮質全体にその信号を伝え大脳皮質全体の活性化にはたらいている．

2）視床下部

視床下部（hypothalamus）は視床の下に位置し，下端は漏斗《ろうと》状になっており，先端に脳下垂体がぶら下がっている．内部には多くの神経核が存在しており，自律神経系と内分泌系の高位中枢としてはたらき自律神経系と内分泌系を制御している．特に交感神経系の活性化，体温調節，摂食調節（血糖値調節），飲水調節（浸透圧調節），性行動，情動に関与し，脳下垂体を調節することで内分泌系の調節を行っている．

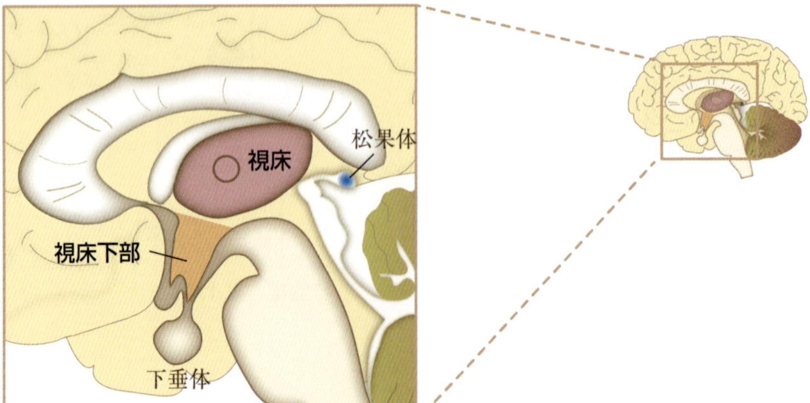

図 7-48　間脳（視床と視床下部）の位置

(5) 大　脳

大脳（cerebrum）は大脳皮質，大脳の白質（大脳髄質），大脳基底核から構成されている．

1）大脳の解剖学的な特徴（図 7-49）

大脳にはいくつかの大きな切れ目があり，各部位に分けられる．また表面には多くのしわがみられ，しわによってできた**切れ目**を**溝**《こう》（‘みぞ’ではなく‘こう’とよぶ），溝どうしの間の膨らんだ部分を**回**《かい》とよんでいる．まず**大脳縦裂**《だいのうじゅうれつ》とよばれる深い溝により左右の大脳半球に分けられる．左右の半球の頭頂の少し後ろにあり，縦に1本つながった深い切れ目を**中心溝**《ちゅうしんこう》とよび，その溝より前側を**前頭葉**《ぜんとうよう》，後側を**頭頂葉**《とうちょうよう》とよんでいる．また，左右両側に後ろから前に向かう大きな切れ目があ

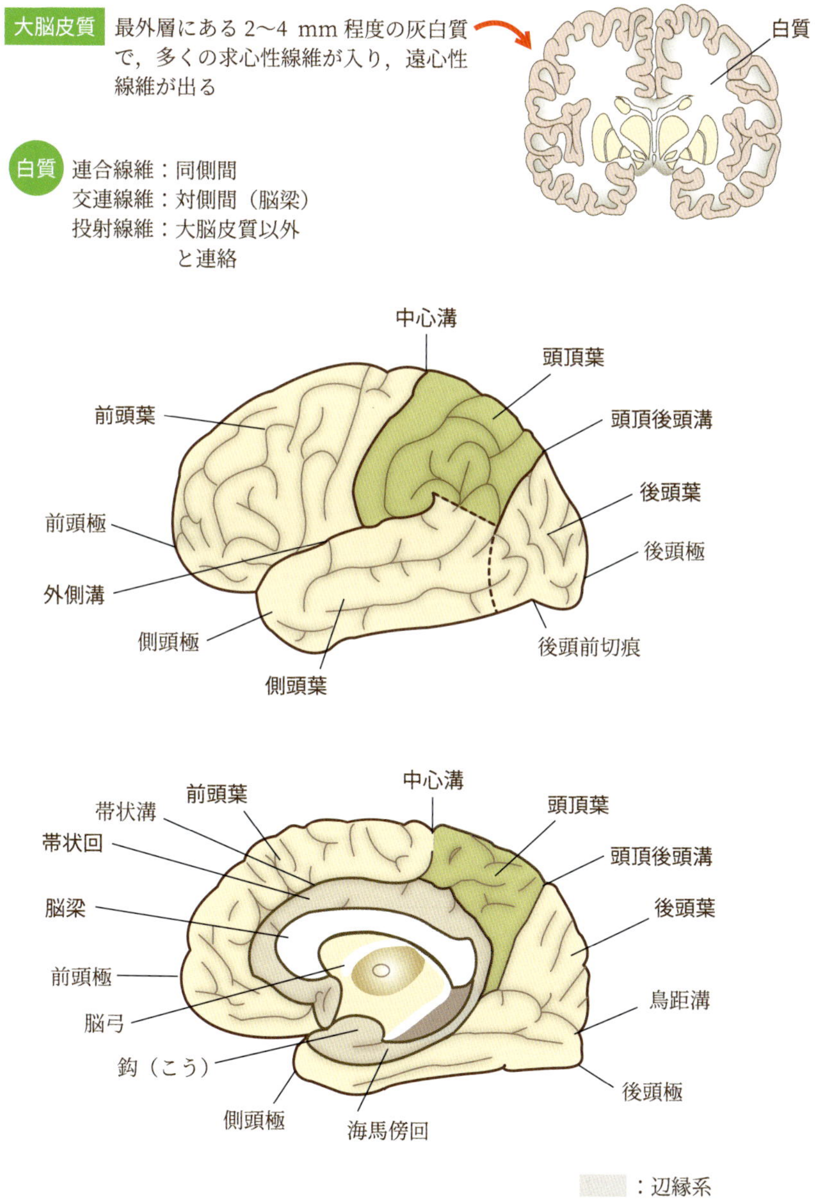

図 7-49　大脳の外観

り，外側溝《がいそくこう》とよんでいる．外側溝により分けられて前に張り出している部分を**側頭葉**とよんでいる．小脳の上の後頭部に突き出た部分は，頭頂後頭溝《とうちょうこうとうこう》（鳥距溝《ちょうきょこう》）により頭頂葉と区別され，**後頭葉**《こうとうよう》とよばれている．大脳皮質は，大脳の最外層にある 2〜4 mm の厚さの灰白質である．その内部には大脳皮質どうしや脳や脊髄の各部位と連絡する神経線維が通る白質が存在する．白質を構成する神経線維群はその連絡によりグループ分けされている．半球内の大脳皮質を前後につなぎ同側間の連絡をする線維群を連合線維，脳梁《のうりょう》に代表される左右の半球をつなぎ対側間の連絡する線維群を交連線維，大脳皮質以外の部分との連絡を行う線維群を投射線維とよんでいる．

2）大脳皮質の 6 層構造（図 7-50）

大脳皮質は小脳の皮質とは異なり基本的に 6 層構造をしている．最外側の第Ⅰ層から第Ⅵ層の順に並んでおり，おもに第Ⅲ層と第Ⅴ層が出力系のニューロンであり細胞体が錐体になっており，特に第Ⅴ層のニューロンは大きい．その中でも運動野の第Ⅴ層の細胞は巨大錐体細胞（Betz 細胞）とよばれている．また第Ⅳ層が入力系のニューロンである．大脳皮質の場所により機能が異なっており，6 層構造の各層の厚さもそれにより異なっている．特に運動の制御を行っている部分では第Ⅴ層が分厚くなっており，感覚入力が入る部分では第Ⅳ層が分厚くなっている．

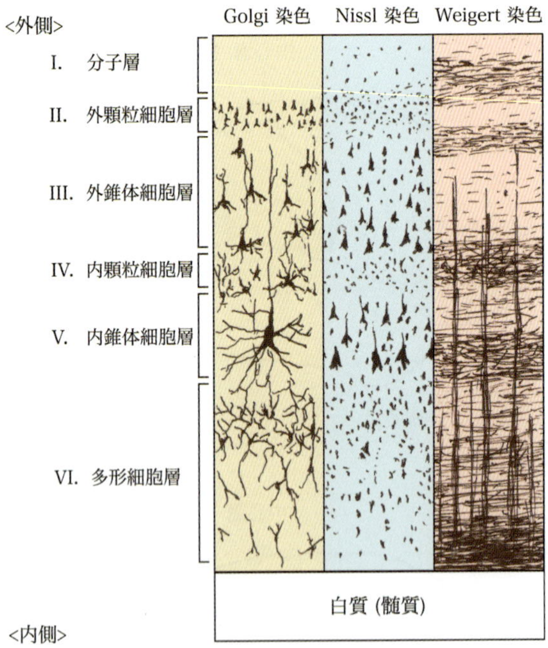

図 7-50　大脳皮質の 6 層構造

3）大脳皮質の機能領域（図 7-51）

大脳皮質の 6 層構造は均一ではなく部位によって各層の厚さが異なることは前述した．19 世紀から 20 世紀にかけドイツのブロードマン（Brodmann）という人が各層の発達パターンにより脳を 52 の領域に分類し，この大脳皮質の地図に個人差はほとんどないことを明らかにした．この領域地図は，その後の生理学的な解析などにより，機能と関連していることが明らかになった．おも

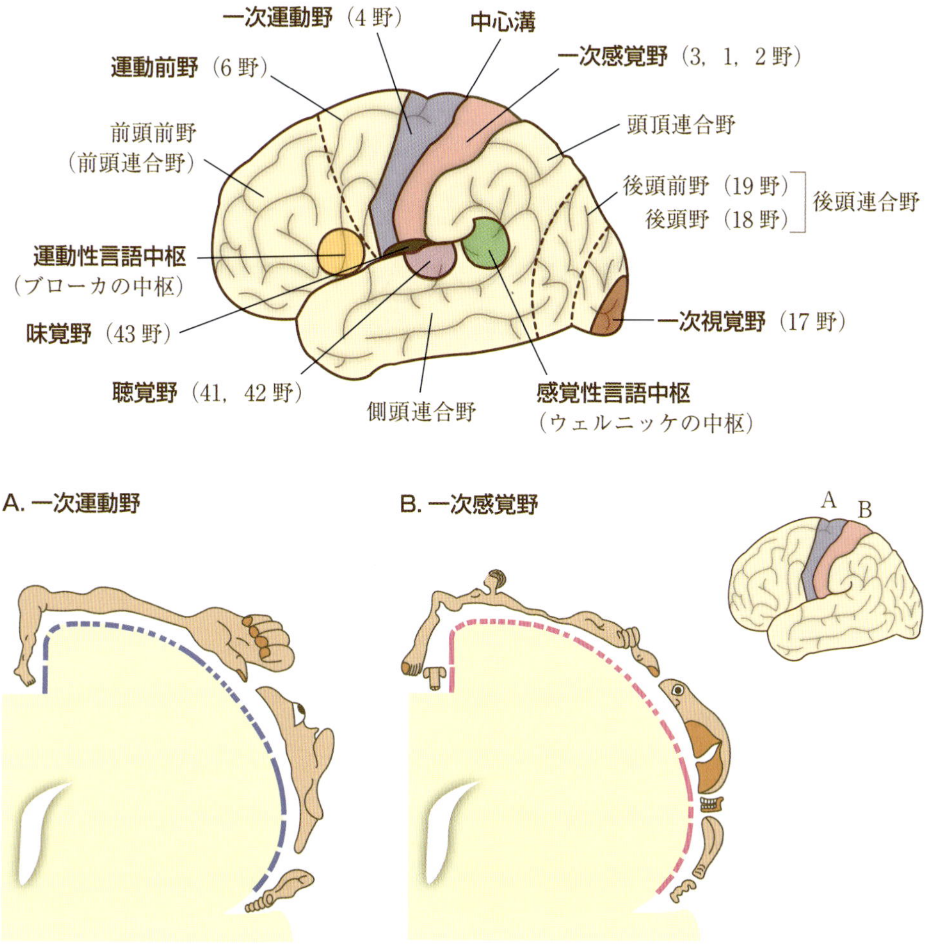

図 7-51　大脳皮質の機能領域

な領域としては，中心溝を挟んで前側の第 4 野に骨格筋収縮の初期信号を出す**運動野（一次運動野）**，運動野の前の第 6 野に錐体外路系に関与する**運動前野**，中心溝の後側には第 3，1，2 野から構成される領域に**体性感覚野（一次感覚野）**，その下の第 43 野に味覚野，体性感覚野に近い側頭葉の第 41 野に聴覚野，後頭葉の最後部の第 17 野に視覚野が存在する．ほかの部分は連合野とよばれており，認知，思考，記憶，感情など，より複雑な高次機能に関与している．例えば，多くの場合，左前頭葉の下部に**運動性言語野（ブローカ野）**や側頭葉の上部に**感覚性言語野（ウェルニッケ野）**が存在する．運動性言語野に障害がある場合には，運動性失語症になり，言語は理解でき，声を出すこともできるが言葉を発することができなくなる．また感覚性言語野に障害が生じた場合には，感覚性失語症になり，言葉を理解できずに無意味なことを流ちょうにしゃべったりする．このように大脳の領域により関与する機能が異なっており，図 7-51 で示されるように，より複雑な制御や情報処理が必要な器官ほど関連領域が広くなっている．

4）大脳基底核（図 7-52）

大脳皮質下の内部には視床を覆うように**大脳基底核**（basal ganglia）が存在する．前側から後側に尻尾のように側頭葉の内部にまでのびている**尾《び》状《じょう》核《かく》**，視床の前側にレンズの様にかぶっている

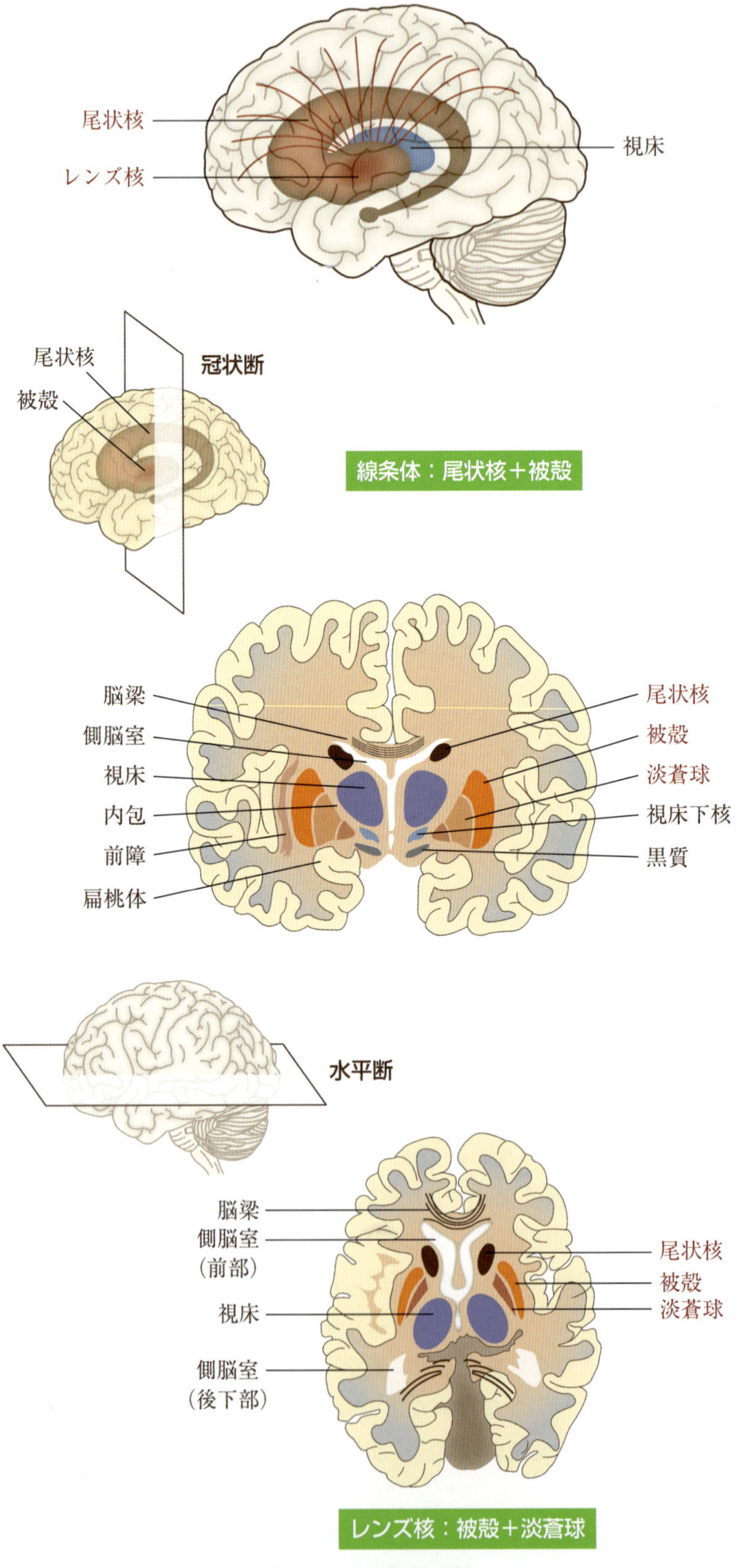
尾状核
レンズ核
視床
尾状核
被殻
冠状断
線条体：尾状核＋被殻
脳梁
側脳室
視床
内包
前障
扁桃体
尾状核
被殻
淡蒼球
視床下核
黒質
水平断
脳梁
側脳室
(前部)
視床
側脳室
(後下部)
尾状核
被殻
淡蒼球
レンズ核：被殻＋淡蒼球

図 7-52　大脳基底核

被殻《ひかく》と淡蒼球《たんそうきゅう》より構成されている．尾状核と被殻をまとめて**線条体**とよび，被殻と淡蒼球をまとめて**レンズ核**とよんでいる．中脳の黒質などから入る信号をもとに，大脳皮質の各部に広がる線維により，錐体外路系の調節に関与している．

5）大脳辺縁系（図 7-53）

大脳辺縁系（limbic system）は進化論上古い皮質として大脳内部で連携する部位で構成された特殊な情報処理システムである．嗅神経，海馬，脳弓，帯状回，扁桃体，中隔核，乳頭体などが情報をやり取りすることで，情動，学習・記憶，嗅覚，本能行動（性行動，食行動）を調節するシステムである．

海馬《かいば》（hippocampus）は，上半身が馬で下半身が魚のギリシア神話に出てくる架空の動物と形が

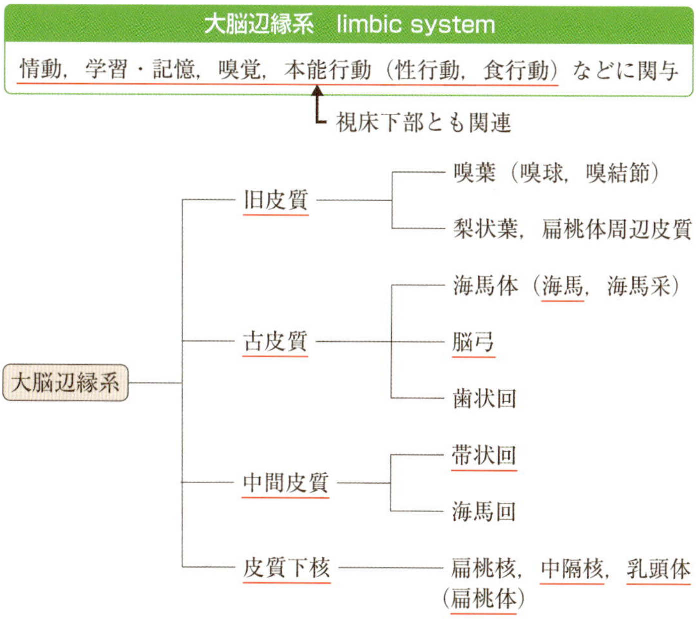

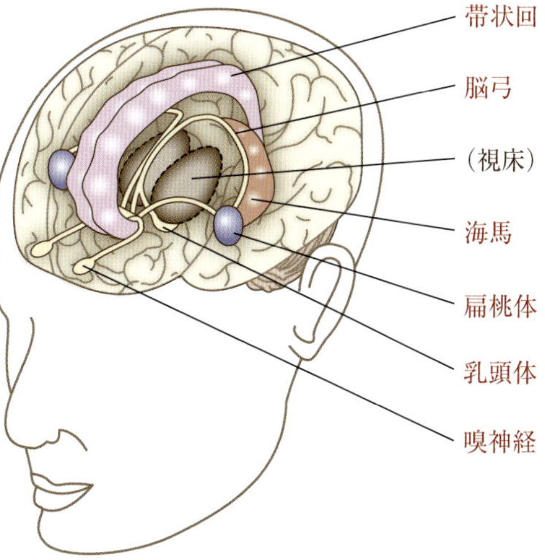

図 7-53　大脳辺縁系

似ているためにこの名が付けられた．海馬は**短期記憶**や**空間認知**に関与する部位である．辺縁系を介して大脳皮質の各部の連合野に信号が送られることで短期記憶から長期記憶へと情報が移行する．海馬のニューロンでは実験的にシナプス前線維に高頻度の刺激を加えるとシナプス後ニューロンの反応性が増強され，この効果が数時間から数日間持続する現象が観察される．この現象を長期増強とよび，シナプスの可塑性，記憶のメカニズムの一例だと考えられている．海馬は，特に認知症（アルツハイマー病）において影響を受け萎縮しやすい部位として知られている．

COLUMN
てんかん

てんかん（epilepsy）とは，中枢神経が反復性に異常興奮する慢性疾患の総称と定義される．脳組織の機能を発揮させる中心的な役割を果たすのが，神経細胞である．この神経細胞から意図せぬ興奮が繰り返し誘発される状態が，てんかん発作を引き起こす．神経細胞の異常な興奮という生物学的現象は同じでも，その発生部位によって観察される症状は激しい痙攣《けいれん》を伴うものから，精神機能に障害を起こすものまで多岐にわたる．薬物による治療戦略は，上述したように神経細胞の異常な興奮（神経細胞膜の脱分極）を抑制することとなる．この場合，神経細胞膜の脱分極を直接抑制する薬物のほかに，細胞膜の脱分極を抑制する経路，いわゆる抑制系神経の機能を増強させる薬物が用いられる．この抑制系神経の機能が抑制されると，興奮系の過剰反応を阻止できなくなるため，「抑制系の抑制」により‘みかけ上の興奮’が観察される．

7-3　末梢神経系

ヒトの神経系は，脳と脊髄からなる**中枢神経系**と**末梢神経系**に大別される．末梢神経系は，一般に，脳と脊髄以外の神経系であり，中枢からの指令を末梢に伝達し，末梢からの情報を中枢に伝える（図 7-54）．

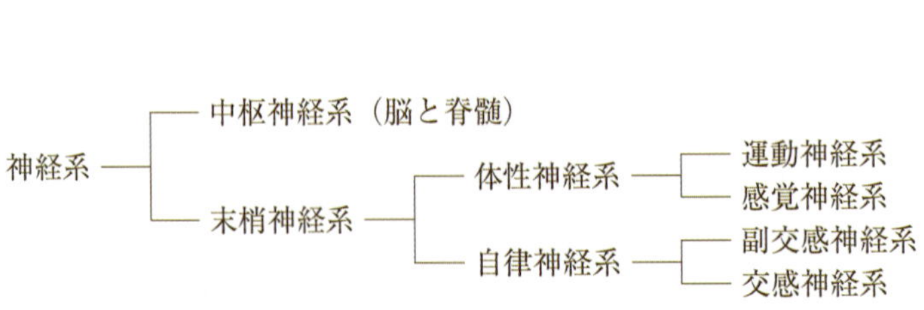

図 7-54　ヒトの神経系

7-3-1　末梢神経系の分類

末梢神経系（peripheral nervous system：PNS）は，機能的に体性神経系と自律神経系に分類される（図 7-55）．**体性神経系**は，**運動神経系**と感覚を中枢に伝える**感覚（知覚）神経系**からなる．**自律神経系**は，呼吸，血圧，消化管運動，消化液分泌など各臓器の機能を意識することなく自律的に調節し，恒常性維持に重要である．自律神経は，**交感神経系**と**副交感神経系**から構成される．自律神経の支配を受ける器官は，交感神経と副交感神経の両方が分布し，一方がそのはたらきを促進すれば他方は抑制するというように調節されている．

また，これら末梢神経は，形態学的に，脳幹に出入りする**脳神経**と脊髄に出入りする**脊髄神経**に分類される（表 7-1）．

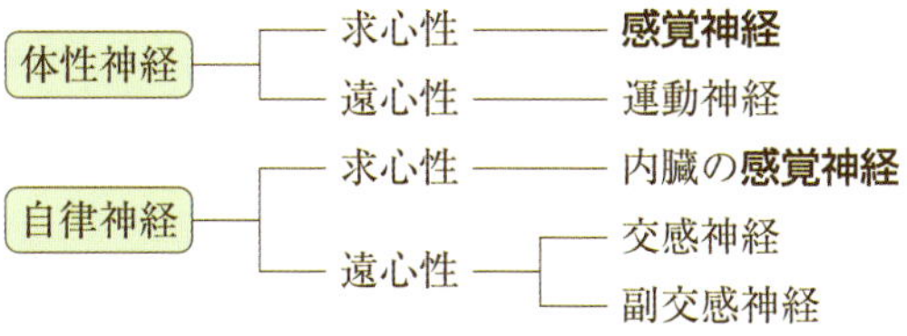

図 7-55　末梢神経系の機能的分類

表 7-1　末梢神経系の形態的分類

脳神経	脳幹に出入りする． 求心性のみ，遠心性のみ，あるいは両方の神経線維を含んだものが存在する．
脊髄神経	脊髄に出入りする． 求心性と遠心性の神経線維両方が 1 束になり脊髄神経として脊柱管から伸びている．

7-3-2　体性神経系

体性神経系（somatic nervous system）は，腕を曲げるなどの運動を起こすために中枢の指令を筋組織に伝える**運動神経系**と，音・温度・圧力など末梢からの感覚を中枢に伝える**感覚神経系**からなる．中枢から末梢組織に対して指令を伝える神経のことを**遠心性神経**という．一方，末梢組織で起こったことを中枢に伝える神経のことを**求心性神経**という（図 7-55）．

COLUMN

中枢か末梢か？

本文に書かれているように，神経系は脳と脊髄からなる中枢神経系とそれらから出て，皮膚，骨格筋および各器官などとを結ぶヒモ状の末梢神経系から構成されている．この教科書に限らず視神経は脊髄神経とともに「末梢神経系」として扱われているが，中枢と末梢の違いは何によって定義されるのだろうか？神経系は，神経細胞（neuron）とグリア細胞（glia）によって構成される．胎生期において，中枢神経系は神経管からできるのに対して末梢神経系は神経堤《てい》（神経冠《かん》ともいう）の細胞から分化することから，同じ神経系でもそれぞれ異なる起源の細胞からできている．このため，中枢と末梢ではグリア細胞の種類がまったく異なる．実は，脳神経のうちⅠ（嗅神経）とⅡ（視神経）の２つは，脳や脊髄と同じ神経管から生まれ，中枢神経系の一部だ．ヒトの中枢神経系を侵す病気の１つに多発性硬化症（multiple sclerosis）がある．この疾患では，中枢の神経軸索を取り巻く髄鞘が選択的に壊れることにより，興奮伝導が障害される．末梢神経にも末梢のグリアがつくる髄鞘があるが，多発性硬化症では末梢の髄鞘は壊されない．この病気では，脳や脊髄の様々な白質部分が障害され，運動障害や感覚障害など多彩な症状が出るが，中枢のグリアがつくる視神経の髄鞘も同じように崩壊するためにしばしば視力障害があらわれる．中枢か末梢か，解剖学的な位置関係からいえば，脳から出るヒモ状の脳神経はすべて末梢神経として数えられることが多いが，細胞の構成や病気のあらわれ方からみると，Ⅰおよびは脳や脊髄と同じ中枢神経系の一部である．

7-3-3 脳神経

脳神経（cranial nerve）は，12 対存在し，脳（主として脳幹）から直接出たり，脳に入ったりして，おもに頭頸部に分布している．脳神経の機能は，おもに運動や感覚に関与しており（表 7-2，図 7-56），体性神経としてはたらいている．ただし，脳神経の動眼神経（第Ⅲ），顔面神経（第Ⅶ），舌咽神経（第Ⅸ），迷走神経（第Ⅹ）は，部分的に自律神経系の副交感神経としてはたらいている．

表 7-2　脳神経の分布とおもな作用

番号名	神経名	種　類	主要分布域	主な作用
第Ⅰ	嗅神経	知覚	鼻腔（嗅粘膜）	嗅覚
第Ⅱ	視神経	知覚	眼球（網膜）	視覚
第Ⅲ	動眼神経	運動，副交感	外眼筋（上直筋，下直筋，内直筋，下斜筋），上眼瞼挙筋，瞳孔括約筋	眼球運動，眼瞼運動，縮瞳とレンズの調節（副交感）
第Ⅳ	滑車神経	運動	外眼筋（上斜筋）	眼球運動
第Ⅴ	三叉神経	知覚，運動	顔面	顔面・鼻・口・歯の知覚，咀嚼運動
第Ⅵ	外転神経	運動	外眼筋（外側直筋）	眼球運動
第Ⅶ	顔面神経	知覚，運動，副交感	表情筋，涙腺，顎下腺	舌の前 2/3 の味覚，表情筋の運動，唾液腺（顎下腺，舌下腺）と涙腺を支配（副交感）
第Ⅷ	内耳神経	知覚	内耳	聴覚，平衡感覚
第Ⅸ	舌咽神経	知覚，運動，副交感	舌根，咽頭	舌の後 1/3 の味覚，咽頭筋の運動，耳下腺を支配（副交感）
第Ⅹ	迷走神経	知覚，運動，副交感	内臓	咽頭・喉頭・内臓の知覚，口蓋・咽頭・喉頭の運動，胸腹部の内臓を支配（副交感）
第Ⅺ	副神経	運動	頸背部筋	頸背部筋の運動
第Ⅻ	舌下神経	運動	舌筋	舌筋の運動

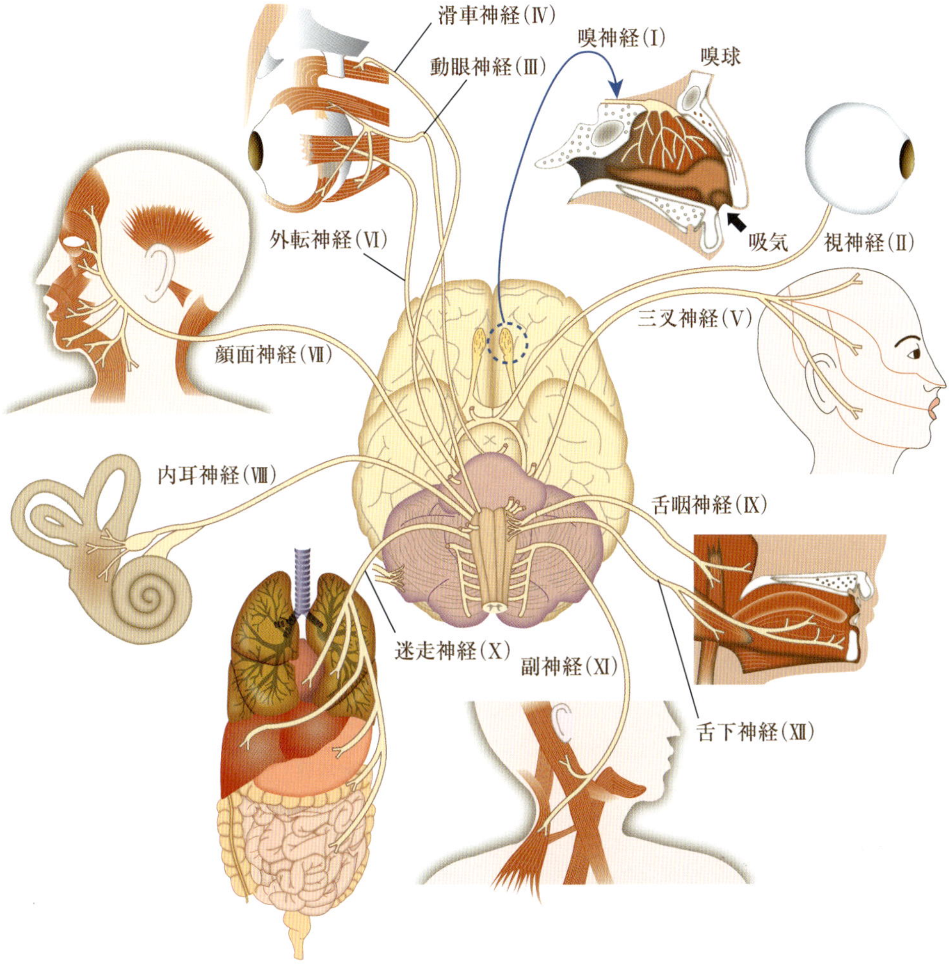

図 7-56　脳神経の形態学的な分類

7-3-4　脊髄神経

脊髄神経（spinal nerve）は，脊髄に出入りする**左右 31 対**（頸髄から頸神経が 8 対，胸髄から胸神経が 12 対，腰髄から腰神経が 5 対，仙髄から仙骨神経が 5 対，尾髄から尾骨神経が 1 対）の神経である．すべての脊髄神経は，脊髄の後根から求心性神経（**感覚神経**）が入り，前根から遠心性神経（運動神経や自律神経）が出ている（表 7-3）（詳細は 7-2-1 脊髄参照）．

7-3-5　末梢神経線維の分類

末梢神経の断面を図 7-57 に示した．末梢神経線維には，**シュワン細胞**が軸索に巻き付いた**髄鞘**を有する**有髄神経線維**と，髄鞘のない**無髄神経線維**がある．有髄神経の髄鞘と髄鞘の隙間を**ランビエ絞輪**という．髄鞘が絶縁体となるため，活動電位が発生すると，局所電流がランビエ絞輪の部分で飛びとびに起こる．このように有髄神経では，活動電位の発生がランビエ絞輪間をあたかも跳躍するように伝わっていく**跳躍伝導**が起こる．一方，無髄神経では跳躍伝導は起こらない．このた

表 7-3　脊髄神経の分布とおもな作用

脊髄神経	おもなはたらき
C1～8 頸神経	後頭下神経（C1），大後頭神経（C2），頸神経叢（小後頭神経（C2），大耳介神経（C2，3），横隔神経（C3-5）など），腕神経叢（腋窩神経，正中神経，尺骨神経，橈骨神経など），呼吸筋，上肢の筋肉運動・感覚.
Th1～12 胸神経	肋間神経など．脚部と胴体の運動・感覚．Th1-12：交感神経系.
L1～5 腰神経	大腿神経（L1-4），腸骨鼡径《そけい》神経（L1）など．鼡径部より下の運動・感覚．L1，L2：交感神経系.
S1～S5 仙骨神経	坐骨《ざこつ》神経（L4-S3），後大腿皮神経（S1-3）など．膀胱制御，性機能制御．S2-4：副交感神経系.

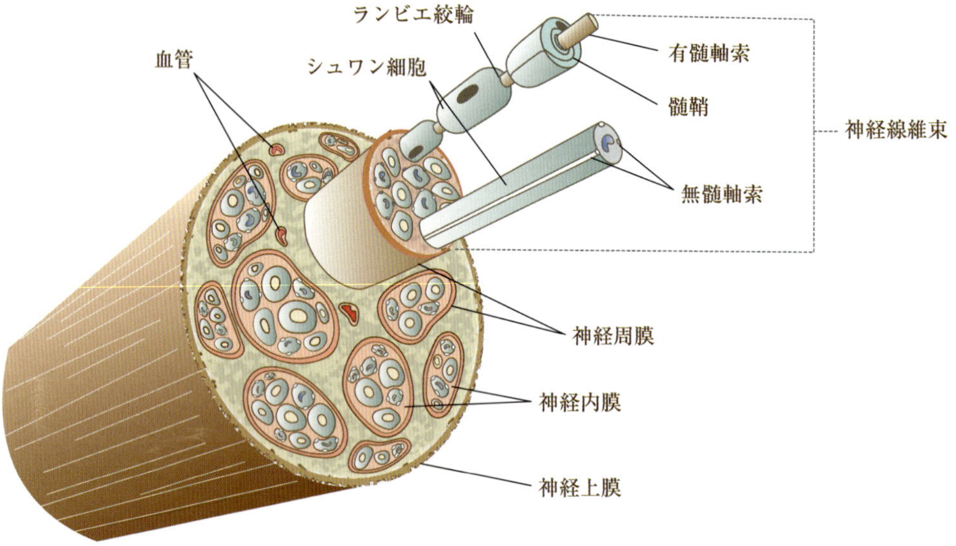

図 7-57　末梢神経の断面

め，有髄神経では無髄神経に比べて伝導速度は速い.

末梢神経には，個々の神経線維を包む**神経内膜**がある．神経内膜に包まれた神経線維の1～数十本を**神経周膜**が包んでいる．さらに，神経周膜で包まれたものを**神経上膜**が束ねている（図 7-57）.

これら，いろいろな形態の末梢神経は，髄鞘の有無や軸索の太さで分類されている．一般に，軸索の径が太くなるにつれ伝導速度は速くなる．さらに，有髄神経の方が無髄神経より伝導速度が速い（表 7-4）．また，感覚神経線維（求心性線維）では，受容器の種類による分類も用いられる（表 7-5）.

7-3-6　自律神経系

自律神経系（autonomic nervous system）は，**交感神経系**（sympathetic nervous system）と**副交感神経系**（parasympathetic nervous system）からなり，循環，呼吸，消化，代謝，分泌，排泄などの生命活動に必要な機能を制御している（図 7-58，図 7-59）．自律神経の大部分が中枢か

表 7-4　直径と伝導速度による末梢神経線維の分類

分　類	Aα	Aβ	Aγ	Aδ	B	C
種　類	有髄	有髄	有髄	有髄	有髄	無髄
機　能	求心性（筋，腱）遠心性（骨格筋）	求心性（触覚，圧覚）	遠心性（錘内筋）	求心性（痛覚，温覚）	自律性（交感神経節前線維）	求心性（痛覚，温覚）自律性（交感神経節後線維）
直径（μm）	13〜20	6〜12	3〜6	1〜5	＜3	0.2〜1.5
伝導速度（m/s）	80〜120	35〜75	12〜30	5〜30	3〜15	0.5〜2

表 7-5　感覚神経線維（求心性線維）の受容器による分類

分　類	Ia[*1]	Ib 感覚（腱器官）	Ⅱ[*2]	Ⅲ	Ⅳ
種　類	有髄	有髄	有髄	有髄	無髄
受容器の種類	筋紡錘の一次終末	腱器官	筋紡錘の二次終末，触圧感覚受容器	自由終末（痛覚，温覚）	自由終末（痛覚，温覚）
直径（μm）	13〜20	13〜20	3〜12	1〜5	0.2〜1.5
伝導速度（m/s）	80〜120	80〜120	12〜75	5〜30	0.5〜2
表 7-4 との対応	Aα	Aα	Aβ，Aγ	Aδ	C

*1：Ia　筋紡錘の一次終末は，ラセン形終末（筋の長さと伸長速度に応答）
*2：筋紡錘の二次終末は，普通の自由終末の形（筋の長さに応答）

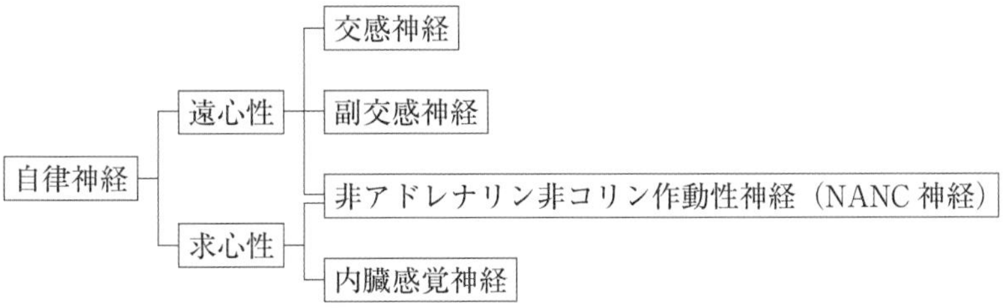

図 7-58　自律神経系の分類

らの遠心性神経で，意志によって制御するのではなく，自律的に制御している．**自律神経の活動を統括している高次中枢**は，**視床下部**や**延髄**に存在している．

各臓器は，原則として両方の神経（交感神経と副交感神経）によって調節されている（**二重支配**）．例えば，交感神経系が興奮すると心臓の拍動数が増加するのに対して，副交感神経系が興奮すると心臓の拍動数が減少する．このように，相互に拮抗的に器官のはたらきを調節している（**相反的または拮抗的二重支配**）（図 7-60）．また，一方が亢進すれば，それに伴い他方は抑制されるように，調和のとれた調節を行っている．

例外として，片方の自律神経が支配している場合もある．交感神経のみによる支配としては，瞳

遠心性

交感神経系 sympathetic nervous system
　胸・腰髄部より出る（脊髄の側角に細胞体が存在）

副交感神経系 parasympathetic nervous system
・頭部副交感神経　　神経核
- 動眼神経（Ⅲ）……（中脳）
- 顔面神経（Ⅶ）……（橋）
- 舌咽神経（Ⅸ）……（延髄）
- 迷走神経（Ⅹ）……（延髄）

・仙骨部副交感神経
　仙髄（S2〜S4）

求心性

内臓の感覚神経
　遠心性の交感・副交感神経と平行に走って中枢に戻る．

図 7-59　自律神経系の概要

1. 二重支配：内臓器官の多くは交感・副交感神経の両方により二重支配を受けている．

〈例外〉交感神経のみによる支配
（瞳孔散大筋（散瞳），副腎髄質，立毛筋，汗腺，大部分の血管）
副交感神経のみによる支配
（瞳孔括約筋（縮瞳））

2. 拮抗的支配：両神経の支配効果は相反的であり，二重支配において，一方が亢進（活発化）すれば，それに伴い他方は抑制される．
3. 自発性活動，緊張性活動：各臓器はどちらかの神経により絶えず刺激を受け，その度合いにより微妙な調節を受けるものが多い．

図 7-60　自律神経支配の特徴

孔散大筋（散瞳），副腎髄質，立毛筋，汗腺，大部分の血管である．副交感神経のみによる支配としては，瞳孔括約筋（縮瞳）である．

運動神経は中枢からの指令がない限り，末梢を興奮させることはない．一方，自律神経は，常に一定頻度でインパルスが発生している（緊張性活動）．このインパルスの頻度が，交感神経で高まれば，副交感神経では減少するように，きめ細やかな調節を行っている．

7-3-7　自律神経の構造

体性神経系の遠心性線維である運動神経は，中枢神経内の細胞体から神経を交替せずに骨格筋に到達する有髄神経である（図 7-61）．これに対して**自律神経**の遠心性線維は，中枢神経（脳・脊髄）から出て支配臓器に至るまでに，神経細胞を必ず交替する（図 7-61）．この神経の交替部分を**神経節**（ganglion）という．神経節では，中枢神経以外の末梢部において神経細胞体が集合して，シナプスを形成している．中枢神経から神経節までの神経を**節前線維**とよび，神経節から支配臓器までを結んでいる神経を**節後線維**とよぶ．また，交感神経，副交感神経ともに，**節前線維は有髄神**

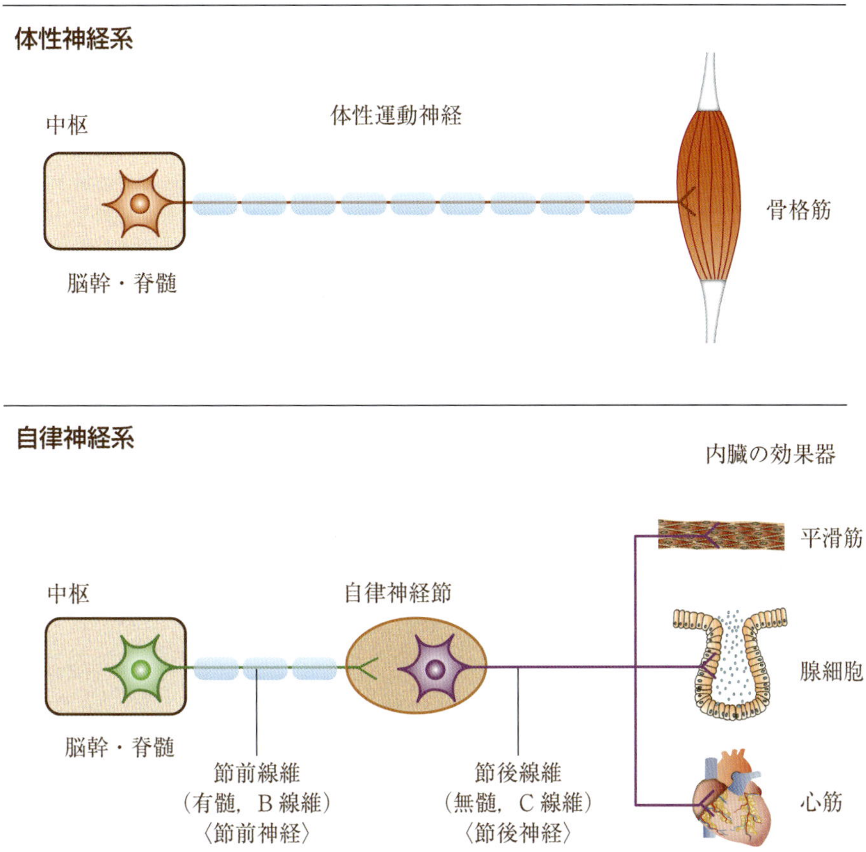

図7-61　体性神経系と自律神経系の遠心性線維の比較

経で，**節後線維は無髄神経**である．

自律神経の節後線維の神経終末は，運動神経の神経筋接合部と異なり，**シナプス小胞**が入っている**膨大部**が，数珠状に連なった構造になっている（図7-62）．シナプス小胞には，神経伝達物質が収納されている．この膨大部にインパルスが到達すると，神経伝達物質が放出され，効果器が反応する．

図7-63に自律神経の交感神経および副交感神経のそれぞれの分布について示した．交感神経は，胸髄・腰髄からでて，脊椎の近傍に位置する交感神経幹の中で，神経を交替して各臓器を支配している．副交感神経は，中脳から動眼神経（Ⅲ），橋から顔面神経（Ⅶ），延髄から舌咽神経（Ⅸ）と迷走神経（Ⅹ），仙随から仙骨副交感神経がでている．副交感神経は，節前線維が長く，組織の近傍または組織に入ってから神経を交替する．

副交感神経を含む迷走神経の臓器支配について図7-64に示す．

7-3-8　交感神経の構造

交感神経は，第1胸髄（頸髄の一部含む）から第3腰髄までの脊髄側角（側柱）からでている．節前線維は，前根と白交通枝を通って交感神経幹（脊柱の両側に存在する）に入る（図7-65）．そ

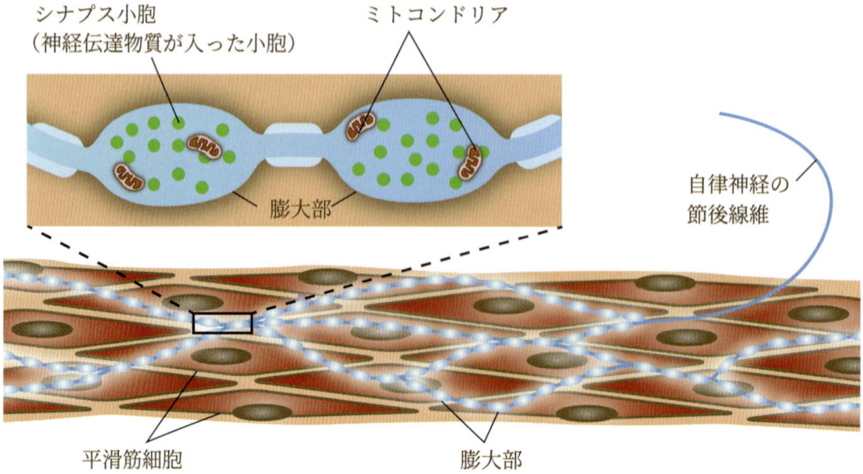

図 7-62　自律神経終末の膨大部

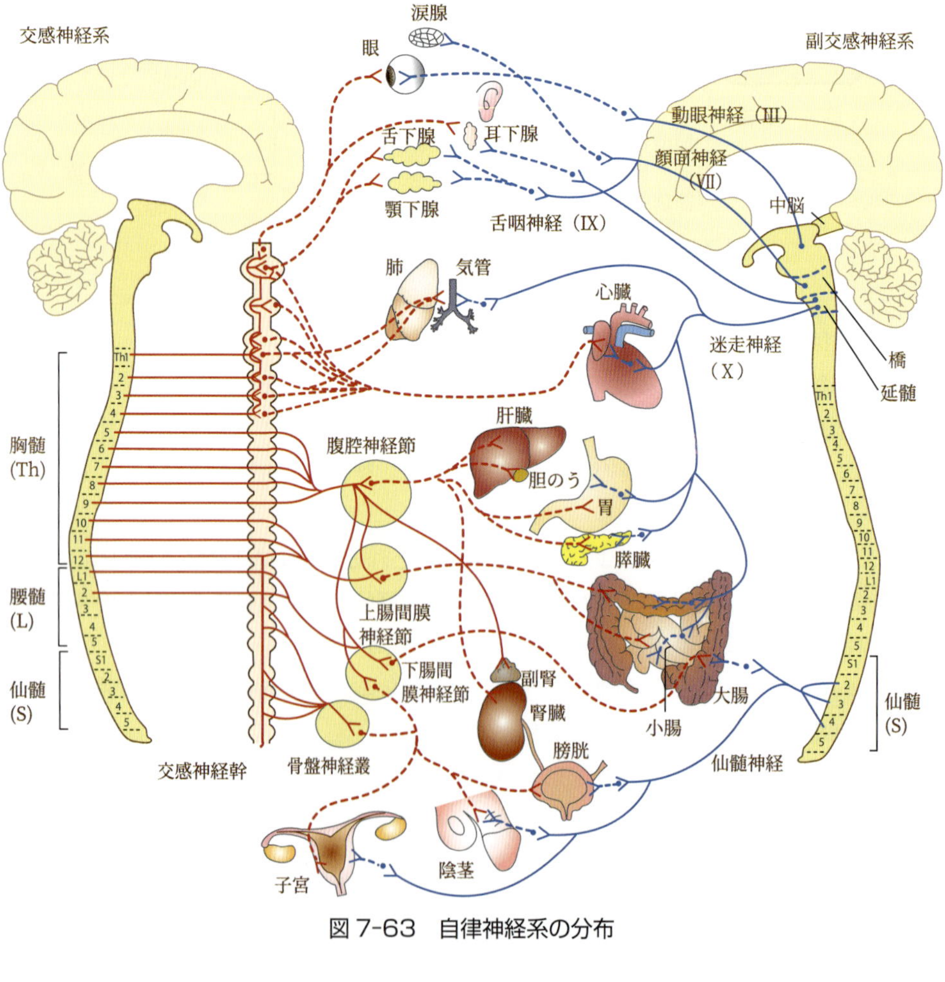

図 7-63　自律神経系の分布

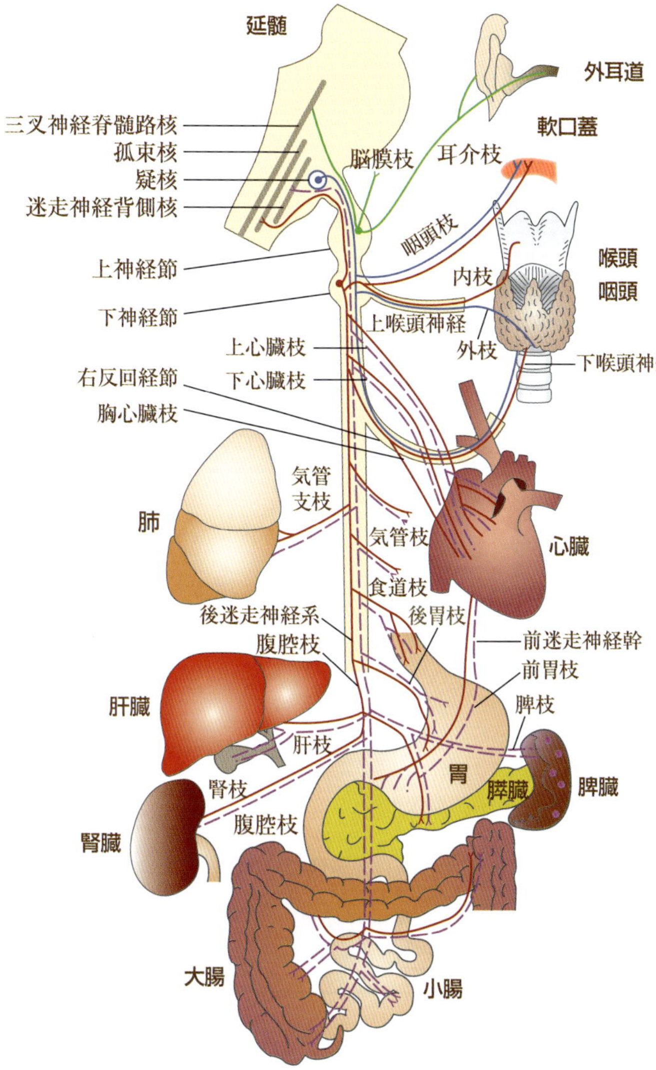

図 7-64　迷走神経（第X脳神経）の分布

の経路は，支配領域によって異なる．

① 皮膚の血管，立毛筋，汗腺の場合は，**交感神経幹の交感神経節で**，節後線維に情報を伝達し，節後線維は**灰白交通枝**を通って支配している．

② 内臓を支配する場合は，節前線維が交感神経幹を通過して**椎前《ついぜん》神経節**（腹腔神経節，上《じょう》腸管膜神経節，下《か》腸管膜神経節）で節後線維とシナプスをつくり，それぞれの臓器に到達する．

③ 頭頸部や胸部内を支配する場合は，交感神経幹でシナプスを形成し，節後線維は，血管にそって標的臓器（心臓など）に分布する．

交感神経では，1つの節前線維に対して多くの節後線維が接している（節前線維：節後線維＝1：20〜30）（図 7-66，表 7-6）．

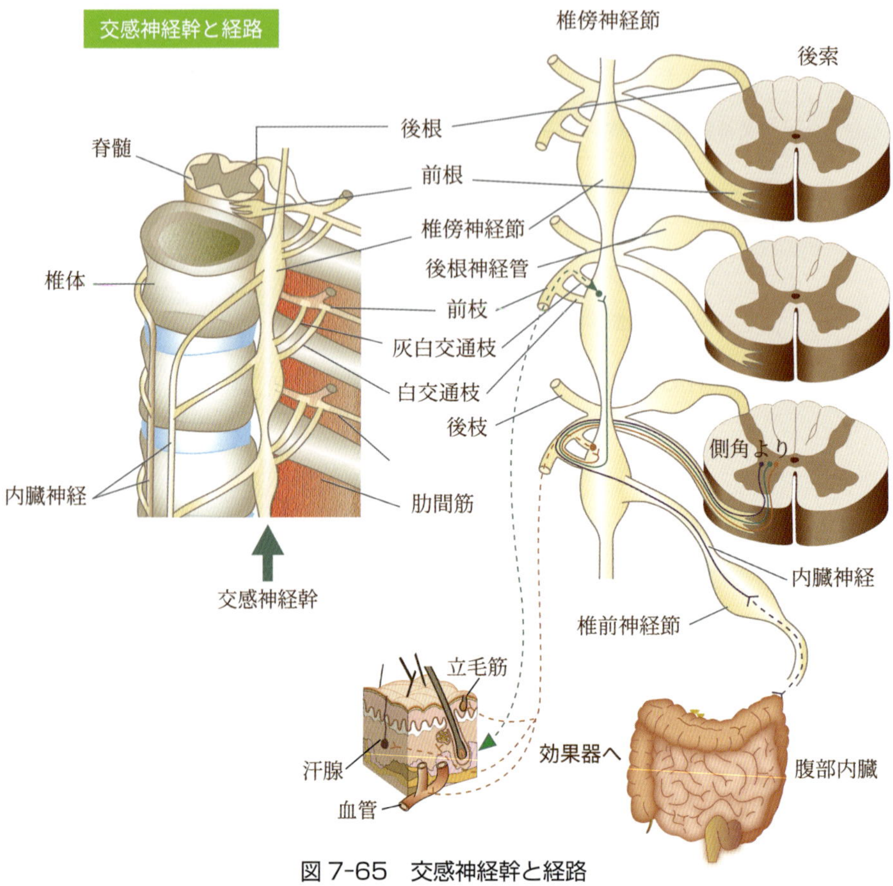

図 7-65　交感神経幹と経路

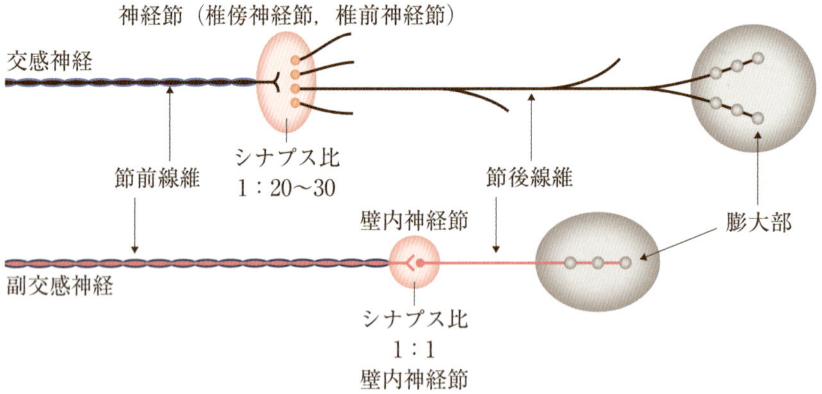

図 7-66　自律神経における節前節後線維の比

7-3-9　副交感神経の構造

副交感神経の起始部は，頭部（動眼神経，顔面神経，舌咽神経，迷走神経）と仙髄部で，節前線維は交感神経に比べて長く，支配器官の近くや臓器内（**壁内神経節**）に神経節が存在している．それゆえ，交感神経の節後線維に比べて，副交感神経の節後線維は短い．

副交感神経では，1つの節前線維に対して1つの節後線維であり，交感神経に比べてきめの細かい調節ができる（節前線維：節後線維＝1：1）（図 7-66，表 7-6）．

表 7-6　交感神経と副交感神経の比較

	交感神経	副交感神経
上位中枢	視床下部・延髄に存在する	
節前線維の細胞体の位置	脊髄（胸髄，腰髄）	中脳，橋，延髄，脊髄（仙髄）
神経節の位置	脊髄に近い：椎傍神経節（交感神経幹神経節）や椎前神経節（腹腔神経節・上腸間膜神経節・下腸間膜神経節）	効果器の近く，またはその中（壁内神経節）
1 本の節前線維が支配する節後線維	多い（1：20〜30）	少ない（1：1）
節前線維	有髄神経（B 線維）	有髄神経（B 線維）
節後神経	無髄神経（C 線維）	無髄神経（C 線維）

7-3-10　交感神経と副交感神経の機能

副交感神経は，平常時の生体機能の維持（**栄養**，**休養**など）に向けて機能している．**交感神経**は，**闘争**などの興奮や恐怖やストレスに対して緊急的に興奮して機能している．緊張すると交感神経が興奮し，心機能の亢進（心収縮力および心拍数の増加）などが起こり，血圧が上昇する．一方，休息をとっているときには，副交感神経が興奮し，心機能の低下（心拍数の減少）などが起こり，血圧が下降する．このように1つの臓器を二重に支配し，一方が促進的で，他方が抑制的に調節すること（**相反性二重支配**）によって，外界の環境などに対応できるように調節している（図7-67，表 7-7）．

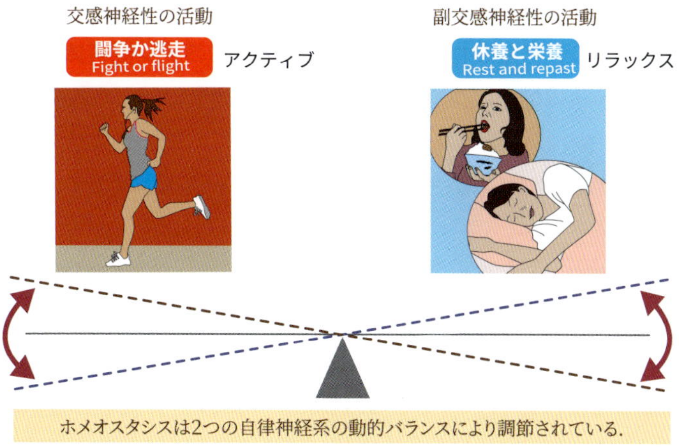

交感神経と副交感神経の動的平衡によってホメオスタシスが調整されている．多くの臓器は，交感神経と副交感神経が二重に支配しており，それぞれが相反作用により調節している．⇒相反性二重支配

交感神経	副交感神経
① Fight or flight 時に活動亢進（緊急時） ②エネルギー消費方向にはたらく ③広範囲に一括してはたらく．	①平常時に活動が高い． ②エネルギー保存・回復方向にはたらく． ③局所的にきめ細かくはたらく．

図 7-67　交感神経と副交感神経の機能的な比較

表 7-7　交感神経と副交感神経の調節作業（抜粋）

交感神経興奮	おもな受容体	臓　器	副交感神経興奮	おもな受容体
散瞳（瞳孔散大筋収縮）*	α_1	眼*	縮瞳（瞳孔括約筋収縮）*	M_3
拡張（気管支平滑筋弛緩）	β_2	気管支	収縮（気管支平滑筋収縮）	M_3
心機能亢進（心拍数増加，心収縮力増加）	β_1	心臓	心機能低下（心拍数低下）	M_2
拡張（血管平滑筋弛緩）	β_2	冠状動脈（心臓の血管）	－（支配していない）	
拡張（血管平滑筋弛緩）	β_2	血管（骨格筋の動脈）	－（支配していない）	
収縮（血管平滑筋収縮）	α_1	血管（皮膚・内臓）	－（支配していない）	
運動抑制（腸管平滑筋弛緩）		消化管運動	運動亢進（腸管平滑筋収縮）	M_3
粘稠液少量分泌	α_1	消化液（唾液腺）	分泌亢進	M_3
蓄尿：排尿筋弛緩	β_3	膀胱	排尿（排尿筋収縮）	M_3
蓄尿：内尿道括約筋収縮	α_1			

*眼においては，交感神経または副交感神経が興奮すると，相反する反応（散瞳と縮瞳）が起こるが，それぞれの神経が支配している平滑筋が異なる．交感神経は，瞳孔散大筋を支配している．交感神経が興奮すると瞳孔散大筋が収縮して，瞳孔の散大（散瞳）が起こる．一方，副交感神経は，瞳孔括約筋を支配している．副交感神経が興奮すると瞳孔括約筋が収縮して縮瞳が起こる．

7-3-11 交感神経と副交感神経の伝達物質と受容体

自律神経の交感神経，副交感神経ともに節前線維は，アセチルコリンを伝達物質とするコリン作動性神経である．すなわち，節前線維から放出されたアセチルコリンは，シナプス後膜（節後線維の受け取るところ）の**ニコチン性アセチルコリン受容体（ニコチン受容体）**に結合し，節後線維に興奮を伝達する．この節後線維のニコチン受容体は，**神経型ニコチン受容体（N_N 受容体**：小さいNは，nerve（神経）のN）に分類され，ニコチン受容体にアセチルコリンが結合すると，受容体に内蔵された陽イオンチャネルが開き，細胞内に陽イオンを流入させるイオンチャネル内蔵型の受容体である（図 7-68，表 7-8）．

副交感神経の節後線維は，アセチルコリンを放出するコリン作動性神経である．その効果器官側のアセチルコリン受容体は，**ムスカリン性アセチルコリン受容体**または**ムスカリン受容体（M 受容体）**とよばれる．このムスカリン受容体は，毒キノコのベニテングタケに含まれるムスカリンという物質が作用することから命名されている．また，ムスカリン受容体は，M1～M5 のサブタイプが知られている．ニコチン受容体は上述のようにイオンチャネル型の受容体であるが，ムスカリン受容体は**7回膜貫通型受容体**で，**G タンパク質共役型受容体**（G protein-coupled receptor：GPCR）であり，細胞内のGタンパク質を介して細胞内情報伝達を行う受容体（**代謝型受容体**，詳細は3章参照）である（図 7-68，表 7-8）．

これに対して，体性神経である運動神経もコリン作動性神経だが，効果器である骨格筋は骨格筋型ニコチン受容体（N_M 受容体：小さいMは muscle（筋）のM）をもつイオンチャネル型受容体である（9章参照）．

交感神経の節後線維からは，基本的にノルアドレナリンが放出される．ノルアドレナリンを放出

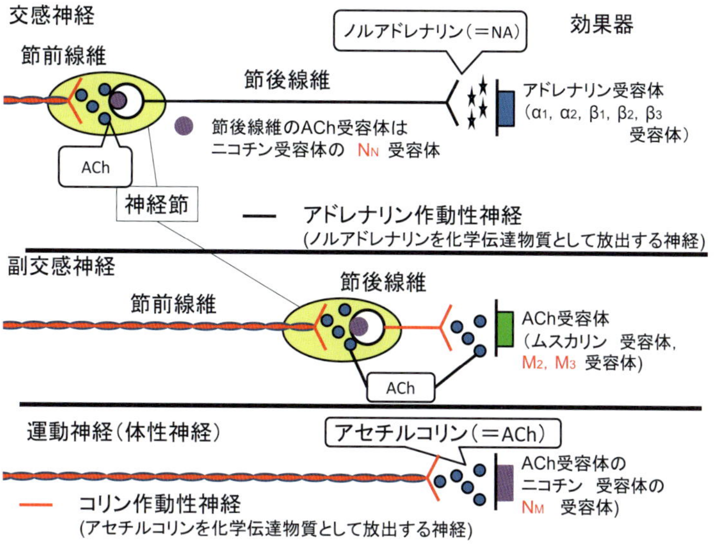

図 7-68　末梢神経における化学伝達の模式図

表 7-8　アセチルコリン受容体

分　類	ニコチン（N）受容体		ムスカリン（M）受容体	
細胞内情報伝達の分類	イオンチャネル型受容体		代謝型受容体	
サブタイプ	骨格筋型 N 受容体（N_M 受容体）	神経型 N 受容体（N_N 受容体）	M_1, M_3, M_5	M_2, M_4
存在部位	神経筋接合部	自律神経節，副腎髄質	脳や各器官に広く分布．M_1 は自律神経節にも存在．	脳や各器官に広く分布．M_2 は心臓に多い．
G タンパク質			Gq	Gi
エフェクター酵素とその効果			ホスホリパーゼ C（PLC）活性上昇	アデニル酸シクラーゼ活性抑制
セカンドメッセンジャー			イノシトール三リン酸（inositol trisphosphate, IP_3）とジアシルグリセロール（DG）	細胞内の環状 AMP（cyclic AMP, cAMP）産生が減少

して効果器官を制御する神経のことを**アドレナリン作動性神経**とよぶ．効果器官のノルアドレナリンの受容体は，**アドレナリン受容体**（サブタイプ：α_1, α_2, β_1, β_2, β_3）とよび，**7 回膜貫通型の G タンパク質共役型受容体**であり，細胞内の G タンパク質（サブタイプ：Gq, Gs, Gi）を介して細胞内情報伝達を行う受容体である（図 7-68，表 7-9，**代謝型受容体**）．アドレナリン受容体のサブタイプは，器官ごとに存在比が異なっており，その存在比の差が，生体応答の違いとなって発現する（表 7-11）．

細胞内伝達系は，細胞内で共役している G タンパク質の種類によって決定されている．アドレ

表 7-9　末梢アドレナリン受容体（代謝型受容体）

受容体	存在部位	感受性	G タンパク質	エフェクター酵素	セカンドメッセンジャー
α_1	ほとんどの交感神経系標的部位	NA＞Ad	Gq	ホスホリパーゼ C（PLC）活性上昇	IP_3 と DG　産生
α_2	胃腸系と膵臓	NA＞Ad	Gi	アデニル酸シクラーゼ（AC）活性抑制	細胞内 cAMP 産生抑制
β_1	心臓と腎臓	NA＝Ad	Gs	アデニル酸シクラーゼ（AC）活性化	細胞内の cAMP 産生増加
β_2	一部の血管といくつかの組織の平滑筋	NA＜Ad			
β_3	脂肪細胞，膀胱	NA＜Ad			

NA：ノルアドレナリン（noradrenaline）
Ad：アドレナリン（adrenaline）
IP_3：イノシトール三リン酸（inositol 1,4,5-trisphosphate）
DG：ジアシルグリセロール（diacylglycerol）
cAMP：環状 AMP（cyclic adenosine monophosphate）

ナリン β 受容体は，**Gs タンパク質**と共役しており，ノルアドレナリンなどの刺激物質が結合すると，Gs タンパク質が活性化して，次に**アデニル酸シクラーゼ**（adenylate cyclase：AC）を活性化する．AC は，**ATP（アデノシン三リン酸）**を **cAMP（cyclicAMP，環状アデノシン一リン酸）**とピロリン酸へ変換する．さらに，cAMP がセカンドメッセンジャーとして細胞内情報伝達物質としてはたらき，生理作用を発現する．一方，アドレナリン α_2 受容体や M_2 受容体は，**Gi タンパク質**と共役しており，ノルアドレナリンなどの刺激物質が結合すると，Gi タンパク質が活性化し，**アデニル酸シクラーゼ**を抑制する．その結果，セカンドメッセンジャーである cAMP 濃度が細胞内で低下して生理作用を発現する．

アドレナリン α_1 受容体や M_3 受容体は，それぞれの刺激物質が結合すると細胞内の共役している **Gq タンパク質**が活性化する．活性化 Gq タンパク質は**ホスホリパーゼ C**（phospholipase C：PLC）を活性化し，PLC は，細胞膜を構成しているリン脂質の**ホスファチジルイノシトール 4,5-二リン酸**（PIP_2）から**イノシトール三リン酸**（IP_3）と**ジアシルグリセロール**（DG）を生成する．この IP_3 と DG がセカンドメッセンジャーとして細胞内情報伝達物質としてはたらき，生理作用を発現する．

交感神経の節後線維には，例外が存在する．**汗腺を支配している交感神経節後線維**は，**コリン作動性神経**であり，アセチルコリンが放出される．汗腺には，アセチルコリンのムスカリン受容体が存在している．また，**交感神経の節前線維は直接副腎髄質に到達**し，**副腎髄質のクロム親和性細胞**からカテコールアミンである**アドレナリン**（約 85 %），**ノルアドレナリン**（約 15 %），**ドパミン**が血液中に分泌される．血液中に分泌されたアドレナリン等は，標的臓器に運ばれて作用する（図 7-69）．神経終末からシナプス間隙に放出されるアセチルコリンやノルアドレナリンは，神経伝達物質として作用している．副腎髄質から血液に分泌されたアドレナリンは，血流にのって標的臓器に作用しているのでホルモンに分類される．

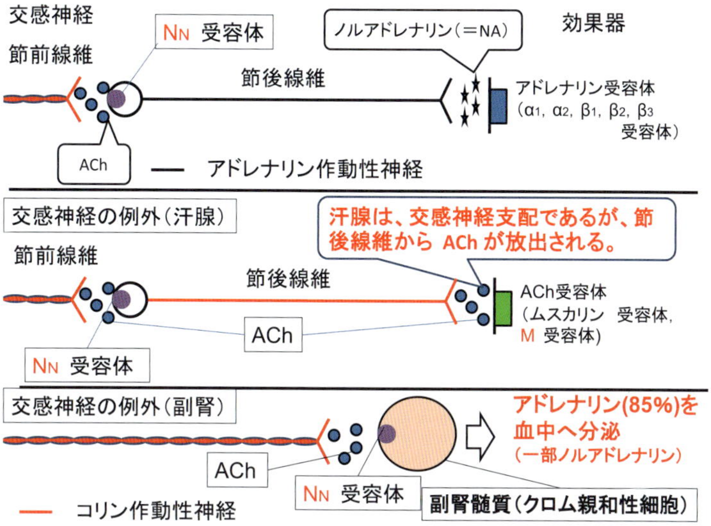

図 7-69　交感神経における化学伝達の模式図

7-3-12 神経伝達物質の生合成，貯蔵，遊離，代謝

(1) アセチルコリン（ACh）

1）合成と貯蔵（図 7-70）

ACh は，**コリンアセチルトランスフェラーゼ**（choline acetyltransferase：ChAT）（**トランスフェラーゼ＝転移酵素**）によってアセチル CoA とコリンから合成され，コリンにアセチル基がエステル結合したものである．ACh は，コリン作動性神経の神経終末で生合成された後，**シナプス小胞膜上にある ACh トランスポーター**によってシナプス小胞に取り込まれ，貯蔵される．

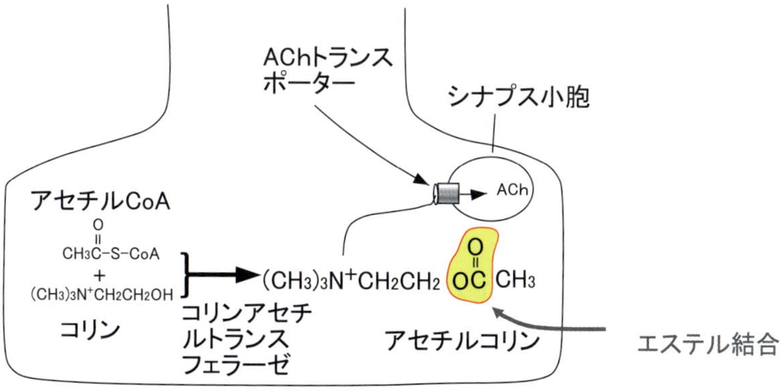

図 7-70　アセチルコリンの合成と貯蔵

2）遊離，代謝

神経終末にインパルスが到達すると，細胞膜の**電位依存性 Ca^{2+} チャネル（N 型）**が開口し，Ca^{2+} が細胞内に流入する．細胞内 Ca^{2+} 濃度が上昇するとシナプス小胞が細胞膜に移動する．シナ

プス小胞が神経終末に融合し，小胞内の ACh がシナプス間隙に遊離される．ACh は受容体に結合し，効果器の反応が起こる．

シナプス間隙の余剰の ACh は，シナプス後膜の**アセチルコリンエステラーゼ**によって**コリン**と**酢酸**に分解される．コリンは神経末端細胞膜上の**コリントランスポーター**により再び神経終末に取り込まれる（図 7-71）．

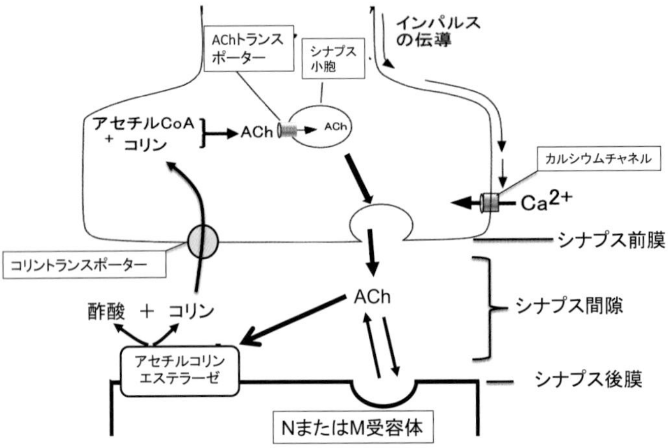

図 7-71　アセチルコリンの遊離と代謝

ACh は，コリンエステラーゼによって分解される．そのコリンエステラーゼには，2 種類ある．1 つは，コリン作動性シナプスや赤血球に存在している**アセチルコリンエステラーゼ（AChE）**で，**真性コリンエステラーゼ**（true cholinesterase）ともよばれ，特異性が高く ACh のみを加水分解する．

もう 1 つは，血漿中に存在している**血漿コリンエステラーゼ**で，**偽性コリンエステラーゼ**（pseudocholinesterase）ともよばれ，特異性が低いエステラーゼである．この血漿コリンエステラーゼは，ACh，ブチリルコリン，スキサメトニウム（筋弛緩薬），プロカイン（局所麻酔薬）などのエステル結合の部分を加水分解する．

(2) ノルアドレナリン（NA）

1）合成

ノルアドレナリンはアミノ酸の **L-チロシン**から一連の酵素反応を経て合成される．L-チロシンは，**チロシン水酸化酵素**によって水酸化され，**L-ドパ**（L-dopa）になる．L-ドパは，カテコール基とアミノ基を持っているが，アミノ基が結合している炭素にカルボキシル基が結合しており，α アミノ酸に分類される．次に，L-ドパは，**ドパ脱炭酸酵素**によって**ドパミン**に変換される．変換されたドパミンは，**小胞モノアミントランスポーター**（vesicular monoamine transporter：VMAT）によって**シナプス小胞**に取り込まれる．シナプス小胞内で，ドパミンは，**ドパミン β 水酸化酵素**によって**ノルアドレナリン**に変換される．神経細胞では，この段階までである（図 7-72）．

副腎髄質のクロム親和性細胞では，ノルアドレナリンは，**フェニルエタノールアミン -N- メチル

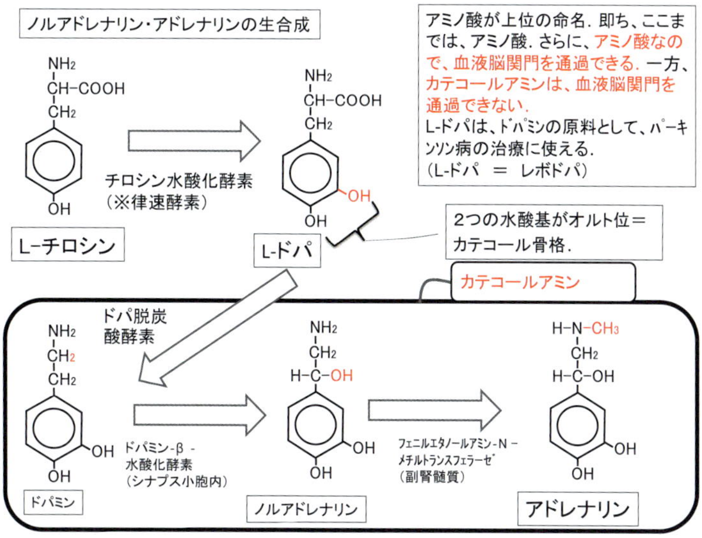

図 7-72　ノルアドレナリン，アドレナリンの合成

トランスフェラーゼによってアミノ基の部分がメチル化されて**アドレナリン**に変換される.

ドパミン，ノルアドレナリン，アドレナリンは，カテコール基とアミノ基を有する有機化合物なので，カテコラミンとよばれる.

2）遊離，代謝

交感神経節後線維の神経終末である膨大部にインパルスが到達すると，細胞膜の**電位依存性** **Ca^{2+}チャネル（N型）**が開口し，Ca^{2+}が細胞内に流入する．細胞内 Ca^{2+}濃度が上昇するとシナプス小胞が細胞膜に移動する．シナプス小胞が神経終末の細胞膜と融合し，小胞内のノルアドレナリンがシナプス間隙に遊離される（図 7-73，図 7-74）．ノルアドレナリンは受容体に結合し，効果器の反応が起こる．余剰または不要になった NA は，シナプス後膜に存在する**カテコール-O-メチル転移酵素**（catechol-O-methyltransferase：COMT）によって不活性化されたり，ノルアドレナリントランスポーターによって神経終末に再取り込みされたりする．再取り込みされたノルアドレナリンは小胞モノアミントランスポーターによってシナプス小胞内に貯蔵される．また，一部はミトコンドリアに存在する**モノアミン酸化酵素**（monoamine oxidases：MAO）によって不活性化され，肝臓や腎臓でも代謝不活性化される.

7-3-13 交感神経・副交感神経の比較

表 7-10 に交感神経・副交感神経の典型的な神経伝達物質の比較について，その合成と不活性化をまとめた．表 7-11 に交感神経・副交感神経による各臓器の調節について記載した．図 7-75 に交感神経・副交感神経・運動神経における化学伝達の比較について記載した.

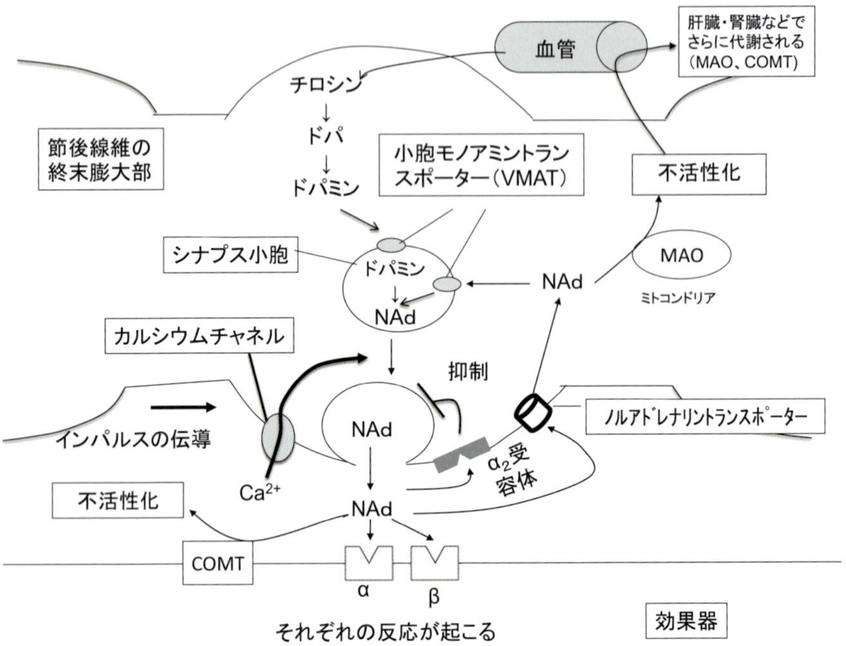

図 7-73　ノルアドレナリンの遊離

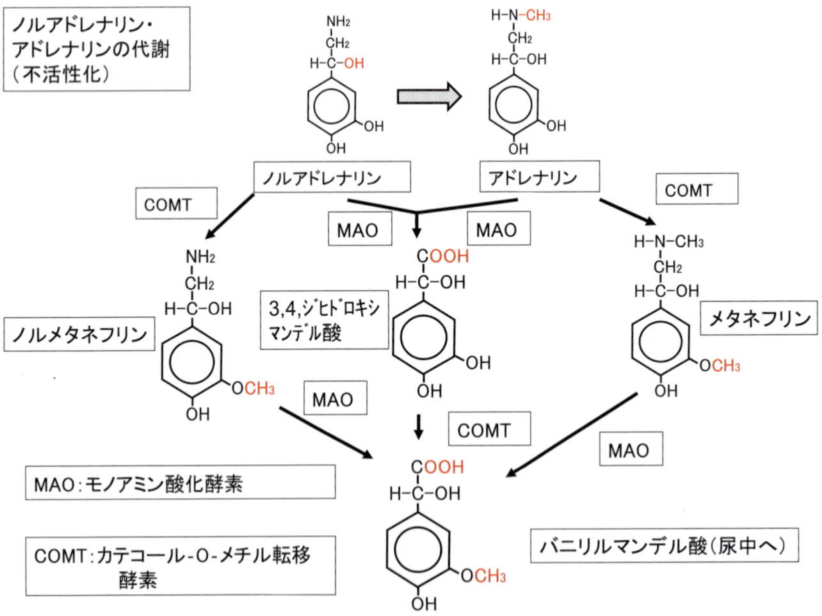

図 7-74　ノルアドレナリン・アドレナリンの代謝

表 7-10　自律神経節後線維における神経伝達物質

	交感神経系		副交感神経系
神経伝達物質	ノルアドレナリン		アセチルコリン（ACh）
合成基質	チロシン		アセチル CoA＋コリン
不活性化酵素（主要なもの）	モノアミンオキシダーゼ（MAO）	カテコール O メチルトランスフェラーゼ（COMT）	アセチルコリンエステラーゼ（AChE）
不活性化酵素の局在	膨大部や効果器細胞のミトコンドリア	効果器細胞膜など	シナプス間隙，効果器細胞膜など
膨大部における再吸収	ノルアドレナリン		コリン

表 7-11　自律神経による調節

効果器官	交感神経系				副交感神経系	
	アドレナリン作動性神経		コリン作動性神経		コリン作動性神経	
	受容体	反　応	受容体	反　応	受容体	反　応
鼻咽喉腺		——		——	M_3	分泌促進＋＋
松果体	β	メラトニン合成促進		——		——
下垂体後葉	β_1	抗利尿ホルモン分泌		——		——
眼						
瞳孔散大筋	α_1	収縮（散瞳）＋＋		——		——
瞳孔括約筋		——		——	M_3	収縮（縮瞳）＋＋＋
毛様体筋	β_2	弛緩（遠視）＋		——	M_3	収縮（近視）＋＋＋
涙腺	α	分泌＋		——	M_3	分泌＋＋＋
呼吸器						
気管・気管支平滑筋	β_2	弛緩＋		——	M_3	収縮＋＋
気管支分泌	α_1；β_2	抑制；促進		——	M_3	促進＋＋＋
心臓						
洞房結節	β_1，β_2	心拍数増加＋＋		——	M_2	心拍数減少＋＋＋
心房	β_1，β_2	収縮力・伝導速度増加＋＋		——	M_2	収縮力減少，伝導速度減少＋＋
房室結節	β_1，β_2	自動能・伝導速度増加＋＋		——	M_2	伝導速度減少，A-V ブロック＋＋＋
ヒス束－プルキンエ系	β_1，β_2	自動能・伝導速度増加＋＋＋		——	M_2	——
心室	β_1，β_2	収縮力・伝導速度・自動能・心室固有律動増加＋＋＋		——		わずかに収縮力減少＋

表 7-11 （つづき）

効果器官	交感神経系				副交感神経系	
	アドレナリン作動性神経		コリン作動性神経		コリン作動性神経	
	受容体	反　応	受容体	反　応	受容体	反　応
血管[*1]						
冠血管	$\beta_2 > \alpha_1$, α_2	弛緩＋＋＞収縮＋				
皮膚，粘膜	α_1, α_2	収縮＋＋＋				
骨格筋	$\beta_2 > \alpha$	弛緩＋＋＞収縮＋＋				
脳	α_1	収縮（微弱）				
肺	$\beta_2 > \alpha_1$	拡張＞収縮＋				
腹部内臓	$\alpha_1 > \beta_2$	収縮＋＋＋＞拡張＋				
唾液腺	α_1, α_2	収縮＋＋＋				
腎	α_1, $\alpha_2 > \beta_1$, β_2	収縮＋＋＋＞拡張＋（腸間膜・腎血管はドパミンにより弛緩）				
静脈（体性）	α_1, α_2 ; β_2	収縮＋＋；拡張＋＋		——		——
肝臓	α_1, β_2	グリコーゲン分解，グルコース新生＋＋＋		——		——
胆嚢・胆管	β_2	弛緩＋		——	M_3	収縮＋
腎臓						
レニン分泌	α_1 ; β_1	減少＋；促進＋＋		——		——
胃						
運動・緊張	α_1, α_2, β_2	抑制＋		——	M_3	促進＋＋＋
括約筋	α_1	収縮＋		——	M	弛緩＋
分泌		抑制（？）		——	M_3	促進＋＋＋
膵臓						
腺房	α	分泌抑制＋		——	M_3	分泌促進＋＋
島（B 細胞）	α_2	分泌抑制＋＋＋		——		——
	β_2	分泌促進＋		——		——
腸						
運動・緊張	α_1, α_2, β_1, β_2	抑制＋		——	M_3	促進＋＋＋
括約筋	α_1	収縮＋		——	M	弛緩＋
分泌	α_2	抑制		——	M_3	促進＋＋
脾臓・被膜	$\alpha_1 > \beta_2$	収縮＋＋＋，弛緩＋		——		——
副腎髄質[*2]		——	N_N, M_1	アドレナリン・ノルアドレナリンを遊離（主にニコチン様作用，補助的にムスカリン様作用）		——

[*1] アセチルコリンで弛緩するが，副交感神経によって支配されていない．
[*2] 交感神経の節前線維が副腎髄質に到達している．その節前線維からは，アセチルコリンが遊離する（図 7-75）．

表7-11　(つづき)

効果器官	交感神経系				副交感神経系	
	アドレナリン作動性神経		コリン作動性神経		コリン作動性神経	
	受容体	反　応	受容体	反　応	受容体	反　応
膀胱						
排尿筋	β_3, β_2	弛緩＋		——	M_3	収縮＋＋＋
括約筋・三角筋	α_1	収縮＋＋		——	M	弛緩＋＋
尿管	α_1	促進		——		促進（？）
子宮	α_1 β_2	妊娠時収縮 妊娠時・非妊娠時弛緩		——		不定
男性器	α_1	射精＋＋＋		——	M	勃起（細動脈拡張）＋＋＋
皮膚						
立毛筋	α_1	収縮＋＋		——		——
汗腺[*3]	α_1	局所的分泌促進＋	M_3	全身的分泌促進＋＋＋		——
骨格筋	β_2	収縮力増大，グリコーゲン分解促進，K^+取り込み		——		——
脂肪細胞	α_2, β_1, β_2, β_3	脂肪分解＋＋＋，熱産生		——		——
唾液腺	α_1 β	K^+と水の分泌（粘稠性）促進＋ アミラーゼ分泌促進＋		——	M_3	K^+と水の分泌（漿液性）促進＋＋＋

*3　交感神経の節後線維からアセチルコリンが遊離する（図7-75参照）．

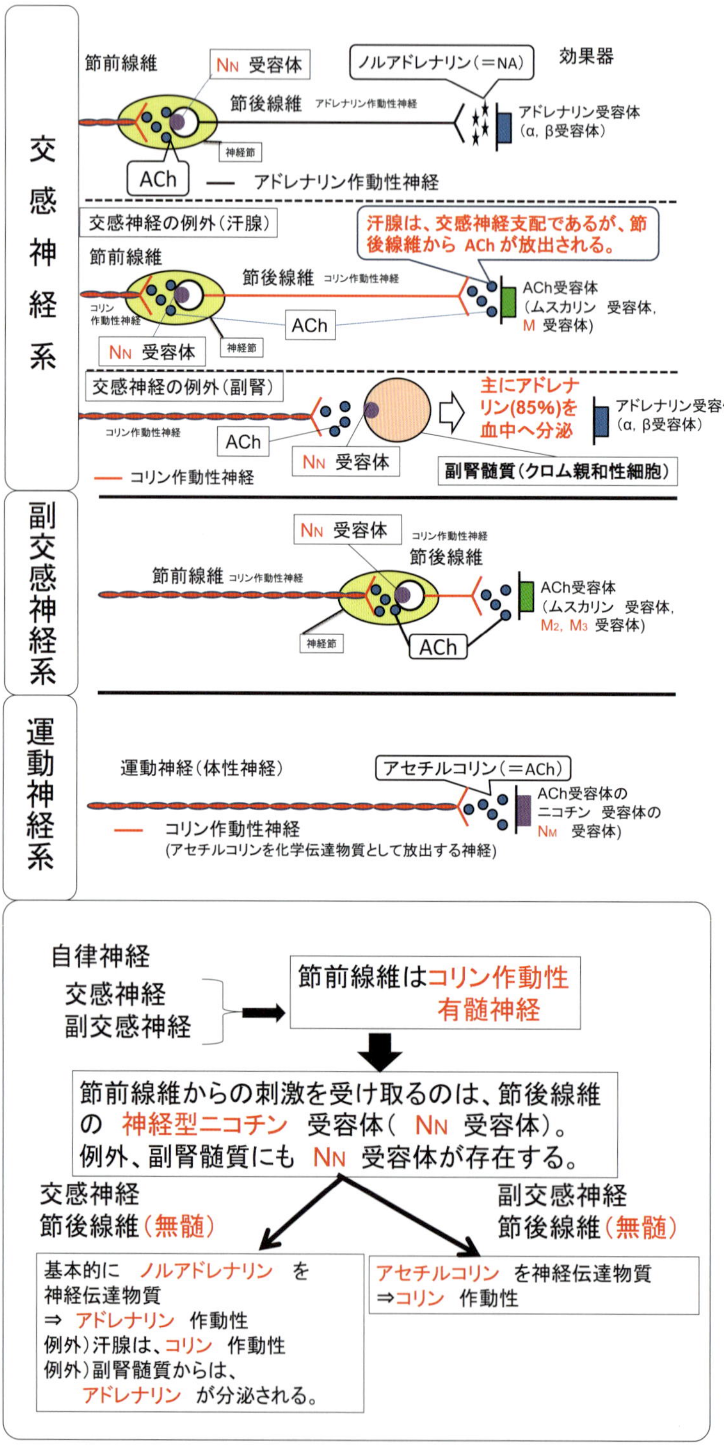

図 7-75 交感神経・副交感神経・運動神経における化学伝達の比較

●章末問題●

神経系伝達

1）電気化学勾配（電気化学ポテンシャル，電気化学的力）について説明せよ．
2）活動電位の発生を4段階に分け，電位依存性チャネルの開閉も含めて説明せよ．また，活動電位の波形を図示し，各部の名称を示せ．
3）興奮伝導の方向性と不応期の関係を説明せよ．
4）無髄軸索と有髄軸索の違いを説明せよ．
5）跳躍伝導とはどのような伝導か説明せよ．
6）興奮伝導における軸索の特性を説明せよ．
7）シナプスとは何か述べよ．
8）電気シナプスについて説明せよ．
9）化学シナプス構造を図示し，おもな各部の名称を示せ．
10）神経筋接合部とは何か説明せよ．
11）神経系における伝導と伝達の違いについて説明せよ．
12）化学シナプスにおける情報伝達を7段階に分け，伝達の方向性とともに説明せよ．
13）興奮性伝達，抑制性伝達とは何か，説明せよ．またその際に発生するEPSP，IPSPとは何か．
14）入力信号の統合に関して，特に加算（加重）について説明せよ．
15）抑制性伝達には2種類の方法がある．それぞれについて説明せよ．

神経系概論

16）3種の髄膜について位置関係も含めて説明せよ．
17）脳に血液を供給する2つの動脈をあげよ．
18）ウィリスの動脈輪（大脳動脈輪）とは何か説明せよ．
19）脳室を前の方から順にあげよ．
20）脳脊髄液（CSF）とは何か．また，どのようなはたらきをしているのか説明せよ．
21）CSFはどこで生成され，どのような経路を経て静脈に回収されるのか説明せよ．
22）血液脳関門（BBB）を構成するものは何か．また，BBBのはたらきについて説明せよ．
23）脳におけるエネルギー代謝に関して説明せよ．
24）白質と灰白質について説明せよ．またそれらの脊髄と脳における位置関係の違いを述べよ．

中枢神経系

25）中枢神経系を構成するものは何か．またそれぞれの部位がどこなのか正中矢状断，前額断（冠状断）の図で確認しなさい．
26）脊髄は5つの部分に分けられ，そこから脊髄神経がでている．それらについて説明せよ．また，脊髄神経は何対あるか述べよ．
27）脊髄の灰白質断面を図示し，どのような細胞がどこに存在するのか説明せよ．
28）ベル－マジャンディの法則（ベルの法則）を説明せよ．
29）伝導路とは何か．また，上行性と下行性の違いについて述べよ．
30）脊髄を通る伝導路のうち，脊髄上行路（脊髄視床路，脊髄小脳路，後索路）について説明せよ．

31）脊髄下行路のうち，特に外側皮質脊髄路，前皮質脊髄路について説明せよ．
32）錐体路と錐体外路の違いを説明せよ．
33）脊髄反射の伸張反射と屈曲反射（屈筋反射）の例をあげ，具体的にそれぞれ説明せよ（相反性阻害や交叉性伸展反射に関しても言及すること）．
34）単シナプス反射，多シナプス反射の違いを述べよ．
35）筋紡錘，腱器官（腱紡錘）とは何か説明せよ．
36）脳幹とはどこをさすのか述べよ．
37）中脳の被蓋には錐体外路系に関与する神経核が存在するがそのうち黒質と赤核について説明せよ．
38）中脳蓋の上丘，下丘，また中心灰白質（中脳水道周囲灰白質）はそれぞれどのような機能に関与する部位か述べよ．
39）橋と延髄の主要なはたらきについてまとめよ．
40）脳幹網様体について説明せよ．また，上行性網様体賦活系とは何か述べよ．
41）小脳の３層構造を説明せよ．
42）小脳はどのような機能に関与する部位か述べよ．
43）間脳の視床は多くの神経核よりなる．これらは２つのグループに大きく分けることができる．それぞれについて説明せよ．
44）間脳の視床下部のはたらきについてまとめよ．
45）大脳皮質各部の名称を場所とともに図で確認せよ．
46）大脳皮質下の白質には連合線維，交連線維，投射線維があるがそれぞれどことどこを連絡するものか，また脳梁はどの線維が集まったものか説明せよ．
47）大脳皮質の代表的な機能領域をあげよ．
48）大脳基底核はどのような機能に関連する部位か述べよ．
49）大脳基底核の３つの神経核をあげなさい．また，線条体，レンズ核とはそれぞれ何か述べよ．
50）大脳辺縁系の構成と機能にについて簡潔に述べよ．
51）短期記憶と長期記憶とは何か述べよ．

末梢神経系

52）体性神経について説明せよ．
53）脳神経の名称を列記せよ．
54）神経の伝導速度と神経の形態学的な特徴を説明せよ．
55）自律神経の特徴について説明せよ．
56）交感神経および副交感神経の節後線維の神経伝達物質について述べよ．
57）運動神経と自律神経の形態学的な特徴を述べよ．
58）自律神経の神経節について説明せよ．
59）自律神経による各臓器支配についてまとめよ．

8章

感覚器系

生体内外からの様々な刺激は，**感覚受容器**（sensory receptor）で検知し，知覚神経（感覚神経）の活動電位に変換され，中枢神経系に伝達される．このように感覚受容器は，それぞれ特定の化学的刺激あるいは物理的刺激を受け取り，その情報を生体の電気信号に変換するはたらきをもつ．中枢神経系はこれらの情報をもとに生体応答を引き起こす．感覚は，大きく**特殊感覚**（視覚，聴覚，嗅覚，味覚，平衡感覚）と**体性感覚**（**皮膚感覚**：痛覚，触覚，圧覚，温覚，冷覚　**深部感覚**：筋，腱，関節などの運動感覚），**内臓感覚**に分類される（表 8-1）．ここでは，特殊感覚や体性感覚を中心に各感覚器の構造やはたらきを学ぶ．

表 8-1　感覚器の分類

分　類	感　覚
特殊感覚	視覚，聴覚，嗅覚，味覚，平衡感覚
体性感覚	皮膚感覚（痛・触・温・冷・圧覚），深部感覚（筋，腱，関節）
内臓感覚	空腹感，満腹感，口渇感，悪心，尿意，便意，内臓痛など内臓に由来する感覚

8-1 感覚器

8-1-1 感覚受容器の種類と構造

おもな感覚受容器について表 8-2 に列挙した．さらに，感覚受容器の構造的な特徴について図 8-1 に示した．感覚受容器には神経の自由終末が感覚受容器としてはたらく**単純な受容器**や，神経終末が結合組織に覆われた特殊な構造をもつ**複雑な受容器**がある．さらに，感覚を受け取る**特殊な感覚受容器細胞**（有毛細胞など）があり，その興奮を感覚神経にシナプス伝達する受容器としてはたらく．

それぞれの受容器には**適刺激**が存在し，明るさや色（視覚）には光受容器，音（聴覚），機械圧（触覚・圧覚），傾き・加速度（平衡感覚），筋や腱の動き（深部感覚）などには機械受容器，水溶性物質（味覚），揮発性物質（嗅覚）には化学受容器，温度刺激（温覚・冷覚）には温度受容器，痛み刺激・発痛物質（痛覚）には侵害受容器が応答する．それぞれの感覚受容器が適刺激の質や量を電気信号へ変換し，活動電位として中枢へ伝える．

表 8-2　感覚受容器

受容器の種類	おもな器官	感覚受容器	応　答
機械受容器	耳（特殊感覚）	蝸牛の有毛細胞	聴覚
		前庭器の有毛細胞	平衡感覚
	筋肉と関節	筋紡錘	筋の伸展
		ゴルジ腱器官	腱の張力
	皮膚と内臓	パチニ小体	振動（高周波振動）
		マイスナー小体	粗振動（低周波振動）
		ルフィニ小体	皮膚の伸展
		メルケル盤	圧力や感触
		自由神経終末	毛の動き
	心血管	動脈の圧受容器	高圧受容器（高圧で応答する伸展受容器）
		心房の容積受容器	低圧受容器（低圧でも応答する伸展受容器）
光受容器	眼（特殊感覚）	網膜の錐体	昼間視，強い光と色
		網膜の杆体	夜間視，明暗（明るさ）
化学受容器	鼻（特殊感覚）	嗅覚受容器	嗅覚
	舌	味覚受容器	塩味，酸味，甘味，苦味，うま味
	皮膚と内臓	侵害受容器*	痛覚
		頸動脈小体細胞	動脈血の酸素分圧を感じる
	視床下部	浸透圧受容器	血漿浸透圧の増加を感知
		グルコース受容器	血中グルコース濃度の上昇を感知
温度受容器	皮膚	自由神経終末	温受容器と冷受容器
	中枢神経系	温度感受性視床ニューロン	体温中枢や皮膚の温度変化によって応答

*侵害受容器は，発痛物質を受け取る化学受容器の性質のほかに，痛みを機械刺激として受け取る機械受容器，温度刺激として受け取る温度受容器の性質をもつ．

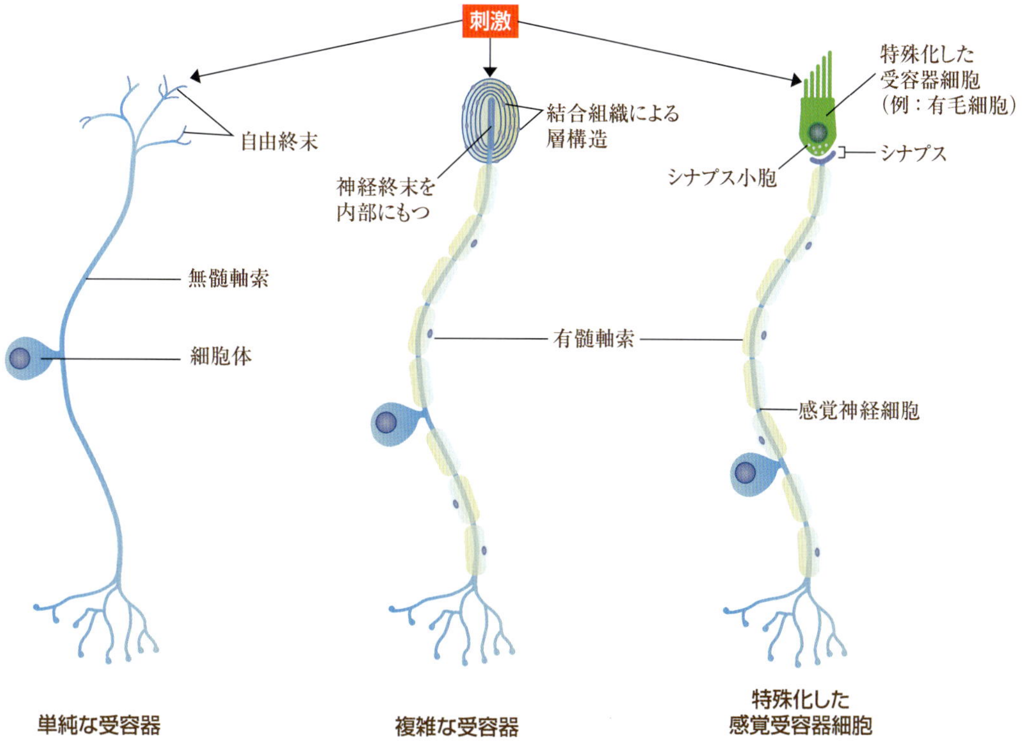

図 8-1　感覚受容器の構造

8-1-2　おもな感覚伝導路

おもな特殊感覚および体性感覚の伝導路は次のとおりである（図 8-2）.

1）**嗅覚《きゅうかく》伝導路**：鼻腔内の嗅粘膜で受けた情報は，嗅球から嗅索（olfactory tract）を介して大脳皮質の側頭葉の**嗅覚野**に投射される.

2）**視覚伝導路**：眼球内に入った光は網膜で受容され，網膜表層にある網膜神経節細胞の軸索である**視神経**（optic nerve）から視床の外側膝状体を介して大脳皮質の後頭葉にある**視覚野**に投射される.

3）**聴覚伝導路**：聴覚は**蝸《か》牛《ぎゅう》神経**から延髄の蝸牛神経核に到達し，中脳の**下丘**，**視床**を経由して大脳側頭葉の**聴覚野**に伝えられる.

4）**平衡感覚伝導路**：平衡感覚は，**前庭神経**を介して脳幹の前庭神経核および小脳に入力する.

5）**味覚伝導路**：舌上の味蕾《みらい》で受けた情報は，顔面神経（舌前方 2/3），舌咽神経（舌後方 1/3），迷走神経（口蓋・咽頭）を経て，延髄の孤束核から**視床**を経由して大脳皮質の**味覚野**に投射される.

6）**体性感覚伝導路**：皮膚などに分布する**感覚神経**（一次ニューロン）は，その細胞体が**後根《こうこん》神経節**（dorsal root ganglion）にある.

①痛覚・温覚・冷覚を伝える一次ニューロンは，脊髄後角《こうかく》側から脊髄に入り，脊髄後角で二次ニューロンに連絡する．二次ニューロンは脊髄の中央を通って交叉し，対側の白質内を上行して**視床**に投射する.

②識別性の触覚・圧覚《あっかく》，深部感覚を伝える一次ニューロンは，脊髄後角側から脊髄に入り，同側の後索《こうさく》を上行して延髄の後索核で二次ニューロンに連絡する．二次ニューロンは延髄の中央を

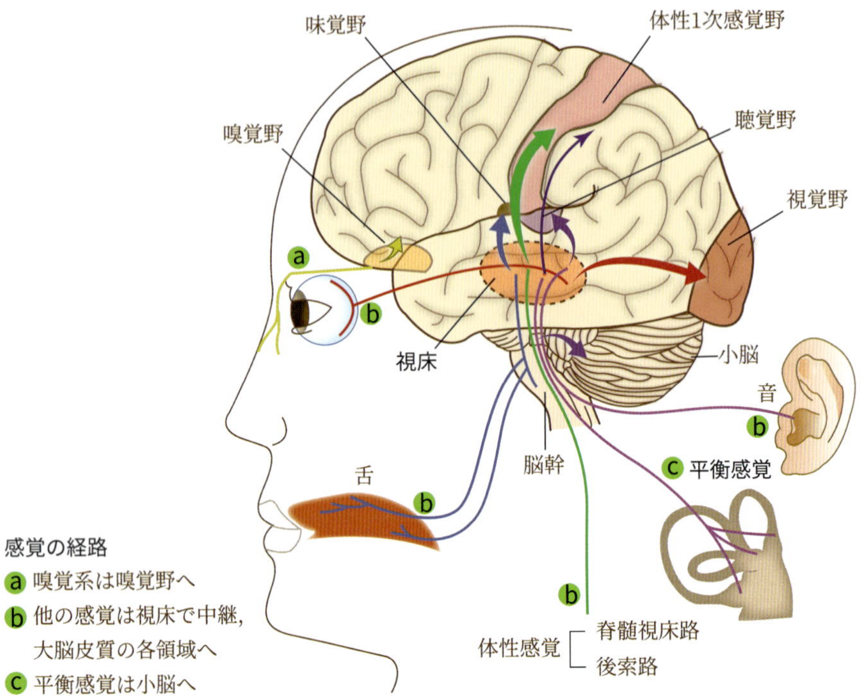

図 8-2　感覚の伝導路（嗅覚，視覚，聴覚，平衡感覚，味覚，体性感覚）

通って交叉し，反対側の**視床**に投射する．

①および②の両方ともに，二次ニューロンは**視床**で三次ニューロンに連絡する．三次ニューロンは大脳皮質の**感覚野**に投射する．

③皮膚での感覚受容は，毛根に付着している神経の自由終末（自由神経終末）で毛の動き，神経終末が結合組織に覆われた複雑な構造をもつパチニ小体で振動，ルフィニ小体で伸展，メルケル盤で圧力や感触，マイスナー小体で粗振動をそれぞれ感知する．自由神経終末では，温覚・冷覚の他に，侵害受容器として痛みも受容する（図 8-3）．

8-2　眼・視覚系

ヒトは，外界からの情報の多くを視覚によって得ている．眼は，光の受容器である眼球とその付属器（上眼瞼《じょうがんけん》，下眼瞼《かがんけん》，結膜，涙腺）から構成されている（図 8-4）．

(1) 眼球の構造

眼球は，直径 24 mm ほどの球形で，**外膜**と**中膜**，**内膜**に覆われている．**外膜**は**角膜**と**強膜**から構成され，**中膜**（ブドウ膜）は**虹彩**と**毛様体**，**脈絡膜**，**内膜**は**網膜**によってそれぞれ構成されている（図 8-5）．**角膜**（cornea）は，眼球の前方の表面に位置する凸状の透明な組織による構造で，光を屈折して眼内に送る．**強膜**（sclera）は角膜に連続して残りの眼球表面を覆い，眼球の保護や形態維持にはたらく．眼球内部には，透明なゲル状の硝子体《しょうしたい》（ガラス体）があり，球状の形態を保

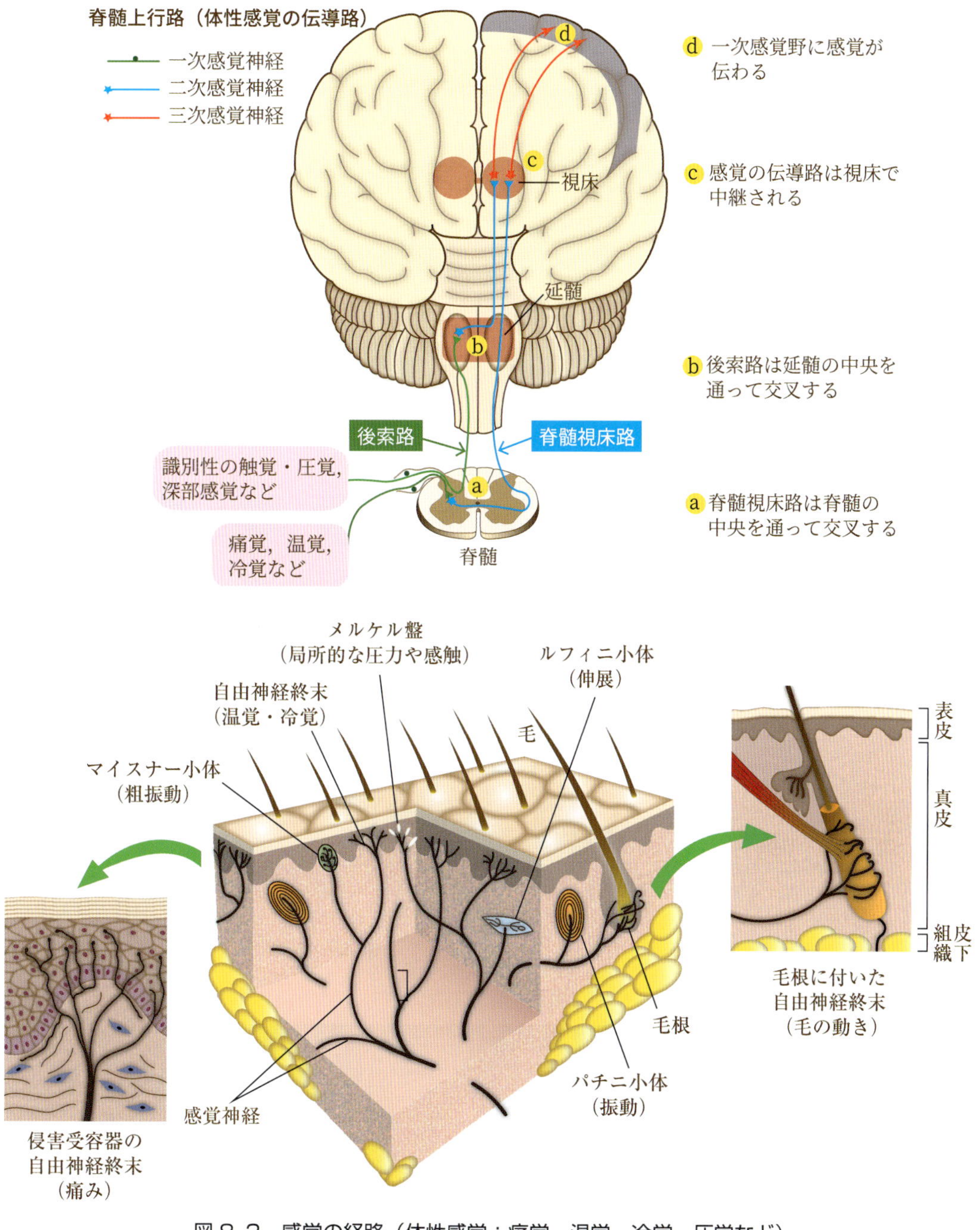

図 8-3　感覚の経路（体性感覚：痛覚，温覚，冷覚，圧覚など）

つ透光体としてはたらく．強膜の内側にある脈絡膜には，血管が走行していて網膜の細胞に栄養を供給している．

眼球のはたらきはカメラに類似している．角膜と**水晶体**（lens）は，眼内に光を集めて網膜上に像として投影し，**網膜**（retina）はその光情報を神経信号（興奮）に変換して脳に送る．強膜で包まれた眼球はカメラ本体にあたり，強膜と網膜の間にある脈絡膜や網膜色素上皮細胞は遮光にはたらく．虹彩は眼内に入る光量を調節する絞りの役割をもつ．

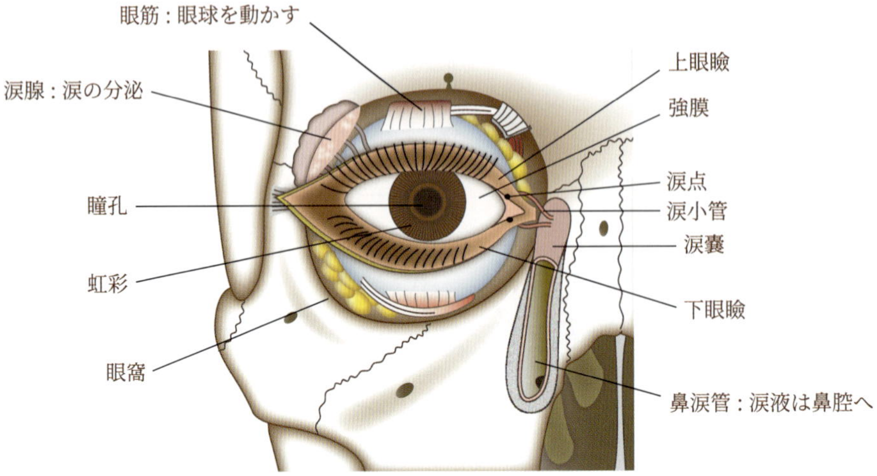

図 8-4　眼の外部構造

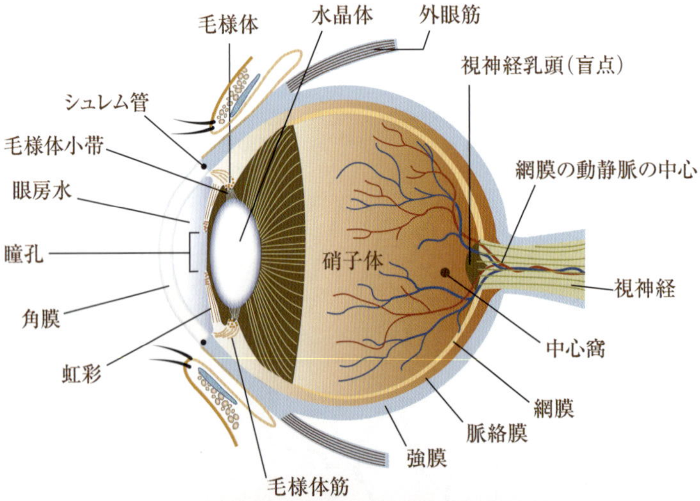

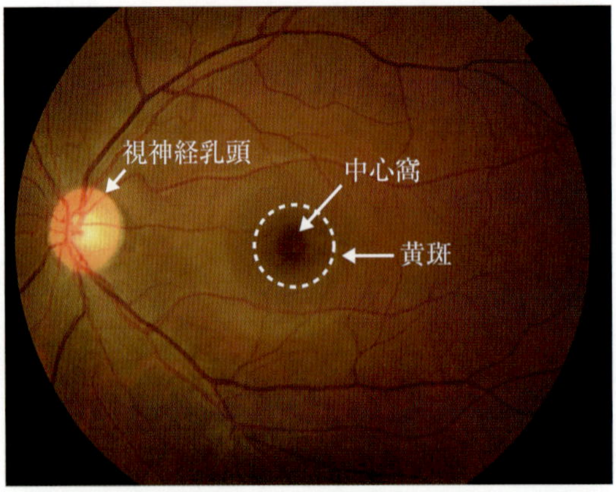

正常眼底（左眼）：中央が黄斑部で，その左側（鼻側）に視神経乳頭がある．

図 8-5　眼の内部構造

(2) 網膜の構造

網膜は，眼球内側表面から**網膜神経節細胞**，**双極細胞**，**視細胞**（**錐体**，**杆体**）が重層した構造である（図 8-6）．ほかにも水平細胞，アマクリン細胞などの神経細胞が存在する．視細胞が眼の光受容器としてはたらく．網膜最外層には色素上皮細胞層がある．

網膜面（眼底）は，角膜を通して観察することができる（図 8-5 下）．**黄斑部**は，網膜中心部にある直径約 2 mm の黄色い部分で，ここに結ばれる像の色・形を認識することができる．黄斑部の中央部には，**中心《ちゅうしん》窩《か》**という小さなくぼんだ部分がある．視野の中で最もよくみえる部分である（図 8-5，図 8-7）．黄斑部の鼻側にある**視神経乳頭**（視神経円板 optic disc ともいう）は，網膜神経節細胞の軸索の束（**視神経**）が網膜を貫いている部分で，視細胞がないため光を受容できない（**盲点**）（図 8-5）．

(3) 視細胞による光の受容と応答

網膜の視細胞（図 8-8）には，細胞膜が積み重なった小円板（disk）構造をとっている部分（外節）が円錐形の**錐体**（cone）**細胞**と棒状になっている**杆体**（rod）**細胞**の 2 種類があり，それぞれ機能が異なる．錐体細胞には，明るい昼間に，青，緑，赤の色の三原色を感じる 3 種類の細胞がある．一方，杆体細胞は，夜間の明暗（明るさ）を判別する細胞である．

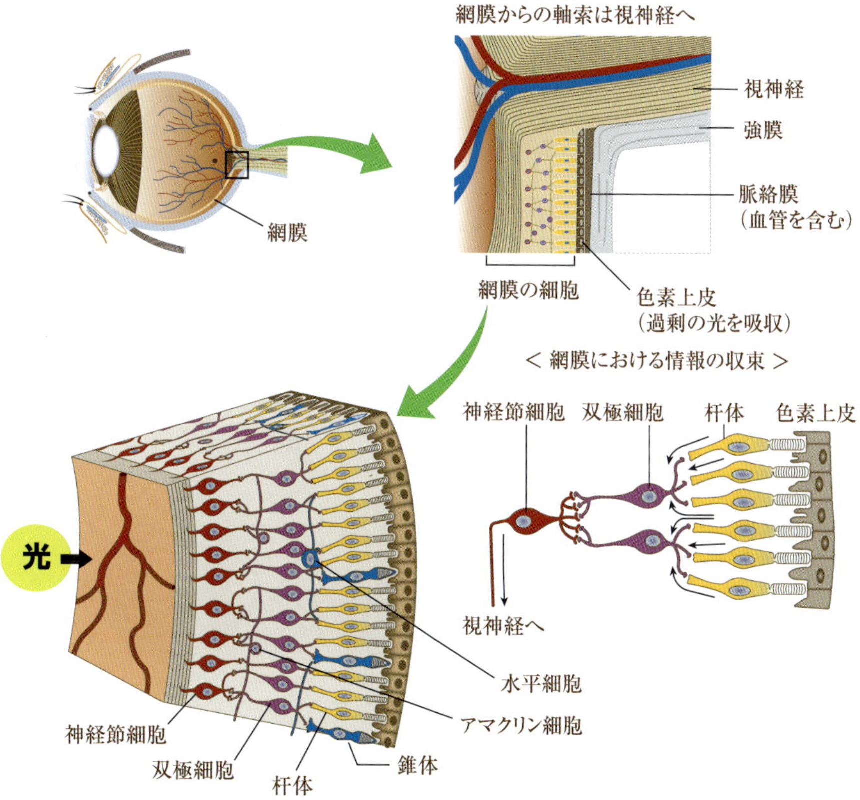

図 8-6　網膜の構造

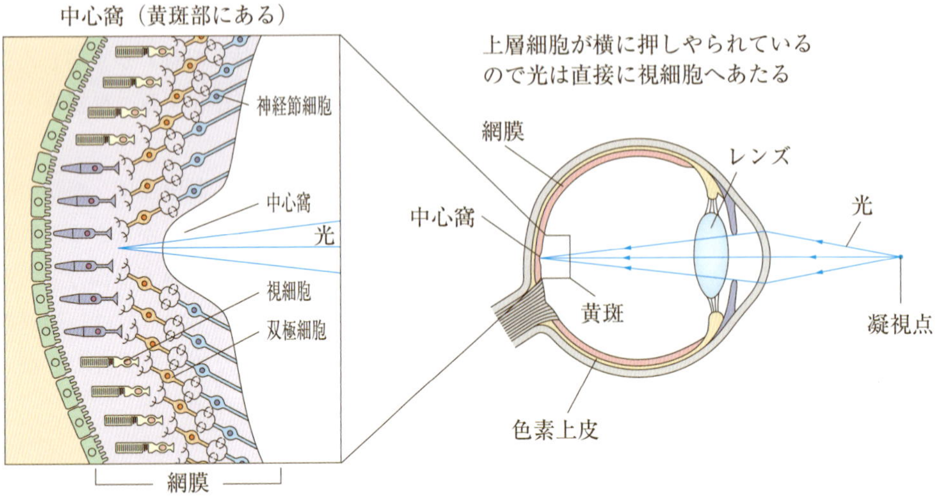

図 8-7　眼球の黄斑部の中心窩

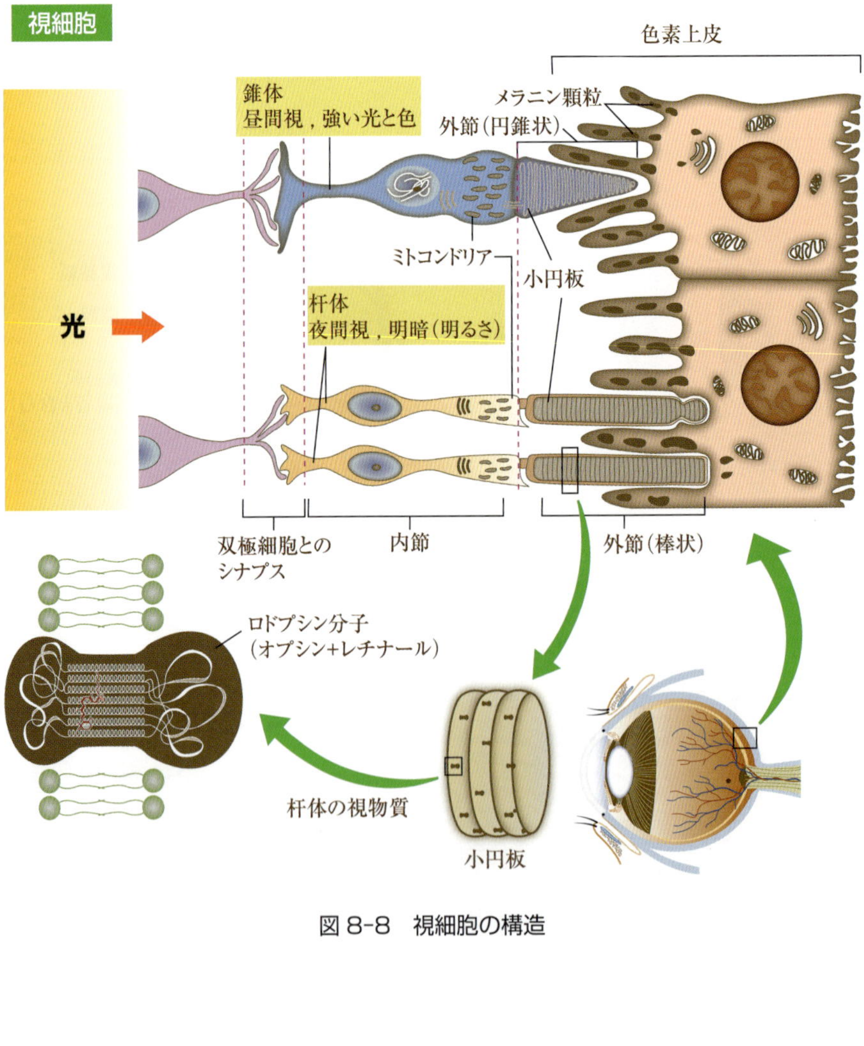

図 8-8　視細胞の構造

杆体細胞の外節（小円板）の膜上には視物質の**ロドプシン**（7回膜貫通型タンパク質である**オプシン**とビタミンAのアルデヒド型の**11-シスレチナール**が結合したもの）が存在する（図8-8）.

視細胞の膜電位は，暗所ではcGMP依存性Na^+チャネルが開口しているため脱分極状態にあり，図8-9のように持続的に神経伝達物質（グルタミン酸）を放出している.

光がロドプシンに届くと，光によって11-シスレチナールが**全トランスレチナール**に変化する．その結果，活性型ロドプシンともいえるメタロドプシンに変化する．メタロドプシンに変化すると，Gタンパク質の**トランスデューシン（Gtタンパク質）**を活性化し，**ホスホジエステラーゼ**（phosphodiesterase：**PDE**）を活性化する．活性型PDEは細胞内のcGMP（サイクリックGMP）を5′-GMPに分解して細胞内のcGMP濃度を低下させる．その結果，cGMPがNa^+チャネルから解離して，Na^+チャネルが閉じる．このように光刺激に反応してcGMPが減少するとNa^+チャネルが閉じ，膜電位は−70 mV程度の過分極状態となる（光応答）．その結果，過分極の程度に応じて神経伝達物質の放出が抑制される．この変化は，双極細胞などによる情報処理を経て網膜内側表面の視神経節細胞を興奮させ，視神経（第II脳神経）の活動電位を引き起こす（図8-9）.

メタロドプシンは短時間でリン酸化された不活性型となり，さらに構造変化を起こし，結合していた全トランスレチナールを遊離しオプシンとなる．遊離された全トランスレチナールは色素上皮細胞に運ばれて11-シスレチナールに変換され，再び視細胞に供給されて，オプシンと再結合してロドプシンがつくられる．一方，錐体細胞はロドプシンに類似のイオドプシンをもち，光により過分極応答する．青，緑，赤色の各々の光を吸収する3種類のイオドプシンがある.

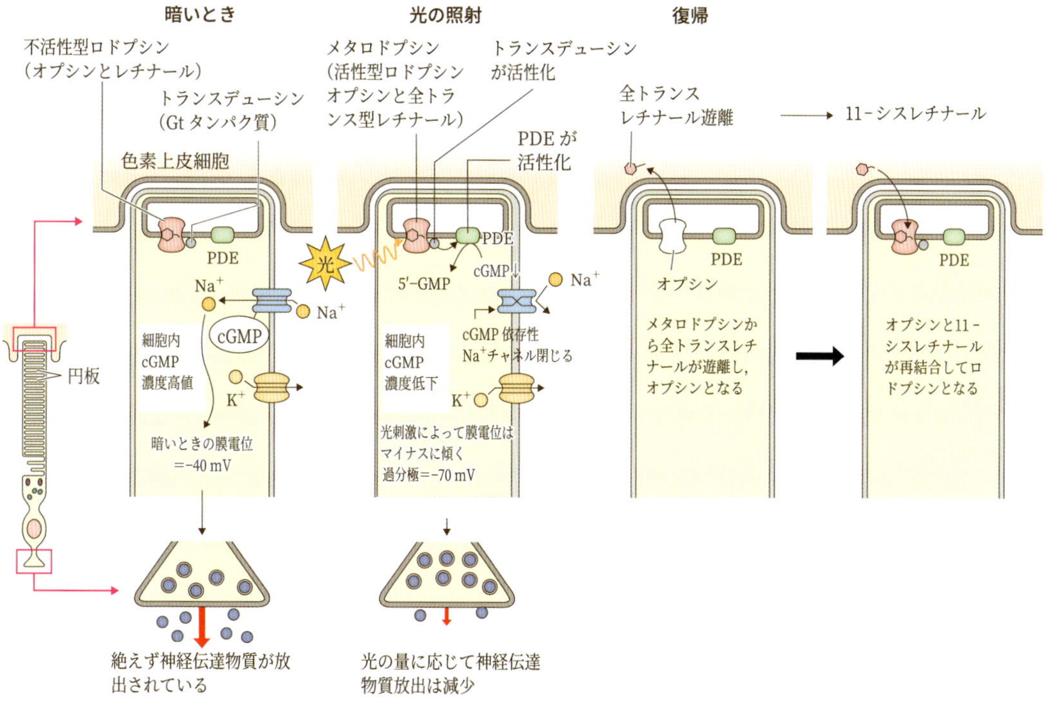

図8-9　杆体細胞における光変換

(4) 視覚伝導路

視神経の興奮は，視覚伝導路を経由して中枢に伝わる（図 8-10）．視神経は，**視神経交叉**（optic chiasm）のところで半交叉を行って視《し》索《さく》となり，視床の**外側膝状体**《がいそくしつじょうたい》（lateral geniculate body）に到達する．視覚情報は，さらに外側膝状体から後頭葉にある**視覚野**に伝達される．**半交叉**とは，鼻側にある網膜半分からの線維は交叉して対側の視覚野に投射するのに対して，耳側の網膜半分からの線維は交叉しないで，反対側から交叉してきた線維とともに同側の視覚野に投射することをいう．

(5) 対光反射

視覚伝導路が関係する 1 つの重要な反射弓として，瞳孔の**対光反射**の反射弓がある．眼に明るい光が入ると瞳孔が収縮する（**縮瞳**）．この対光反射の反射弓は，視神経を求心路として中脳の上丘（反射中枢）を経由し，**動眼神経**（第Ⅲ脳神経）が遠心路となる．つまり，明るさの情報が網膜神経細胞から中脳の視蓋前域核に達し，介在ニューロンを経て，動眼神経副核（Edinger – Westphal 核）からの副交感神経の興奮が起こる．この副交感神経線維は動眼神経として毛様体神経節を経

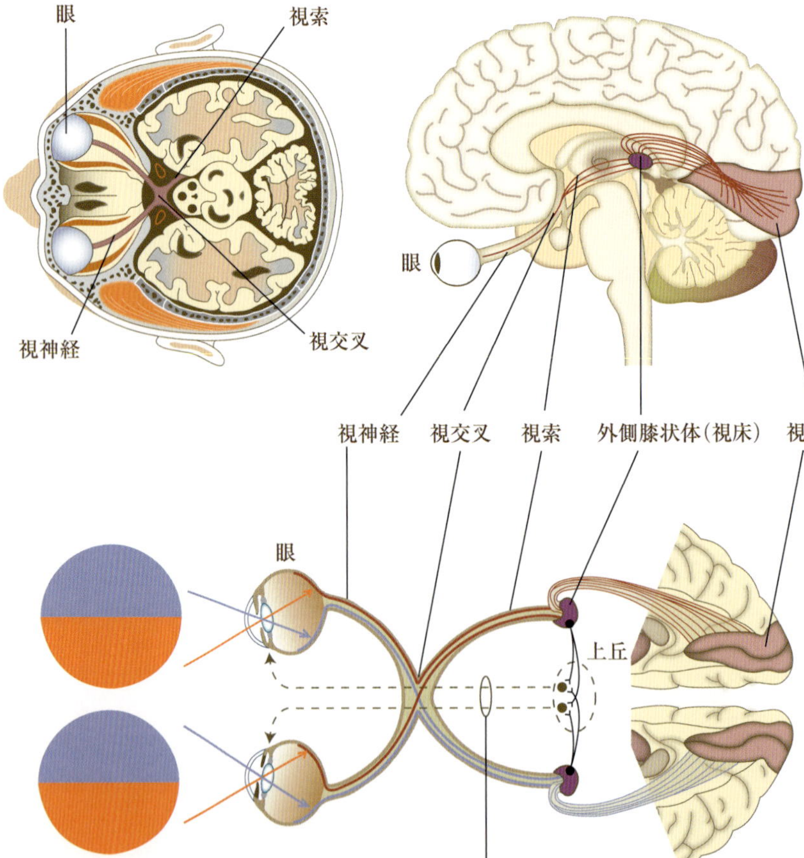

図 8-10　視覚伝導路

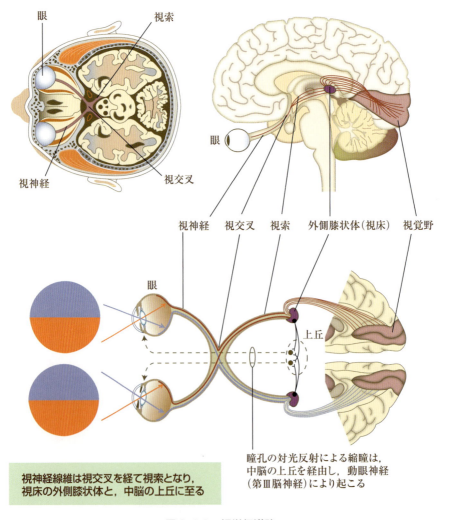

て，瞳孔括約筋と毛様体筋を収縮させる（輻輳《ふくそう》反射にかかわる）．その結果，虹彩が広がり（縮瞳が起こり），眼に入る光の量を制限する．

(6) 涙器《るいき》と涙液《るいえき》

角膜や結膜表面は，**涙液**で覆われている．涙液は眼表面の乾燥を防ぐとともに，血管のない角膜に対して栄養供給も行う．涙液は，眼球の外上方にある涙腺で産生され，眼の表面を覆ったのちに，内眼角（目頭）近くにある上下の涙点から涙小管を通り，**涙嚢**，**鼻涙管**《びるいかん》を経て鼻腔に排泄される（図 8-4）．この涙液が流れる管を涙道という．涙腺と涙道を合わせて涙器という．

例えば，点眼薬の使い方を説明する際に，「点眼後，まぶたを軽く閉じて，目頭を軽く押さえてください」と説明する．これによって，薬剤が鼻涙管へ流れ出ることを防ぎ，点眼薬の効果を高めることができる．このように，機能形態学の知識に基づいた服薬指導が大切である．

(7) 眼房水《がんぼうすい》

角膜と水晶体の間を**眼房**《がんぼう》とよび，ここは透明な**眼房水**でみたされている．眼房は，虹彩によって前眼房と後眼房に分かれる（図 8-11）．眼房水は，血管をもたない角膜や水晶体に栄養を供給する．眼房水は，毛様体突起で炭酸脱水酵素とイオンの能動輸送によって産生される．後眼房に分泌された眼房水は，瞳孔を通って前眼房へ流れ，おもに**シュレム管**（強膜静脈洞）から排出されるが，一部は**ブドウ膜強膜流出路**からも排出される．眼房水の産生量と排出量はバランスが取れているため，眼内圧は，この眼房水により通常 10〜21 mmHg の範囲に維持されている．シュレム管は，角膜と虹彩が接合した部分（隅角《ぐうかく》）に存在する（図 8-11）．

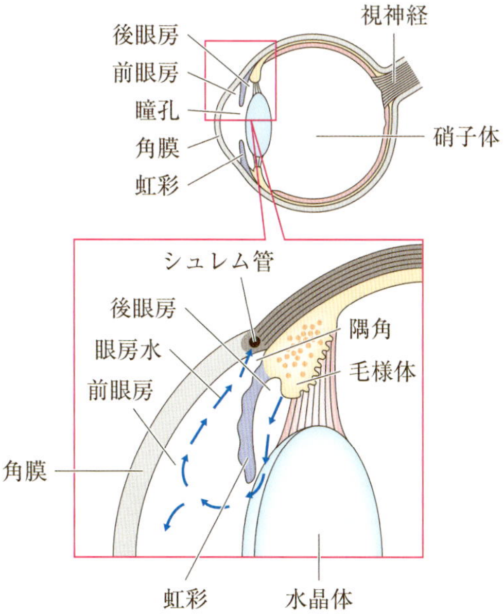

図 8-11　眼房水の産生と流出路

(8) 水晶体と遠近調節

外からの光は，角膜，眼房水，水晶体，硝子体といった透明透光体を通る間に屈折し，網膜に結像する．このうち虹彩と硝子体の間にある**水晶体**は，カメラのレンズに相当し，透明な**クリスタリン**とよばれるタンパク質などから構成される．水晶体はその厚みを変えることで，ピントを合わせる（図 8-12）．近くのものをみる場合は，毛様体筋が収縮して毛様体筋と水晶体をつないでいる**チン小帯**がゆるむので，水晶体自体の弾力性によって水晶体の厚みが増し，光の屈折率を上昇させる．一方，遠くのものをみる場合は，毛様体筋が弛緩してチン小帯が引っ張られ，水晶体を引っ張ることによってその厚みが薄くなる．水晶体の厚みが薄いと光の屈折率が低下して，遠くのものにピントが合うようになる（図 8-12）．

水晶体の弾力性は年齢によって低下するため，近くをみるとき調節ができなくなる（老眼）．また，クリスタリンは，正常な状態では透明であるが，変性すると白濁した状態なる．このような状態を**白内障**とよぶ．

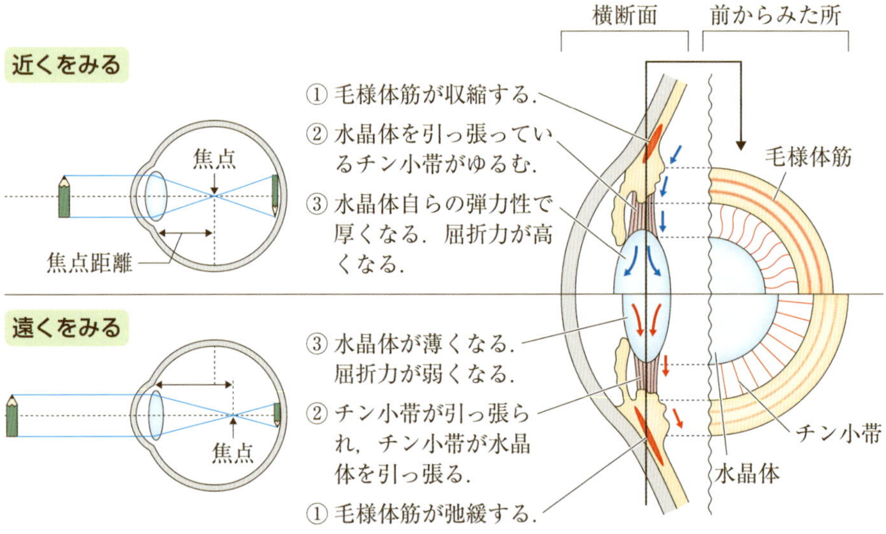

図 8-12　遠近調節

COLUMN

白内障

眼は，光刺激を受容し，その信号を脳組織に伝える．この一連の作業が，‘ものをみる’という視覚として機能することとなる．外部からの光は，水晶体とよばれるレンズの役割を果たす無色透明の組織を通過する．この水晶体の光を透過させる能力が低下した状態が，白内障とよばれる眼疾患である．これは物理的（外傷，放射線曝露など），化学的（薬物など）および生物学的（加齢，遺伝など）要因により，水晶体に濁りが生じるためである．水晶体には α A クリスタリンとよばれる特殊なタンパク質があり，これが上記の要因で凝集するためと考えられている．水晶体の濁りは非可逆的反応のため，これを除

著作権　Q&A

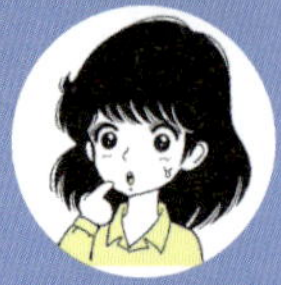

Q　私は電子書籍派だし、紙の教科書を読み込んでデータ化しちゃダメなの？

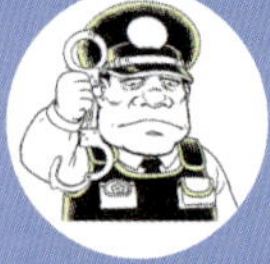

A　個人でスキャンしたりして、自分のために使うことはOKじゃい。

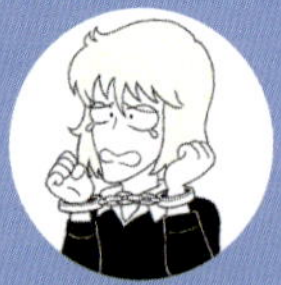

Q　友達に教科書データをあげたり、友達からデータをもらったりしても問題ないよね？

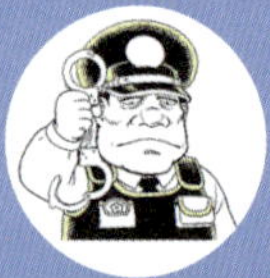

A　それはダメなんじゃい！読み込んだデータを自分のために使うのはOK！でも、友達（第三者）にあげることや、もらうことは、著作権法に違反する犯罪じゃい！

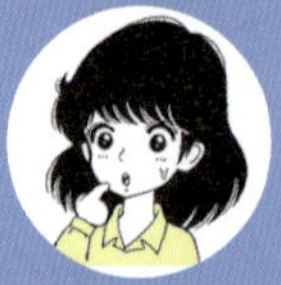

Q　著作権法に違反するとどうなるの？

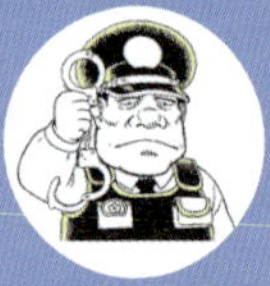

A　10年以下の懲役もしくは1,000万円以下の罰金じゃい！

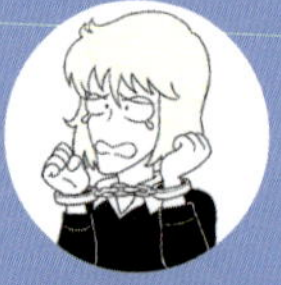

Q　ええええええっ！
教科書は高いし、何とかなんないかなぁ～

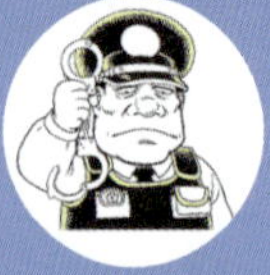

A　著者やイラストレーター、編集者が何年も苦労を積み重ねてつくられているのが教科書なんじゃい。著作権を守らずに使うことは、作り手の苦労や想いを無視して、無断で使用する行為にあたるんじゃい。

最後に・・・

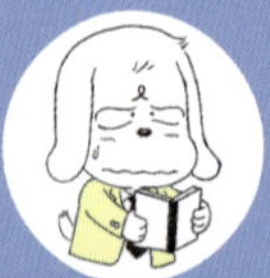

私たち出版社はみなさんの教科書を一冊一冊丁寧につくっています。普段は「著作権」なんてあまり意識しないかもしれませんが、これをきっかけに本の取扱いについて意識してもらえると大変ありがたいです。

京都廣川書店　編集者一同

去するには水晶体を摘出し，人工レンズに置換する外科的手法が用いられる．水晶体の濁りは，酸化反応が主要な要因の1つと考えられている．この酸化反応を抑制する抗酸化作用を発揮する薬物が，症状の進行を遅延させる目的で点眼薬として用いられている．

(9) 自律神経系による調節

眼に入る光の調節は，虹彩が担当している．虹彩中央の瞳孔は，虹彩にある**瞳孔括約筋**と**瞳孔散大筋**によって大きさが調節されている．外界の光量が多いと瞳孔括約筋が収縮して瞳孔は**縮瞳**する．一方，暗くなると，瞳孔散大筋が収縮して瞳孔が広がり（**散瞳**），光を多く取り込めるようになる（図8-13）．

この縮瞳/散瞳や前述の眼房水の産生には，自律神経系が関与している．眼房水の排出障害が起こると，眼内圧の上昇が起こり，視神経を圧迫して障害することがある．このような状態を**緑内障**とよぶ．散瞳薬を使用すると，虹彩が弛緩して隅角が狭くなり，シュレム管からの房水の排出が低下することがある．このため，閉塞隅角緑内障では，散瞳薬の使用によって眼内圧の上昇を招き，緑内障を悪化させて失明する場合もある．

これに対して副交感神経が興奮すると，瞳孔括約筋が収縮し，毛様体筋も収縮する．その結果，隅角のシュレム管が広がり，眼房水の排泄が促進される．つまり，副交感神経を興奮させたような状態をつくることによって眼房水の排泄を促進することができ，眼内圧を低下させて緑内障の治療

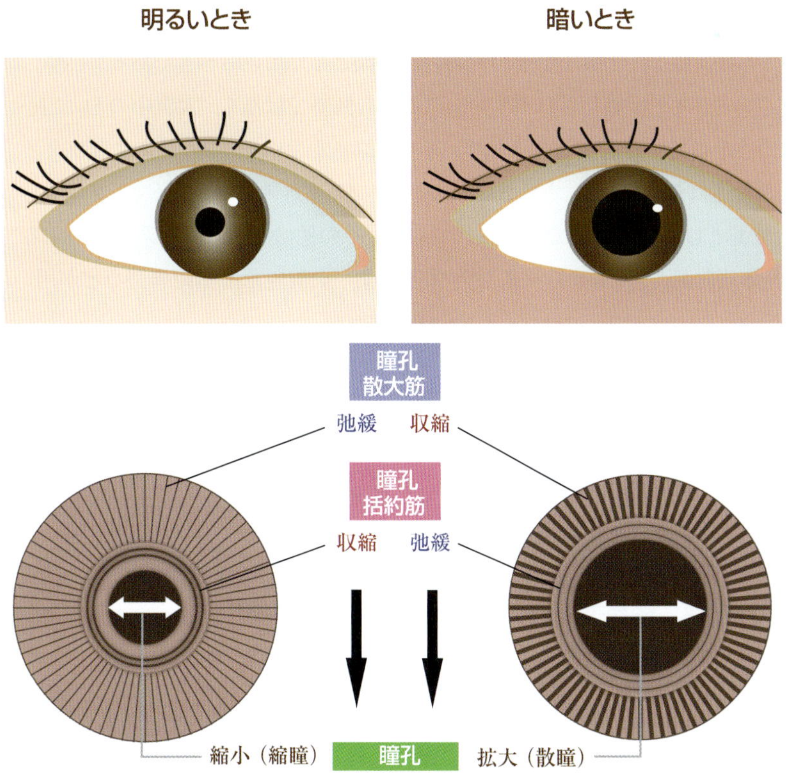

図8-13　縮瞳と散瞳

ができる．

一方，交感神経は，瞳孔散大筋を支配している．交感神経が興奮すると，アドレナリン α_1 受容体を介して瞳孔散大筋が収縮し，虹彩が厚くなる．その結果，ブドウ膜強膜流出路からの眼房水の排泄が低下する．また，毛様体では，β 受容体を介して眼房水の産生が亢進する．

COLUMN

プロスタグランジンと緑内障

緑内障の別名は，青底翳《あおそこひ》である．一方，白内障は白底翳《しろそこひ》とよばれる．わが国での事故以外の主たる失明の原因は，緑内障と糖尿病性網膜症によるものである．白内障はレンズ置換術で症状を改善させることが可能であるが，緑内障に有効な外科的処置はなく，薬物療法が主流となる．緑内障は，かつて眼内圧上昇により誘発される視神経変性と視野欠損と定義されていたが，眼内圧が上昇していないにもかかわらず，視野欠損が生じる例が多く報告された（正常眼圧緑内障）．このような背景から，視神経節細胞が変性する進行性疾患と定義されている．眼圧が上昇するタイプおよび眼圧が正常なタイプのいずれの緑内障にも，眼内圧を低下させる眼圧降下薬が症状の進行を鈍化あるいは停止させる薬物として汎用される．正常な眼組織では自律神経系が，その眼圧調節に重要な役割を演じている．その一方で，緑内障治療で，自律神経系以上に重要な役割を演ずるのがプロスタグランジン $F_{2\alpha}$（$PGF_{2\alpha}$）である．$PGF_{2\alpha}$ は，プロスタノイド FP 受容体を介して，ブドウ膜強膜流出路からの眼房水流出を促進させ眼圧を低下させる．本来ならば，$PGF_{2\alpha}$ を眼圧低下のための治療薬として用いるべきである．しかしながら，一般的にプロスタノイドは酸化されやすい．$PGF_{2\alpha}$ も例外ではなく，大気中の O_2 で速やかにその活性を失う．そこで，安定誘導体として，イソプロピルウノプロストンおよびラタノプロストが最初に実用化された．さらに，トラボプロスト，タフルプロストおよびビマトプロストが登場し，緑内障治療薬として眼科領域で使用されている．その他に，自律神経系に作用するアドレナリン α_1 受容体遮断薬，アドレナリン β_1 受容体遮断薬，炭酸脱水酵素阻害薬などが用いられる．

8-3　耳・聴覚と平衡感覚

耳は，振動を音として受容して電気的な信号に変え，聴覚に関係するだけではなく，頭部の回転や傾きなどを認知して平衡感覚にも関わる．

8-3-1　耳の構造・聴覚系

（1）耳の構造

外耳は，**耳介**（auricle または pinna）と**外耳道**（external auditory canal）からなる．耳介はいろいろな方向からの音波を反射して外耳道に導く．外耳道は音の通路で，共鳴腔としてはたらく．

中耳は，**鼓膜**と**内耳**の間にある**鼓室**で，内部に**耳小骨**がある．鼓室の前方からは咽頭に向かって細い耳管がのびている．周囲の空気圧が変化すると弁が開き，鼓室の内圧を外界と同じにして鼓膜の動きを正常に戻す．鼓室内の耳小骨は，① 鼓膜と密着している**ツチ骨**，② ツチ骨の振動を受け取る**キヌタ骨**，③ **蝸牛**の**卵円窓**に密着している**アブミ骨**からなる（図 8-14）．

内耳には，**骨迷路**という管があり，**前庭**《ぜんてい》，**半規管**，**蝸牛**《かぎゅう》の3つの部位に分けられる．蝸牛は聴覚に関係し，前庭および半規管（合わせて前庭器）は平衡感覚をつかさどる．骨迷路の中には膜でできた管（**膜迷路**）があり，骨迷路と膜迷路の間には**外リンパ**，膜迷路の中には**内リンパ**がある．骨迷路の中央にある前庭は，半規管と蝸牛をつなぐ．図 8-15 のように，鼓室に面して**卵円窓**（**前庭窓**ともいい，アブミ骨が結合する）と**正円窓**（**蝸牛窓**）の2つの窓がある．

(2) 蝸牛の構造と音の振動伝達

カタツムリの殻のようにうずをまいた管のため，**蝸牛**という．ヒトでは2回半程度回転している．蝸牛の中には図 8-15 のように中央の**蝸牛管**（内リンパがある）をはさんで卵円窓とつながる**前庭階**，正円窓とつながる**鼓室階**にわかれ，両者は蝸牛先端で連続している．前庭階，鼓室階ともに外リンパでみたされている．蝸牛は音の受容を行う．

蝸牛の断面（図 8-15）をみると，前庭階と鼓室階にはさまれて蝸牛管（中心階）がある．鼓室階に面した下面には基底膜があり，その上に**コルチ器**（ラセン器）という音の受容器がある．コルチ器は**有毛細胞**と支持細胞でできている．コルチ器の内側には細胞上部に**感覚毛**（特殊な微絨毛で不動毛ともいう）をもつ内有毛細胞が1列に並ぶ．その外側には外有毛細胞が3〜5列に並ぶ．これらの有毛細胞の下部は**蝸牛神経**とシナプスをつくっている．支持細胞は有毛細胞を支えている．コルチ器を覆うように**蓋膜**という構造がある．蓋膜は，基底膜の振動を有毛細胞の感覚毛に伝える役目をもつ．

音波は耳介で集められ，外耳道に入り，鼓膜を振動させる（図 8-16 ①）．鼓膜に伝わった音波は，耳小骨によって，20〜30 倍に増幅されて，卵円窓に伝えられる（図 8-16 ②）．その振動は前庭階の**外リンパ液**を振動する（図 8-16 ③）．外リンパ液の振動は，**基底膜**を上下に振動させる（図

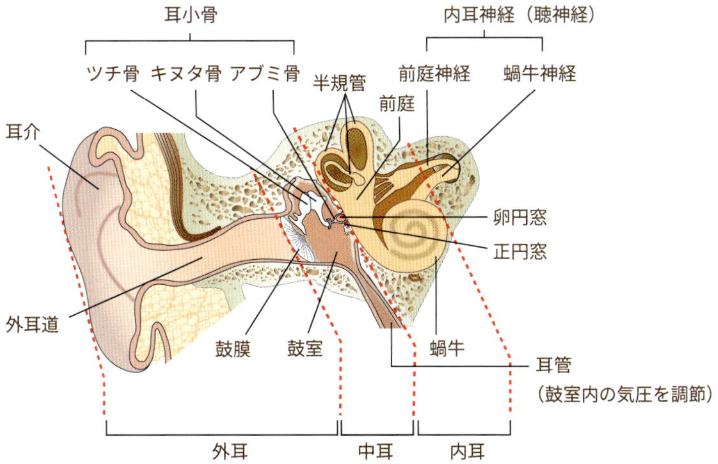

図 8-14　耳の構造

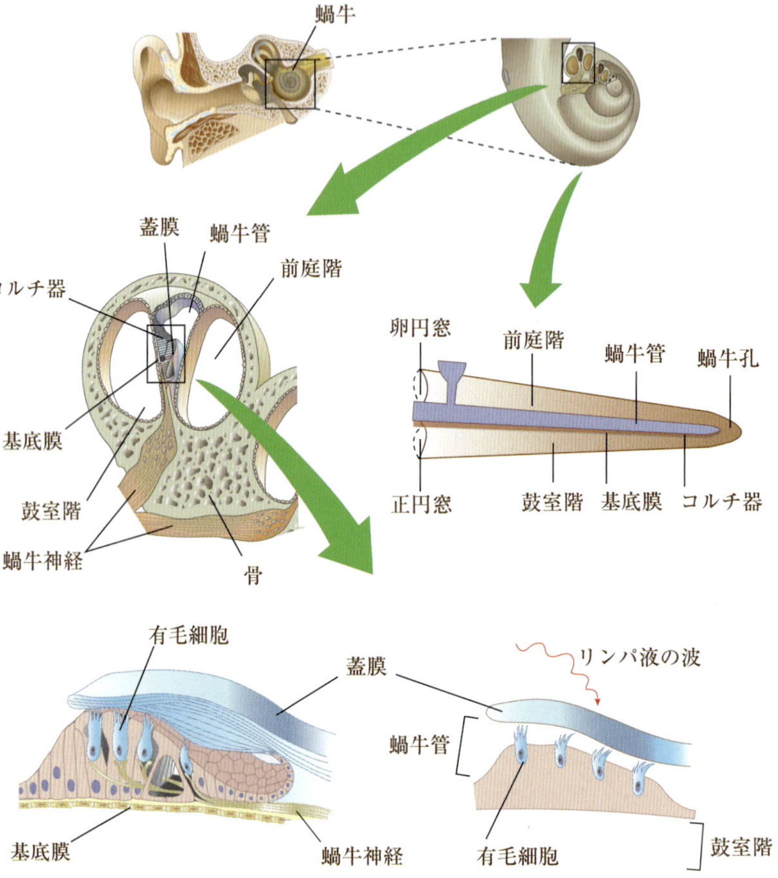

図 8-15　蝸牛の内部構造

8-16 ④). 基底膜が振動すると，基底膜上の**コルチ器**が振動し，**蓋膜**に接している**有毛細胞**の感覚毛が刺激を受け，興奮する(図 8-16 ⑤)(図 8-15, 図 8-16, 図 8-17). 有毛細胞の興奮は，**蝸牛神経**(図 8-16 ⑥) を経て延髄の蝸牛神経核を介し，中脳の下丘を経て，視床を経由して大脳新皮質の側頭葉の**聴覚野**に伝えられる (図 8-18). 蝸牛の基底膜は，卵円窓近くの基部では幅が狭くて厚く，先端にいくほど広く薄い. 異なる振動数の音は，それぞれ異なった部位の基底膜を振動させる (図 8-16 ⑤). 卵円窓に近いほど高い周波数の音で振動する. これによって，私たちは様々な周波数の音を聞き分けることができる.

聴覚の受容器である有毛細胞先端の**感覚毛** (**不動毛** stereocilia) には機械的刺激に応答して内リンパの主成分である K^+ などの陽イオンを通過させるイオンチャネル (機械受容チャネル) がある (図 8-19). 有毛細胞の毛は**蓋膜** (tectorial membrane) に固定されている. 感覚毛どうしは短いものから長いものまで順にタンパク質のヒモでつながっている (先端連結 tip link). 蓋膜に振動が伝わると有毛が長い毛に向かってあるいは短い毛に向かって押し曲げられることによって，機械受容器チャネルが開いたり閉じたりする. その結果，細胞内電位が変化する.

外リンパは組織間液に似たイオン組成であるのに対して，内リンパ液はK^+濃度が高く，Na^+やCa^{2+}濃度が低い．このため，感覚毛にある機械受容器チャネルが開口すると，細胞内にK^+などの陽イオンが流入して脱分極が起こり，有毛細胞が興奮する．この興奮が**蝸牛神経**に伝達される．逆

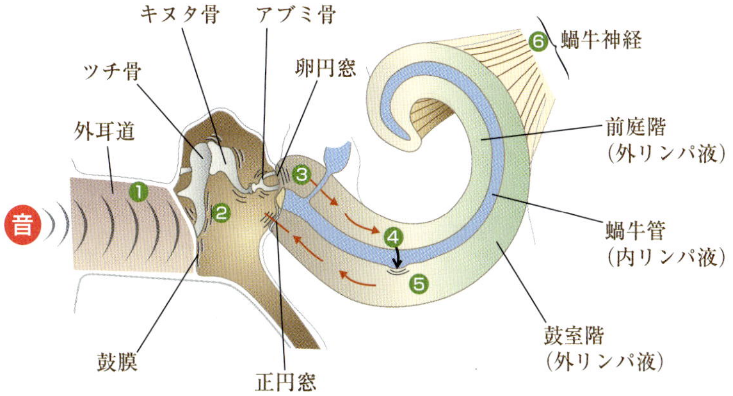

図 8-16　音の振動伝達

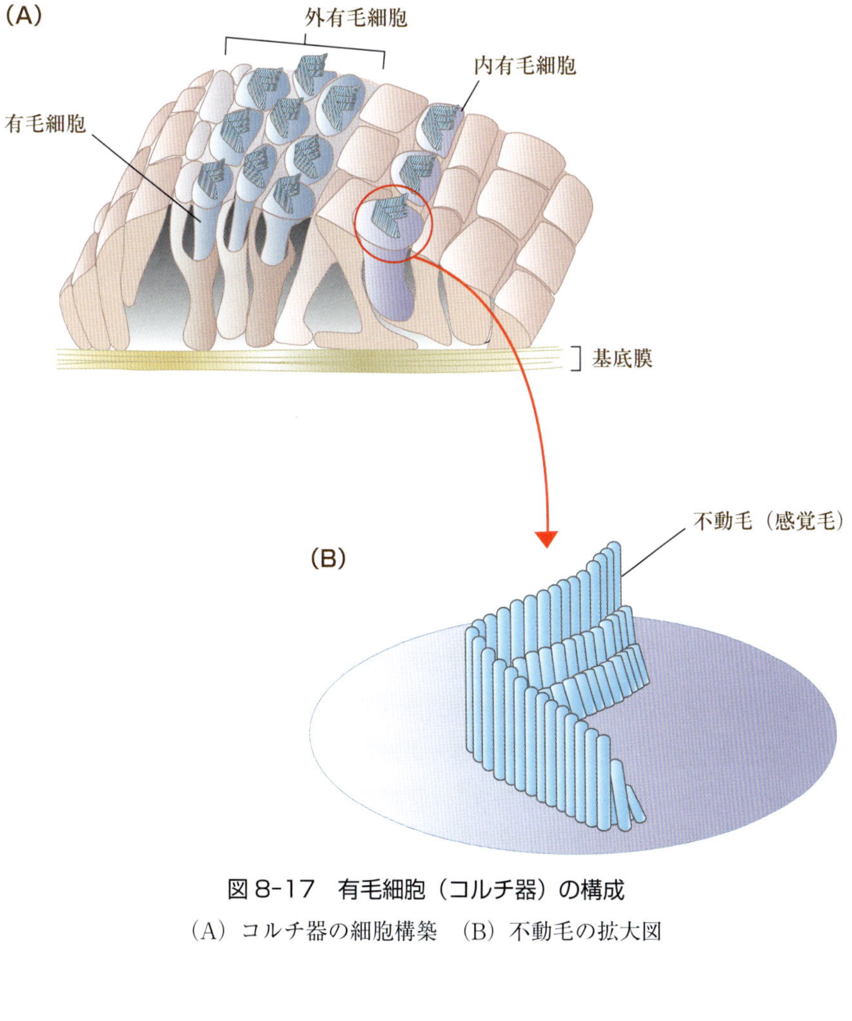

図 8-17　有毛細胞（コルチ器）の構成
（A）コルチ器の細胞構築　（B）不動毛の拡大図

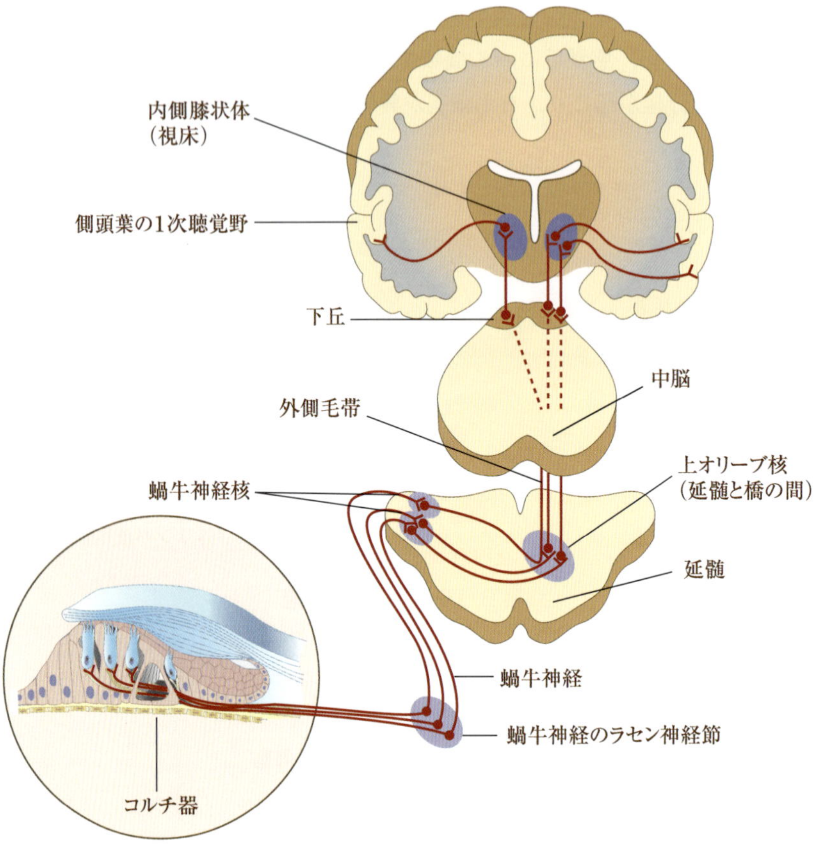

図 8-18　聴覚伝導路

にチャネルが閉じた状態では，過分極が起こり，有毛細胞の興奮の頻度が低下する（図 8-19）.

8-3-2　平衡感覚

平衡感覚の受容器は，膜迷路である 3 つの**半規管**と**卵形嚢**・**球形嚢**からなり，まとめて**前庭器**（vestibular apparatus）という．どちらも頭部の動きを検知して身体の位置や運動の方向を知る．

(1) 半規管の有毛細胞と頭部の動き

3 つの半規管は，直角な 3 平面（XYZ 平面）に配置され，卵形嚢につながっている（図 8-20）．卵形嚢へつながる開口部付近で，各半規管は 1 か所の**膨大部**（ampulla）を形成している．この部分では，管の方向と直交する向きに内側に隆起している**膨大部稜**《ぼうだいぶりょう》（ampullary crest）を形成しており，その上に有毛細胞が並んでいる．その盛り上がった部分の有毛細胞の感覚毛は，ゼラチン状の**クプラ**（cupula）に覆われている（図 8-20）．頭部が回転すると，回転面と同じ平面の半規管中の内リンパは，慣性のために半規管内を逆方向に移動しクプラを押す．その結果，クプラの中にある感覚毛が屈曲し，有毛細胞が興奮し，内耳神経（第Ⅷ脳神経，**聴神経**ともいう）の 1 つである**前庭神経**に伝達される．3 つの半規管は，互いに直交する平面上にあることにより，頭部が動いた方

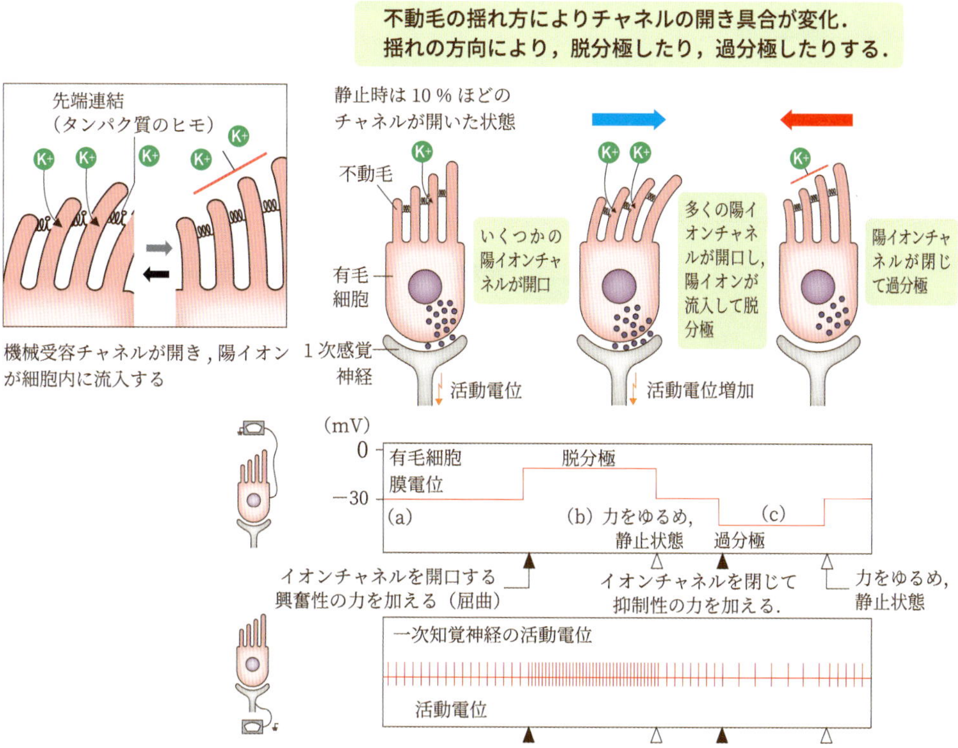

図8-19　有毛細胞における電気信号の発生

向を検出することができる（図8-20）．

(2) 耳石器

卵形囊と球形囊の平衡感覚器は，上皮細胞が厚くなった**平衡斑**（macula）とよばれる部分にある．卵形囊の平衡斑（**卵形囊斑**）は頭部の水平面，球形囊の平衡斑（**球形囊斑**）は矢状面《しじょうめん》の方向に位置しており，水平と垂直の直角に配置されている．平衡斑には，感覚毛をもつ有毛細胞があり，**平衡砂膜**（otolithic membrane）というゼリー状の膜が覆っている．さらに，平衡砂膜の上に，**平衡砂**（耳石 otolith）という炭酸カルシウムの結晶が覆っている．したがって，**卵形囊斑**と**球形囊斑**のことを**耳石器**（otolith organ）という（図8-21）．

頭部を後ろに傾けたり，前に傾けたりすると，耳石は比重が2.9で内リンパより大きいために重力に引かれ，ゼリー状の平衡砂膜を動かす．それによって平衡砂膜の中にある感覚毛が曲げられて有毛細胞が興奮し，前庭神経に伝達される．

(3) 平衡感覚の伝導路

このように，半規管の膨大部，**卵形囊斑**と**球形囊斑**からの情報は前庭神経に伝達される（図8-22）．前庭神経は，蝸牛神経とともに内耳神経となり，脳幹に入る．求心性線維の大部分は，脳幹の前庭神経核に終わり，一部は小脳に投射する．さらに，**インパルス**は前庭神経核からほかの脳神経（動眼神経核，滑車神経核，外転神経核）に送られて眼球運動を調節する．前庭神経核からの

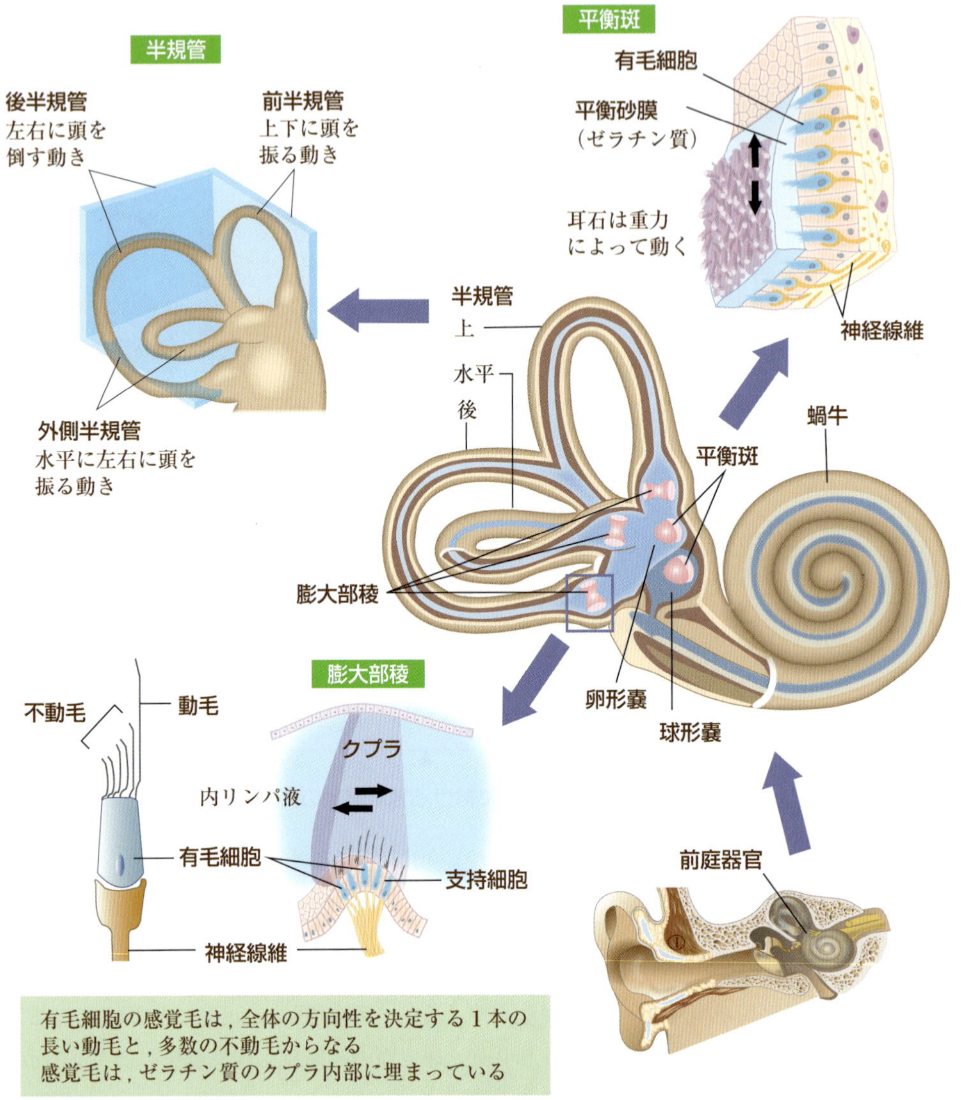

図 8-20　半規管の内部構造

出力は，脊髄路を介して脊髄にもインパルスが送られ，骨格筋を緊張させて姿勢の変化を代償する．小脳へは，前庭神経核および卵形嚢と球形嚢から絶えず情報が送られ，小脳の皮質から特定の骨格筋を調節している．

動揺病（乗り物酔い）は，平衡感覚を担っている前庭器が過度に刺激されて起こる．その症状は，めまい，血圧の変動，冷汗，悪心，嘔吐などである（COLUMN 参照）．また，メニエール病は，膜迷路とよばれる蝸牛管，球形嚢などの内リンパの量が増え，圧が上昇して膜迷路が拡張・変形する病態で，その症状は，めまい，耳鳴り，難聴発作などである．

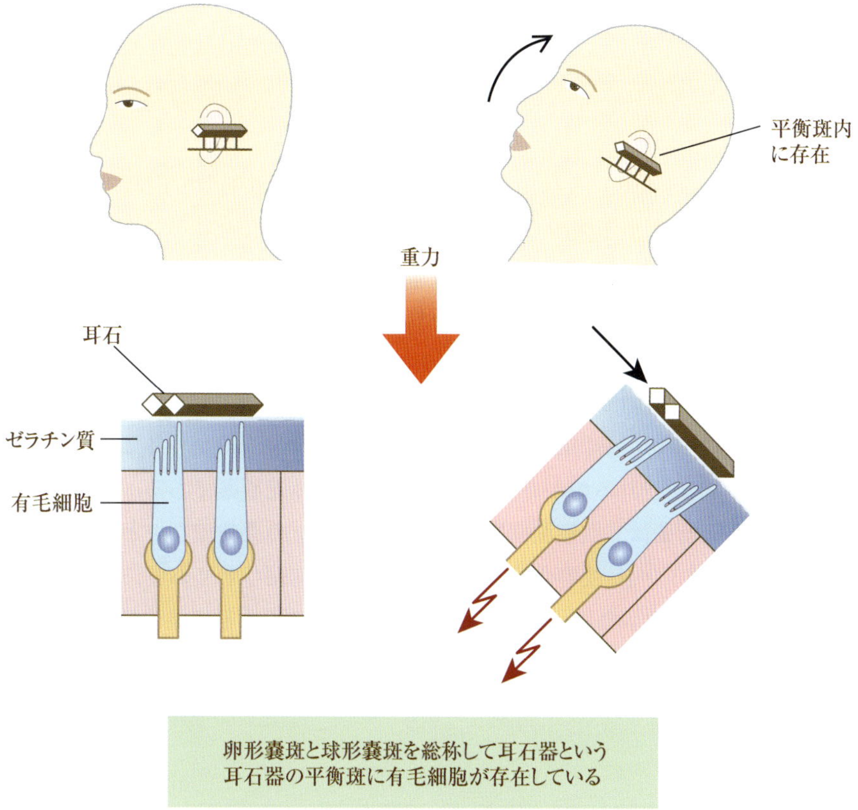

図 8-21　耳石器

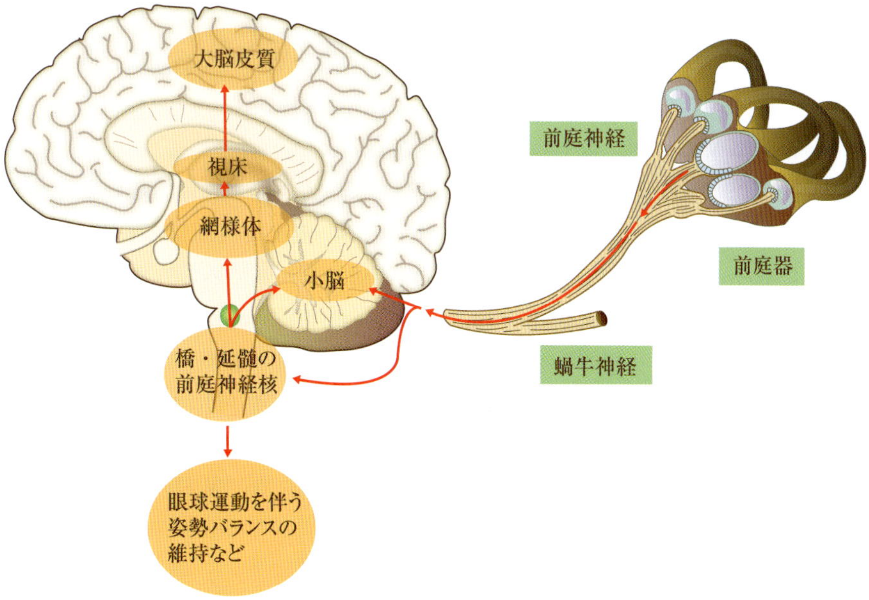

図 8-22　平衡感覚の伝導路

COLUMN
動揺病

動揺病（motion sickness）とは，身体のゆれあるいは視覚刺激で内耳の平衡感覚，すなわち身体の位置を把握する機能の一時的な障害で生じる身体症状のことである．言い換えれば，乗り物酔いと称される諸症状のことをさす．自動車での乗り物酔いおよび乗船時の船酔いは典型的なもので，上下動で誘発される頻度が高い．無重力空間でも生じることがわかっており，これは宇宙酔いとよばれる．乗り物だけでなく，画像の動きによっても生じる．一過性の症状なので，振動のないところで安静にすると回復する．発症しているときの治療薬として適切な薬物はない．通常，乗車前に薬物を服用することで，予防することが行われる．汎用されるのが，ヒスタミン H_1 受容体遮断薬である．この場合のヒスタミン H_1 受容体遮断薬は，血液脳関門を透過するタイプの薬物でないと効果を期待できない．中枢のヒスタミン H_1 受容体は，覚醒状態の維持に関与しており，これが遮断されると眠気を生じ，身体の活動度（興奮度）は低下する．この中枢機能の低下が動揺病の発生を抑制する．ただし眠気を生じるので，集中力が低下することによる作業効率の低下および運転での危険性の上昇が生じる．この動揺病による嘔吐は，向精神薬のクロルプロマジンでは抑制できない．

8-4　鼻・嗅覚系（図 8-23）

鼻粘膜の嗅細胞は，揮発性の匂い分子の結合によって匂いを感知する感覚受容器をもち，化学刺激を電気信号に変換させて中枢神経系に伝える．この経路を**嗅覚系**《きゅうかくけい》という．動物に比べてヒトでは嗅覚はあまり発達していないが，数千の匂いを識別できるという．

鼻腔の最上部を覆っている**嗅上皮**《きゅうじょうひ》は，匂いを受容している．嗅上皮は，匂いを受容する**嗅細胞**（olfactory cell）と支持細胞，基底細胞で構成されている．嗅上皮表面は**ボーマン腺**（Bowman's gland）（**嗅腺**（olfactory gland））から分泌される粘液層で覆われている．また，ボーマン腺からは**匂い分子結合タンパク質**（odorant－binding protein：OBP）も分泌されている．嗅細胞が嗅上皮表面にのばした 1 本の樹状突起の先端には数本の線毛（嗅線毛）が粘液層内にのび，粘液層に溶け込んだ匂い分子と結合する．嗅細胞の軸索はほかの嗅細胞の軸索と束になり，嗅神経（第 I 脳神経）となって嗅球に情報を伝える．

匂い分子は，OBP と結合して‘匂い分子－OBP’複合体をつくり，さらに，**嗅細胞**の嗅線毛にある匂い分子受容体に結合する．G タンパク質（G_{olf}）共役型の匂い分子受容体（嗅覚受容体）に匂い分子が結合すると，活性化した G タンパク質によって細胞内の**アデニル酸シクラーゼ**が活性化し，細胞内 cAMP 濃度を上昇させる．その結果，嗅線毛の膜上にある cAMP 作動性の**陽イオンチャネル**が開口して陽イオンの流入が起こり，細胞膜が脱分極する（図 8-24）．脱分極が閾値を超えると，嗅細胞は活動電位を発生する（興奮する）．ヒトでは約 390 種類の匂い分子受容体があ

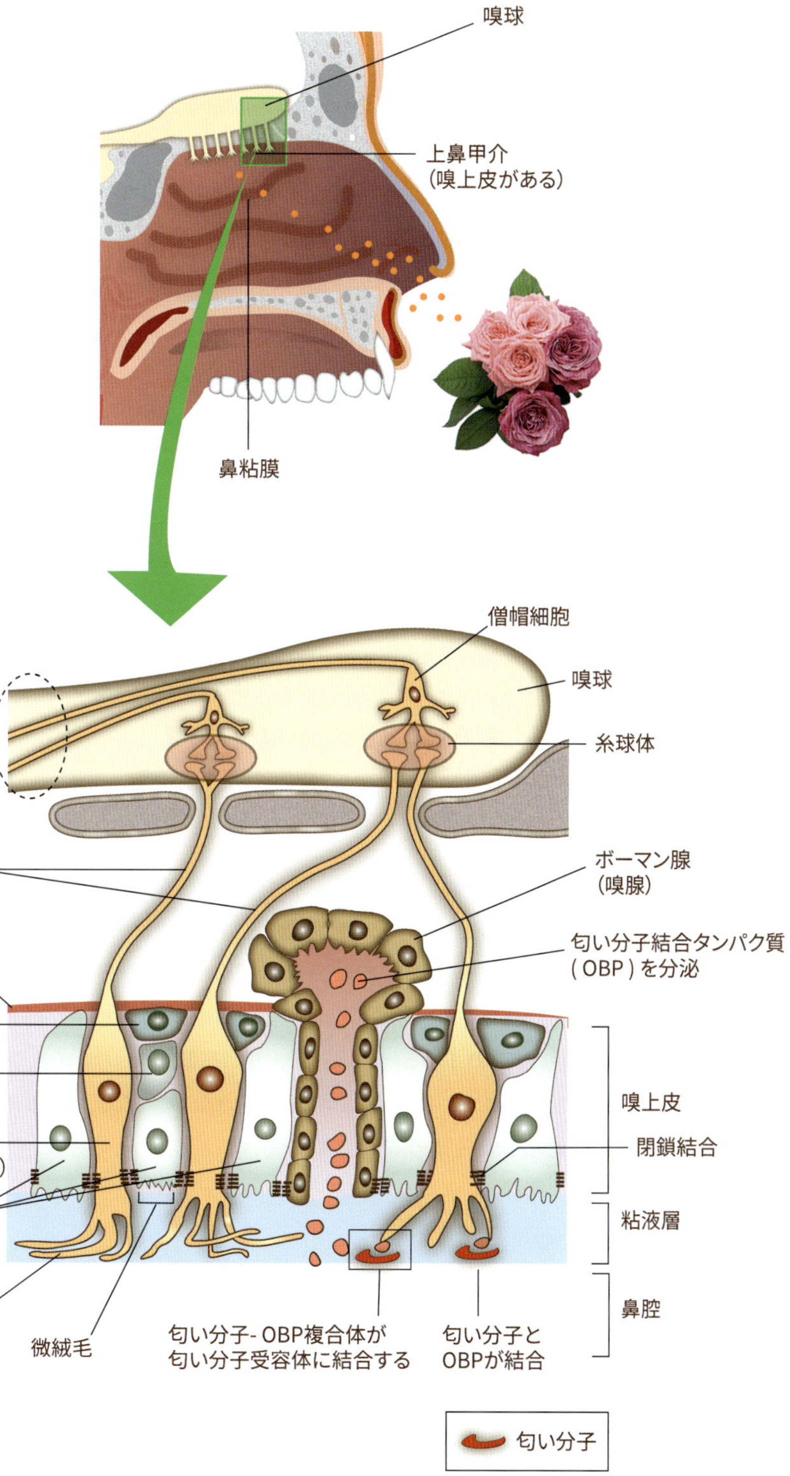

図 8-23　鼻の構造と嗅覚

り，個々の嗅細胞は1種類の受容体のみを嗅線毛の表面にもつ．これらの嗅細胞によって数10万種類の匂い分子を受容できるといわれている．

嗅細胞の興奮は，嗅神経（第Ⅰ脳神経）によって前頭葉腹側にある嗅球に送られ，嗅球内の神経細胞（僧帽細胞，房飾細胞）に伝達される．その後嗅索を通って大脳新皮質の側頭葉にある嗅覚野に伝えられ，匂いが認知される．ほとんどの感覚情報は視床を経るが，嗅覚情報は視床を介さずに直接大脳皮質に伝えられる．

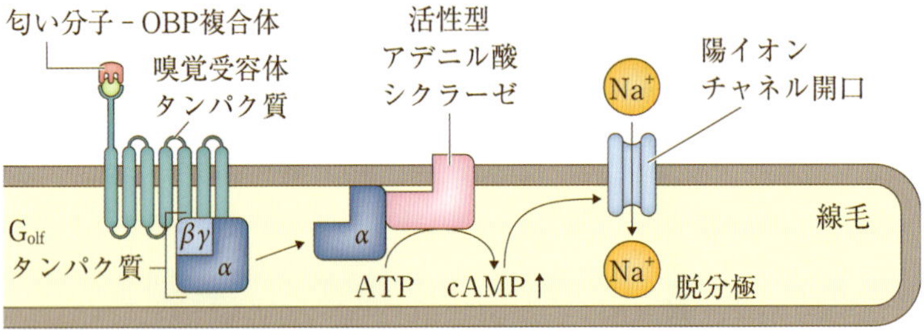

嗅覚受容体タンパク質は線毛の膜にあり．アデニル酸シクラーゼを活性化するGタンパク質（G_{olf}）と共役している．
匂い分子が適切な受容体に結合すると嗅細胞の細胞内cAMP濃度が上昇する．
cAMPの増加は陽イオンチャネルを開口させ，嗅覚受容器を脱分極させる．

図8-24　嗅覚受容体の分子機構

8-5　舌・味覚

図8-25に舌および**味蕾**《みらい》（taste bud）について示した．味は，舌の茸《ぜつ》状《じ》乳頭，葉《よう》状乳頭，有郭《ゆうかく》乳頭にある味蕾で受容する．味蕾は，軸索をもたない感覚細胞である**味細胞**50～150個と**支持細胞**によって形成されている．味蕾の先端には，**味孔**というくぼみがある．ヒトが認識できる基本的な味として，塩味，酸味，甘味，苦味の4種類がある．一方，**辛味**（カプサイシン）は，**痛覚受容器**（侵害受容器）で受容されているので，味覚には含まれていない．また，昆布やかつお節などのうま味も基本味の1つとして認知されるようになっている．

(1) 味覚の受容機構（図8-26）

1）塩味は，細胞外液のNa^+濃度が上昇し，味細胞のNa^+チャネルを通って細胞内Na^+濃度が上昇して脱分極が起こる．この脱分極によって電位依存性Ca^{2+}チャネルが開口して，細胞内Ca^{2+}濃度が上昇し，伝達物質が放出される．

2）酸味は，細胞外液中にH^+が増えることにより，膜電位を調節しているK^+チャネル（基本的には常に開口している）が閉じて，膜の脱分極が起こる．その結果，電位依存性Ca^{2+}チャネルが開口して，細胞内Ca^{2+}濃度が上昇し，伝達物質が放出される．

3）甘味は，Gsタンパク質共役型受容体である甘味受容体で受容する．糖などの甘味成分は，甘味受容体に結合すると，細胞内で共役しているGsタンパク質が活性化する．活性化したGsタンパク質がアデニル酸シクラーゼ（adenylate cyclase：AC）を活性化して，ATPからサイクリッ

化学感覚

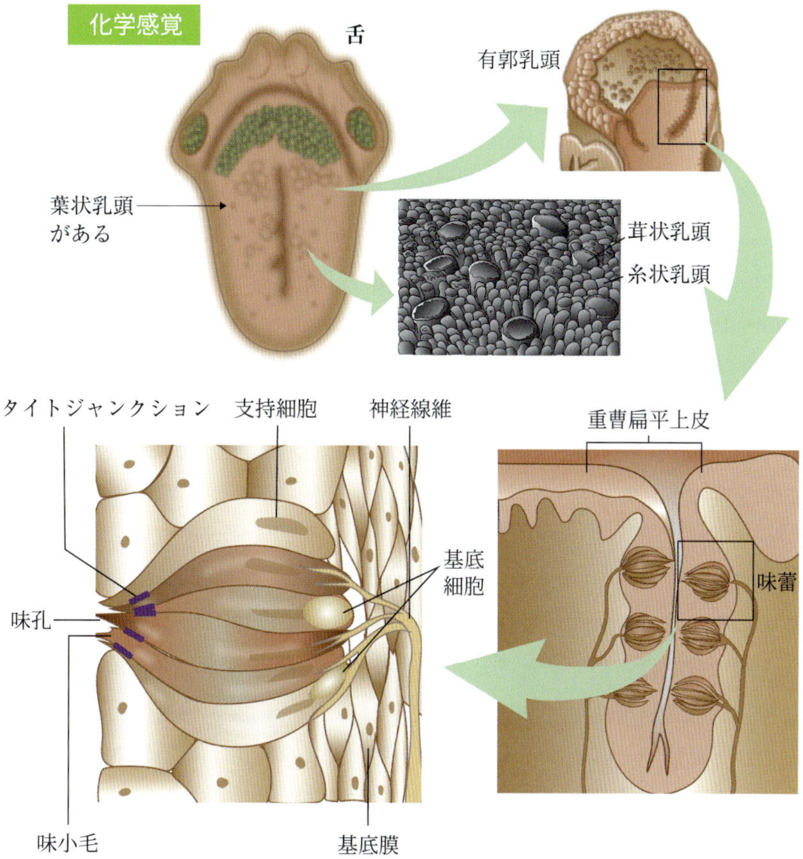

図 8-25　味蕾の構造

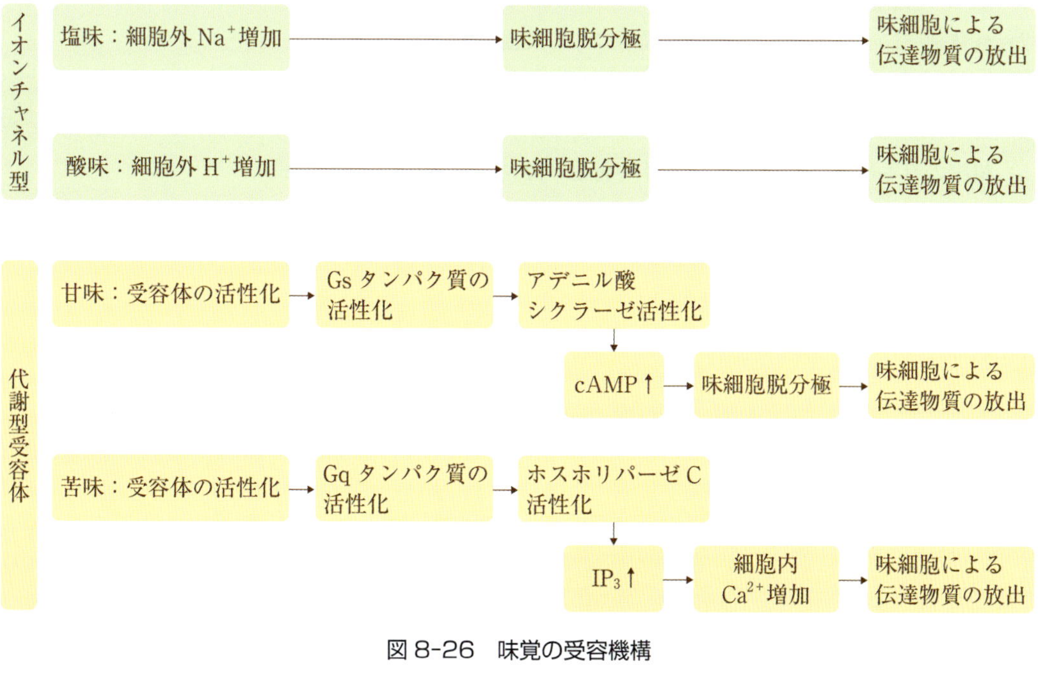

図 8-26　味覚の受容機構

ク AMP（cyclic AMP：cAMP）をつくる．cAMP はプロテインキナーゼ A（protein kinase A：PKA）を活性化して，細胞膜にある K^+ チャネルをリン酸化することでこのチャネルを阻害して脱分極を引き起こす．その結果，電位依存性 Ca^{2+} チャネルが開口して，細胞内 Ca^{2+} 濃度が上昇し，伝達物質が放出される．

4）苦味は，Gq タンパク質共役型の苦味受容体に苦味が結合すると，細胞内でホスホリパーゼ C（phospholipase C：PLC）を活性化する．PLC は，細胞膜のホスファチジルイノシトール 4,5－二リン酸（phosphatidylinositol 4,5－bisphosphate：PIP_2）を**イノシトール三リン酸**（inositol trisphosphate：IP_3）とジアシルグリセロール（diacylglycerol：DG）に加水分解する．細胞内に遊離した IP_3 は，小胞体上の IP_3 受容体に結合して小胞体から Ca^{2+} を放出し，細胞内 Ca^{2+} 濃度を上昇させる（IP_3 誘発 Ca^{2+} 遊離 IP_3－induced Ca^{2+} release）．

5）うま味は，昆布やかつお節のアミノ酸であるグルタミン酸などである．G タンパク質共役型受容体がうま味受容体としてはたらくと考えられているが，詳細は不明である．

(2) 味覚の伝達路

味細胞は種類によって分布が異なるため，舌の各部位で受容しやすい味が異なる．甘味は舌尖，酸味や塩味は舌縁，苦味は舌根でそれぞれ受容しやすい．舌尖（舌の前 2/3）の味細胞の興奮は鼓索神経（顔面神経：第Ⅶ脳神経），舌根（舌の後ろ 1/3）の味細胞の興奮は舌咽神経（第Ⅸ脳神経）が受け取り，それぞれ延髄の孤束核に伝える．口蓋や咽頭の味覚は，迷走神経（第Ⅹ脳神経）を介して孤束核に伝わる．孤束核からは視床を経由して大脳皮質感覚野にある味覚中枢に伝わる．

●章末問題●

1）眼球の外膜，ブドウ膜，内膜について説明せよ．
2）杆体細胞における光の伝達変換機構について説明せよ．
3）視覚伝導の半交叉について説明せよ．
4）耳小骨の役割について説明せよ．
5）蝸牛の有毛細胞における電気信号の発生メカニズムについて説明せよ．
6）平衡感覚について説明せよ．
7）嗅覚の伝導路について説明せよ．
8）5 つの味覚について説明せよ．

9章

筋　系

ヒトには，**骨格筋**，**心筋**，**平滑筋**の３タイプの筋肉が存在する．この３種類の筋肉全体の重量は体重の約半分を占め，その大部分は骨格筋である．筋肉は‘**収縮**’という過程によって長さを変化することができる細胞の集団で，エネルギーを動力に変換することができる．本章では骨格筋の構造や筋収縮の機序について学ぶとともに，すでに４章で学んだ心筋あるいは平滑筋との類似点や相違点を学ぶ．

9-1　筋組織の構造

9-1-1　筋組織（図 9-1）

（1）骨格筋

骨格筋（skeletal muscle）は骨に付着して骨格を動かす．**運動神経**によって支配されていて自分の意思で動かすことができる**随意筋**である．**骨格筋線維（骨格筋細胞）**は，複数の細胞が融合してできた多核の大きな細胞である．核は偏在し，細胞内には多数の筋原線維が存在する．筋原線維は，ミオシン線維とアクチン線維が規則正しく並ぶことによってつくられた明暗の縞模様（**横紋**）をもつ．同一細胞内の各筋原線維が規則正しい配列で並んでいるため，筋線維自体にも横紋がみられる．

（2）心筋

心筋（cardiac muscle）**線維（心筋細胞）**は，1〜2 個の核が中央に存在し，骨格筋と同様に**横紋**を有する筋原線維をもつ．心筋細胞どうしは，**介在板**によって結合し，網状構造を形成している．介在板には興奮を伝える**ギャップ結合**（gap junction）が存在している．自律神経によって支配され，自分の意思では動かすことができない**不随意筋**である．

（3）平滑筋

平滑筋（smooth muscle）**線維（平滑筋細胞）**は，核が 1 つ中央に存在する．筋原線維はミオシ

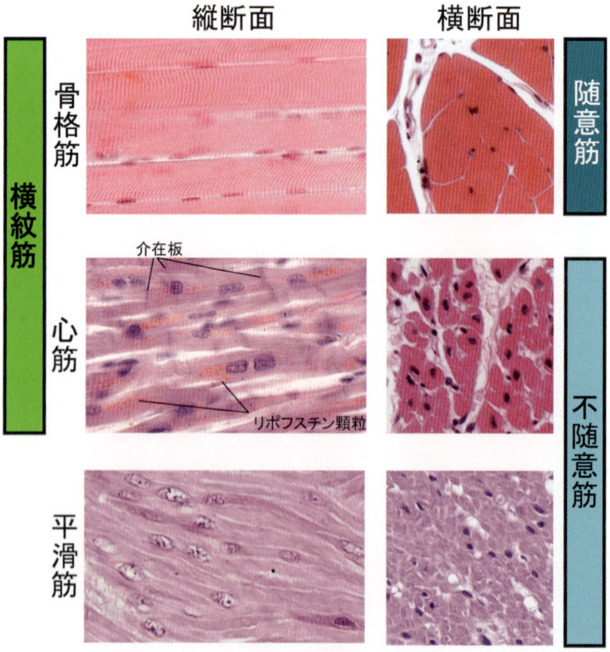

図 9-1　筋組織

ン線維とアクチン線維からなるが，その並びが横紋筋のように規則正しくないため，横紋構造はみられない．平滑筋は，血管，消化管，膀胱，子宮などの壁に存在し，それらの運動に関与している．**自律神経**によって支配される**不随意筋**である．

9-2 骨格筋

骨格筋は，多数の筋線維（筋細胞）からできている．各々の筋線維は直径 10〜100 μm の円筒状の細長い細胞で，長さは短いものでは数 mm，長いものでは数十 cm にも達する．発達段階では，紡錘形の単核の**筋芽細胞**が多数融合し，多核の筋管細胞を形成する．その後，筋線維がつくられるため，個々の筋線維は数百個もの核をもっている．

9-2-1 骨格筋の基本構造

骨格筋の筋線維は，数本から数十本まとまって，やや厚い結合組織（**筋周膜**）によって束ねられている（筋束）．さらに，それらの筋束が，結合組織でできた**筋膜**によって束ねられて 1 つの骨格筋となる（図 9-2）．血管や運動神経は，結合組織の中を走行している．

(1) 筋線維

骨格筋線維の中には細胞膜直下に偏在する多数の核，筋原線維，発達した筋小胞体と横行小管（T 管）が見られる（図 9-2）．細胞質（筋形質）は，筋原線維が豊富なため目立ないが，細胞膜下

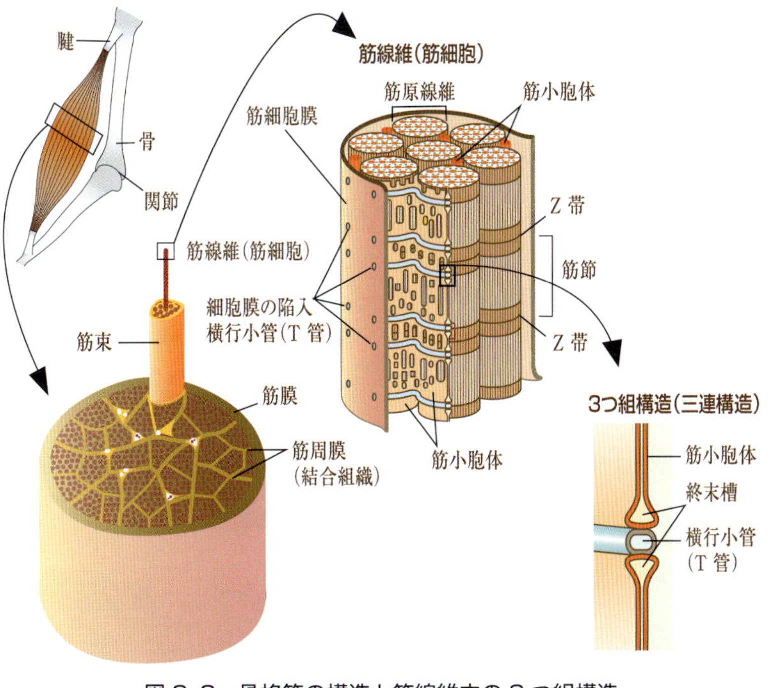

図 9-2 骨格筋の構造と筋線維内の 3 つ組構造

の筋小胞体周辺にみられる．ミトコンドリアも筋原線維に押しやられるように，筋小胞体の周辺にある．筋線維の活発なエネルギー代謝のためミトコンドリアの数は多い．

(2) 筋原線維

筋線維内に数多く存在する**筋原線維**（myofibril）には，明るくみえる**明帯（I 帯）**と暗くみえる**暗帯（A 帯）**が規則正しく並んでいる（図 9-3）．A 帯の中央部に少し明るい**H 帯**がある．I 帯の中央には**Z 膜（Z 帯）**が存在する．Z 膜と Z 膜の間を**筋節（サルコメア** sarcomere）とよぶ．筋節が長く連結したのが筋原線維である．各筋節には，筋収縮に関与する**太い線維（ミオシンフィラメント）**と**細い線維（アクチンフィラメント）**が存在する（図 9-3）．ミオシンフィラメントがあ

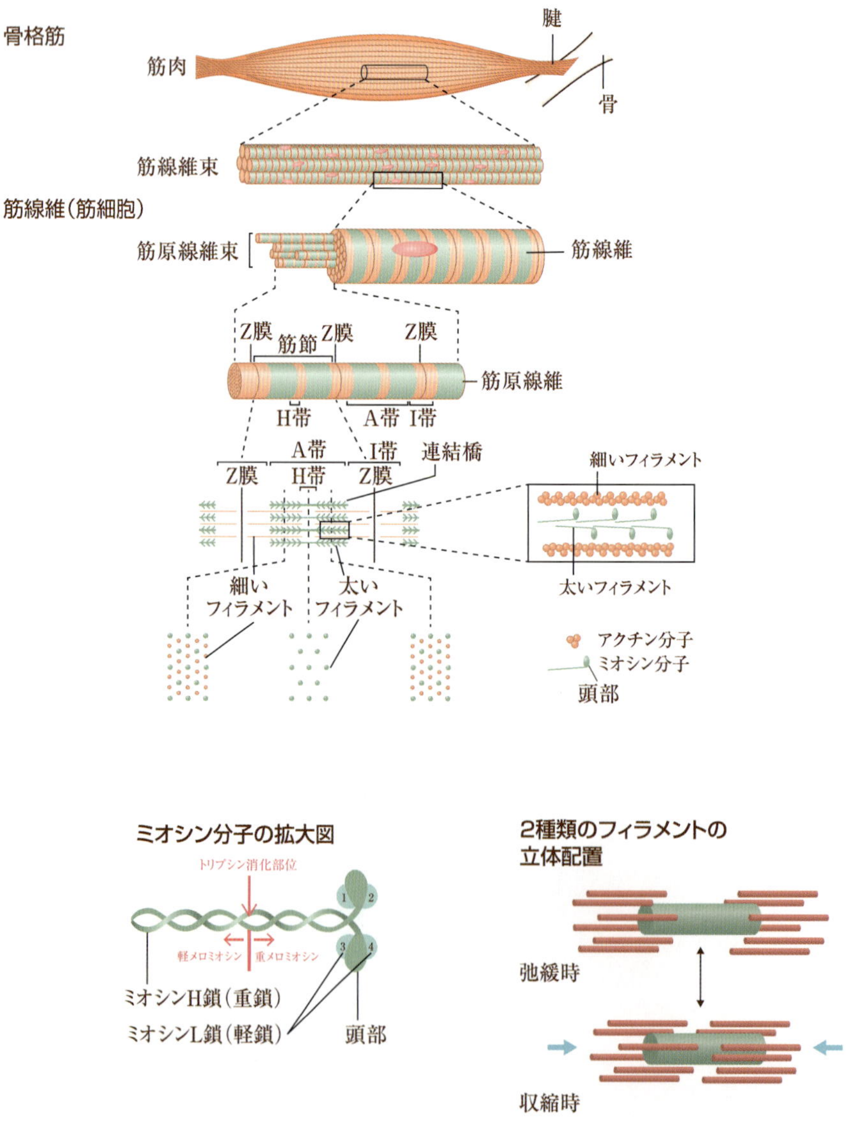

図 9-3　骨格筋の構造と筋原線維の構成

る部分は暗くみえるA帯を形成し，A帯の特に暗くみえる部分には，ミオシンフィラメントとアクチンフィラメントが重なって存在している．A帯の中央のH帯には，ミオシンフィラメントのみが存在する（図9-3上）．これらに対して，明るくみえるI帯には，アクチンフィラメントのみがある．立体的にみると，太いフィラメントの周囲に細いフィラメントが柵のように配置し，収縮時には重なり部分が多くなり，筋節が短くなることがわかる（図9-3右下）．

1）ミオシンフィラメント（ミオシン線維）

ミオシンは，2本の**ミオシン重鎖（H鎖）**とそれぞれの重鎖に**ミオシン軽鎖（L鎖）**が2つずつ会合した6量体を形成している（図9-3下左）．H鎖の球状の部分を**ミオシン頭部**とよぶ．ミオシン分子は，トリプシン（タンパク分解酵素）を作用させると切断されて2つの部分に分かれる．尾部側を軽メロミオシン，頭部を含む部分を重メロミオシンという．ミオシン尾部どうしは重合して巨大なミオシンフィラメント（**ミオシン線維**）を形成する（表9-1）．

表9-1　アクチンとミオシンの比較

	アクチン	ミオシン
分子量	約4.2万	約48万
構造上の特徴	モノマーは小さな**球状の分子でGアクチン**とよばれ，これが重合すると**Fアクチン**となる．I帯のアクチンフィラメントを構成するのはFアクチンである．	細長い棒状の分子で，**2個のふくらんだ頭部**をもつ．
はたらき	ミオシンと結合して，ミオシン頭部のATPase（ATP分解酵素）を活性化する．	**頭部にアクチンと結合する部分とATPaseをもつ**．アクチンによりATPaseは活性化される．
分子とそのフィラメントの構造（模式図）	細いフィラメントの構造 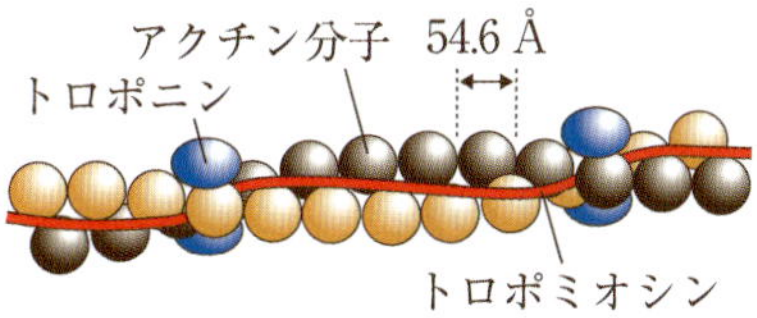 二重ラセン構造	太いフィラメントの構造 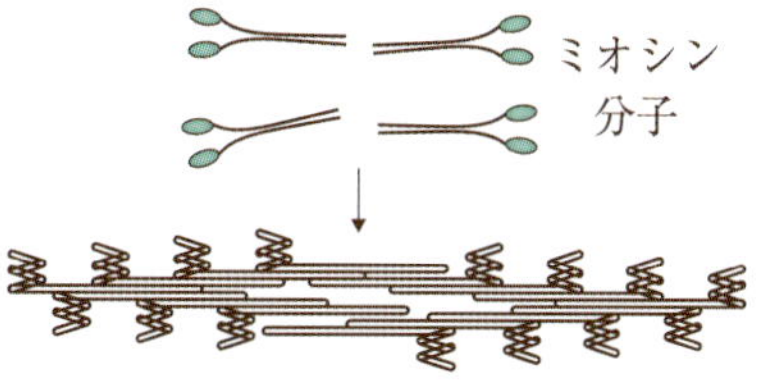 ミオシンフィラメント（重合体）

2）アクチンフィラメント（アクチン線維）

個々の**アクチン**は球状のタンパク質で，G-アクチンとよばれる．G-アクチンどうしが数珠状につながり，さらにこれが二重ラセン状に重合して糸状の重合体を形成したものをF-アクチン（**アクチンフィラメント**あるいはアクチン線維）とよぶ．アクチンフィラメントは，1分子の線維状のトロポミオシン上に，7分子のG-アクチンが並んで結合し，そこに1つのトロポニン複合体が結合したものを基本単位としたラセン状の繰り返し構造である（表9-1）．

(3) 筋小胞体と横行小管

筋線維の中には，著しく発達した内部膜構造がみられる．それが，**筋小胞体**と**横行小管**（transverse tubule：**T 管**）である（図 9-2）．筋小胞体は発達した滑面小胞体で，筋原線維を取り囲むように網目状に細胞膜の内側に広がっている．T 管は，細胞膜が管状に細胞内に陥入した構造である．T 管とそれに隣接する筋小胞体の**終末槽《そう》**（筋小胞体両端のふくらんだ部分）を合わせて**3つ組構造**（triad）という．T 管は細胞膜とつながっているため，細胞膜の脱分極を深部まで直接伝えることができる．骨格筋では，運動神経終末からアセチルコリンを受け取り，活動電位が発生すると極めて短時間で細胞内の筋節が一斉に短縮する．これには，筋小胞体と T 管による内部膜構造が重要なはたらきをしている．

9-2-2 骨格筋の収縮機構——興奮収縮連関

(1) 筋収縮（滑り説）

筋収縮時には，図 9-4 のように細いアクチンフィラメントが，太いミオシンフィラメントの間に滑り込むことによって，個々の筋節が一斉に短縮する．これによって筋節が多数連結した筋原線維が短縮し，筋線維自体の収縮が起こる．このため，収縮しているときにもアクチンとミオシン両フィラメントの長さは変化しない．また，A 帯の長さは変化しないが，A 帯の中央部の H 帯と I 帯がどちらも短くなる（図 9-4）．

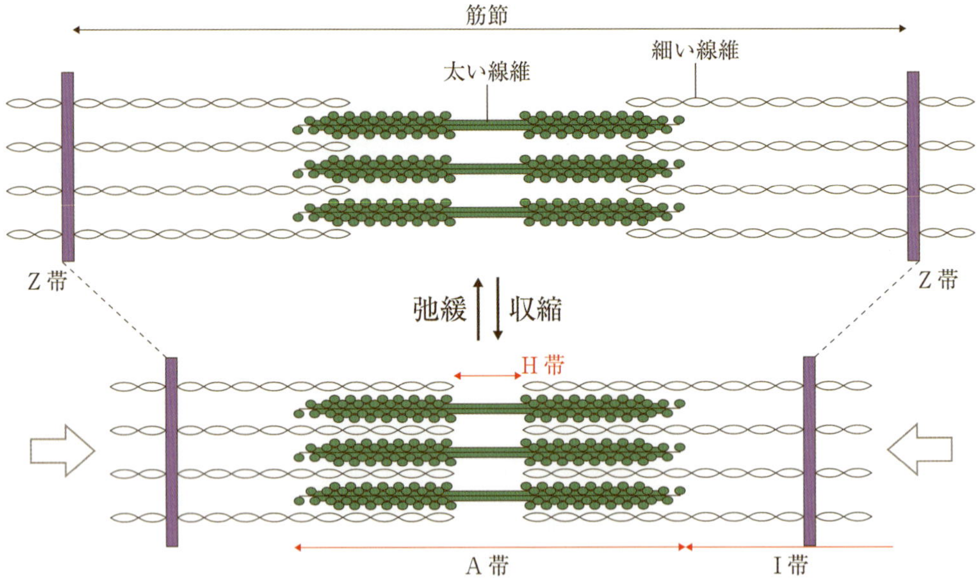

図 9-4　骨格筋の収縮

細い線維（アクチンフィラメント）が太い線維（ミオシンフィラメント）の間に滑り込み，筋節が短縮する．
（収縮時 I 帯と H 帯は短縮するが A 帯の長さは変化しないことに注意）

(2) 滑り込みが起こる機構（図 9-5）

アクチンフィラメントには，**トロポミオシン - トロポニン複合体**が会合している．筋が弛緩し

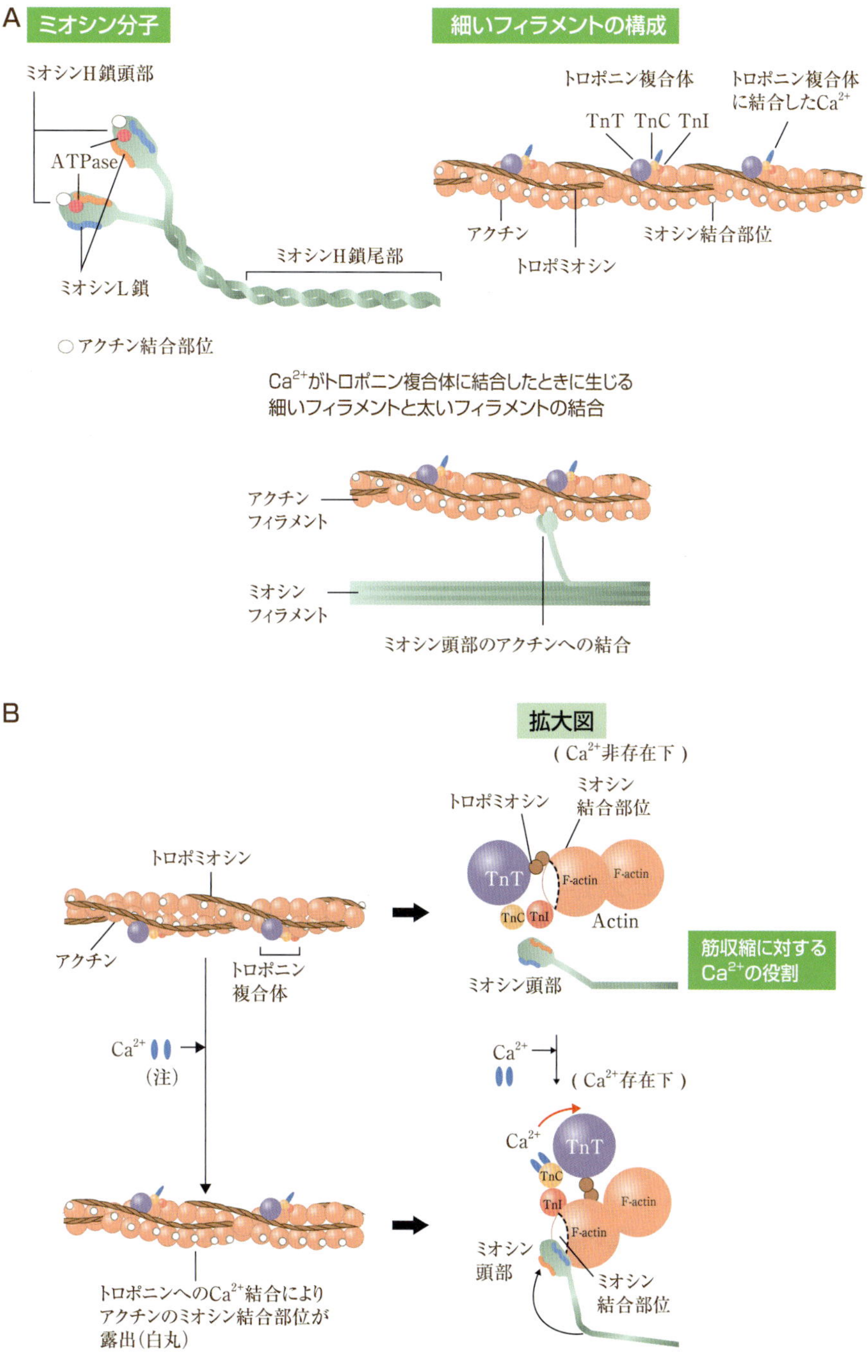

注：トロポニンCにはアイソフォームがある．速筋のトロポニンCはN末端側のカルシウム結合部位が2つあり，2個のCa^{2+}が結合する．遅筋と心筋のトロポニンCは，カルシウム結合部位は1つで，1個のCa^{2+}が結合する．

図 9-5　筋収縮の機構

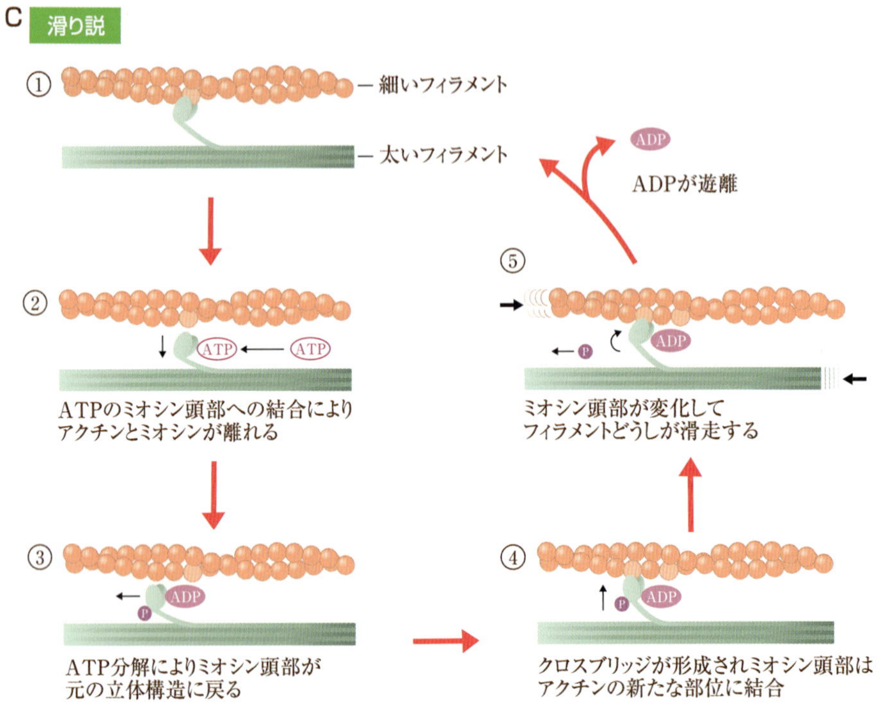

図 9-5 筋収縮の機構 (つづき)

ている状態では，このトロポミオシン - トロポニン複合体が，アクチン分子上にあるミオシン結合部位を覆っている．トロポニンは，**トロポニン C（TnC）**，**トロポニン I（TnI）**，**トロポニン T（TnT）**の 3 つのタンパク質サブユニットから構成されている（図 9-5 A）．

筋収縮は，筋細胞質内の Ca^{2+} 濃度が上昇することによって開始される．Ca^{2+} が**トロポニン C** に結合するとトロポミオシン - トロポニン複合体の立体配置が変化し，アクチンのもつ**ミオシン結合部位**が露出する．その結果，ミオシン頭部がアクチンと結合し，筋収縮が開始する（図 9-5 B, 9-5 C ①）．次に，ミオシンが ATP と結合すると，頭部からアクチンが離れる（図 9-5 C ②）．ミオシンがもつ ATP 加水分解活性によって ATP が ADP とリン酸に分解すると，ミオシン頭部の傾きが変化し（図 9-5 C ③），前に結合したよりも Z 帯側にあるアクチン分子に結合する（クロスブリッジ，図 9-5 C ④）．リン酸が離れると，ミオシン頭部がもとの角度に戻るために，アクチン線維は引っ張られる（パワーストローク，図 9-5 C ⑤）．その後，ADP がミオシンから離れるとアクチンとミオシン頭部はまた強く結合して最初の状態に戻る①．細胞内 Ca^{2+} が上昇している間ミオシン頭部が①～⑤のような付着と解離を繰り返してアクチンフィラメントを引き寄せ，筋節が短縮していく．付着と解離は 1 秒あたり約 5 回生じ，アクチンフィラメントを毎秒 15 μm ほどの速さで滑らせるといわれている．細胞質の Ca^{2+} 濃度が静止状態に戻ると，アクチンとミオシンの結合は妨害され，収縮は終了する．

(3) 興奮収縮連関

骨格筋の細胞膜に活動電位が発生して収縮するまでの過程を**興奮収縮連関**（excitation contraction coupling）という．

1）神経筋接合部の構造（図 9-6）

随意筋である骨格筋には，運動神経が分布している．運動神経は，脳幹や脊髄前角《ぜんかく》にある運動ニューロンの軸索であり，先端（神経終末）が筋線維との間にシナプスを形成する．このシナプスを**神経筋接合部**（neuromuscular junction）といい，1本の筋線維には原則として1つ存在する．神経筋接合部において，運動神経終末は手のひらを広げたような状態で筋線維表面に接する．その筋線維の表面を**運動終板**（motor endplate）とよぶ．終板側（シナプス後膜）には，**接合部ヒダ**があり，表面積を増大している．1本の運動神経によって支配される筋線維群は，常に同時に刺激されて収縮するため，運動神経とその支配筋をまとめて**運動単位**（motor unit）という．

2）運動神経から骨格筋への興奮伝達（図 9-6）

運動神経終末に活動電位が到達すると，そこに存在する**電位依存性 Ca^{2+} チャネル**が開口し，終末部に Ca^{2+} が流入する．これによって**シナプス小胞**が**シナプス前膜《ぜんまく》**（神経終末の細胞膜）に融合して，小胞内の**アセチルコリン**（acetylcholine：ACh）をシナプス間隙に放出する．放出されたアセチルコリンは，**シナプス後膜《こうまく》**（筋細胞の終板部分の細胞膜）に存在する**アセチルコリン受容体**（骨格筋に存在する**骨格筋型ニコチン性アセチルコリン受容体**，**N_M 受容体**：小さい M は muscle の M）に結合する．N_M 受容体は**イオンチャネル内蔵型受容体**であり，アセチルコリンが結合することによって，内蔵された陽イオンチャネルが開口する．その結果，Na^+ の濃度勾配に従って細胞内に Na^+ が流入して脱分極（**終板電位**）が発生する．終板電位は閾値より大きいため，終板で活動電位が発生する．骨格筋の活動電位は，神経細胞の活動電位と同様に，電位依存性 Na^+ チャネルの開口による脱分極相と電位依存性 K^+ チャネルの開口による再分極相がある．ただし，筋細胞の場合，神経細胞の活動電位のような後過分極相はみられず，むしろ後脱分極電位を示す．

受容体に結合したアセチルコリンやシナプス間隙に存在する余剰のアセチルコリンは，シナプス後膜やシナプス間隙基底膜に存在する**アセチルコリンエステラーゼ**（acetylcholineesterase：AChE）により，コリンと酢酸に加水分解される．コリンは，シナプス前膜の**コリントランスポー**

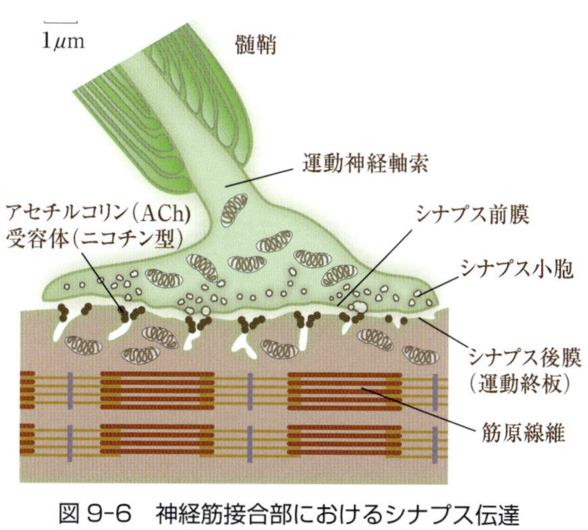

図 9-6 神経筋接合部におけるシナプス伝達

ターにより取り込まれ，アセチルコリンの再合成に使用される．

3）筋線維内での活動電位の伝わり方（図 9-6，図 9-7）

筋線維の終板で発生した活動電位は，細胞膜を伝わり筋全体に広がる．この際，細胞膜が陥入してできた **T 管**が，細胞の深部の筋原線維周辺まで迅速に活動電位を伝える．9-2-1 でも述べたように，T 管と隣接する筋小胞体の終末槽がつくる 3 つ組構造が，活動電位の発生から収縮までの時間を極めて短くしている（大きな筋細胞でも数 msec 以内）．

図 9-8 のように，T 管には，**電位依存性 Ca^{2+} チャネル（L 型 Ca^{2+} チャネル）**が存在する．降圧薬のジヒドロピリジン（dihydropyridine：DHP）系 Ca^{2+} チャネル遮断薬が結合することから，DHP 受容体ともよばれている．一方，T 管に接している**筋小胞体**には，筋小胞体内の**貯蔵 Ca^{2+}** を細胞質に放出する Ca^{2+} チャネルが存在している．この Ca^{2+} チャネルは，植物アルカロイドのリアノジンが結合すると開口することから，**リアノジン受容体**ともよばれる．T 管上の DHP 受容体と筋小胞体上のリアノジン受容体は，3 つ組構造部分で互いに向かい合って接触している．骨格筋細胞が興奮すると，DHP 受容体が膜電位センサーとしてはたらき，それに接する筋小胞体の Ca^{2+} チャネル（リアノジン受容体）を機械的に開口させ，筋小胞体から細胞質に Ca^{2+} が放出される．このようにして細胞内 Ca^{2+} 濃度が上昇すると，トロポニン C に Ca^{2+} が結合することでアクチンフィラメントの滑り込みが開始され，筋収縮が起こる（細胞内の Ca^{2+} 濃度上昇以降は，前述の 9-2-2（2）参照）．このように骨格筋では，電位依存性 Ca^{2+} チャネル（DHP 受容体）は，Ca^{2+} の流入経路ではなく，活動電位のセンサーとしてはたらいている．すなわち，骨格筋では，細胞外からの Ca^{2+} の流入は収縮のための筋小胞体からの Ca^{2+} 放出には関与しない．

筋収縮から筋弛緩に転じるためには，細胞内 Ca^{2+} を低下させる必要がある．筋小胞体膜上には，**Ca^{2+} ポンプ（Ca^{2+} ATPase）**が豊富に存在しており，膜の再分極によりリアノジン受容体からの Ca^{2+} 放出が終了すると，Ca^{2+} ポンプによって Ca^{2+} は再び筋小胞体に取り込まれる．その結果，細胞内の Ca^{2+} 濃度が低下し，トロポニン C から Ca^{2+} が外れてミオシンとアクチンの相互作用が再び阻害されて，筋は弛緩する．

終板における活動電位の発生
（ACh 受容体チャネルの開口）
↓
活動電位の筋細胞内部への伝導
（細胞膜 ⟶ T 管 ⟶ 筋小胞体）
↓
筋小胞体からの Ca^{2+} 流出
↓
トロポニン C への Ca^{2+} 結合によるミオシン－アクチンの結合
↓
ミオシン線維へのアクチン線維の滑り込み　筋収縮
↓
筋小胞体への Ca^{2+} 回収（Ca^{2+} ポンプ）　筋弛緩

図 9-7　興奮収縮連関の過程

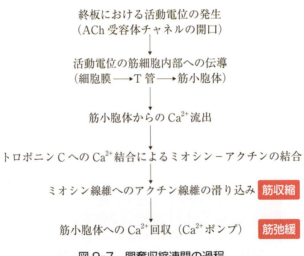

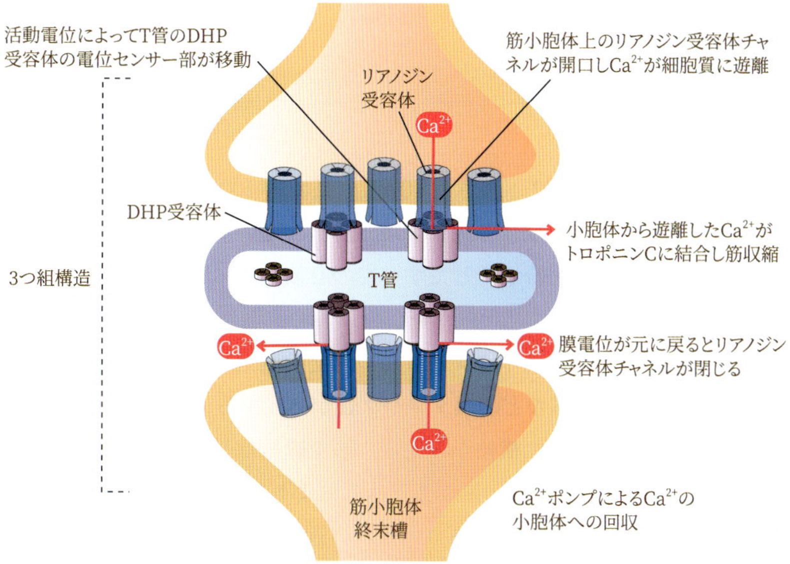

図 9-8 筋小胞体からの Ca^{2+} 遊離機構

COLUMN

筋弛緩薬

生体内の筋組織は，骨格筋，心筋および平滑筋に大別される．筋弛緩薬とは，「収縮状態にある筋組織を弛緩させる」あるいは「新たな刺激による筋収縮を抑制する（弱める）」薬物の総称である．ただし，ここでの用語‘筋’とは骨格筋のことをさす．骨格筋の収縮は本文でも述べられているように，運動神経を介する刺激と筋細胞膜の脱分極による場合に大別される．前者は，神経伝達物質がアセチルコリン（ACh）なので，この受容体遮断薬のベクロニウム系の薬物が用いられる．後者は，サクシニルコリンが膜脱分極を持続させ再分極を抑制するので，新たな筋収縮を生じさせない．その他に，筋小胞体からの Ca^{2+} 遊離を抑制するダントロレンがある．ダントロレンについては，他項で述べたので割愛する．さらに，非可逆的な弛緩を誘発する薬物としてボツリヌス毒素が用いられる．毒素により，神経終末が変性するので，新たな神経終末が形成されるまで，筋弛緩が持続する．臨床では，手術時の筋組織の緊張緩解あるいは強度の肩こりなどの筋障害の改善に用いられる．呼吸筋すなわち横隔膜の収縮弛緩運動も筋弛緩薬で抑制される．

9-3 心 筋

9-3-1 心筋の基本構造

固有心筋の筋線維（心筋細胞）は，太さ約 10 μm，長さ約 100 μm ほどの大きさで，枝分かれし，長軸方向に隣接する細胞どうしは介在板によって結合している．このため，洞房結節で発生した活動電位は，介在板のギャップ結合を介してすべての心筋細胞に伝わっていき，心房筋あるいは心室筋が一斉に収縮する（詳細は 4 章参照）．介在板以外の心筋線維の表面には，活動電位発生や収縮に関わる各種輸送体（電位依存性イオンチャネル，交換輸送体，ポンプなど）と心筋機能の調節にはたらく β アドレナリン受容体などの膜タンパク質が存在する（図 9-9）．骨格筋同様に，心筋細胞内には数多くの筋原線維があり，横紋がみえる．筋原線維は骨格筋と同じ構成成分および同じ構造で，収縮の際にアクチンフィラメントの滑り込みにより筋節が短縮する点も共通である．また，心筋にも細胞膜が陥凹した T 管構造があり，それに近接して筋小胞体が存在する．しかし，心筋の筋小胞体は骨格筋ほど発達しておらず，T 管と一側の筋小胞体が接して 2 つ組を形成している．

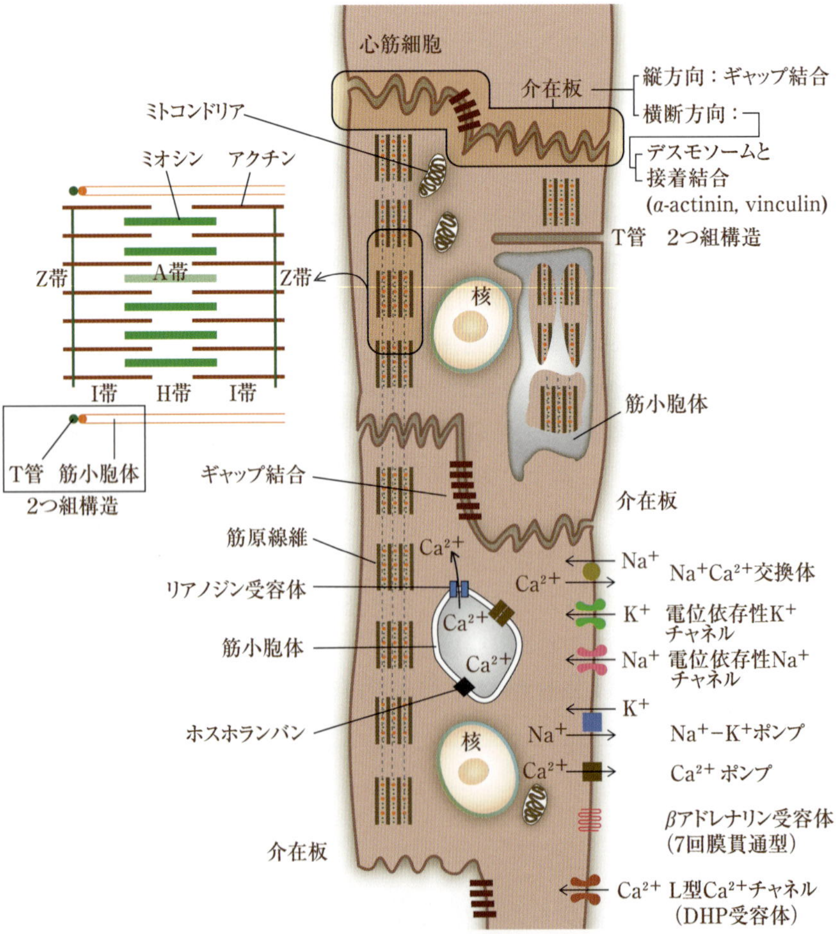

図 9-9 心筋の構造

9-3-2 心筋の興奮収縮連関——骨格筋との比較

心筋の筋小胞体の膜上には骨格筋と同様に**リアノジン受容体**があり，T管の膜の上にはL型 Ca^{2+}チャネル（**DHP受容体**）がある（図9-9）．しかし，これらの間には，骨格筋の3つ組構造でみられるような直接的な結合はない．4章で述べたように，固有心筋では活動電位2相（プラトー相）でL型 Ca^{2+}チャネルを介して細胞外から細胞内に流入した Ca^{2+}が，筋小胞体から細胞質への Ca^{2+}放出を促す（**Ca^{2+}誘発性 Ca^{2+}放出**）点が，大きく骨格筋の場合と異なる．この後，増加した Ca^{2+}がアクチンフィラメント上のトロポニンCと結合し，ミオシンとアクチンが会合して筋収縮が生じ，Ca^{2+}の濃度低下によって弛緩する機構は，骨格筋と心筋とで共通している．

心臓は，骨格筋と異なり自律神経支配を受けている．心臓の収縮の大きさは，交感神経の興奮によって増加する．これは，交感神経節後線維から出る**ノルアドレナリン**が心筋細胞の β_1受容体に結合することにより，細胞内サイクリックAMP濃度が増加し，Aキナーゼなどの酵素の活性化が生じることによる．DHP受容体がAキナーゼでリン酸化されると細胞外からの Ca^{2+}流入量が増加するため，小胞体上のリアノジン受容体がより強く活性化され，細胞内 Ca^{2+}濃度もより増加する．その他に，心筋の筋小胞体の膜上にはホスホランバンという Ca^{2+}ポンプ活性を抑制するタンパク質がある（図9-9）．ホスホランバンがAキナーゼあるいはGキナーゼでリン酸化されると，Ca^{2+}ポンプからはずれる．これにより Ca^{2+}ポンプの抑制が解除され，筋小胞体への Ca^{2+}の取り込みが促進される．このように，心筋の場合細胞外からの Ca^{2+}流入量の変化は，筋小胞体からの Ca^{2+}放出量（細胞質内 Ca^{2+}濃度変化）に影響して，その結果心筋の収縮力を変える．細胞質内で増加した Ca^{2+}の一部は，細胞膜上の $Na^{+}-Ca^{2+}$交換体や Ca^{2+}ポンプによって細胞外に出る．

これら以外の心筋と骨格筋の興奮や収縮の違いに関しては，下記のとおりである．

1）心筋の活動電位にはプラトー相があるため，活動電位の持続時間が長く不応期も長い（図4-9）．
2）長い活動電位をもつ心筋では，筋収縮の加重や強縮は起こらない．
3）細胞外 Ca^{2+}濃度変化により細胞内への Ca^{2+}流入量が変化し，心筋収縮力に影響する．
4）心筋収縮時には，心房あるいは心室の全細胞が収縮する．Ca^{2+}濃度の変化は，個々の心筋細胞の収縮力に影響する．
5）骨格筋の収縮には，支配神経（運動ニューロン）からのシナプス伝達が不可欠であるが，心臓の特殊心筋には自動能があり，神経からの司令なしに心臓の収縮・弛緩を生じさせることができる．

9-4 平滑筋

9-4-1 平滑筋の基本構造

平滑筋細胞は，直径は数 μm，長さ数百 μmの紡錘形の細胞で，中央に核を1つもっている．細胞質は豊富で，アクチンフィラメントとミオシンフィラメントはあるが，細胞内で様々な方向に配列し，筋原線維のような規則的な配列はみられない．ミオシンフィラメントを囲む多くのアクチンフィラメントが収束した部位を**デンスボディ**（dense body）とよぶ（図9-10）．デンスボディは横紋筋のZ帯に相当する．また，細胞の膜表面には**カベオラ（小窩）**（caveola）といわれるたくさん

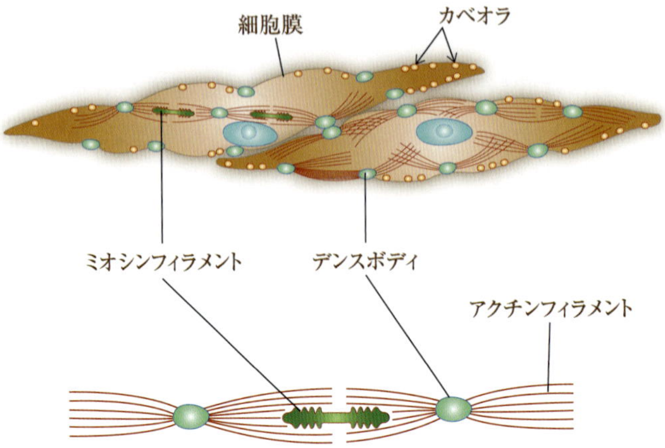

図 9-10　平滑筋の構造

の球状の膜貫入があり，これはＴ管構造をもたない平滑筋の興奮伝導に関わっているといわれている．平滑筋の小胞体には横紋筋のような特有の発達はみられない．

平滑筋の収縮も**アクチンフィラメント**と**ミオシンフィラメント**の間の滑り込みによって生じる．

(1) 平滑筋の種類

平滑筋は，単元性（single unit）と多元性（multi unit）の2つに分けられる（図 9-11）．

1）単元性平滑筋

隣接する平滑筋細胞は**ギャップ結合**によりグループを形成し，グループ内の1つの細胞が自律神経とシナプスを形成している．神経から刺激を受けた筋細胞の興奮が，ギャップ結合を介してほかの筋細胞にも伝わり，グループ内の筋細胞が同時に収縮する．**交感神経**と**副交感神経**の**2重支配**を受けている．単元性平滑筋には，消化管，膀胱，尿管，子宮などの平滑筋が含まれる．このうち，消化管や子宮の平滑筋にはペースメーカー細胞が存在するため，これらの筋は自律神経の影響下にはあるが自動性ももつ．

2）多元性平滑筋

多元性平滑筋では，隣接する細胞間にギャップ結合がなく自動性ももたない．個々の筋細胞がそれぞれ支配神経とシナプス結合し，神経の活動に応じて活動電位を発生する．交感神経または副交感神経のどちらか一方により調節されている．毛様体，瞳孔括約筋，瞳孔散大筋，立毛筋，大血管や輸精管壁などの平滑筋がある．複数の筋細胞が同時に収縮する単元性平滑筋とは異なり，微細な収縮を行うことができる．

多くの平滑筋細胞は，支配神経からの刺激のほかに，細胞が伸展刺激などの機械的な刺激を直接受けることによっても脱分極する．

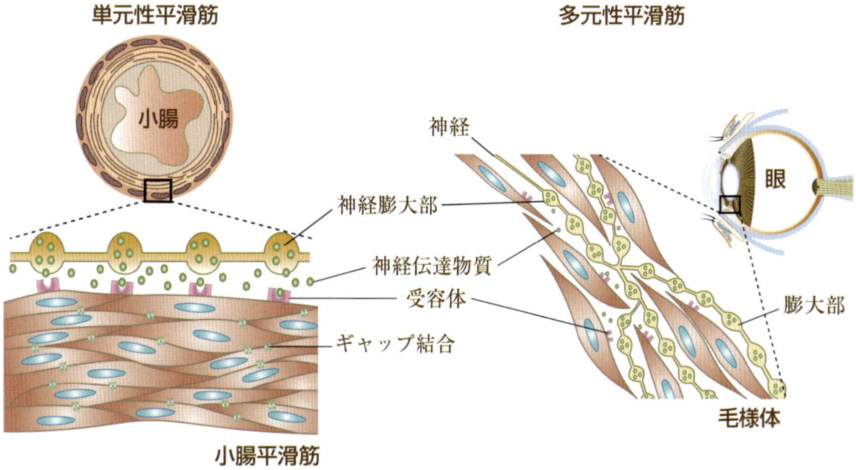

図 9-11 平滑筋の種類

9-4-2 平滑筋の収縮機構

平滑筋の収縮も横紋筋と同じように細胞内 Ca^{2+} 濃度の増加により引き起こされる．Ca^{2+} 濃度増加には，以下の 2 つの機構がある（図 9-12）.

1 つは，自律神経からのシナプス伝達に伴って（多元性平滑筋）あるいは自発的に生じる脱分極が閾値に達した場合（消化管平滑筋などの単元性平滑筋），細胞膜上の**電位依存性 Ca^{2+} チャネル**が開口し，細胞外から細胞内に濃度依存的な Ca^{2+} の流入が起こり，細胞内 Ca^{2+} 濃度が上昇する．さらに，その Ca^{2+} が筋小胞体のリアノジン受容体に作用して Ca^{2+} の放出を促進する（Ca^{2+} -induced Ca^{2+} release）．平滑筋の活動電位は，おもにこの電位依存性 Ca^{2+} チャネルの開口によって生じる．

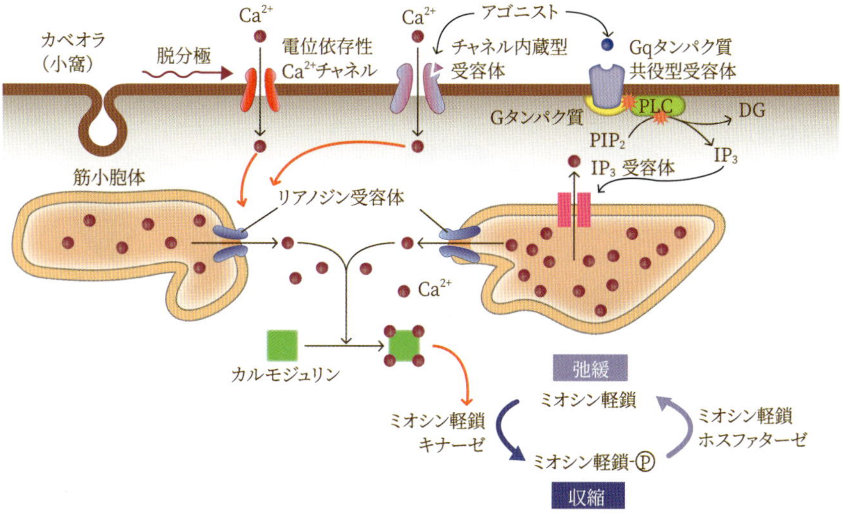

図 9-12 平滑筋の興奮収縮連関

もう1つは，作動物質（アゴニスト）が細胞膜の**Gqタンパク質共役型受容体**に結合した場合である．アゴニストが受容体に結合すると，細胞内で受容体と共役しているGqタンパク質が活性化して，**ホスホリパーゼC**（phospholipase C：PLC）を活性化する．PLCは，細胞膜のホスファチジルイノシトール4,5－二リン酸（phosphatidylinositol 4,5－bisphosphate：PIP_2）をイノシトール三リン（inositol trisphosphate：IP_3）と**ジアシルグリセロール**（diacylglycerol：DG）に加水分解する．細胞内に遊離したIP_3は，筋小胞体上の**IP_3受容体**（チャネル型受容体）に結合して筋小胞体からCa^{2+}を放出する（IP_3－induced Ca^{2+} release）．

横紋筋と異なり，平滑筋のアクチンフィラメント上にはトロポニンが存在しない．増加した細胞内Ca^{2+}は，**カルモジュリン**に結合し，Ca^{2+}－カルモジュリン複合体を形成する．この複合体は**ミオシン軽鎖キナーゼ**を活性化し，**ミオシン軽鎖をリン酸化**する（図9-13）．リン酸化されたミオシンは，アクチンと分子間相互作用を引き起こし，収縮を起こす．一方，Ca^{2+}の筋小胞体への取り込みと細胞外への汲み出しにより細胞内Ca^{2+}濃度が低下すると，ミオシン軽鎖脱リン酸酵素によってミオシン軽鎖が脱リン酸化され，平滑筋は弛緩する．筋小胞体への取り込みにはCa^{2+}ポンプ（Ca^{2+}－ATPase）が，細胞外への排出にはCa^{2+}ポンプとNa^+－Ca^{2+}交換体がはたらく．

このように，平滑筋でも横紋筋と同じく細胞内Ca^{2+}濃度増加によるアクチンとミオシンの相互作用が収縮を生じる．しかし，平滑筋では増加したCa^{2+}の収縮に対する作用が横紋筋とはまったく異なっていること，細胞内Ca^{2+}濃度増加の機序にも膜電位依存性と非依存性（アゴニスト刺激）の2つの機序があること，大動脈や気管の平滑筋のように通常は活動電位を発生しない筋もあることなどが横紋筋と大きく異なる．一般的に，平滑筋の収縮は骨格筋に比べて速度が遅く，持続時間は長い．

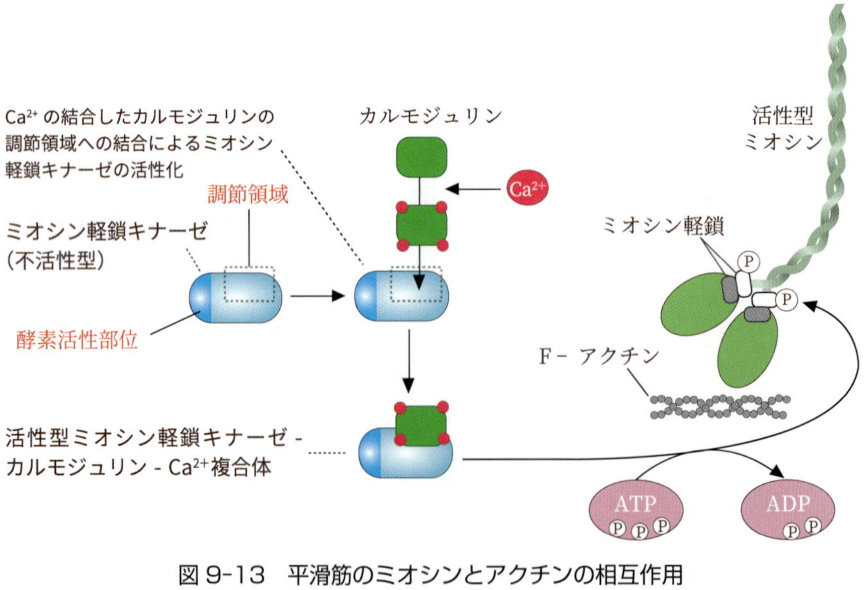

図9-13　平滑筋のミオシンとアクチンの相互作用

9-5　筋の力学と収縮様式

骨格筋は，支配を受ける運動神経からの刺激に応じて収縮する．このような収縮を**神経原性収縮**（neurogenic contraction）とよぶ．一方，ある種の平滑筋および心筋は自発収縮を行い，体外でも適切な栄養液中にあるときなどには自発的に収縮することができる．このような収縮を**筋原性収縮**（myogenic contraction）とよぶ．これまで骨格筋，心筋，平滑筋のそれぞれの構造と特徴を中心に勉強してきたが，ここでは力学的な特徴や収縮様式の違いについて述べる（表 9-3，p.276）．

9-5-1　骨格筋の力学的特徴

(1) 筋の張力

筋収縮（muscle contraction）によって張力が発生し，筋長が変化する．筋収縮による張力の変化を解析するときには，筋長が変化しないように固定して等尺性収縮を生じさせ，張力を測定する（等尺性張力）．

筋組織の**張力**（tension）は 2 つの要素に分けることができる．筋細胞の外側を包み込んでいる結合組織の柔軟性によって生じる**弾性要素**（elastic element）と，アクチンとミオシンの滑り込みによって生じる**収縮要素**（contractile element）である．

静止張力（resting tension）は静止状態の筋を引き伸ばしたときに筋自体が元の長さに戻ろうとする力で，受動張力ともいう．おもに筋周囲の結合組織や腱の伸展によって生じる．一方，**活動張力**（active tension）は，アクチンフィラメントとミオシンフィラメントの滑り込みすなわち筋の収縮活動によって発生する張力である．図 9-14 に収縮する前の筋長（筋節長）と活動張力との関係（長さ－張力曲線）を示した．最大張力は，等尺性収縮時の張力の最大値をいい，図のように収縮前の筋長（筋節長）に依存する．筋節長が 2.0 μm 程度（c の部分）で収縮時の張力は最大となり，これよりも筋節長が短い場合も長い場合も張力は減る．このような骨格筋の長さと張力の関係は，筋収縮の滑り説によって説明することができる．グラフ右上の a から d は各々の筋節長のときのミオシンフィラメント（ブルー）とアクチンフィラメント（ブラウン）の状態をあらわしてい

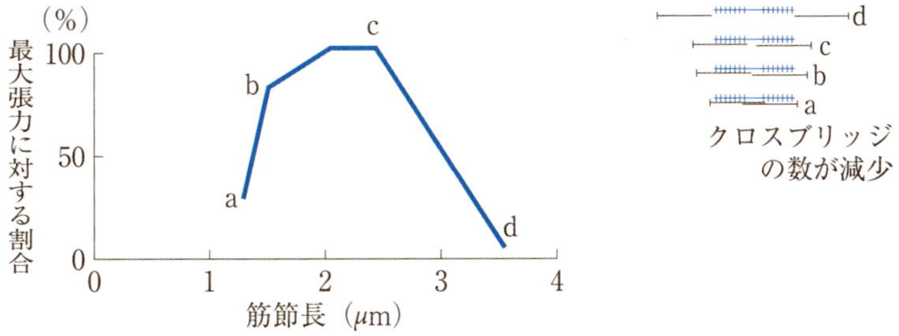

a：A 帯が Z 帯に圧迫される状態
b：筋が伸長されフィラメントどうしは重なりあう
c：さらに伸展されフィラメントどうしの重なりが最適
d：フィラメントどうしの重なりが消失するまで伸展

図 9-14　骨格筋の長さと張力の関係

る．グラフ c–d 部分では，筋長をのばすほど両フィラメントの重なり部分が減り，その分ミオシン頭部とアクチンの結合構造（クロスブリッジ，図 9-5 参照）の数も減る．グラフ a のように筋節長が短すぎてもクロスブリッジの数は減る．つまり，**クロスブリッジ**が最大数形成され最適の状態で両フィラメントが重なり合っているとき（c 部分），筋肉の張力発生能が最も大きい．

(2) 筋の仕事率

力学的に考えると，筋肉が行う仕事は次のようにあらわすことができる．力の単位は N（ニュートン）を用いる．1 ニュートンは 1 kg の質量の物体を 1 m/sec で加速したときの力である．

仕事＝力×距離（N·m） 1 N·m＝1 J（ジュール）

筋肉の収縮にはその収縮の時間という因子が関与している．そこで，筋の仕事を時間あたりの仕事率でみてみると，

仕事率＝仕事 / 時間
＝力×距離 / 時間
＝力×速度

すなわち，張力と収縮速度が仕事率を決めることがわかる．仕事率は，筋肉が最大速度の約 3 分の 1 で短縮するときに最大になる．

(3) 筋収縮のためのエネルギー供給

筋収縮は **ATP** の加水分解をエネルギー源とする．筋収縮によって消費エネルギーの 50～70% は熱となり放散する．筋収縮を維持するには 3 mM の ATP が必要である．図 9-15（A）に示すように，ATP の供給源は，運動時間によって異なる．運動開始から 15 秒程度までの瞬発的エネルギー供給系としては，**クレアチンリン酸系**がはたらき，1 分までの短期供給源としては**解糖系**，それより後の長期供給源には**酸化的リン酸化**（oxidative phosphorylation）反応による有酸素系がはたらく．

筋収縮を続けると ATP が減少し ADP が増加するが，筋にはこの ADP を再利用する機構が存

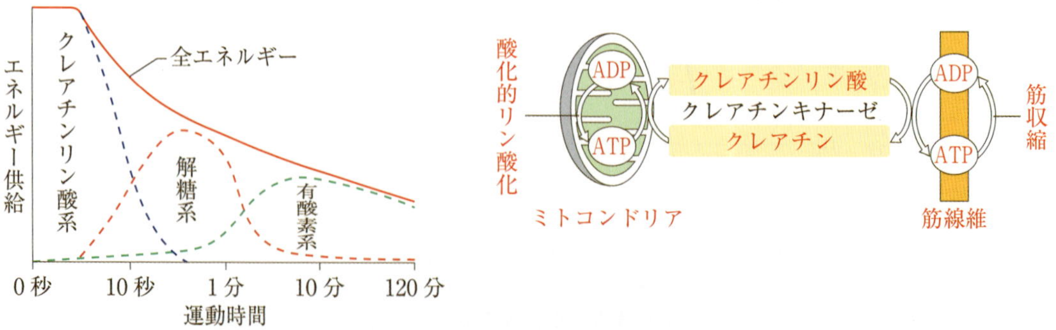

図 9-15　筋運動のエネルギー産生と利用

在する．骨格筋と心筋には**クレアチンキナーゼ**（creatine kinase）という酵素があり，ADP とクレアチンリン酸から ATP と**クレアチン**を産生する（図 9-15（B），クレアチンリン酸系）．この反応を**ローマン反応**という．次の解糖系では，筋肉中に貯蔵された**グリコーゲン**からグルコースを産生し，これを分解するときに産生される ATP を筋収縮に用いる．無酸素状態では 1 分子のグルコースから 2 分子の ATP が産生されるため産生効率は悪いが，産生速度は次に述べる酸化的リン酸化反応と比べて高速である．その一方，反応によって生じた**乳酸**（lactic acid）の蓄積が筋肉疲労の原因となる．このため，解糖系によるエネルギー供給は 1 分程度と短い．これらの供給源と比べて供給開始は遅れるが，長時間 ATP を供給できるのが**酸化的リン酸化**である．酸素存在下で，解糖系によって生じたピルビン酸からクエン酸回路（tricarboxylic acid cycle，TCA 回路ともいう）および電子伝達系によって ATP を産生する．1 分子のグルコースから 38 分子の ATP が産生される．これによる運動を有酸素運動という．エネルギー源としては，血液中のグルコースが優先的に利用されるが，筋あるいは肝臓のグリコーゲン分解によって生じるグルコースも用いられる．持久的運動ではさらに炭水化物や脂肪も利用される．

(4) 筋疲労

骨格筋では激しい運動を長く続けると，収縮力が減弱し筋弛緩が緩徐になる．これは，筋肉の**好気的代謝**に必要な酸素が供給不足となり，解糖系によりグルコースから ATP を産生することによる．先に述べたように，嫌気的状態では ATP 産生効率は悪い．無気的呼吸は水素イオン，乳酸イオン，リン酸イオンが細胞内で増加し，**酸性化**（pH の低下）が起こる．この状態を**疲労**（fatigue）という．短い等尺性強縮を繰り返したときには次のように段階的に張力が低下する．

第 1 相：張力は急速に 80 % 程度まで減少する．

第 2 相：緩徐な張力の低下がつづく．

第 3 相：急速に張力が低下する．

第 3 相では細胞内 Ca^{2+} 濃度の上昇が悪くなる．この相ではクレアチンリン酸は枯渇し，ATP の減少，ADP の増加も起こる．ATP の減少や Mg^{2+} の上昇によって筋小胞体からの Ca^{2+} 放出抑制が起こると考えられている．筋疲労は骨格筋だけにみられる現象であり，心筋や平滑筋には筋疲労は起こらない．スポーツや急な運動後などに発生する筋肉痛（遅発性筋痛）は，筋疲労によるものではなく，筋線維の損傷を修復する際の炎症応答により生じた発痛関連物質（ブラジキニンなど）が，筋膜の感覚神経を刺激することで起こると考えられている．

9-5-2 骨格筋の収縮様式

(1) 骨格筋の種類

骨格筋の収縮力と時間を比較すると図 9-16 のようになる．同じ下腿の筋でも，ヒラメ筋と腓腹筋では 1 回の刺激に対する収縮の持続時間が異なる．腓腹筋（黄線）は刺激（青線）に対する収縮応答が速く持続時間が短い．ヒラメ筋（赤線）は収縮応答は遅いが持続時間が長い．骨格筋は筋線維の集合体であるが，筋線維はすべてが均一ではない．図 9-17 に示すように，1 つの筋は，**白筋線維**と**赤筋線維** 2 つの種類の筋線維が混在した集合体である．

1）白筋と赤筋，速筋と遅筋

骨格筋は**ミオグロビン**の含有量によって色が異なる．ミオグロビンが多いと赤く，少ないと白いので，それぞれ赤筋と白筋とに区別される．ミオグロビンとミトコンドリアが多いタイプⅠ線維（赤筋線維）を多く含む**赤筋**は**遅筋**ともいわれ，エネルギー源であるATPを効率よく供給することができる．姿勢の保持など持続的な張力発生が可能な筋である．これに対して，ミトコンドリアやミオグロビンは少なくグリコーゲンが多いタイプⅡb線維（白筋線維の1種）を多く含む**白筋**は**速筋**ともいわれる．グリコーゲンの無酸素的分解で大きなエネルギーを得ることが可能で，速い運動を行うのに適した筋である（図9-17，表9-2）．タイプⅡa線維はタイプⅠとⅡbの中間の性質を示す白筋線維である．

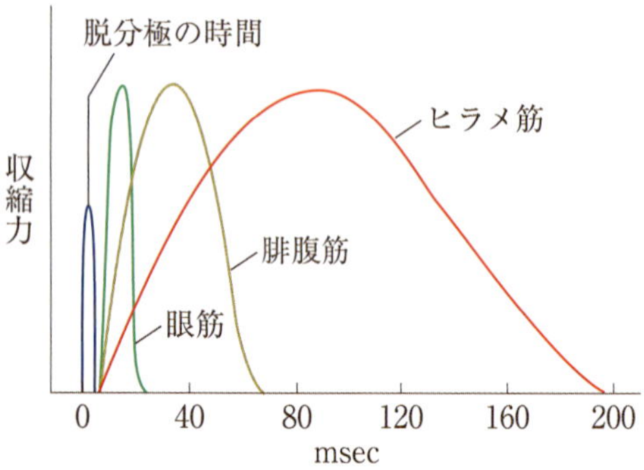

図9-16　骨格筋の種類による特性

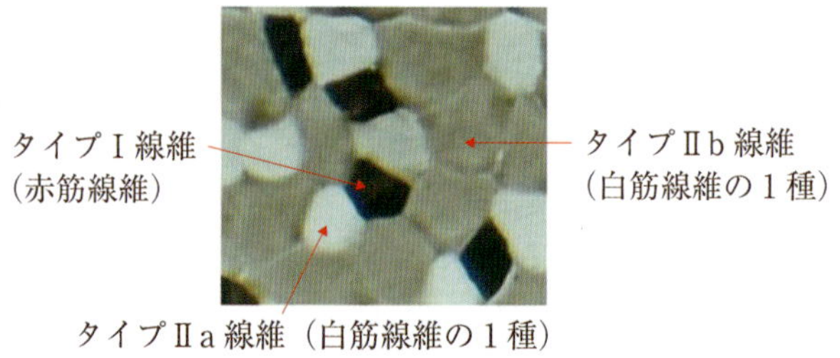

図9-17　白筋線維と赤筋線維

表9-2　白筋と赤筋

筋の型		性　質	ミオグロビン	筋原線維ATP活性	ミトコンドリア
赤筋（遅筋）	type Ⅰ	持続的張力	多	低い	多
白筋（速筋）	type Ⅱa とⅡb	速い運動	少	高い	少

2）神経支配比

1個の運動ニューロンが支配する筋線維の数を神経支配比という．運動ニューロンによって異なり，数本から千本以上に及ぶものもある．神経支配比が低い筋ほど，微細な運動が可能となる（手指の筋や眼筋など）．また，体幹や四肢の筋など大きな力を必要とする筋では，神経支配比が大きい．

（2）単収縮と強縮

骨格筋の収縮は，運動神経からの刺激による神経原性収縮である．図9-18では運動神経を電気刺激したときの支配筋に発生する活動電位と収縮の時間経過を示している．骨格筋の活動電位は短く（2～3 msec程度），終了後に筋収縮がはじまる．筋の弛緩までには数10 msecかかる．運動神経からの刺激の程度によって，骨格筋の収縮様式が異なる．

単収縮（muscle twitch）：運動神経に対する単一の刺激による筋の収縮反応をさす．弱い電気刺激では，ごく一部の神経線維が興奮し，その支配を受ける少数の筋線維のみが活動電位を発生して収縮する．十分な間隔をおいて2回目の同じ強さの刺激を与えた場合は，2つの収縮の発生張力は同じである．しかし，刺激強度を強くすると，単収縮の発生張力は大きくなる．これは，9-2-2(3) 興奮収縮連関で述べたように筋収縮の機能単位は運動単位であり，刺激強度が大きくなればその分収縮に参加する運動単位が増えることによる．すべての運動単位が動員される刺激を最大刺激といい，発生張力は最大となる．

加重（summation）：短い間隔で2回刺激を与える（図9-18の右側の図の赤い矢印）．最初の刺激による収縮後十分に弛緩する前に2度目の刺激が与えられると，筋の活動電位は別々に発生するが，発生張力は重なって増大する．複数の刺激が短い間隔で連続的に与えられると，刺激頻度に応じて発生張力は累積的に増大する．これを収縮の加重という．

強縮（tetanic contraction，tetanus）：刺激頻度が高くなると，単収縮と単収縮の間に弛緩することなく連続して収縮することでなめらかに張力が維持されるようになる（図9-18右下）．この状態を**完全強縮**（complete tetanus）とよぶ．実際にヒトなど動物が運動する場合の骨格筋の収縮は通常は強縮である．

これらの通常の筋収縮とは別に，筋線維内のATP濃度が1 μM以下に低下するとアクチンとミオシンの結合が離れなくなり，筋肉は硬くなる．これを硬直という．**死後硬直**（rigor mortis）が代表例である．その後は死後変化により再びアクチンとミオシンの結合は離れ，死後の時間経過で筋の状態は変化する．

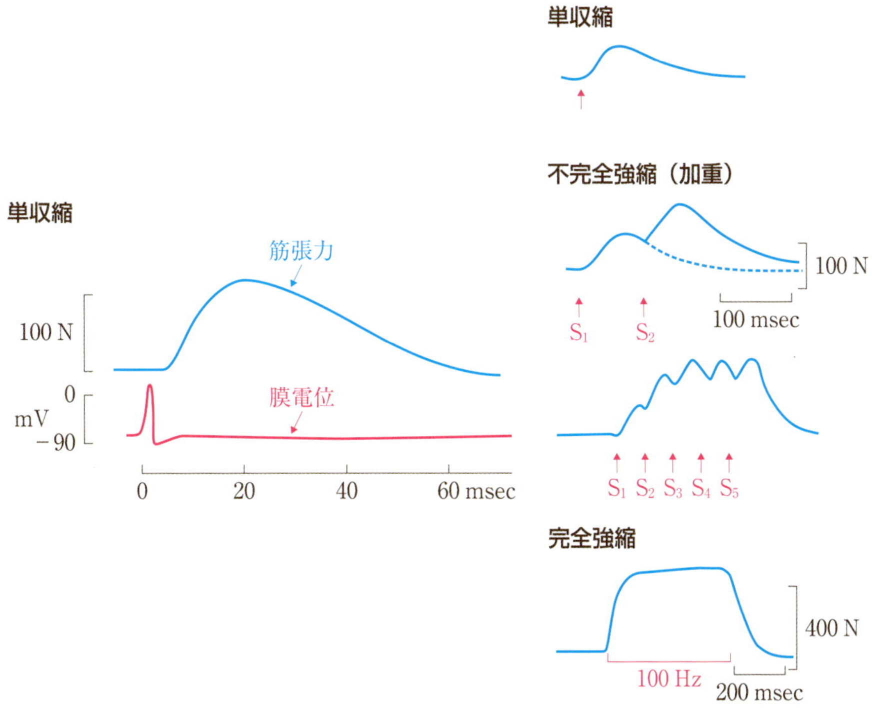

図9-18 骨格筋の収縮様式

(3) 等張性収縮と等尺性収縮

筋の収縮に伴い，筋長が変化するかしないかで，2 種類の収縮方法がある（図 9-19）．図 9-19 では体外に取り出した筋を用いて説明しているが，同様な収縮様式は日常の運動時にもみられる．

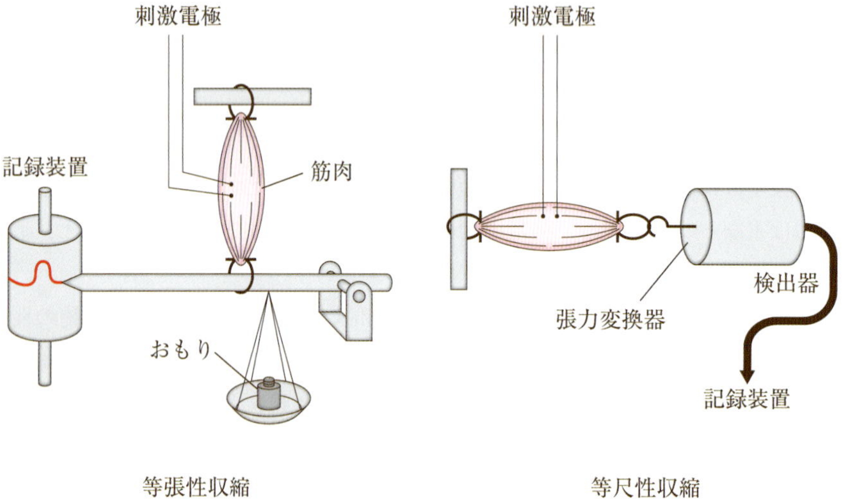

図 9-19　等張性収縮と等尺性収縮

1）等張性収縮（isotonic contraction）

筋の片側におもりをつけた場合のように，筋肉に一定の負荷がかかるような状態で収縮する（実際に筋の長さが短くなる）ことを等張性収縮という．刺激の大きさに伴う筋長の変化が指標である．

2）等尺性収縮（isometric contraction）

筋の両端を固定し，長さを一定にした状態で収縮刺激を与えると，筋は収縮して張力（tension）を発生する．このように筋長が変化しない収縮のことを等尺性収縮という．はじめに筋を固定した時の張力を静止張力とよび，刺激後に筋収縮によって発生したものを発生張力とよぶ．刺激の大きさに伴う張力変化が指標である．

9-5-3　心筋の力学的特徴と収縮様式

心筋は骨格筋と同じく横紋筋であり，共通した特性ももつが，異なる点もみられる．ここでは，骨格筋とは異なる心筋の力学的特性と収縮様式についてまとめる．

(1) 心筋の活動電位と収縮の関係

骨格筋の活動電位の持続時間は約 2 ～ 3 msec であるのに対して，固有心筋の活動電位の形は，2 相（プラトー相）があることによって持続時間が長く，約 200 msec にも及ぶ（図 4-9，図 9-20）．心筋の活動電位とそれに引き続き生じる心収縮との時間関係を図 9-20 に示した．骨格筋の場合，活動電位が短く，これが終了した後に収縮がはじまるため，次々と活動電位が生じれば弛緩

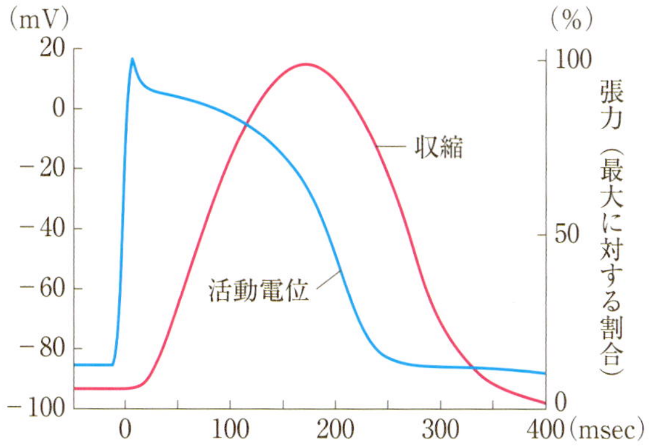

図 9-20 心筋の活動電位と収縮の関係

することなく収縮し続けて強縮が起こる(図 9-18).しかし,心筋では筋収縮が生じている間も活動電位は持続するため,強縮は生じない.弛緩時に心臓に戻った血液を次の収縮で動脈に送り出すことが心臓の使命であるため,1回の活動電位発生で必ず1回心筋の収縮と弛緩が起こるという性質は極めて重要である.

(2) 心筋の収縮性に影響する因子

心臓は,4章で学んだように心房あるいは心室のすべての筋が一斉に収縮・弛緩する(機能的合胞体).このため,心臓の収縮性(発生張力,収縮速度)の変化は,個々の心筋細胞の収縮性の変化によって決まる.9-5-2 のように収縮に参加する筋線維の数(運動単位の数)によって収縮性が決まる横紋筋とはこの点で大きく異なる.個々の心筋細胞の収縮性に影響する因子は次のとおりである.

1) 心筋の長さと張力との関係

横紋筋の筋節長と発生張力との関係を図 9-14 で説明したが,同じ横紋筋である心筋でも発生張力が最大になるのは筋節長が 2.2 μm の状態である.生理的な状態では,心筋の筋節長はこれ以下のため,収縮前の筋節長が長いほどフィラメントどうしの間にできるクロスブリッジ数が多くなり,発生張力は大きくなる.横紋筋と同様に筋を引きのばすと静止張力が発生するが,心筋の場合はこれを**前負荷**(心筋が収縮する前に加わっている負荷)という.体内での前負荷は,静脈還流量(心臓に戻る血液量)に依存するため,静脈還流量が多いほど(最初の筋節長が長いほど)心筋の収縮力が大きくなり,4章で説明した**フランク・スターリング(Frank−Starling)の心臓の法則**が成り立つ.さらに,心筋ではクロスブリッジの数だけでなく,Ca^{2+}感受性の変化も収縮力に関係するといわれている.

2) 心筋の負荷と収縮速度の関係

摘出した心筋の一端を図 9-19 のような方法で固定し,他端におもりをつける.この心筋を刺激すると,心筋の張力がおもりに等しくなると短縮しておもりをもち上げる.このときの筋の発生張力はおもりの重さに等しい(等張性収縮).短縮する際のおもりの重さが**後負荷**に当たる.後負荷が大きくなるほど短縮速度と短縮量は低下する.左心室の後負荷は,4章の COLUMN「前負荷と後負荷」で紹介したように大動脈圧である.

3）心筋の収縮性を変化させる因子

9-3-2でも述べたように，心筋の収縮性はCa^{2+}濃度が大きく関係する．アドレナリンやノルアドレナリンなどのカテコールアミンは，L型Ca^{2+}チャネルを介した細胞外からのCa^{2+}流入量を増加させて収縮性を上げる．また，ジギタリス（digitalis）などの強心薬は，$Na^{+}-K^{+}$ ATPase（ナトリウムポンプ）を抑制して細胞内のNa^{+}を上昇することにより，$Na^{+}-Ca^{2+}$交換体による細胞外へのCa^{2+}の汲み出しを抑制して細胞内Ca^{2+}濃度を上昇させて収縮性を上げる．

9-5-4 平滑筋の力学的特徴と収縮様式

これまで述べてきた骨格筋や心筋と異なり，血管や消化管などの管腔臓器の壁に存在する平滑筋は，常にある程度の張力を維持している．これをトーヌス（tonus）といい，定常状態での容量を維持するのに重要である．トーヌスの上昇あるいは低下は，管腔臓器の容量を減少あるいは増大さ

表9-3　骨格筋・心筋・平滑筋それぞれの特徴

特　徴	骨格筋	心　筋	平滑筋
細胞形態	多核，細長い円筒形細胞	通常単核，不規則な桿状細胞	単核，紡錘形細胞
細胞の最大サイズ*1	30 cm×100 μm	100 μm×15 μm	200 μm×5 μm
横紋構造	あり（横紋筋）		なし
自動性	なし	あり	あり*2
神経支配	体性神経（運動神経）	自律神経（交感・副交感神経）	
細胞間の電気的結合	なし	あり（ギャップ結合により興奮を伝える）*2	
T管構造	あり	心房筋　なし 心室筋　あり	なし
アクチン－ミオシン結合制御	トロポニンCへのCa^{2}結合	トロポニンCへのCa^{2+}結合	Ca^{2+}－カルモジュリン複合体のミオシン軽鎖キナーゼ活性化によるミオシン軽鎖のリン酸化
細胞内Ca^{2+}濃度上昇機構	T管のDHP受容体変化による筋小胞体からのCa^{2+}放出*3	筋小胞体からのCa^{2+}誘発性Ca^{2+}放出*3	筋小胞体からのCa^{2+}誘発性Ca^{2+}放出*3，アゴニスト刺激によるIP_3受容体からのCa^{2+}放出
静止膜電位	－90 mV（深い）	固有心筋では－90 mV 特殊心筋では－60 mV	－30 ～ －60 mV（浅い）
絶対不応期	1～2ミリ秒（短い）	100～200ミリ秒（長い）	50～100ミリ秒
単収縮の持続時間	0.1秒	0.5秒	数秒（持続時間長い）
加重・強縮	あり	なし	あり
筋疲労	あり	なし	なし

*1 細胞の最大サイズは（長さ×直径）で示した．
*2 平滑筋では種類によって異なる．単元性平滑筋間にはギャップ結合があり自動性がみられることがある．これに対して多元性平滑筋にはギャップ結合はみられず，自動性もみられない．
*3 筋小胞体上のリアノジン受容体を介してCa^{2+}放出が生じる．Ca^{2+}誘発性Ca^{2+}放出は細胞外からのCa^{2+}流入によって生じる．平滑筋では表に示したように細胞外からのアゴニスト刺激によるIP_3受容体からのCa^{2+}放出も生じる．

せる．例えば，細動脈壁の平滑筋のトーヌスは血圧の維持にはたらくとともに，その変化は局所の血流量を決める．このようなトーヌスの大きさは，ホルモンや自律神経の活動状態による調節のほかに，血管壁で産生される一酸化窒素などのように局所で分泌される因子によっても調節を受けている．

骨格筋や心筋に比べて，平滑筋では大幅に筋長を変えることができる．この性質によって管腔臓器の容量を大きく変えることが可能となる．例えば，尿で満たされた膀胱からほとんど残尿なく尿を排泄できるのは，この平滑筋の性質による．

●章末問題●

1）骨格筋のA帯，I帯，H帯，Z膜とミオシン，アクチンとの関係を説明せよ．
2）神経筋接合部のシナプス伝達について説明せよ．
3）骨格筋の興奮収縮連関について述べよ．
4）心筋における収縮機構について述べよ．
5）平滑筋の収縮機構について述べよ．
6）白筋と赤筋について述べよ．
7）骨格筋の単収縮，強縮，加重について説明せよ．
8）等尺性収縮と等張性収縮について説明せよ．
9）骨格筋と心筋の活動電位と収縮との時間経過の違いについて説明せよ．
10）平滑筋のトーヌスについて述べよ．

10章

呼吸器系

救急救命の現場でまず行わなくてはいけないことをまとめて「救急救命のABC」とよんでいる．Aはair way（気道の確保），Bはbreathing（呼吸の確保），Cはcirculation（循環の確保）を略したものだ．命に関わるほどの緊急事態においては，空気の通り道である気道を確保したうえで，呼吸（必要であれば人工呼吸）をさせ，必要があれば心臓マッサージや電気ショック（除細動という）を行って血液を循環させることにより，取り入れたO_2を組織に運び，組織で産生されたCO_2を体外に排出させることが最も重要である．O_2は組織内の個々の細胞に届けられ，生命維持などに必要なエネルギーの元となるアデノシン三リン酸（adenosine triphosphate：ATP）産生に用いられる．本章では，呼吸器の構造，呼吸および呼吸調節のしくみを学ぶ．

10-1 呼吸器系の概要

私たちは，体外から 1 分間あたり約 250 mL の O_2 を取り込み，1 分間あたり約 200〜250 mL の CO_2 を体外に排泄している．このガス交換に関わる器官をまとめて呼吸器系（respiratory system）という（図 10-1）．

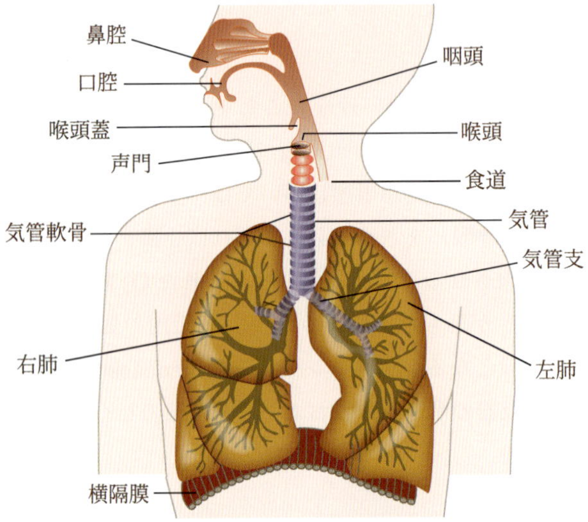

図 10-1　呼吸器系（上気道と下気道）

10-1-1 外呼吸と内呼吸

呼吸（respiration）とは，O_2 を取り込み，CO_2 を排出することである．呼吸には**外呼吸**（external respiration）と**内呼吸**（internal respiration）の 2 種類がある．図 10-2 で示すように，外界から空気中の O_2 を血液中に取り入れ，血液中の CO_2 を外気中に排出することを外呼吸という．外気と血液の間のガス交換を意味する．これに対して，組織中の細胞と血液の間で行われるガス交換のことを内呼吸という．ここではまず外呼吸（以下，呼吸とよぶ）について学ぶ．

10-1-2 上気道と下気道

体内への空気の通り道である**気道**（airway）は，**上気道**（upper airway）と**下気道**（lower airway）に分けられる．上気道には，図 10-3 に示すように**鼻孔**《びこう》（nostril）から**鼻腔**《びくう》（nasal cavity），**咽頭**《いんとう》（pharynx），**喉頭**《こうとう》（larynx）まで含まれる．上気道の役割は，空気を暖めて湿気を与え，病原微生物や塵などの異物を線毛によって除去したり，免疫のはたらきで防御したりするとともに，鼻（nose）部分は嗅覚にも関係する（8 章感覚器系参照）．

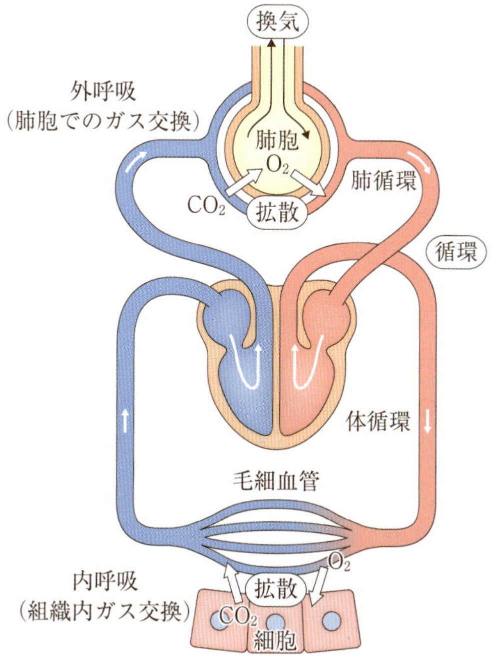

図 10-2　外呼吸と内呼吸

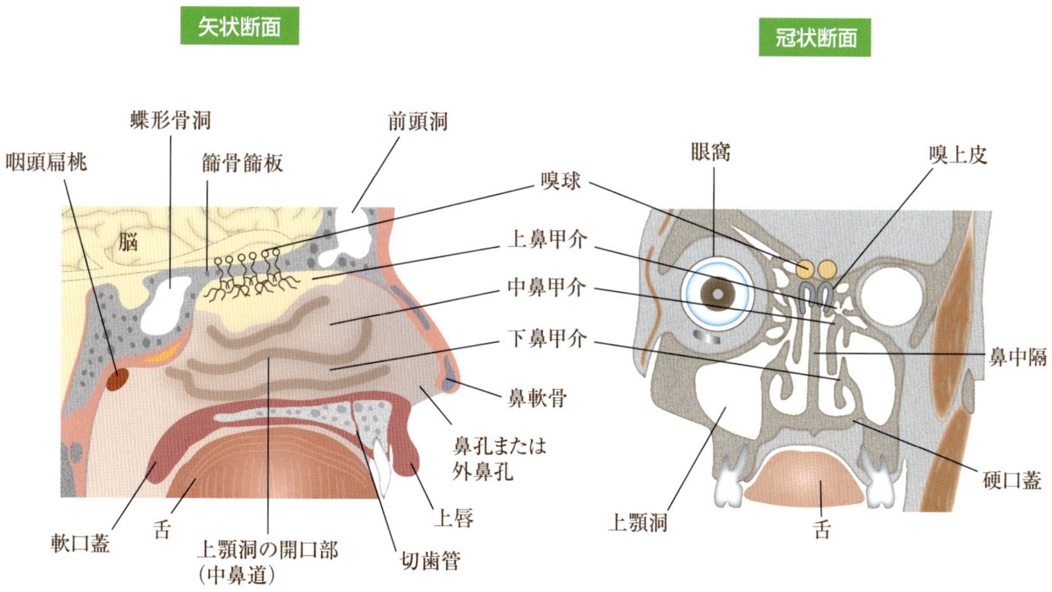

図 10-3　上気道の構造とはたらき

これに対して，**下気道**とは**気管**（trachea）から**気管支**（bronchus）までをいう．気道のうち，実際にガス交換に関わるのは肺胞に近い細い気管支（呼吸細気管支）からであり，残りの部分は空気の通り道である．したがって，呼吸量のうち，この部分（死腔《しくう》という）の容積約 150 mL 分はガス交換に関わっていない（死腔換気量）．

10-1-3 上気道の構造とはたらき

上気道のはじまり部分である鼻の構造をみると，中心にある鼻《び》中《ちゅう》隔《かく》によって鼻腔は左右に分けられ（図 10-3），鼻腔内は表面が粘膜によって覆われている．冠状断面でみられるように，鼻腔内は左右の幅が狭く，外側面には上鼻甲介，中鼻甲介，下鼻甲介という 3 つのヒダによる凹凸があり，この隙間（上鼻道，中鼻道，下鼻道）も空気が通る．粘膜には血管が豊富なため，鼻腔に入った空気は狭い空間を通る間に血液によって温められ，気管に達するまでには体温と同じく 37℃となり，湿度は 100 %（飽和水蒸気圧 47 mmHg）に達する．鼻腔粘膜上皮は線毛上皮からできていて，線毛運動によって下気道に塵などの異物が入るのを防ぐ．また，鼻腔粘膜上皮や粘膜下組織からは粘液や漿液が分泌され，異物の排泄に役立つ．空気はさらに鼻腔および口腔後方の咽頭を通る．咽頭の下部は喉頭（前方）と食道（後方）に分かれ，喉頭は軟骨によって構造を補強されてい

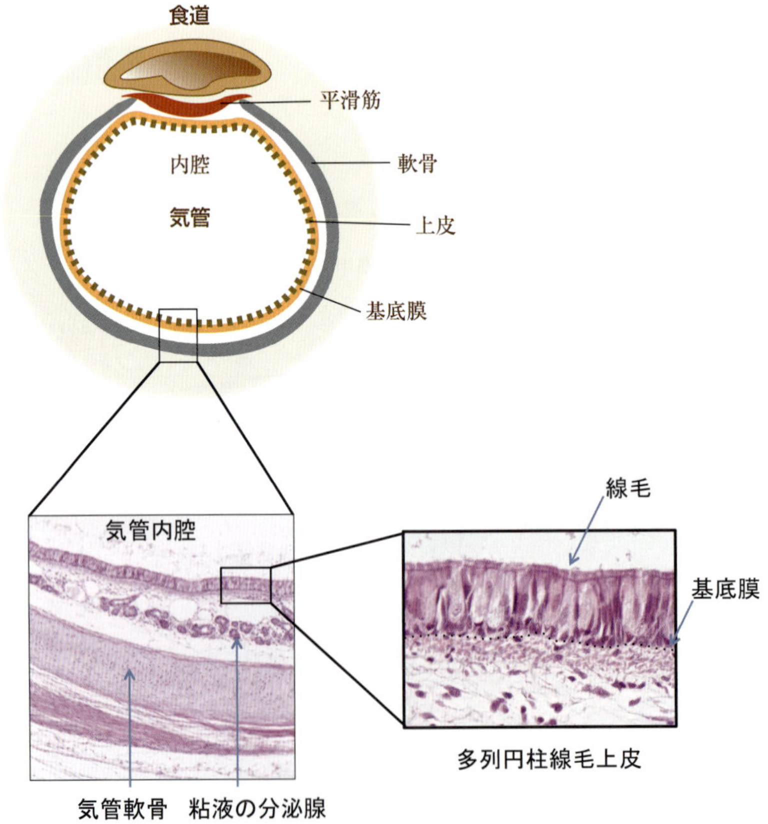

図 10-4　気管壁の構造とはたらき

気管壁からは MUC5AC および MUC5B の 2 種類のムチン（糖タンパク質）が分泌される．

て，空気を気管に導く．喉頭の上縁には喉頭蓋《こうとうがい》という突出があり，嚥下《えんげ》の際に食物や液体が気管の方に入らないようにフタの役割をする（図 10-1）．喉頭には声帯があり，その隙間（声門《せいもん》）が呼吸のための空気の通り道になるとともに，声帯を振動させることによって発声にも関わっている．喉頭内腔は声帯の一部を除いて**多列線毛円柱上皮**で覆われ，**線毛運動**によって気管内部の分泌物を上方に送るのに役立つ．

10-1-4　下気道の構造とはたらき

下気道は気管と気管支で構成される．気管（長さ約 10 cm，径約 1.5 cm）は食道の前方を下行して胸郭内に入り，第 5 胸椎の高さで分岐して左右の気管支となる（気管分岐部）．図 10-1 のように右気管支は左気管支より太く分岐角度が小さいため，小児などが異物（あめ玉など）を誤嚥した際には，右気管支に入りやすい．気管支分岐部前方には，心臓と心臓から出る大血管がある．大動脈弓は気管分岐部前方で左気管支を乗り越えて食道の左後方を下行する．気管や気管支の外側は **C 字型の気管軟骨**（後ろが開いた馬蹄形）が分節状に取り囲む（図 10-4）．これらは硝子《しょうし》軟骨からできていて，空気の通り道である気管内腔を常に十分に開大させておくのに重要な構造である．

気管内腔は多列線毛円柱上皮によって覆われ，病原体や微粒子などの異物を捕捉して**線毛運動**によって上方に運ぶ（図 10-4）．気道粘膜には線毛細胞のほかに基底細胞，杯《さかずき》細胞がある．杯細胞

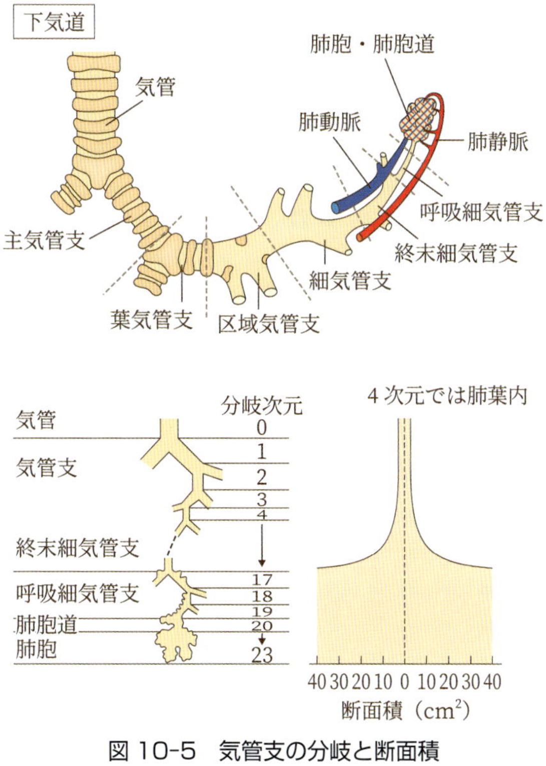

図 10-5　気管支の分岐と断面積

16 次元（16 回分岐）の終末細気管支まではガス交換機能をもたず，空気の通り道としてはたらく．17 からはガス交換機能をもつ．

や粘膜下腺からは粘液が分泌されて内腔表面を覆い，湿った状態に保つ．また，これらの粘着性の液層（粘液ゲル層）はムチンのほかに免疫グロブリン，リゾチームなど抗菌性の物質を含んでいて細菌感染を防ぐ．

左右の気管支はそれぞれ肺門から肺内に入り，肺葉の数に合わせて右気管支は3枝，左は2枝に分かれる（葉《よう》気管支）．**葉気管支**はその後さらに分岐して**区域気管支**，**細気管支**，**終末気管支**，**呼吸細気管支**，**肺胞道**と次第に細くなり，肺胞道は**肺胞**につながる（図10-5）．細気管支（直径1 mm以下）では，軟骨の位置や形が不規則となり，壁の平滑筋が発達している．次の終末細気管支（直径約0.5 mm）まではガス交換に関与せず，空気の通り道としての役割をもつ．これより末梢の呼吸細気管支や肺胞道では急激に総表面積が大きくなり，壁のところどころに肺胞が出現し，先端の肺胞部分とともにガス交換の場としてはたらく．

気管支粘膜は，気管の粘膜に類似している．粘膜表面は気管表面と同じく粘液層によって覆われている．細気管支では杯細胞はみられず，**クラブ細胞**（Club cell）という線毛をもたない細胞が出現する．クラブ細胞は図10-6に示すように粘液のほかに**サーファクタント**などを分泌するといわれている．粘膜固有層は弾性線維と平滑筋が占める．平滑筋には交感神経系のβ_2受容体と副交感神経系のムスカリン受容体が分布する．前者は筋弛緩，後者は筋収縮作用をもつ．**気管支喘息**（bronchial asthma）は，ヒスタミン放出などによって気管支壁の平滑筋収縮が引き起こされ，気管支内腔が狭くなることによって生じる（次頁COLUMN 気管支喘息治療薬を参照）．

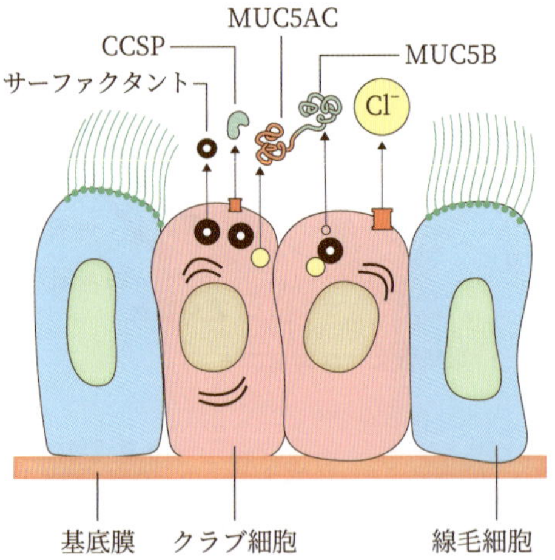

MUC5AC：ムチン5AC糖タンパク質
MUC5B：ムチン5B糖タンパク質
CCSP：クラブ細胞分泌タンパク質

図10-6　クラブ細胞

COLUMN

気管支喘息《ぜんそく》治療薬

気管支喘息とは，気道が極度の狭窄状態に陥り，肺でのガス交換（換気能）が要求される量を大きく下回る状態である．この気道狭窄は気管支平滑筋の病的な収縮で惹起される．治療戦略は，気管支平滑筋を拡張させることである．気管支喘息治療薬は，喘息発作を抑制するもの（発作時に使用する薬物）と喘息発作が起こらないようにするもの（発作を予防する薬物）に大別される．気管支平滑筋は，アドレナリン β_2 受容体刺激により拡張される．これは，この受容体刺激により，気管支平滑筋細胞内のcAMPが増加することによる．その他に細胞内のcAMPを増加させる方法として，cAMPを加水分解するホスホジエステラーゼを阻害する方法もある．気管支喘息の発作を抑制する薬物として，アドレナリン β_2 受容体刺激薬とホスホジエステラーゼ阻害薬が使用される．一方，喘息発作を予防する薬物には，気管支平滑筋を収縮させるアセチルコリン，トロンボキサン A_2，ロイコトリエン，ヒスタミンなどの受容体遮断薬が用いられる．加えて，喘息発作は炎症反応が引き金になることが多いので，ステロイド系抗炎症薬（通称，ステロイド薬）も用いられる．

呼吸細気管支，肺胞道，肺胞嚢《のう》の壁から多数ふくれ出した半球状の袋構造を**肺胞**（alveolus：複数形はalveoli）という．直径は0.1～0.2 mmで薄い壁によって囲まれている（図10-7）．両肺で約5億個の肺胞があるといわれている．肺胞上皮は扁平な**Ⅰ型肺胞上皮細胞**と多角形でⅠ型より背が高い**Ⅱ型肺胞上皮細胞**からできている．上皮の外側は肺動脈由来の毛細血管が豊富で網目状に肺胞を覆っている．肺胞と血管の間のガス交換は，Ⅰ型肺胞上皮細胞，基底膜，毛細血管内皮細胞の3つを通して行われる．一方，Ⅱ型肺胞上皮細胞は，**サーファクタント（表面活性物質）**を分泌し，肺胞内の表面張力を低下させて肺胞が虚脱するのを防いでいる．肺胞壁の弾性線維は空気の出入り

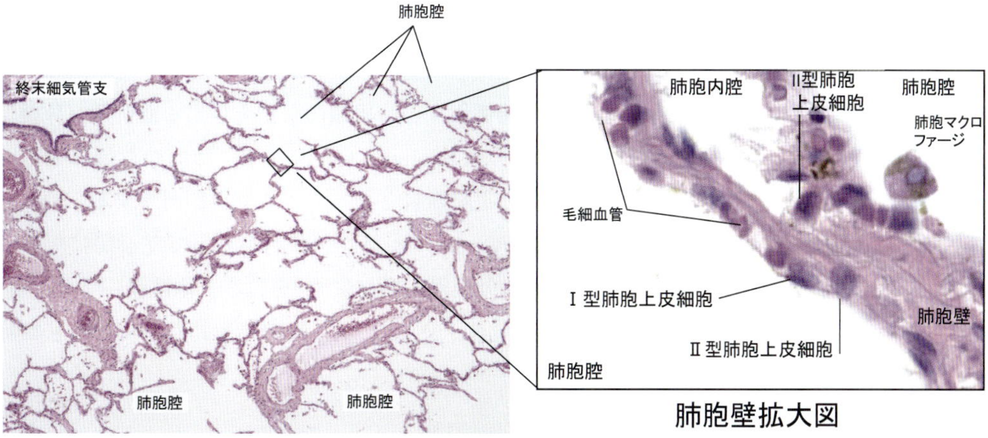

図10-7　終末細気管支および肺胞壁の構造

の際に肺胞壁を伸び縮みさせるのにはたらく．肺胞間には肺胞孔（Kohn の孔）があって互いにつながることにより，末梢の気道が閉塞してもその末端の肺胞が虚脱して無気肺にならないように防いでいる（図 10-8）．

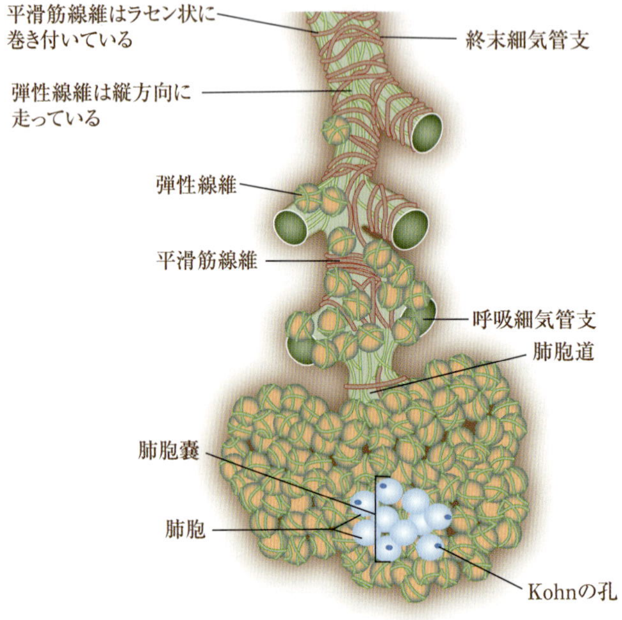

図 10-8　肺胞にみられる Kohn の孔（肺胞孔）

10-1-5 肺の構造

肺は，胸郭内に位置し，左右 1 対ある．上方は尖って肺尖《はいせん》とよばれ，下方は広く横隔膜の上に載っている．肺表面は**壁側胸膜**と**臓側胸膜**（肺表面を覆う膜）の 2 枚の胸膜によって覆われ，これらの膜の間の狭い**胸膜腔**には少量の**胸膜腔液**（10 mL 程度）がある．左右の肺の内側にある肺門から気管支，血管やリンパ管，神経などが出入りする．**右肺は 3 葉**（上葉，中葉，下葉）に分かれ，肺容積は右肺が左肺に比べて大きい．一方，**左肺は 2 葉**（上葉，下葉）に分かれている（図 10-9）．

肺の血管系には，ガス交換に関わる血管系（肺循環）と肺組織に栄養を与える血管系（体循環）の 2 系統がある．前者は右心室から出る**肺動脈**（pulmonary artery）で，肺門から肺に入った後に分岐を繰り返し，前述のように肺胞を取り囲む毛細血管となってガス交換に関与する．ガス交換を終えた毛細血管は集合して**肺静脈**（pulmonary vein）となり，肺門から出て左心房に戻る（肺循環）．O_2 が豊富な血液はその後左心室を経て大動脈から全身に O_2 を送る（体循環）．一方，肺の栄養血管としてはたらく気管支動脈（bronchial artery）は，おもに胸部大動脈から分岐して肺の組織に O_2 や栄養を与える（体循環）．

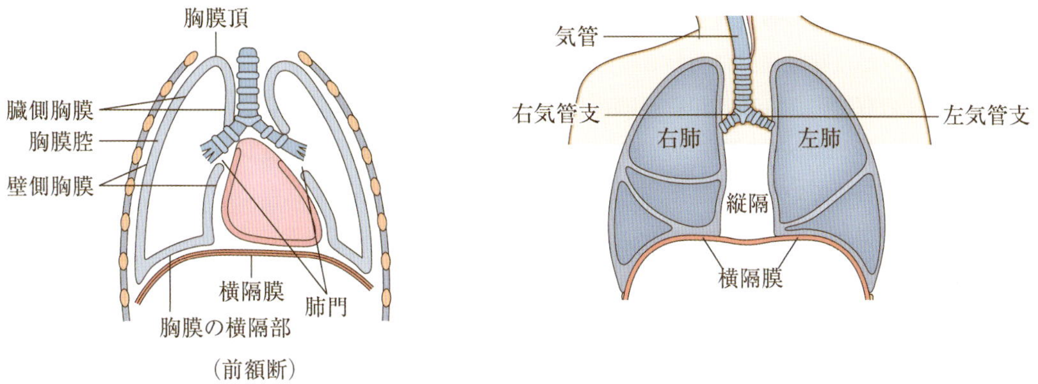

図 10-9　肺を覆う胸膜と肺の模式図

壁側胸膜は部位によってさらに肋骨胸膜，縦隔胸膜，横隔胸膜に分けられる．

COLUMN

去痰薬

痰は，気道内の異物を体外に排出するための粘液塊である．この異物とは，吸気で呼吸器内に侵入した外因性因子（ゴミ）あるいは炎症などで破壊された白血球および組織の一部などである．これらの異物を捕捉し，粘液性物質とともに生体外に喀出《かくしゅつ》されたものが，いわゆる‘痰’である．気道の炎症で，痰の生成量が増大する．痰自体も気道内では異物となるため，その大きさが大きくなると気道を閉塞させる原因となる．この痰による気道閉塞（呼吸不全）を回避するために，痰の喀出を促進させる去痰薬《きょたんやく》が用いられる．痰は，白血球のような細胞成分が多い場合は，死細胞に由来するタンパク質あるいはDNAにより固形物が多い固い痰になる．この場合は，タンパク質のジスルフィド結合を還元することにより切断するシステイン化合物およびDNAを切断する酵素などが使用される．気道分泌を促進させることにより，痰を押し出す薬物も使用される．逆に粘液性の痰の場合は，杯細胞（本文10-1-4参照）の過形成を抑制する薬物が使用される．

10-2　呼吸とその調節

呼吸は**吸息**（inspiration）と**呼息**（expiration）の2相が交互に行われることによって生じる．呼吸運動に関係する筋を呼吸筋という．呼吸筋は横紋筋であり運動神経支配を受けるが，ほかの骨格筋とは異なり，呼吸運動は意識的（随意）および無意識的（不随意）に行われる．

10-2-1　胸郭と呼吸筋

胸郭（thorax）は，12個の胸椎と12対の肋骨，胸骨がそれぞれ関節や軟骨，靭帯によってつながってできている．肋骨の間（肋間）にある**肋間筋**（外肋間筋，内肋間筋）と胸郭の下面を覆う横隔膜が呼吸筋として呼吸運動に関わる（図 10-10，図 10-11）．外肋間筋は肋間神経の支配を受ける横紋筋で，この収縮により肋骨が前方にもち上がり，胸郭が広がることによって吸息が起こる（胸式呼吸）．これに対して内肋間筋が収縮すると，胸郭が狭くなり呼息が生じるが，安静呼吸時には内肋間筋ははたらいていない．**横隔膜**（diaphragm）は，腱中心とよばれる膜中央部の腱組織に筋線維の一端がつながり，もう一方の端は上部腰椎や胸骨下部，下部肋骨にそれぞれ付着する．横隔神経支配の横紋筋で，収縮するとドーム状に盛り上がっていた部分が下方に引っ張られることによ

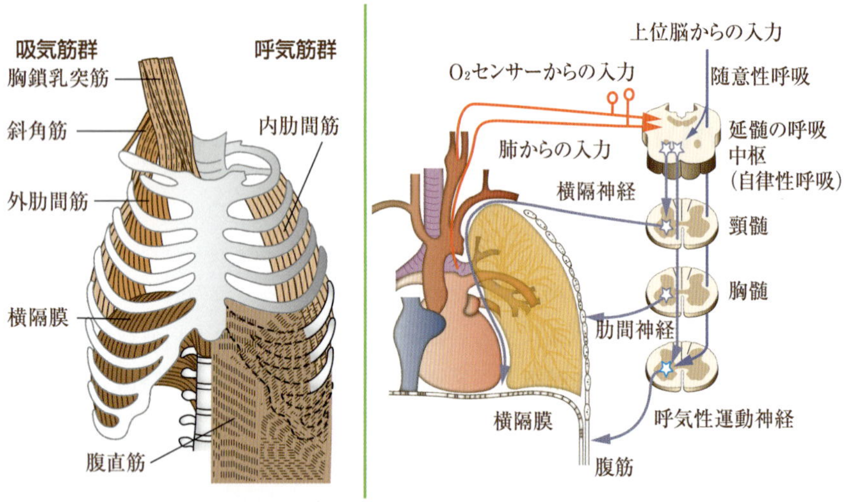

図 10-10　呼吸に関連する筋肉と神経支配

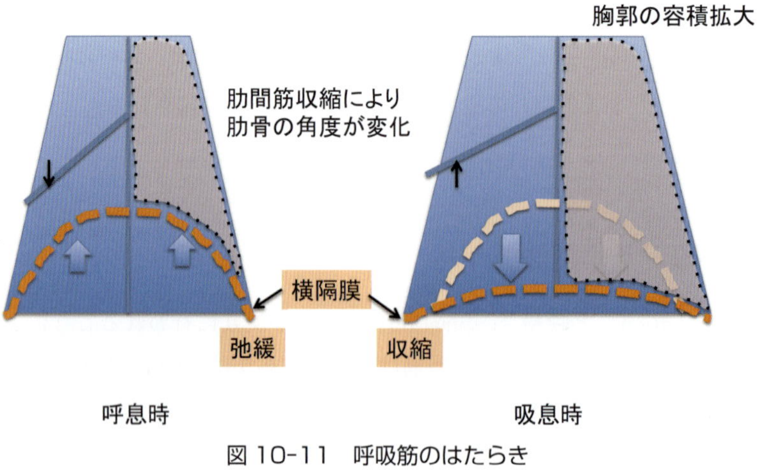

図 10-11　呼吸筋のはたらき

り胸郭が広がり，吸息が起こる（腹式呼吸）．安静時の吸息には，横隔膜が約80%，外肋間筋は約20%関与するといわれている．安静時には，横隔膜の弛緩に伴って膜中央がドーム状に盛り上がり，胸郭が狭くなることによって受動的に呼息が起こる．

一方，激しい運動時などには酸素需要量が増すため，呼吸量が増加する．この場合，吸息では上記の筋のほかに小胸筋，斜角筋，胸鎖乳突筋などが加わり，呼息も安静時のように受動的ではなく腹壁筋（腹直筋，外腹斜筋，内腹斜筋），内肋間筋などの様々な筋がはたらく．

10-2-2　呼吸中枢

呼息と吸息というリズミカルな呼吸運動を支配する**呼吸中枢は，延髄**に存在する．前述したように，呼吸運動は意識的にも無意識的にも生じる．意識的に呼吸する場合には，図10-10に示したように大脳皮質が延髄の呼吸中枢に存在する呼吸ニューロンを介して脊髄の運動ニューロンを刺激し，支配する呼吸筋の収縮・弛緩が生じる．一方，無意識下の場合には，延髄の呼吸中枢の興奮によって脊髄の吸息筋の支配神経（横隔神経，肋間神経）が興奮し，呼吸筋の収縮・弛緩が起こる．

橋には**呼吸調節中枢**がある（図10-12）．呼吸調節中枢は，延髄の呼吸中枢にはたらきかけることにより吸息と呼息の切替えを調節していると考えられている．

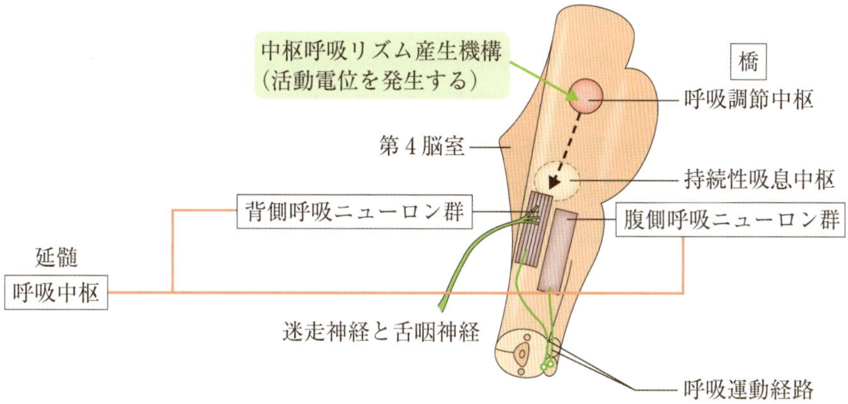

図10-12　呼吸中枢のはたらき

10-2-3　呼吸の成り立ち

安静時無意識下での呼吸の成り立ちを図10-13に示した．延髄の呼吸中枢の興奮（活動電位発生）により，吸息筋（横隔膜，外肋間筋）の収縮が起こり，胸郭の容積が増大する．これによって気道内圧や肺胞内の肺内圧が一時的に外界の圧に比べて陰圧になるため，空気は肺胞内に入る（吸息）．一方，吸息筋の収縮が終了して弛緩すると，胸郭の容積は減少するため受動的に空気が呼出され，呼息が起こる．これに対して，運動時の呼気時には腹筋や内肋間筋が収縮することにより胸腔内圧は大きく陽圧となる．

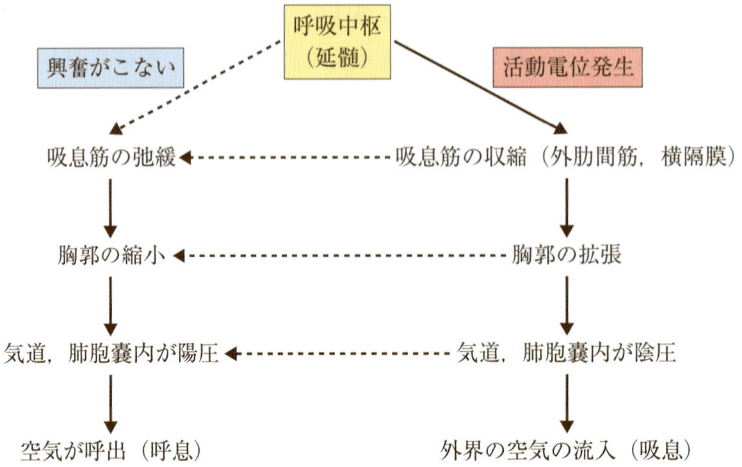

図 10-13　呼吸の成り立ち（安静時無意識下）

10-2-4　呼吸に影響を与える因子

肺には 3 種類の受容器があり，それぞれに神経を介して呼吸に影響を与える（表 10-1）．肺にある**伸展受容器**は，吸息に伴う肺の伸展によって興奮し，迷走神経求心性線維を介して延髄の吸息に関係する神経を反射的に抑制して吸息から呼息への切替えを促進させる（ヘーリング・ブロイエル反射 Hering－Breuer reflex）．ヒトでは安静時の呼吸には大きな影響はなく，換気量が増大するような際に影響する．肺の過度な膨張を防ぎ呼吸リズムの発生に役立つ．**J 受容器**は，肺の毛細血管近傍に存在する無髄神経（C 線維）の終末で，肺うっ血や肺水腫，肺高血圧症などの病態時に興奮して浅くて速い呼吸（頻呼吸）を引き起こす．**咳受容器**は，気道の上皮に自由終末として存在し，機械的触刺激や吸入した化学刺激などで咳反射を引き起こす．

表 10-1　呼吸に影響を与える因子－肺の受容器

1）伸展受容器：肺胞壁に存在（ヘーリング・ブロイエル反射）
2）J 受容器（C 線維終末）：肺，気管の毛細血管に存在
3）咳受容器・刺激受容器：喉頭，肺門，気管支分岐部に存在（咳反射）

動脈血中の O_2 や CO_2，pH などの変化を受容する**化学受容器**は，末梢（血管）と中枢（脳内）どちらにも存在し，これらの変化に伴って呼吸を調節する（図 10-14）．**血管の化学受容器**は，総頸動脈分岐部にある**頸動脈小体**（carotid body）と大動脈弓周囲にある**大動脈小体**（aortic body）の 2 種類である．頸動脈小体は，おもに動脈血の O_2 分圧の低下（それよりは感度が劣るが動脈血 CO_2 分圧の上昇）を感知して舌咽神経（洞神経側枝）を介して延髄の呼吸調節に関わる孤束核にはたらき，呼吸を促進する．これにより O_2 分圧を正常化させる．ヒトでは，大動脈小体は頸動脈小体に比して関与が少ないといわれている．これに対して，中枢の化学受容器は**延髄腹側表面にある中枢性化学感受領《りょう》野《や》**とよばれる領域にある．動脈血の CO_2 分圧が増加し，領野周囲の脳脊髄液中の H^+ 濃度が増加すると，化学感受領野が刺激されて呼吸を促進させる．これにより上昇した CO_2

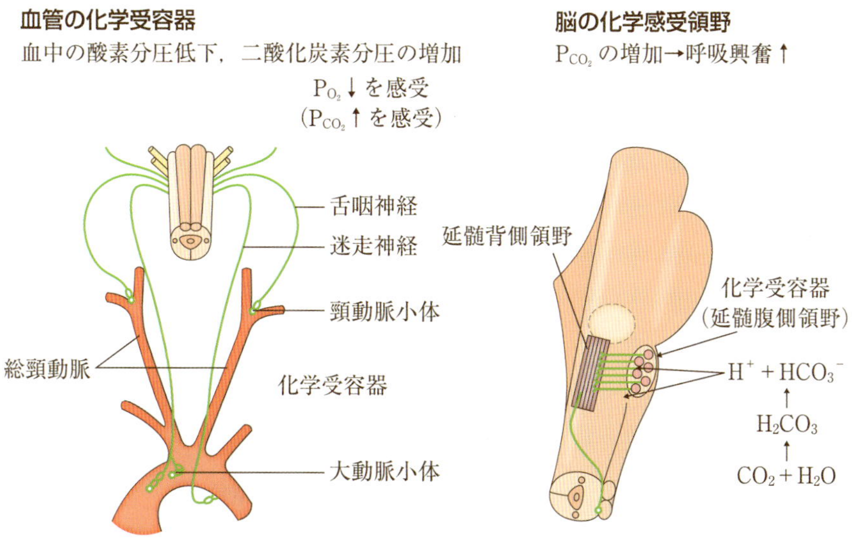

図 10-14　呼吸に影響を与える因子－化学受容器

分圧を正常域に戻す．日常的な代謝量の変化に伴って換気量は変化するが，このような場合には中枢性化学感受領野による CO_2 分圧の変化に応じた調節が行われている．

10-2-5 肺機能

気道から肺胞までに存在する空気の量を**肺気量**（lung volume）という．図 10-15 に肺気量分画および肺気量測定に用いられるスパイロメーター（spirometer）を示した．最大に努力して吸気を行ったときを最大吸気位，最大に呼気を行ったときを最大呼気位とよぶ．肺活量は，最大吸気位から最大呼気位まで呼吸したときの呼吸量で，**肺活量**（vital capacity：VC）と**残気量**（residual volume：RV，死腔にある空気でガス交換には関与しない）を合わせたものが**全肺気量**（total lung capacity：TLC）である．これはまた，**1 回換気量**（tidal volume：TV）と**予備吸気量**（inspiratory reserve volume：IRV），**予備呼気量**（expiratory reserve volume：ERV），残気量を合わせたものでもある．予備呼気量および残気量を合わせて**機能的残気量**（functional residual capacity：FRC）とよぶが，これは安静時にはガス交換に関与しない量を意味する．これらは肺機能の指標として利用される．また，肺気量測定で得られる努力性肺活量（forced vital capacity：FVC），1 秒間の努力性呼気量（forced expiratory volume in 1 second：FEV_1），努力性呼気流量（forced expiratory flow：FEF）などが閉塞性や拘束性あるいはその混合型など呼吸器疾患の特徴の診断や障害程度をみる指標となっている．

10-2-6 肺胞におけるガス交換

呼吸を理解するうえで，気体（ガス）の性質を知っておくことが重要である．呼吸に関係するガスの基本的法則には次の 3 つがある（図 10-16）．

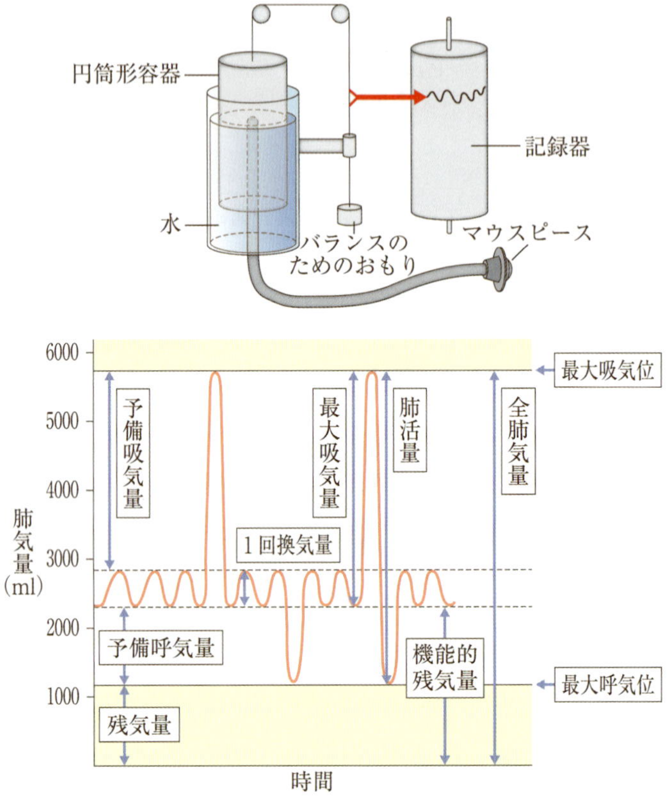

図 10-15　スパイロメーター（上）と肺気量分画（下）

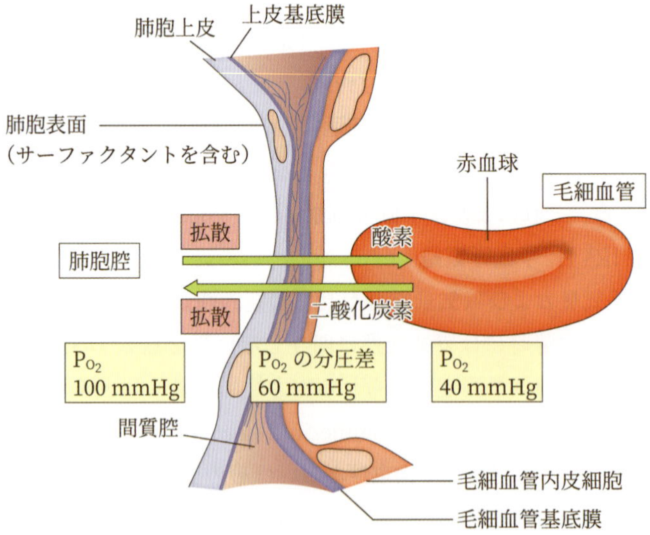

図 10-16　肺胞におけるガス交換

（1）Dalton の法則（Dalton's law）

混合気体の全体としての圧力（全圧）は，これに含まれる各気体成分各々の圧（分圧）の和に等しい．空気の酸素濃度が 20.9%，大気圧が 760 mmHg であれば，空気中の酸素分圧 P_{O_2} は大気圧の20.9％で158.84 mmHgとなる．また，気管，気管支腔内の気体は水蒸気で飽和されている．飽和水蒸気圧は温度に依存するため，37℃では47 mmHgである．

(2) Henryの法則（Henry's law）

気体と液体が長時間接し，気体が液体に十分溶解して平衡状態にあるとき，気体中のガス成分Aのガス分圧は，気相と液相で等しい．

(3) Fickの拡散法則（Fick's law of diffusion）

単位時間あたりの拡散量は拡散面積と濃度差に比例し，拡散距離に反比例する．比例定数が拡散定数である．

肺におけるガス交換では，体内での酸素消費量に見合うだけのO_2を摂取し，CO_2産生量に合う分のCO_2を体外に排泄する．肺胞内と周囲の毛細血管内の間のO_2およびCO_2の移動（ガス交換）はFickの拡散法則に従い，受動的に拡散する．ガス交換に関わる膜（呼吸細気管支から肺胞までの膜）の厚さは0.5 μm以下と薄く，総面積は60から70 m^2もあり，拡散を容易にしている．さらに，肺毛細血管内径は赤血球径よりも小さいため，赤血球は変形して血管壁に接しながら通過する．このため，ガスは効率よく赤血球と肺胞との間を拡散できる．ガスの1分間あたりの拡散量$\dot{V}$は，肺胞内ガス分圧P_1と肺毛細血ガス分圧P_2と肺のガス拡散能D_L mL/min/mmHgとすると，下記のような計算式であらわされる．

$$\dot{V} = D_L \cdot (P_1 - P_2) \qquad (O_2\text{の分圧差は図10-16から60 mmHg})$$

O_2に比べてCO_2の溶解度は約20倍で，その分拡散しやすい．これに対して，O_2は呼吸に関与する膜面積の減少や分圧勾配の減少，拡散距離の増加などにより拡散障害が問題になりうる．

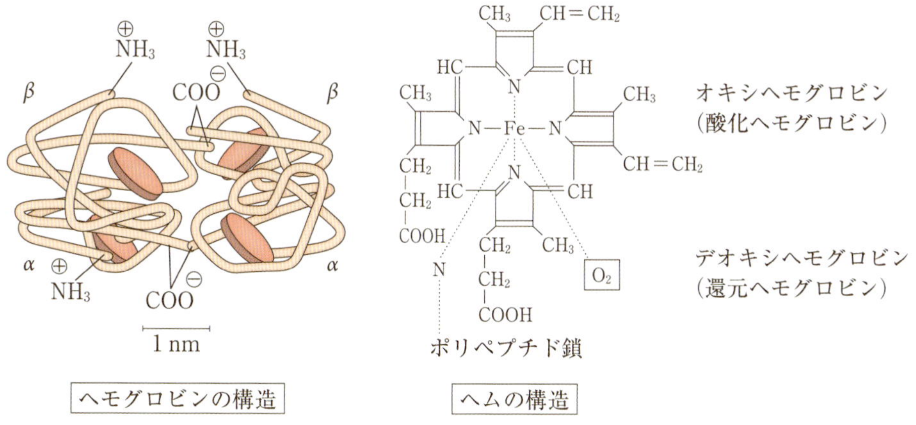

α鎖とβ鎖が2個ずつ組み合わさったグロビン（94％）と4個の円盤状のヘム（6％）からなる．
赤血球の細胞質内のほとんどを占める．
酸素の運搬および二酸化炭素の運搬に関わる．
酸塩基平衡の調節に関わる．　$HHb^+ \rightleftarrows H^+ + Hb$

図10-17　ヘモグロビン

10-2-7 酸素の運搬

安静時の酸素消費量は成人で1分間約250 mLである．これに見合うだけのO_2がガス交換によって肺胞壁の毛細血管に取り込まれ，全身に送られる．血液への物理的溶解によって運ばれるO_2量は15 mL程度であり，残りの235 mL分の運搬には生体の工夫がある．生体内では血液中に拡散したO_2の約97 %が赤血球中のヘモグロビンと結合して効率的に運搬される（図10-17）．

ヘモグロビンは血色素ともよばれる．成人では約97％がヘモグロビンA（hemoglobin A：HbA）とよばれるタンパク質で，4本のポリペプチド（2本のα鎖，2本のβ鎖：$\alpha_2\beta_2$）からなるグロビンタンパク質と4つのヘムという円盤状のポルフィリン体からできている．ヘムの中央には第一鉄（Fe^{2+}）があり，O_2 1分子が結合する．HbAのほかにグロビン部分の構成が異なるHbA2（$\alpha_2\delta_2$：約2％），HbF（$\alpha_2\gamma_2$：約1％）が含まれる．1分子のヘモグロビンは最大4分子の酸素と結合できる．酸素が結合したヘモグロビンを**オキシヘモグロビン**（oxyhemoglobin），結合していないものを**デオキシヘモグロビン**（deoxyhemoglobin）とよぶ．前者はあざやかな鮮紅色であり，後者は暗赤色を示す．

ヘモグロビンと結合した酸素量と酸素容量（血液中のヘモグロビンが最大限に結合しうる酸素量）の比（％）を**酸素飽和度**という．各酸素分圧P_{O_2}における酸素飽和度との関係をグラフ化したものを**酸素解離曲線**（oxygen dissociation curve）とよぶ（図10-18）．酸素分子が結合していないデオキシヘモグロビンは酸素分子と結合しにくいが，O_2が結合するとヘモグロビン分子自体の三次元構造が変化し，さらにO_2が結合しやすくなる性質（これをアロステリック効果allosteric effectとよぶ）をもつため，温度37℃，P_{CO_2} 40 mmHg，pH 7.40の標準的状態ではS字状曲線となる．

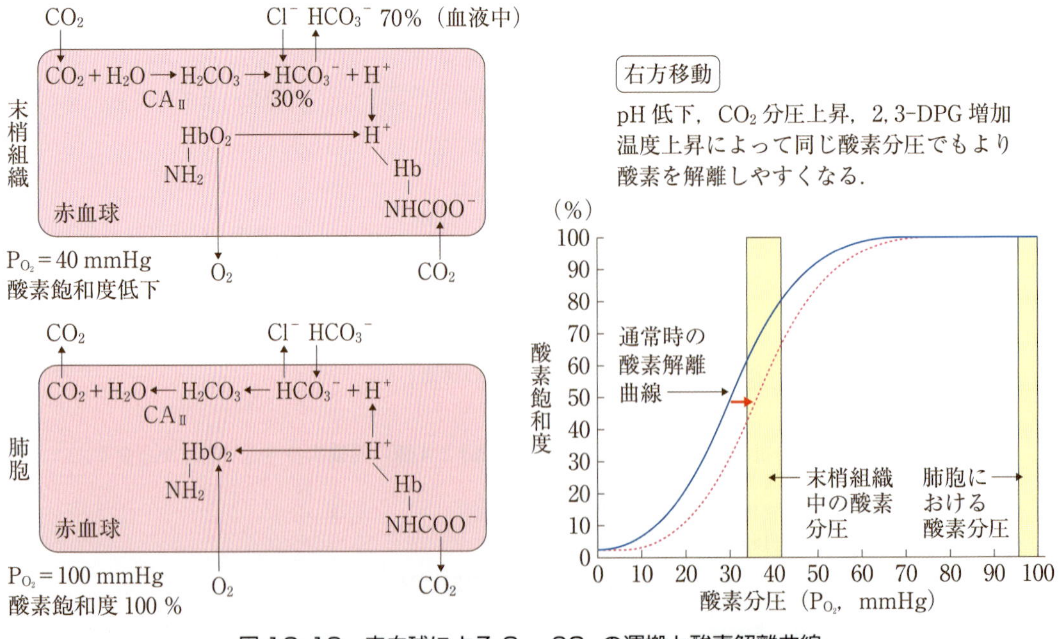

図10-18 赤血球によるO_2，CO_2の運搬と酸素解離曲線

O_2 分圧が 100 mmHg と高い肺胞壁の毛細血管では酸素飽和度は約 98 %であり，ほとんどのヘモグロビンが酸素を結合できるが，末梢組織（O_2 分圧 40 mmHg 程度）では酸素飽和度は約 75 %と，運んできた酸素の 1/4 が放出されることになる．酸素解離曲線は，温度上昇，CO_2 や H^+ の増加，赤血球内の解糖系産物である 2,3-disphosphoglycerate（2,3-DPG）の増加により右方移動する．特に，pH の低下による酸素解離曲線の右方移動をボーア効果（Bohr effect）という．これらの変化はいずれも運動中の筋のように組織の代謝が高い状態のときに生じる．図 10-19 の赤線で示すように，右方移動により同じ O_2 分圧の状態でもより酸素を解離しやすくなる．つまり，より多くの酸素を組織に提供できるようになる．

10-2-8　内呼吸と二酸化炭素の運搬

組織の細胞は，O_2 を取り込んで有酸素代謝を行う結果 CO_2 を産生する．これを**組織呼吸**（tissue respiration）あるいは**内呼吸**という．CO_2 は血液によって肺に運ばれ，肺胞から体外に排出される．この排出量は，安静時約 200 mL/ 分である．組織から血液中に取り込まれた CO_2 は，図 10-19 に示す 3 つの方法で血液中を運ばれる．

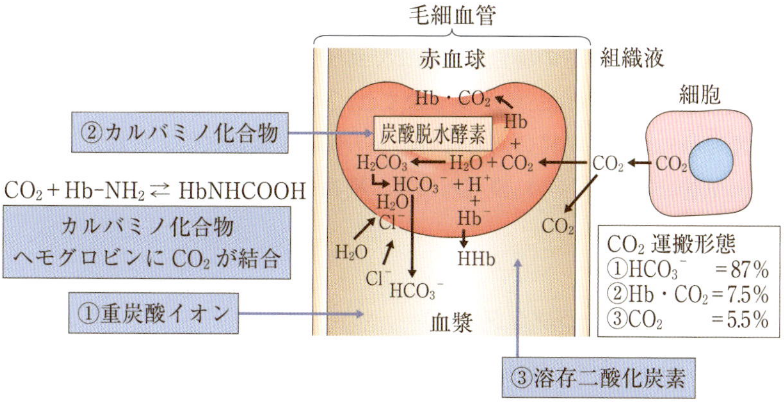

図 10-19　組織におけるガス交換（CO_2 の運搬）

血管内に入った CO_2 の大部分は赤血球中に入る．赤血球内では**炭酸脱水酵素**（carbonic anhydrase）により図 10-19 にあるように CO_2 は水と反応して炭酸 H_2CO_3 となり，さらに解離して**重炭酸イオン** HCO_3^- になる．この重炭酸イオンは Cl^- との交換で血漿中に出て運搬される．血漿には炭酸脱水酵素がないため，水和反応はほとんど赤血球内で生じる．また，赤血球内の CO_2 の一部はヘモグロビンの N 末端と反応して**カルバミノヘモグロビン**（図 10-19）をつくる．血漿タンパク質ともカルバミノ化合物をつくるがごく微量である．このほかに，CO_2 の一部は血漿あるいは赤血球中にそのまま溶解して運搬される．血中総 CO_2 含量に占める割合（%）は図 10-19 のとおりだが，肺胞に排出される CO_2 の由来としては，① 57 %，② 33 %，③ 10 %であり，運搬の形態の比率とは必ずしも一致しない．

10-2-9 肺における CO_2 の排出

肺では，混合静脈血（肺動脈血）の CO_2 分圧（46 mmHg）と肺胞ガスの CO_2 分圧（40 mmHg）の間の分圧差により血液から肺胞内に CO_2 が拡散する．組織中の毛細血管内とは反対の反応が進み，重炭酸イオンから炭酸を経て CO_2 となり，肺胞から排出される（図 10-18 左）．また，ヘモグロビンが酸素と結合することにより，ヘモグロビンに結合していた H^+ やカルバミノ結合していた CO_2 も離れやすくなり，この CO_2 も排出される．

10-2-10 呼吸機能の維持機構

呼吸機能が恒常的に維持されるように，気道や肺胞はそれぞれ上述してきた以外にも特殊なはたらきをもっている．

(1) 気道の防御機能

気道には外部から空気が入るため，外気中の異物や細菌・ウイルスなどが入る可能性がある．気道粘膜上皮にある気道分泌腺により気道の加湿が行われる．これにより外来の粒子は湿った気道粘膜表面に付着し，気道上皮細胞のもつ線毛により口側へと移動し排出されることにより，これらの体内侵入を防ぐ．ただし，微粒子の場合は肺胞まで到達する可能性がある．気道細胞の分泌液中には免疫グロブリン（immunoglobulin）が多く含まれ，異物への液性免疫に役立つ．また，異物が鼻腔内に侵入した場合には，鼻粘膜にある受容器から情報が延髄に伝えられ，くしゃみ反射が起きる．喉頭や気管，気管分岐部などの粘膜表面には，異物を感知して咳反射を起こすような受容器がある．

(2) 肺胞の表面活性物質（サーファクタント）

10-1-4 に記したように，肺胞上皮細胞には，ガス交換に適した薄い肺胞壁をつくる扁平なⅠ型肺胞上皮細胞とともに，多角形でサーファクタントとよばれる表面活性物質を肺胞内に分泌するⅡ型肺胞上皮細胞がある（表 10-2）．サーファクタントは肺胞上皮の表面張力を低下させることによってガスとの接触面積を大きくするはたらきをもつ．大きさの違う肺胞があるとき，ガスは小さな肺胞（内圧が大きい）から大きな肺胞へと移動しやすく，小さい細胞は虚脱しやすくなる．しかし，サーファクタントがあると小さい肺胞のほうが表面張力は小さくなる．これにより，小さい肺

表 10-2 気道・肺胞の特殊なはたらき

・線毛運動と気道分泌→異物の除去		
・肺（胞）表面活性物質（サーファクタント）：ジパルミトイルホスファチジルコリン，ホスファチジルエタノールアミン，リポタンパク質，脂質 →肺の虚脱防止		
・肺胞の上皮細胞	Ⅰ型細胞：扁平で薄い肺胞壁をつくる	→ガス交換
	Ⅱ型細胞：サーファクタントを分泌	→肺の虚脱防止

胞の虚脱を防いでいる．また，このサーファクタントは，表面張力を減少させ，壁の弾性線維とともに肺のコンプライアンスを増大させる（つまり肺胞がふくらみやすくさせる）．サーファクタントは胎生期8か月頃から産生され，生まれた際の自発呼吸に大切である．

●章末問題●

1）外呼吸と内呼吸について説明せよ．
2）上気道，下気道を説明せよ．
3）気道の上皮細胞と肺胞の上皮細胞について説明せよ．
4）肺気量について説明せよ．
5）肺の表面活性物質（サーファクタント）について説明せよ．
6）肺にある呼吸調節にかかわる受容器について説明せよ．
7）末梢と中枢にある呼吸調節に関わる化学受容器について説明せよ．
8）酸素と二酸化炭素の運搬形態について説明せよ．
9）肺胞でのガス交換を説明せよ．
10）呼吸中枢はどこにあるか説明せよ．
11）呼吸に関わる筋肉を述べよ．

11章

血液・血液凝固・線溶系

血液量は体重の13分の1，あるいは約8％を占める．心臓のポンプ作用によって血液はO_2や栄養素，ホルモンなどの調節因子を組織に運び，組織から出たCO_2や老廃物を肺やその他の排泄器官に送り届けるための媒体としてはたらく．血液は血管により身体の隅々まで運ばれ，毛細血管では組織と血液との間で物質交換が行われるため，薬物などを効率よく全身に分布させたい場合には，通常，静脈などの血管内への直接投与が行われる．

11-1　血液について

11-1-1　血液の生理的役割

血液（blood）は，表 11-1 に示すようにガスや栄養素，ホルモン，老廃物などを運搬するほかに，熱を運搬することにより体内の温度を均等化し，余分な熱を体表面の皮膚に運搬するなど体温調節に対しても重要な役割を果たしている．

表 11-1　血液の生理的役割

運搬のはたらき（ガス・栄養素・ホルモン・老廃物など）
体温調節
酸・塩基平衡調節
体液量の調節
身体の防衛・保護
止血

また，13 章で述べるように，血液がもつ緩衝作用により体内で産生される酸性物質やアルカリ負荷などによる pH の変化を最小限にとどめ，肺や腎臓などの酸・塩基平衡調節器官に運ぶ役割ももつ．血液がもつ圧（血圧），あるいは血液中の Na^+ などのイオン類や尿素，糖などでつくられる浸透圧は，腎臓からの水の排泄量に大きく影響し，体液量の調節に関わる．また，血液細胞の 1 種である白血球や血漿中にある抗体類は，病原体などの外敵やがん細胞などから身を守るための生体防御にはたらく．事故などで大出血し，急激に血液を失うと，血圧が保持できなくなり組織に十分 O_2 などが運搬されなくなる循環不全の状態となる．このため，血管が破損した際には血液がその場で凝固することにより出血をできるだけ最小限にとどめて血液量の減少を防ぐとともに，損傷血管からの外敵の侵入を防ぐ（止血）．

このように血液は様々な重要な役割をもつ．血液がすべての器官のはたらきに大きな影響を与えることから，血液量，血圧，pH，イオン組成，浸透圧などの血液の状態は常にそれぞれの受容器によって監視され，厳密にコントロールを受けている．

11-1-2　血液の構成

血液成分は，細胞成分（血液細胞 blood cell を**血球**という）と液体成分である**血漿**《けっしょう》（plasma）に分けられる（図 11-1）．血液を採取した後，EDTA（エチレンジアミン四酢酸 ethylenediaminetetraacetic acid）などの Ca^{2+} のキレート剤あるいはヘパリンのような抗凝固薬（抗凝血薬）を入れて遠心分離すると，図 11-2 のように少し黄色味をおびた液体と赤い沈殿と両者の間の白い帯状の薄い層の 3 層に分かれる．上層の液体成分を血漿という．下の 2 層のうち白く薄い層（バフィコート buffy coat）には血小板と白血球，最下層の赤い層には赤血球が沈殿している．血漿と血球の容積比はほぼ 55 %対 45 %程度で，全血液に対する血液細胞の容積比（ほぼ赤血球の容積比に等しい）を**ヘマトクリット値**（hematocrit（Ht）level）という（成人男性 42 ～ 45 %，女性 38 ～ 42 %）．

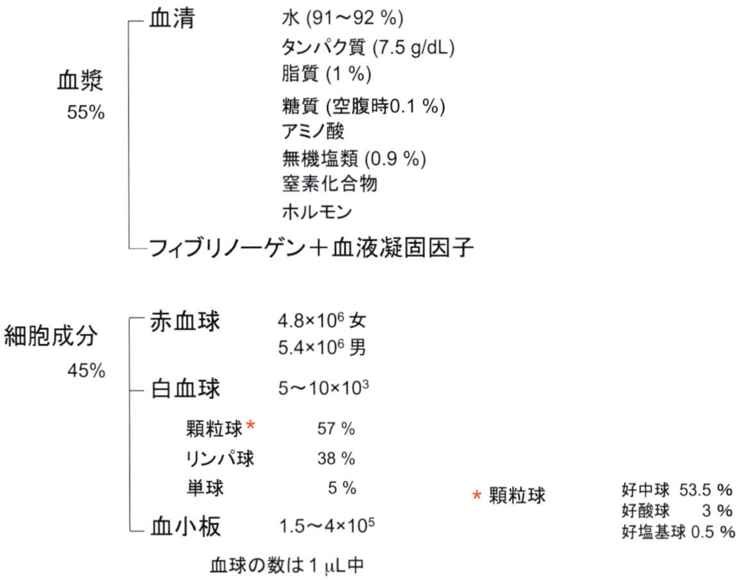

図 11-1　血液成分

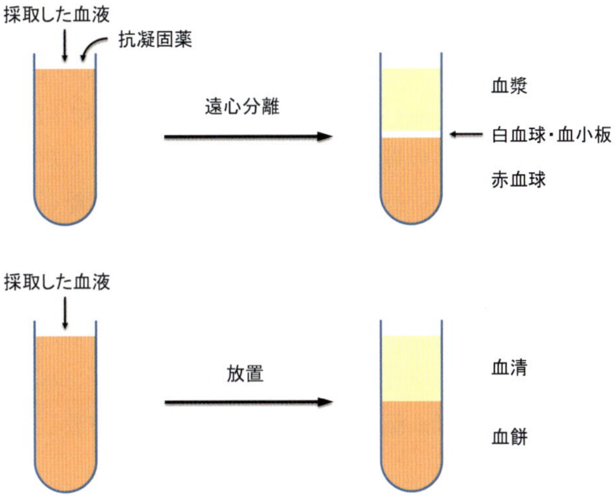

図 11-2　血漿と血清

貧血（anemia）の指標として臨床で用いることが多い．一方，血管から採取した血液を何も加えない状態でそのままガラスの試験管に入れて放置しておくと，やがて試験管の底には赤い血の塊（**血餅**《けっぺい》あるいは凝血塊《ぎょうけつかい》）ができ，その上に淡黄色の液体成分が分離する．血餅は，血漿中のフィブリンタンパク質が網状に重合したフィブリン網によって細胞成分がからまり合って固まったものをいう．このときに分離して出てくる液体成分を**血清**《けっせい》（serum）とよぶ．つまり，血漿中にはフィブリノーゲン（フィブリンの前駆物質で線維素原ともいう）などの血液凝固にはたらく因子（血液凝固因子とよぶ）が含まれていて，採血あるいは血管損傷などで血管外に血液が出ると凝固反応が起こる．血清とフィブリノーゲンなどの血液凝固因子を足した液体成分が血漿である（図 11-1）．血清の主成分の水には血清タンパク質や糖，イオン類，ホルモンなどが溶け込んでいる．

一方，血液の細胞成分には**赤血球**（red blood cell：RBC あるいは erythrocyte，erythro は赤，cyte は細胞の意味），**白血球**（white blood cell：WBC あるいは leukocyte，leuko は白の意味），**血小板**（platelet あるいは thrombocyte）の 3 種類があり，白血球にはさらに顆粒球，リンパ球，単球が含まれる（図 11-1）．血液 1 μL 中の赤血球数は約 450 万〜500 万個であり，血球中で最も多い．図 11-1 に示すように赤血球数は男女間で差がある（下記 COLUMN も参照）．前述したように血液細胞分画では赤血球容積が占める割合が 99 %と圧倒的に多い．白血球数は約 5,000〜1 万個程度で，**顆粒球**（granulocyte）が最も多く，**リンパ球**（lymphocyte）や**単球**（monocyte）は比較的少ない．白血球は生体防御に関連し，感染症などの際には数が増加する．血小板数は約 15 万個程度で，後述するように止血の際に大きな役割を果たす．

COLUMN

男女の赤血球数

赤血球は，骨髄幹細胞から分化したもので，その最終分化を促進させる因子がエリスロポエチン（EPO）である．EPO は腎臓で産生される．腎不全患者では，この EPO 産生能が低下する．その結果，腎不全では，貧血が必発症となる．腎での EPO 産生は，男性ホルモンがその産生の調節因子となる．男性ホルモンは 2 つの生物学的な調節を行っている．まず，男性ホルモンが，身体の男性化を行うことは非常によく知られている．他方，男性ホルモンには全身の細胞のタンパク質合成能を上昇させる機能も有する．特にこの作用のことをタンパク質同化作用とよぶ．男性ホルモンが EPO 産生を促進させるのは，このタンパク質同化作用によるものである．つまり，男性の血液中の男性ホルモン量は，女性のそれよりも多くなるので，男性の方が女性よりも赤血球数が多いということになる．なお，男性化作用を弱め，タンパク質同化作用を強めたのが，タンパク質同化ステロイドとよばれる薬物である．臨床では，疾患および術後の体力消耗が激しい患者の回復を目的に使用される．

11-1-3 血液細胞の種類とはたらき

血液細胞は後述するように**骨髄**で産生されて血管中に出て全身をめぐる．この血管内を循環する血液を**末梢血**（peripheral blood）とよび，末梢血中の血球と骨髄内にある血球とを区別する．血液細胞の性状を観察するには，スライドガラス上に少量置いた血液を薄く引きのばし（ドイツ語の strich から「ストリッヒを引く」という），ギムザ染色などの染色を施した**血液塗《と》沫《まつ》標本**が用いられる．この方法で観察したおもな血球を図 11-3 に示す．赤血球には核がなく，丸く平らな円盤状で中心部が少しくぼんでみえる．赤血球の間に小さく点状にみえる（矢印）のが血小板である．血小板自体の数は赤血球に次いで多いにもかかわらず血球の容積比にほとんど寄与していない理由が

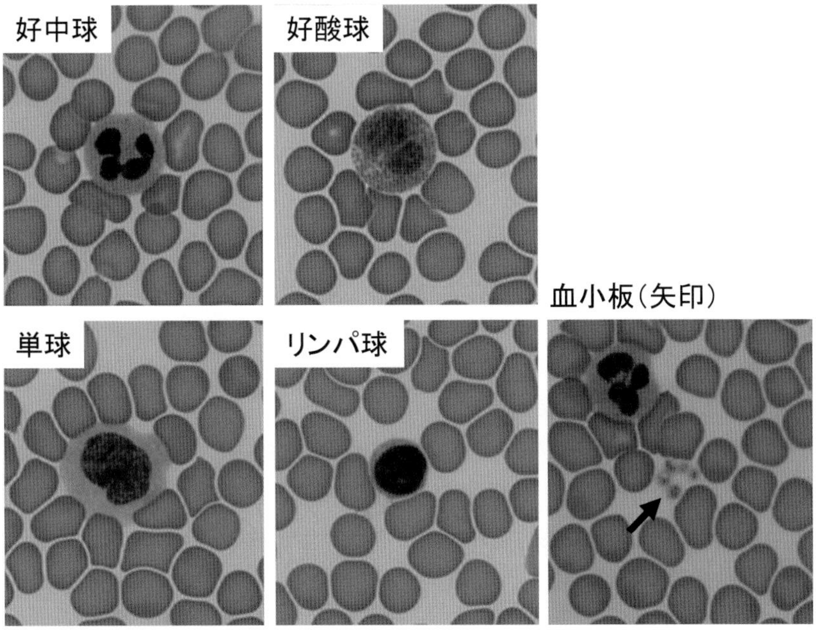

図 11-3　血液(末梢血)の細胞成分

ヒト血液の塗抹標本上のおもな血球を示す．周囲の赤い細胞は赤血球である．末梢血中にはこれらの他に好塩基性顆粒をもつ好塩基球が少数（全白血球の 0.5 ％程度）存在する．

その大きさから理解できる．白血球のうち，**顆粒球**（granulocyte）はその名のとおり細胞体内に顆粒を多くもつ．顆粒球はさらに色素による染色性の違いにより，**好中球**（neutrophil），**好酸球**（eosinophil），**好塩基球**（basophil）に分けられる（図 11-1）．これらはいずれも分葉した核（分葉核）をもつのが特徴で，最も数が多い好中球はウイルスや細菌などの感染時にはたらく．これらの異物を表面上の受容体を介して認識し，貪食殺菌する．傷口が化膿して黄白色の膿が出ることがあるが，好中球が細菌などの外敵を貪食して倒したあとの残骸である．好酸球は酸性色素で染色される顆粒をもつ顆粒球で，アレルギーや寄生虫感染などの際に増加して生体防御に関与する．これに対して塩基性色素で染まる好塩基球は顆粒球中で最も少なく，細胞表面の IgE 受容体刺激によって顆粒からヒスタミンなどが放出されることが，即時型アレルギー反応を引き起こす原因となっている．**リンパ球**（lymphocyte）と**単球**（monocyte）はともに単核《たんかく》の細胞で，リンパ球は免疫系の中心的役割を担う（詳細は免疫の講義や教科書で学習すること）．単球は血管内を循環した後 2 日以内に組織内に入り，**マクロファージ**（macrophage あるいは大食細胞《たいしょくさいぼう》）とよばれる貪食《どんしょく》細胞になる．血小板は血球の 1 種であるが，骨髄中にある巨核球が部分的にちぎれて末梢血中に出てきたもので，独立した細胞とはいえない．しかし，血小板数が少なくなると出血傾向がみられるようになり，後述するように止血の際には重要な役割を果たしている．

11-1-4　赤血球の特徴とはたらき

血液細胞の大部分を占める赤血球に関して，もう少し詳細に説明しよう．血液の最も大きな役割は，身体中の細胞に O_2 を届けることである．O_2 が十分届かなければ，細胞の生存や機能に必要なエネルギーは枯渇する．この，私たちが生きていくために最も重要な O_2 を組織に送り届けるのに特化した特別な細胞が赤血球である．赤血球は前述したように核がなく，ミトコンドリアなどの細胞内小器官もほとんど消失し，細胞内は**ヘモグロビン**（hemoglobin：Hb）で占められている．ヘモグロビンは赤いため血色《けっしき》素《そ》ともよばれ，これが多く含まれるために赤血球は赤くみえる（赤血球が多いために血液自体も赤くみえる）．赤血球の形状は，直径約 7〜8 μm，円盤の縁部分の厚みは約 2.0 μm，くぼんだ中央部分の厚さ約 0.8 μm の薄い円盤状である．この形態には意味がある．赤血球は狭い毛細血管内を血管壁と接しながら走行する間に組織に O_2 を渡し，組織で発生した CO_2 の大部分を受け取る役目をもつ．また，肺の毛細血管を流れる短時間の間に多くの O_2 を受け取る必要がある．赤血球が薄い円盤状でかつヘモグロビンが多く含まれていることから，これらのガスは簡単に赤血球内に拡散しヘモグロビンと結合したり離れて組織に移行したりできる．11-1-5 で述べるように，赤血球は骨髄で産生され，骨髄から末梢血に出る前に脱核して表面積が大きくなり，O_2 や CO_2 の受け渡しに有利な形に変化する．赤血球が比較的小さくて非常に数が多い（血液 1 mm^3 あたり約 500 万個，血液容積の約半分を占める）ことも，総表面積が大きくなり効率よいガス交換を行うのに有利な点である．赤血球がもつ**変形能**も狭い毛細血管（赤血球の直径より小さい場合もある）を通り抜けながら効率よくガス交換するうえで大事な性質である．また，赤血球は変形しやすいために抵抗が少なくてすむことから，心臓の負担を減らすのにも役立つ．赤血球の寿命は約 120 日で，役目を終えた赤血球は脾臓に取り込まれてマクロファージに貪食されて破壊される．

赤血球内を占める**ヘモグロビン**は，4 つのグロビンポリペプチド鎖と 4 つの円盤状の**ヘム**の複合体である（図 11-4）．**グロビン鎖**には α，β，γ，δ の 4 つがあり，これらのうち α 鎖と β 鎖の組合

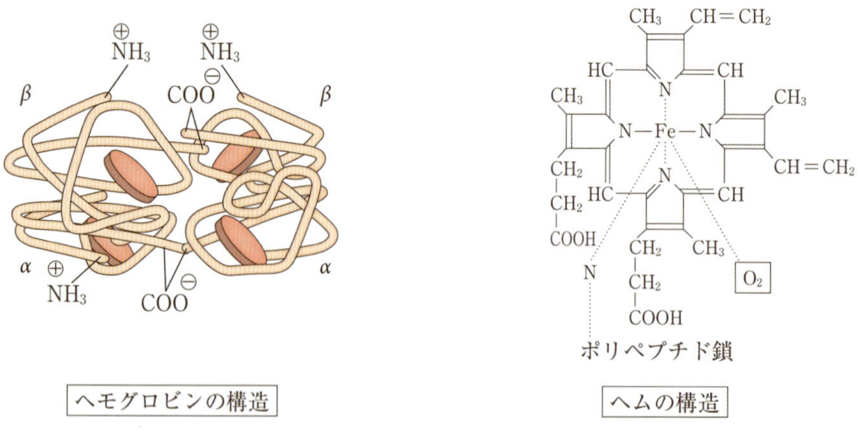

α 鎖と β 鎖が 2 個ずつ組み合わさったグロビン（94%）と 4 個の円盤状のヘム（6%）からなる．
赤血球の細胞質内のほとんどを占める．
酸素の運搬および二酸化炭素の運搬に関わる．
酸塩基平衡の調節に関わる．
オキシヘモグロビンとデオキシヘモグロビンの状態がある．

図 11-4　赤血球中のヘモグロビン

せによってできる HbA（adult hemoglobin：2 つの α 鎖と 2 つの β 鎖で構成：$\alpha_2\beta_2$）は成人の全ヘモグロビンの約 96 % を占める．胎児ヘモグロビン HbF（グロビン鎖は $\alpha_2\gamma_2$ で構成される）は成人の場合 1 % 未満だが，胎児では主要なタイプである．HbF は HbA より O_2 との親和性が高いため，低い O_2 分圧しかない胎盤から O_2 を受け取って組織に供給することができる．一方，ヘモグロビン中のヘムの中央部の第一鉄には O_2 分子がそれぞれ結合する．このため，1 分子のヘモグロビンには 4 分子の O_2 が結合可能である（図 11-4）．ヘモグロビンのグロビン鎖 N 末端には CO_2 がカルバミノ結合するため，ヘモグロビンは CO_2 の運搬にも関わる．ヘモグロビンには O_2 が結合した**オキシヘモグロビン**（oxyhemoglobin，酸化ヘモグロビン）と**デオキシヘモグロビン**（deoxyhemoglobin，還元ヘモグロビン）があり，後者は前者よりも H^+ と結合しやすく，酸塩基平衡の調節にも関わる．詳細は体液調節（13 章）で述べるが，組織から血液中に移行した CO_2 は大部分が赤血球に取り込まれ，一部はヘモグロビンに結合するほか，多くは赤血球内に豊富に存在する**炭酸脱水酵素**（carbonic anhydrase）により炭酸 H_2CO_3 を経て HCO_3^- と H^+ になる．この赤血球中で発生した H^+ はヘモグロビンと結合することで中和される．なお，動脈血は鮮紅色なのに対して静脈血は暗赤色で，同じ赤でも色彩が異なるが，これは前者がオキシヘモグロビンに富むのに対して後者では組織に酸素を引き渡してデオキシヘモグロビンの割合が多くなるためである．

最近，ヘモグロビンに糖がついた変性ヘモグロビン **HbA1c** が血糖値と相関し，糖尿病の悪化で増加することから，糖尿病での血糖コントロールの指標としても用いられている．

老化した赤血球が脾臓で破壊されるとヘムはビリベルジンを経て**ビリルビン**（bilirubin）になる

COLUMN
貧　血

貧血（anemia）とは，動脈血の酸素運搬能が組織の要求する酸素量を下回るときに観察される症状の総称である．動脈血の酸素運搬は，赤血球が担う．つまり貧血とは，この赤血球数の減少あるいは赤血球中のヘモグロビンの先天的な異常により誘発される．組織への酸素運搬能が低下するので，一般的には運動能障害，体温低下および皮膚障害が観察される．酸素運送体のヘモグロビンは，Fe^{2+} の錯体であり，この金属イオンに酸素が配位する．栄養素として Fe^{2+} が欠乏すると，いわゆる鉄欠乏貧血を生じる．その治療には，不足した Fe^{2+} を補充するための鉄製剤が用いられる．ヘモグロビンの中で Fe^{2+} と錯体を形成する部分がポルフィリン環である．このポルフィリン環を形成するための補酵素としてビタミン B_{12} および葉酸が必須である．これら水溶性ビタミンが欠乏すると巨赤芽球貧血（あるいは悪性貧血）を生じる．治療には，欠乏しているビタミンの補充が行われる．免疫系の異常のために誘発されるのが溶血性貧血である．これは，赤血球に対する異常な抗体の出現あるいは脾臓の過剰な活性化により，本来約 120 日とされる赤血球の寿命が短くなることである．薬物の副作用で引き起こされることもある．腎不全では，腎機能が低下するため，エリスロポエチンの分泌量が減少することによる貧血（腎性貧血）が必発症状である．そして，最も重篤なのが再生不良性貧血である．貧血症状が早期から観察されるため，貧血という名がついているが，骨髄の変性により発症するもので，赤血球だけでなく白血球および血小板も減少する．根本的な治療は骨髄移植である．

（ビリルビン代謝は 6 章を参照）．また，肺におけるヘモグロビンへの O_2 の受け渡しに関しては，10 章の呼吸器系を参照すること．

11-1-5 血球の産生

ヒトの胎性初期では，**卵黄嚢**（yolk sac）で一時的に赤血球が産生されるようになり，次に**肝臓**（liver）で**造血**《ぞうけつ》（hematopoiesis）がはじまる．肝臓での血液細胞の産生（造血）のピークは胎生 3〜6 か月頃である．胎生 4 か月頃からは**骨髄**（bone marrow）で造血が開始され，生後は骨髄が唯一の造血部位となる．出生時には全身の骨で造血が行われている．小児でも四肢の骨（長管骨《ちょうかんこつ》）における造血がまだ盛んであるが，思春期以降では急速にこれらの骨での造血は衰え，成人以降では骨盤，頭蓋骨，脊椎骨，胸骨，肋骨など限られた骨のみで造血が続けられる（図 11-5）．造血が盛んな骨髄を**赤色**《せきしょく》**骨髄**といい，造血をほとんどせず脂肪組織に置き換わってしまった骨髄を**黄色**《おうしょく》**骨髄**という．

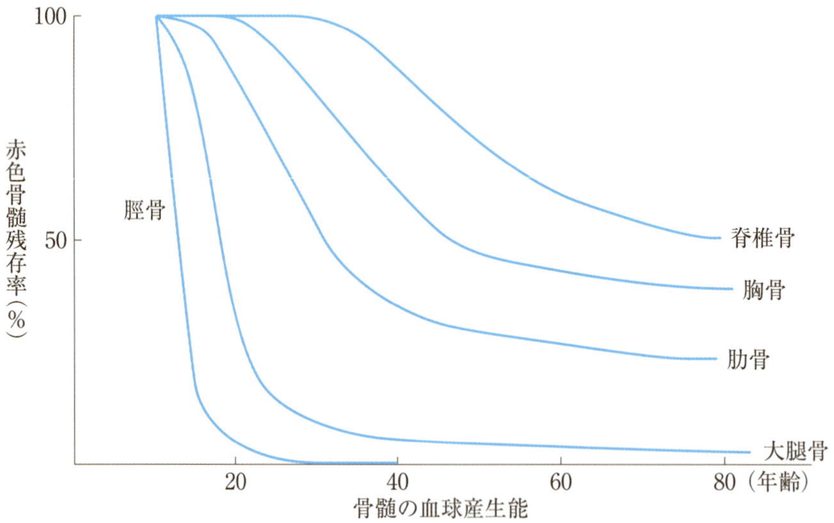

図 11-5　血液細胞の産生（造血）

図 11-6 に示すように，すべての血球系は骨髄にある**造血幹細胞**（hematopoietic stem cell）から分化してできる．造血幹細胞は，すべての血液細胞に分化する能力（**多分化能**）と，分裂して自身と同じ能力をもつ細胞を生み出す能力（**自己複製能**）をもつ．造血幹細胞はまず**骨髄球系細胞**（myeloid cell）と**リンパ球系細胞**（lymphoid cell）の 2 つの系統に分かれ，前者はさらに前赤芽球，骨髄芽球，単芽球，巨核芽球，後者はリンパ芽球となり，それぞれ赤血球系，顆粒球系，単球

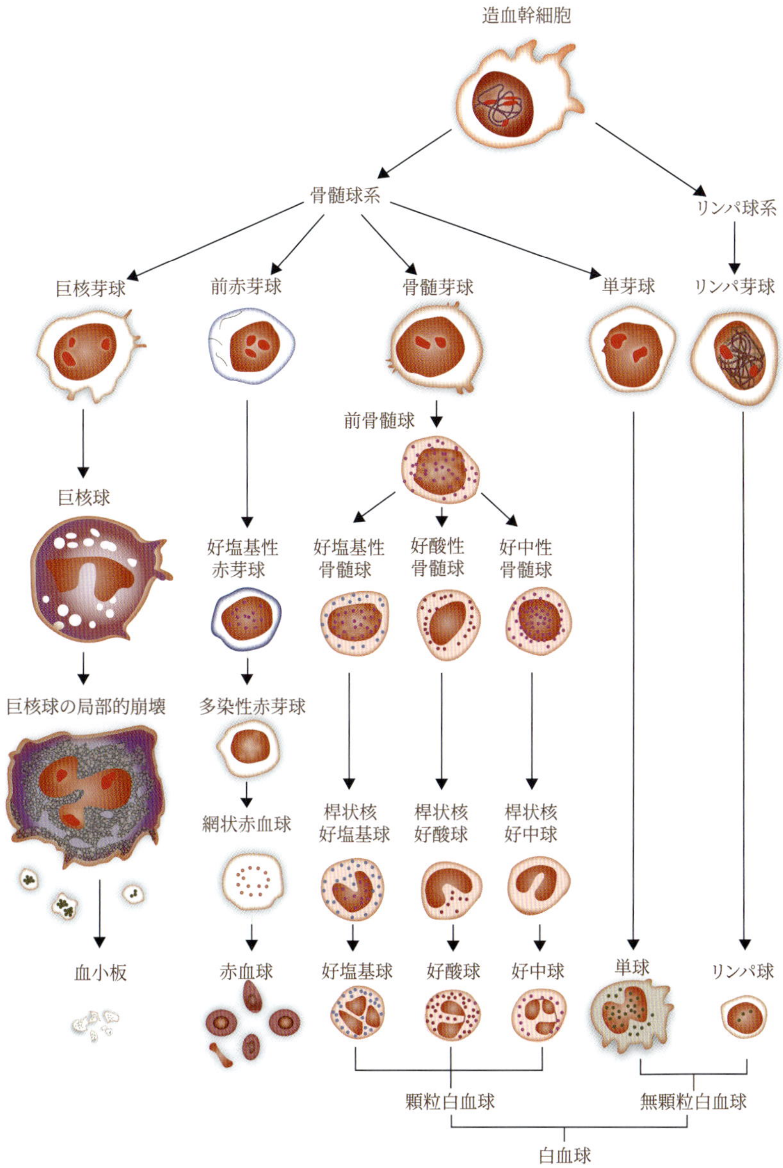

図 11-6　骨髄における血球の分化

系，巨核球，リンパ球系に分化していく．赤芽球から脱核したばかりの**網状赤血球**（reticulocyte）の数は，造血が盛んになると増加する．リンパ球は胸腺（T 細胞 T lymphocyte）や骨髄など（B 細胞 B lymphocyte）で成熟した後，最終的な分化はリンパ節，胸腺，脾臓などで行われる．単球は骨髄内で産生され，末梢血内を数日間めぐった後，各器官内の組織に入り込み，組織マクロファージ（tissue macrophage）に分化する．マクロファージには貪食能があるため，日本語では大食細胞《たいしょくさいぼう》ともよばれる．血小板は巨核芽球から分化した巨核球の細胞質がちぎれて産生される（詳細は 11-2-1 を参照）．

COLUMN

血球分化に関連する薬物

血液の細胞成分は，赤血球，白血球および血小板から構成される．これらの構成成分はいずれも骨髄中の幹細胞から分化したものである．この幹細胞からそれぞれの細胞成分に分化する段階で，共通の分化誘導因子およびそれぞれの固有の細胞成分に分化させる誘導因子に大別される．後者の誘導因子は，赤血球がエリスロポエチン（EPO），白血球がコロニー刺激因子（CSF），血小板がトロンボポエチン（TPO）である．これら因子はすべてサイトカインである．EPO は腎で産生されるので，腎不全ではその分泌量が減少し，貧血を起こす（腎性貧血）．EPO は，この腎性貧血の治療薬として用いられる．CSF の中で好中球への分化を促進させる G-CSF が，再生不良性貧血および抗悪性腫瘍薬による骨髄機能低下による白血球減少症の治療に用いられる．TPO は，血小板前駆細胞の巨核球の分化を促進させ，血小板量を増大させる．血小板減少症による出血の防止に用いられる．なお，EPO および G-CSF はペプチド系の薬物である．TPO はペプチド系薬物のほかに，低分子化合物のエルトロンボパグがある．

11-1-6 血漿タンパク質の種類とはたらき

血漿に含まれる総タンパク質量（total protein level）は 6.5～8 g/dL であり，肝臓で産生される**アルブミン**（albumin）が約 55 %を占める．アルブミンは体タンパク質素材（アミノ酸素材）として必要時にほかのタンパク質産生に利用されるほか，脂質やステロイドホルモン，薬剤など様々な物質と結合して血液中で安定な状態でこれらを運ぶのにも利用される．また，血漿中の主要なタンパク質であるとともに分子量が 66,000 と小さいことから**血漿膠質浸透圧**の約 70 %を形成し，毛細血管と組織の間の水の移動にはたらく．図 11-7 のように，セルロースアセテート膜を用いた電気泳動により血清タンパク質を分離すると，**アルブミン**，α_1，α_2，β，γ **グロブリン分画**の大小 5 つの分画に分けられる．血漿タンパク質分画ではさらにこれにフィブリノーゲンの山が重なる．各分画にはホルモンや鉄，銅などと結合する各種の担体タンパク質が存在する．また，α_1 グロブリン分画には高比重リポタンパク（high-density lipoprotein：HDL），α_2 や β グロブリン分画にはカイロミクロン，低比重リポタンパク（low-density lipoprotein：LDL），超低比重リポタンパク（very low-density lipoprotein：VLDL）などの**リポタンパク質**が含まれる．これらのリポタンパク質は，食物中の脂質組成に応じてトリグリセリドやコレステロール，リン脂質などの脂質と結合し，脂質代謝や生体膜機能に関係する．一方，γ **グロブリン**分画は IgG，IgA，IgM，IgE，IgD など免疫反応に重要な各種抗体（**免疫グロブリン** immunoglobulin）を含んでいる．

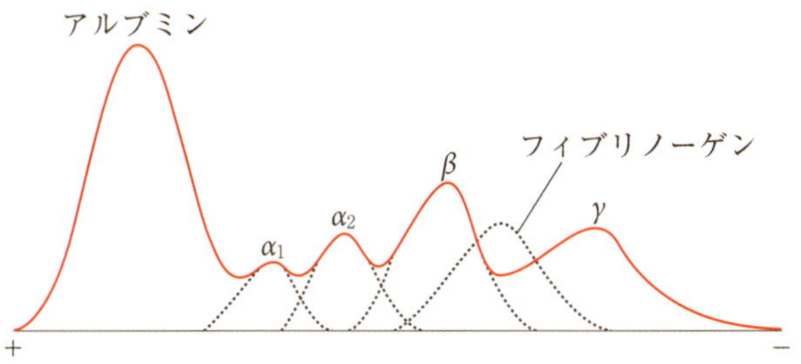

アルブミンの役割	体タンパク質素材の貯蔵 物質の運搬 膠質浸透圧
グロブリンの役割	免疫グロブリン (IgG，IgA，IgM，IgE，IgD) 非免疫性グロブリン

図 11-7　血漿タンパク質の種類

COLUMN

抗体医薬品

抗体は，その基質特異性の高さから，特定のペプチドあるいはタンパク質を標的とした生物学的医薬品として用いられている．この特定の基質を高い選択性をもって認識する薬物のことを分子標的薬とよぶ．現在使用される分子標的薬の大半は，抗悪性腫瘍薬および抗リウマチ薬として実用化されたものである．この分子標的薬は，細胞の情報伝達系を遮断するキナーゼ阻害薬と抗体医薬品に大別される．抗体は，IgA，IgD，IgE，IgG および IgM からなり，抗体医薬品として利用されるのは IgG である．抗体が，様々な生物学的研究の手法で用いられるようになった当初は，マウスあるいはウサギ由来の IgG が使用された．しかしながら，これらの IgG はヒトのタンパク質ではないため，繰り返し使用で抗体に対する抗体が産生され，安定かつ安全な使用はできない．そこで，ヒトの IgG に近い構造を有するものが作製された．まず，キメラ抗体のリツキシマブ（抗リウマチ薬）が開発された．これは抗体の Fab 領域がマウス由来で，Fc 領域はヒト由来である．抗体分子全体の約 60 %がヒト化されている．しかしながら，これでも繰り返し使用により抗リツキシマブ抗体が出現する．そこでマウス由来の部分が Fab の抗原認識部位のみのトラスツズマブ（乳がん治療薬）が開発された．これは抗体分子の 90 %以上がヒト化されたものである．さらに，完全ヒト化抗体とよばれる 100 %ヒト IgG が開発された．これは薬物名の語尾がムマブと命名されたものである．このような改良を加え，抗体医薬品の安定な使用が可能となっている．

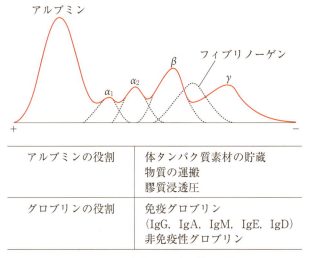

11-2 止血と血液凝固・線溶系

ここでは，血管が損傷したときの**止血**の機序を知り，血小板および血液凝固・線溶系がどのようにはたらくかを理解することを目的とする．

11-2-1 血小板

血小板は，骨髄の**巨核球**の部分的断片として末梢血中に出てくる直径約 2〜4 μm の円盤状の細胞成分である（図 11-6，図 11-8（a））．血液中の血小板の半減期は約 4 日で，寿命は約 10 日間である．血小板内部には**濃染顆粒**，**α顆粒**の 2 種類の顆粒が存在し，前者（濃染顆粒）には**セロトニン**やアデノシン二リン酸（adenosine diphosphate：ADP），後者には凝固因子類と**血小板由来成長因子**（platelet-derived growth factor：PDGF）などがそれぞれ含まれる．セロトニンや ADP はほかの血小板を活性化させ，血小板凝集にはたらくほか，血管平滑筋を収縮させ，損傷した血管における止血を助ける．また，PDGF は血管平滑筋の増殖など損傷治癒《ちゆ》を促進させる．

血小板の膜上にある各種受容体にリガンドが結合し血小板が活性化されると，顆粒内のこれらの分子が血小板外に放出される（これを脱顆粒《だつかりゅう》という）．活性化の過程で，円盤状だった血小板の形状は球状になり，やがて偽足《ぎそく》が出て膨隆し，脱顆粒して形が大きく変化する．さらにその後細胞が平たく粘着状態となり，損傷した血管壁に凝集し（血小板凝集），血小板血栓を形成する（図 11-8（b））．

血小板の活性化を図 11-9 にまとめた．血小板表面の膜上には**血小板活性化因子**である**コラーゲン**，**トロンビン**，**セロトニン**などに対する受容体がそれぞれ存在する．これらの受容体は **G タンパク質共役型受容体**（3 章参照）で，リガンドが結合すると共役した Gq タンパク質が活性化し，ホスホリパーゼ C（phospholipase C：PLC）を活性化させる．活性型 PLC は膜のリン脂質である PIP_2（ホスファチジルイノシトール二リン酸 phosphatidylinositol bisphosphate）から IP_3（イノシトール三リン酸 inositol trisphosphate）と DG（ジアシルグリセロール diacylglycerol）を産生させ，IP_3 は小胞体上の IP_3 受容体（Ca^{2+}チャネル）に結合して小胞体から Ca^{2+}を流出させる．細胞質内の Ca^{2+}濃度上昇によって脱顆粒が起き，セロトニンや ADP が放出される．これらはさらに周囲の血小板を活性化させる．一方，DG は顆粒内容物の放出を促すとともに，ホスホリパーゼ A2（PLA2）を活性化してアラキドン酸（arachidonic acid）を遊離する．この結果，生成されたトロンボキサン A_2 は，セロトニンや ADP と同様にほかの血小板の活性化に促進的にはたらき，血小板を凝集させる．また，血管収縮作用によって止血を促進する．一方，同じく血小板の膜上にある**プロスタグランジン**受容体や**アドレナリン**受容体は，リガンドが結合すると Gs の活性化を介して cAMP が産生される．cAMP は細胞質の Ca^{2+}濃度を低下させ，血小板機能を抑制的に調節する．血管内皮は血小板抑制作用をもつ**プロスタグランジン**や**一酸化窒素**（nitric oxide：NO）を生成し，過剰な血栓の発生に対する防止機構としてはたらく．このように，血小板の凝集には血小板内の **Ca^{2+}濃度**が重要な役割をしている．

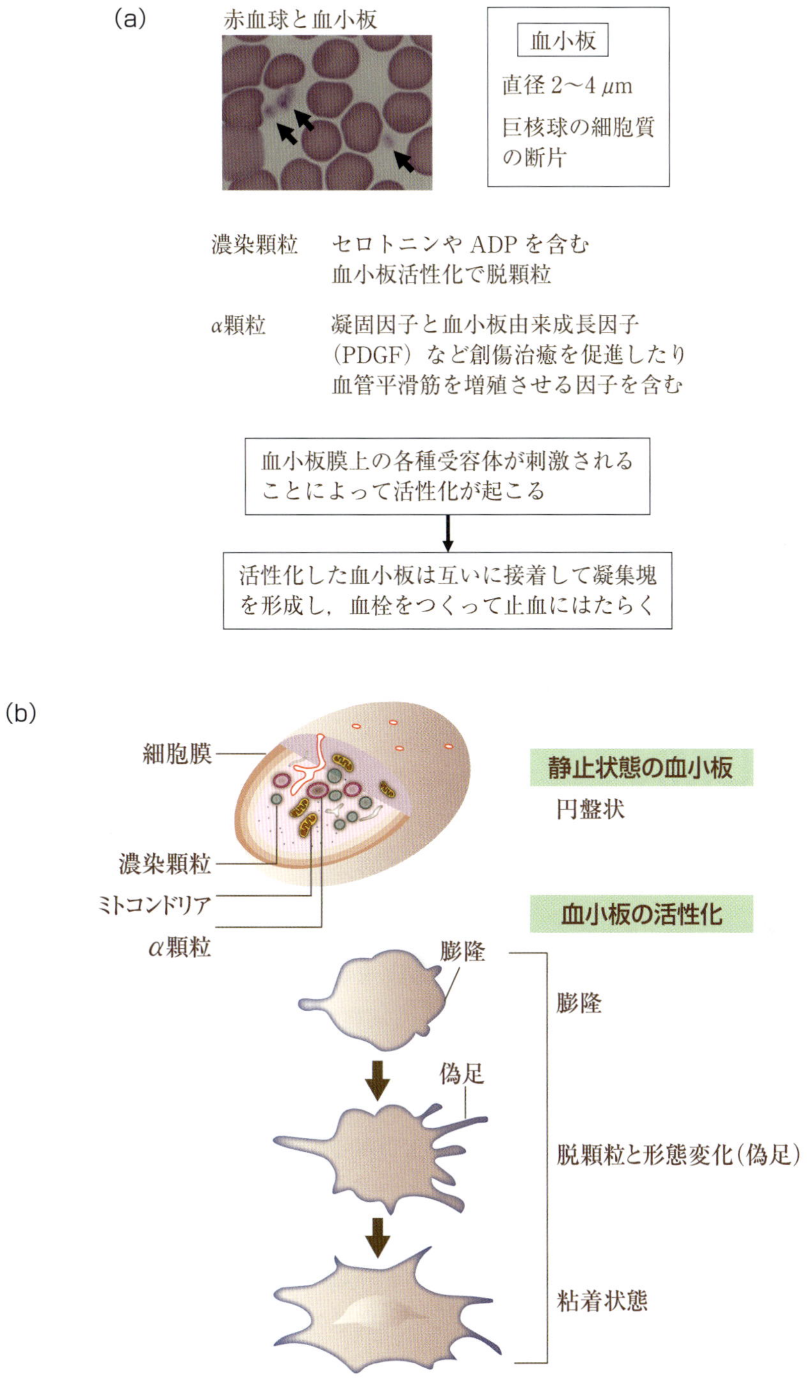
(a)
赤血球と血小板
血小板
直径 2〜4 μm
巨核球の細胞質の断片
濃染顆粒　セロトニンや ADP を含む
血小板活性化で脱顆粒
α顆粒　凝固因子と血小板由来成長因子（PDGF）など創傷治癒を促進したり血管平滑筋を増殖させる因子を含む
血小板膜上の各種受容体が刺激されることによって活性化が起こる
活性化した血小板は互いに接着して凝集塊を形成し，血栓をつくって止血にはたらく
(b)
細胞膜
濃染顆粒
ミトコンドリア
α顆粒
静止状態の血小板
円盤状
血小板の活性化
膨隆
膨隆
偽足
脱顆粒と形態変化(偽足)
粘着状態

図 11-8　血小板の形態と活性化

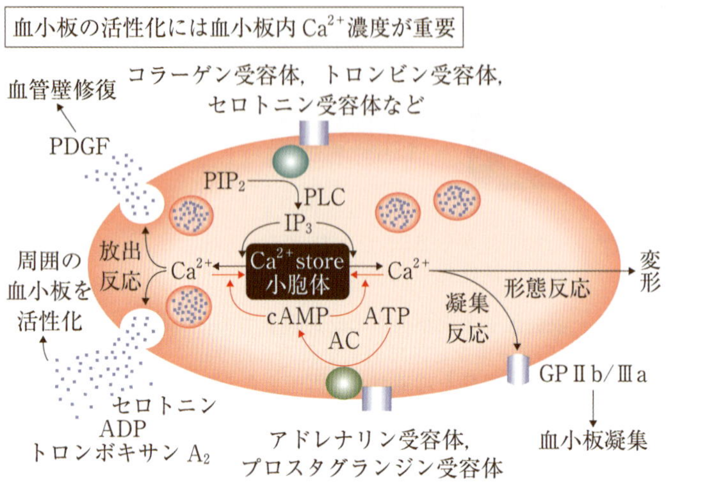

(1) 血小板活性化因子が受容体に結合

↓

(2) Gq タンパク質活性化

↓

(3) IP_3，DG の産生

↓

(4) IP_3 による細胞内貯蔵部位からの Ca^{2+} 放出とそれに伴う Ca^{2+} レベルの上昇

↓

(5) 血小板の形態変化，粘着化，顆粒放出

下の赤矢印は血小板凝集抑制を示す．
PLC：ホスホリパーゼ C，PIP_2：ホスファチジルイノシトール二リン酸
IP_3：イノシトール三リン酸，AC：アデニル酸シクラーゼ

図 11-9　血小板の機能と活性化機構

COLUMN

iPS 細胞を用いた血小板産生

人工多能性幹細胞（induced pluripotent stem cell：iPS 細胞）は，皮膚の線維芽細胞のようにいったん分化した体細胞に数種の遺伝子を導入することにより，自己増殖能と多分化能といった幹細胞の性質をもつようにした細胞である．2006 年に山中伸弥氏率いる京都大学の研究グループによって報告され（Takahashi, Yamanaka. *Cell*, 2006），山中氏はこの功績により 2012 年にノーベル生理学・医学賞を受賞した．再生医療や病態研究，創薬研究など広い医学分野での iPS 細胞の利用が期待されている．

血小板は，骨髄の巨核球の一部がちぎれてできた血液細胞成分の 1 つで，止血に重要な役割を果たす．血小板数の低下により出血傾向を生じた場合には，献血された血液から調製した血小板濃厚液を輸血する．しかし，ドナー数の減少や有効利用期間が 4 日間と短いことなどから，供給体制には問題がある．この問題の解決につながり得る報告が京都大学のグループによってなされた（Nakamura *et al. Cell Stem Cell*, 2014）．iPS 細胞から自己増殖可能な巨核球を作製し，この細胞から短期間で機能をもった血小板を産生させる方法が確立された．不死化した巨核球は大量培養可能で，いったん凍結させた後にも血小板を産生することができたことから，将来の臨床応用が考えられている．

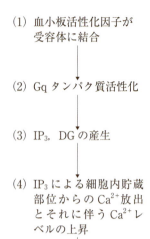

11-2-2 止血機構

血液成分のうち，白血球は組織が感染や炎症を起こした際には内皮細胞間を通過して血管外に浸潤し，血漿成分の多くは組織と血管の間を出入りする（4 章 4-1-3 微小循環参照）．しかし，正常な体内で赤血球が血管外に出ることはほとんどない．このため，血管が破綻することにより赤血球が血管外に出ること，あるいは赤血球を含む全血液成分が血管外に出ることを**出血**（hemorrhage）という．血管が破綻して出血した場合，そのままでは傷口から多くの血液が失われかねない．また，外傷等で血管が損傷した場合，病原菌などが血管内に直接侵入する可能性もある．これらを防ぐため，血管損傷時には図 11-10 に示すような止血機序がはたらく．

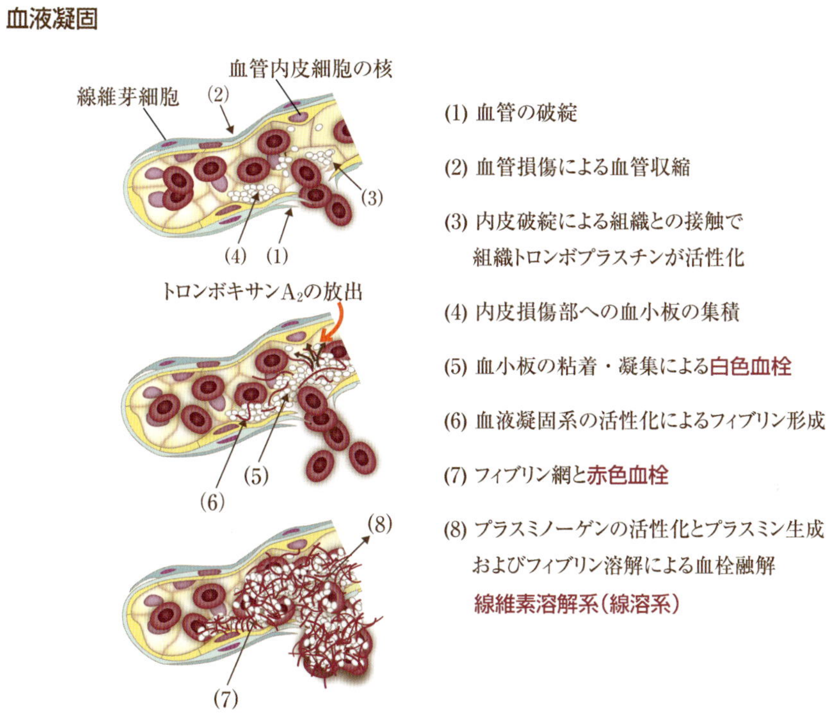

図 11-10　止血の機序

止血には，**血管収縮**，**血小板凝集**，**血液凝固**の一連の反応が関与する．その後損傷血管が修復されると凝血塊が溶解することによって治癒過程が完了する．各過程を具体的に説明すると，血管が損傷した場合，まず損傷局所において血管が収縮することにより，損傷部位への血流を低下させる．細動脈などの細い血管の損傷では，血管収縮のみで内腔は閉鎖し出血は一時的に止まる．しかし，血管収縮による止血は限られた時間しか持続しないため，この間に止血の次の段階が進む．通常，血管内を流れる血液は血管壁内面を覆う血管内皮細胞表面のみと接している．しかし，血管自体が損傷して血液が血管外に出ると，血液中の血小板は損傷組織に露出する結合組織中のコラーゲン等と直接接することによって活性化する．11-2-1 で述べたように，活性化された血小板からはセロトニンや ADP などが分泌され，また，トロンボキサン A_2 が放出される．これらはさらに周囲の血小板を次々と活性化し，**自己連鎖反応**的に血小板の活性化が進行する．数秒後にはこれらが凝集（この過程を**血小板凝集**という）して**白色血栓**（white clot または white thrombus：一次血栓あるいは**血小板血栓**ともいう）をつくり，血管損傷部位を覆って止血する．小さな損傷であればこれで十分出血は止められる．

白色血栓上では，さらに血液凝固反応が進む．**血液凝固**（blood coagulation）とは，**フィブリン**（fibrin：線維素）が網状に重合し（フィブリン網），血液細胞成分を含む凝血塊を形成することである．これを**赤色血栓**（red clot または red thrombus：二次血栓あるいはフィブリン血栓）という．凝固した血液（血餅）は内部から血清が漏出するにつれて次第に退縮する．最終的には，損傷血管の修復とともに血餅（赤色血栓）は溶解除去される．フィブリン網による赤色血栓の形成に関わる系を**血液凝固系**，赤色血栓の溶解に関わる系を**線維素溶解系**（**線溶系**）とよぶ．

11-2-3 血液凝固系

では，どのようにしてフィブリン網がつくられ，血液は凝固するのだろうか．血液凝固に関わる因子を**血液凝固因子**という．ⅠからⅩⅢまで12個の血液凝固因子（Ⅵは欠番）がある（表11-2）．Ca^{2+}以外はすべてタンパク質である．これらは発見順にローマ数字があてられている．ただし，最初の4つ（**フィブリノーゲン** fibrinogen，**プロトロンビン** prothrombin，**組織因子**あるいは組織トロンボプラスチン thromboplastin，Ca^{2+}）は，そのまま名称でよぶことが多い．表11-2の名称の右にそれぞれの因子の役割を示した．これをみると，血液凝固因子の多く（Ⅱ，Ⅶ，Ⅸ，Ⅹ，Ⅺ，Ⅻ）が**プロテアーゼ**（protease：タンパク質分解酵素），あるいはそれらの酵素の**補酵素**（Ⅲ，Ⅴ，Ⅷ）であることがわかる．また，それぞれのプロテアーゼの基質はほかの凝固因子（プロテアーゼ）である．例えば，第Ⅺ因子は第Ⅸ因子を基質とするプロテアーゼで，この第Ⅸ因子は第Ⅹ因子を基質とするプロテアーゼである．つまり，血液凝固反応は，血液中を流れる不活性型の凝固因子（プロテアーゼBとする）を活性型のほかの凝固因子（プロテアーゼAとする）が限定

表11-2　血液凝固因子

因子	名称	役割
Ⅰ	フィブリノーゲン fibrinogen	フィブリン前駆体
Ⅱ	プロトロンビン prothrombin	トロンビン（プロテアーゼ）前駆体
Ⅲ	組織トロンボプラスチン thromboplastin	組織因子：酵素Ⅶの補酵素
Ⅳ	カルシウムイオン calcium ion	補助因子
Ⅴ	プロアクセレリン proaccelerin	酵素Ⅹの補酵素
Ⅶ	プロコンバーチン proconvertin	プロテアーゼ（基質：Ⅹ，Ⅸ）
Ⅷ	抗血友病因子 antihemophilic factor	酵素Ⅸの補酵素
Ⅸ	血漿トロンボプラスチン成分 plasma thromboplastic component（あるいはクリスマス因子）	プロテアーゼ（基質：Ⅹ）
Ⅹ	スチュアート-プロワー因子 Stuart-Prower factor	プロテアーゼ（基質：Ⅱ，Ⅶなど）
Ⅺ	血漿トロンボプラスチン前駆体 plasma thromboplastin antecedent	プロテアーゼ（基質：Ⅸ）
Ⅻ	ハーゲマン因子 Hageman factor	プロテアーゼ（基質：Ⅺ，カリクレインなど）
ⅩⅢ	フィブリン安定化因子 fibrin stabilizing factor	酵素（基質：フィブリン等）架橋形成

分解することによって活性型プロテアーゼBに変換する．この活性型プロテアーゼBが，次に，基質である不活性型の凝固因子（プロテアーゼC）を限定分解して活性型プロテアーゼCに変換するといった，**一連の酵素の活性化反応**である．この反応が進むと，最終的に**プロトロンビン**（不活性型前駆体）が切断されて**トロンビン**（thrombin）（活性型プロテアーゼ）となり，**フィブリノーゲン**を切断して**フィブリン**（fibrin）をつくる．フィブリンは重合して網状になり血液細胞成分をまきこんで赤色血栓をつくる．これらの一連の反応は，**連鎖反応的**に引き起こされ，段階的に増幅される（**増幅反応**）ことから，最終的には大量のフィブリンができる．プロトロンビンやフィブリノーゲンを含むこれらの多くの凝固因子は**肝臓**で合成され，不活性型の因子として血漿中を流れている．特に，凝固因子のうち**Ⅶ**，**Ⅸ**，**Ⅹ**および**プロトロンビン**（**Ⅱ**）の4つは，肝臓で産生されるときに**ビタミンK**が必要とされる．肝機能不全やビタミンK不足によって血液凝固障害が起きるのはこのためである．また，血液凝固の各段階で**Ca^{2+}**が必要とされる．採血時にEDTAやクエン酸塩などのCa^{2+}キレート剤を添加すると凝固が防がれる理由はここにある．また，体内では赤色血栓は白色血栓上に形成される．これは，活性化された血小板の膜リン脂質が凝固過程に必要なためで，これによって必要な場所（血管損傷部位）に限局して血栓が形成される．

血液凝固系には，血液中に存在する凝固因子のみで凝固反応が生じる**内因系**と，血液外の因子（**組織因子**）を必要とする**外因系**の2系統の反応がある．例えば，前述した試験管内に入れた血液が固まって血餅ができる過程では，血液内の凝固因子のみによって凝固反応が生じるため内因系のはたらきによる．体内ではどちらもはたらくと考えられるが，外因系が重要であるといわれている．

以上のことを理解したうえで，血液凝固過程をみてみよう（図11-11）．血管損傷部位では，血液は血管内皮細胞以外の損傷血管壁組織（特に結合組織中のコラーゲンなどの陰性荷電物質）と接

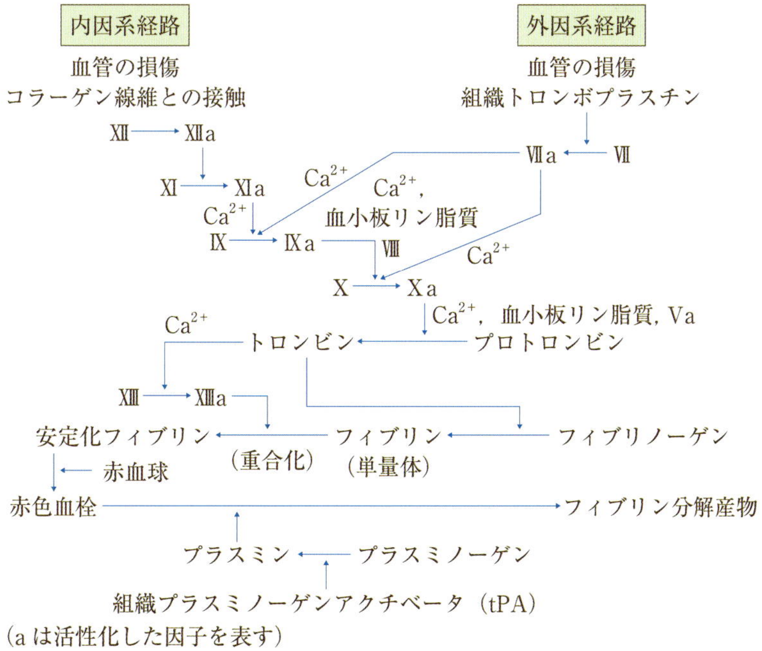

図11-11　血液凝固および線溶系の過程

することになる．これが引き金となり，第Ⅻ因子（プロテアーゼ）が活性化される（Ⅻa：a は活性型 activated または active form の意味）．活性型のⅫa はその基質であるⅪを限定分解して活性化させ，活性化Ⅺa はⅨを限定分解してⅨa にする．活性型Ⅸa は Ca^{2+} および補酵素の第Ⅷ因子と血小板膜の存在下でⅩを活性化させる．Ⅹa は Ca^{2+} および補酵素の第Ⅴ因子，血小板膜の存在下で，プロトロンビン（不活性型）を限定分解して活性型のトロンビンにする．トロンビンはフィブリノーゲンを切断してフィブリンを形成する．また，トロンビンはⅪ因子，Ⅴ因子，Ⅷ因子も活性化させ，さらに血小板上の受容体に結合して血小板を活性化し，活性型のこれらの凝固因子を血小板表面に結合させて反応を増幅させる．結果的に大量のトロンビンが血漿中のフィブリノーゲンを分解して損傷部位でフィブリンをつくることになる．単量体のフィブリンは重合し，ⅩⅢ因子によって架橋されて安定化フィブリンとなり，赤色血栓ができる．これらの過程はすべて血液中の凝固因子の連鎖的な活性化によって生じているため，内因系のはたらきである．一方，外因系では，血管外にある組織因子（組織トロンボプラスチン）が凝固系を発動する．組織因子とⅦが反応してⅦが活性化される．活性型Ⅶa はⅨあるいはⅩを活性化させる．これ以降は内因系と同様である．つまり，外因系の方が内因系よりもステップが短い．

凝固因子の遺伝子異常は，遺伝性の血液凝固異常を引き起こす．血液凝固第Ⅷ因子と第Ⅸ因子の遺伝子はともにＸ染色体上にあり，これらの遺伝子の異常は伴性劣性遺伝形式で子孫に遺伝する．つまり，遺伝子異常をもつ母親がキャリアとなり，ほとんどの場合男児のみが発症する．第Ⅷ因子および第Ⅸ因子の遺伝子異常があると，出血しやすく（易出血性）いったん出血すると止血できず，しばしば関節や骨格筋内に出血して関節障害や運動障害が生じる．これを**血友病**（hemophilia）という．第Ⅷ因子異常による血友病を**血友病 A**，第Ⅸ因子異常による場合を**血友病 B** という．

COLUMN

血液凝固能と疾患

血液凝固が血管内で生じると血栓が形成される．この血栓は細動脈に血流で運搬され，塞栓《そくせん》となる．この状態を塞栓症とよぶ．この解説はp.318 の COLUMN「血栓溶解薬」で述べる．一方，血液凝固能が低下すると出血が問題となる．この出血では，先天的な要因によるものと後天的な要因によるものがある．先天的な要因は，本来生体内で産生されるはずの血液凝固因子が不足している状態，すなわち血友病である．治療では，不足している凝固因子の補充が行われる．後天的な要因は，薬物による有害事象（有害な副作用）である．最も多いのが塞栓症を防止するために用いられる抗血小板薬（血小板凝集抑制薬）および抗凝血薬である．これは止血で重要な役割を演ずる血小板凝集を抑制するため，出血の規模を拡大する．抗凝血薬は，血液凝固そのものを抑制する．加えて，抗悪性腫瘍薬による骨髄抑制の結果，循環血中の血小板と赤血球が減少し，血栓が生成しにくくなる状態に陥る．対処法としては，その薬物の投与（使用）を中止することである．しかしながら，薬物の副作用の場合，当該薬物は本来の治療目的があり，その薬効を期待して用いられる．そのため，本来の薬効を最大限発揮させるための検査とその都度状況に合わせた薬物の選択が求められる．

COLUMN
クエン酸中毒

輸血用血液の凝固を防止するため，通常，クエン酸ナトリウムが用いられる．クエン酸は，2価金属イオンに対してEDTAと同様に錯体を形成する．血液凝固の際に，重要な役割を演じるのがCa^{2+}である．クエン酸ナトリウムは，このCa^{2+}と錯体を形成することにより，血液凝固に関与するプロテアーゼのはたらきを抑制し，血液の流体としての性状を維持する．輸液バッグの中の血液に含まれるCa^{2+}量よりも，やや多めの量のクエン酸ナトリウムが必要となる．輸血では，クエン酸ナトリウムが生体内に入っていくが，ヒトの血液中には大量のCa^{2+}（血漿濃度で1.25 mM）があるため，輸液バッグ中で過剰となっていたクエン酸ナトリウムは，錯体としての機能を失う．クエン酸は，細胞に取り込まれるとミトコンドリアのTCA cycleの基質となるので，細胞へのエネルギー源供給という意味でも有益なものである．一方，大量の輸血を行うと，輸血用血液中のCa^{2+}と錯体を形成していなかったクエン酸ナトリウムの投与量も増大することとなる．このクエン酸ナトリウムが血漿のCa^{2+}と錯体を形成し，この2価カチオンのはたらきを阻止することとなる．Ca^{2+}は，生体での筋収縮および神経活動では必須のイオンである．そのため，大量輸血の際には，痙攣および知覚神経機能の低下を生じることがある．重篤な場合には呼吸麻痺に至ることもある．このような大量輸血でのクエン酸ナトリウムによって引き起こされる症状のことを「クエン酸中毒」とよぶ．症状があらわれた場合には，早急の対処が求められる．そのため，グルコン酸カルシウムを静脈内投与することで，不足するCa^{2+}（遊離型イオン）の補充を行う．

11-2-4　線維素溶解系（線溶系）

損傷した血管壁が修復されると，血栓は不要となる．血液中には前述の凝固因子のほかに，同じく不活性型のプロテアーゼである**プラスミノーゲン**（肝で産生）が含まれている．プラスミノーゲンは血管内皮細胞から産生される**組織プラスミノーゲンアクチベータ**（tissue plasminogen activator：tPA）によって切断され，活性型酵素である**プラスミン**に変換される（図11-11）．プラスミンはフィブリン網を切断し，フィブリン分解産物にする．この反応はフィブリン血栓中で効率よく起こり，その結果，血栓は溶解する．この過程が**線維素溶解**過程であり，この過程に関わる反応系を**線溶系**とよぶ．

COLUMN

血栓溶解薬

血栓が形成されると，それが塞栓となり，いわゆる塞栓症を誘発する．わかりやすくいうと，血栓ができると，それが血流に乗って運ばれて，細動脈あるいは毛細血管のはじまりのところで詰まり，そこから先の血液供給が行われなくなる．この状態のことを塞栓症とよび，脳梗塞（脳卒中），心筋梗塞および肺血栓症が典型的なものである．この塞栓症では，血栓を除去し，当該組織の血流を再開させることが必要である．カテーテルの進化で物理的に血栓を取り去る方法が実用化されつつあるが，現時点では線溶系を利用して血栓を溶解させる方法が用いられている．この血栓溶解薬として用いられるのが uPA と tPA である．ただし，これらの薬物は常に使えるわけではなく，通常，脳梗塞の場合，発症から 4.5 時間以内であり，心筋梗塞の場合，発症から 6 時間以内という時間的な制限がある．これは再灌流後の問題で，血流が遮断されてからある一定時間以上を経過して，遮断されていた血流を再開すると，組織の障害がさらに悪化する「再灌流障害」とよばれる現象が出現するためである．この再灌流障害が発生するまでの治療時間帯のことを golden time とよぶ．特に，救命救急では非常に重要な用語の 1 つである．

11-2-5 血管内での凝固阻止反応（内因性抗凝固物質）

血液凝固系も線溶系も止血のための重要な反応系だが，これらの反応に必要な因子は血液中を流れているため，循環血液中でも凝固や線溶反応が起こりうるという「諸刃《もろは》の刃《やいば》」でもある．通常は，血管内での過剰な凝固あるいは線溶反応を阻止するための様々なしくみが存在する．たとえば，障害のない血管内皮細胞では次のようないろいろな**凝固阻害物質**（**抗凝固物質** anticoagulant）を産生し，血管内での凝固を防いでいる．**プロスタサイクリン**はトロンボキサン A_2 と拮抗的に作用し，強力な血小板凝集阻害因子としてはたらく．また，**アンチトロンビンⅢ**，**ヘパリン**，**プロテイン C** とその活性化にはたらく**トロンボモジュリン**などはそれぞれ凝固反応を阻害し，血管内での病的血栓の形成を防ぐ．一方，**線溶阻止物質**として **α_1 アンチトリプシン**，**α_2 アンチプラスミン**，**組織プラスミノーゲンアクチベーターインヒビター 1** などがあり，プラスミン作用を阻害する．

凝固反応を抑制する薬としては，ヘパリン製剤のほかに，EDTA，クエン酸などの Ca^{2+} キレート剤，アスピリン，ワルファリンなどがある．アスピリンはシクロオキシゲナーゼを阻害することにより血小板のトロンボキサン A_2 産生を抑制し，血小板凝集を阻害する．ワルファリンはビタミン K の作用を抑制することにより，肝臓におけるⅦ，Ⅸ，Ⅹ，プロトロンビンの産生を抑える．

11-3 血液型

血液細胞には，それぞれ血液型が存在する．血液型は，細胞表面に存在する抗原によって決まる．ここでは，輸血などの際に重要となる**赤血球の血液型**について述べる．

11-3-1　ABO式血液型

ABO式血液型では，赤血球上の抗原の種類によって**A，B，O，AB**の4つの血液型に分けられる．日本人における頻度は，各々40％，20％，30％，10％とA型が最も多くAB型が少ない．A型では，赤血球表面に**A抗原**があり，血漿中には**抗B抗体**が存在する．B型では，赤血球表面に**B抗原**，血漿中に**抗A抗体**がある．O型では，どちらの抗原も赤血球表面になく，血漿中には抗A抗体，抗B抗体が存在する．AB型では，赤血球表面にA抗原とB抗原があり，血漿中にこれらの抗体は存在しない．

A，B抗原は，糖脂質や糖タンパク質に存在する糖鎖の末端に結合する糖の違いによって決まる．赤血球上のH抗原の末端のガラクトースに，*N*-アセチルガラクトサミンが結合したものがA抗原であり，ガラクトースが結合したものがB抗原である．したがって，それぞれの反応を触媒する酵素（**A転移酵素**と**B転移酵素**）のいずれをもつかで血液型が決まる．血液型の対立遺伝子A，Bはこれらの酵素をコードしている．血液型がA型のヒトの遺伝子型はAAまたはAO，B型ではBBまたはBO，O型ではOO，AB型ではABである．自己赤血球がもたない抗原に対する抗体は，出生時には存在せず，生後産生されて血漿中に検出できるようになる．

血液型試験では，**おもて試験**（抗A血清および抗B血清を用いて赤血球の抗原を調べる検査）と，**うら試験**（A，B，O型の赤血球を用いて，血清中の抗A抗体，抗B抗体の有無を調べる検査）の両方を行って血液型を確定する．

ABO式血液型不適合の赤血球を輸血すると，血漿中にある抗体が反応し，補体の活性化により輸血した赤血球は破壊される（**溶血**）．このため，輸血の際には，輸血を受けるヒトの血漿と輸血用血液中の赤血球を反応させる**主試験**と，輸血を受けるヒトの赤血球と輸血用血液の血漿を反応させる**副試験**を行う．これを**交叉適合試験**という．血液型不適合の場合，赤血球凝集が生じる．

11-3-2　Rh式血液型

ABO式とともによく用いられる血液型として，アカゲザル（rhesus monkey）と共通した血液型抗原（**Rh因子**）によって型を決める**Rh式血液型**がある．Rh抗原にはD抗原，C抗原，E抗原があり，赤血球がRh（D）抗原を発現していれば**Rh陽性**，発現していなければ**Rh陰性**である．日本人では約0.5％がRh陰性といわれている．

ABO型と異なり，通常，Rh陰性のヒトの体内にはRh（D）に対する抗体は存在しない．しかし，Rh陰性のヒトにRh陽性の赤血球を輸血したり，Rh陰性の母親がRh陽性の胎児を妊娠すると，Rh陰性の体内で**抗Rh（D）抗体**が産生される．この抗体の存在下で，再びRh陽性の赤血球を輸血すれば溶血が起こる．また，2人目のRh陽性の胎児を妊娠すると，抗Rh（D）抗体（IgG抗体）は胎盤を通過して胎児の体内に入り，胎児赤血球の溶血が起こる．

●章末問題●

1）血液の生理的役割を説明せよ．
2）血漿と血清の違いを説明せよ．
3）血球の種類とそれらの正常値について説明せよ．
4）ヘマトクリット値について説明せよ．
5）赤血球の役割について説明せよ．
6）ヘモグロビンの構造とはたらきを説明せよ．
7）血液細胞の産生（造血）について説明せよ．
8）血漿タンパク質について説明せよ．
9）血小板の産生過程を説明せよ．
10）血小板の活性化機構を説明せよ．
11）血小板凝集について説明せよ．
12）止血過程について説明せよ．
13）血液凝固因子について説明せよ．
14）血液凝固の内因系と外因系それぞれの過程について図示して説明せよ．
15）血液凝固過程におけるビタミンKの役割を説明せよ．
16）血液凝固過程における Ca^{2+} の役割を説明せよ．
17）線溶系について説明せよ．
18）凝固阻止物質あるいは線溶阻止物質について説明せよ．
19）ABO式血液型およびRh式血液型について説明せよ．
20）輸血における血液型適合検査について説明せよ．

12章

泌尿器系

ヒトが健康に生きていくためには，それぞれの器官を構成する細胞がきちんとはたらく必要がある．そのためには，細胞を取り巻く環境（内部環境）が常に細胞に適した状態に保たれることが重要である．泌尿器系は，尿を産生して体外に排泄するための器官の集まりをさし，**腎臓**，**尿管**，**膀胱**，**尿道**が含まれる．尿の排泄は，体内で不要になった物質を体外に除去するとともに，体液の状態を一定に保つホメオスタシスにとっても重要な意味をもつ．

12-1 体液について

細胞を取り巻く環境（内部環境）は，体液（特に細胞外液）によってつくられている．このため，正常状態の体液について理解しておくことが必要である．

12-1-1 体液の性質と尿

1章でも述べたとおり，ヒトの**体液**（body fluid）の量，組成，浸透圧，pH，温度などの性質は，細胞のはたらきに大きな影響を与えうる．このため体液がつくり出す**内部環境**は常に一定に保たれるように調節されている．

ヒトの体液量は，表1-2で示したとおり成人男性では体重の約60％を占める．つまり，私たちの身体の重さの約6割は水が占める．すべての細胞の中の水分量（細胞内液量 intracellular fluid）は体重の約40％を占め，細胞外液量（extracellular fluid）は約20％である．**細胞外液**は，血管内を流れる**血漿**（plasma）と各組織の細胞間隙にある**組織間液**（interstitial fluid，間質液，細胞間液，組織液ともいう）に分けられる．それぞれ体重の4％あるいは16％程度存在する．成人女性では脂肪が多い分，体液量が占める割合は少なくなる．反対に乳幼児，特に新生児では体重に占める体液量の割合が高いのが特徴である．

体液量は13章体液調節で述べるように，体内に入る（あるいは産生される）水と，不感蒸泄や発汗や尿便などで排泄される水の量的バランスによって決まる．また，体液浸透圧の変化は体液量に直接影響を与える．運動で汗をかき，水分補給を十分にしないと色の濃い尿が少量しか出ない（濃縮尿）といった経験はないだろうか．反対に，水分を大量に摂取した後には，色が薄く希釈された尿が多く出る．このようにわたしたちの身体は尿量や性質を変化させることにより，水バランスを保っている．

体液中のおもなイオン濃度については1章でも述べたが，K^+は細胞内液に多く，Na^+やCl^-は細胞外液に多い（表1-3を確認してみよう）．細胞外液中のK^+濃度の変化は，細胞の興奮性に大きく影響するため，心臓や骨格筋，神経などの**興奮性組織**のはたらきに変化を及ぼす．一方，細胞外に多いNa^+の濃度変化は浸透圧変化を引き起こし，体内水分量に大きく影響する．これらのイオンは経口摂取により体内に入るため，摂取量の変化（および発汗などによる喪失量）に応じて尿中排泄量を変えることにより，体液中のイオン濃度を一定に保つ．

また，体液のpHは常に7.4付近に保たれるが，腎臓はH^+の尿中排泄を通して酸塩基平衡の調節も行っている（詳細は13章参照）．

12-2 腎臓の構造と機能

腎臓は，尿をつくり出す排泄器官として重要なほか，生理活性物質の産生・分泌や活性化にも関わっている．

12-2-1 腎臓の構造

腎臓（kidney）は，長さ約 10 cm，幅約 5 cm，厚さ約 4 cm と縦長で比較的平たい左右一対の器官で，内側中央に腎門とよばれるくぼみがあり，インゲンマメ状の形態をとる．椎体の両脇の後腹膜部分に存在し，後腹膜器官の 1 種である．**腎門**は内側前方に開き，ここから動脈，静脈，尿管，神経などが腎臓に出入りする．このため，図 12-1 の右下に示すように腎臓の横断面は馬蹄形にみえる．

腎臓表面は丈夫な膜（被膜）に覆われ保護されている．腎臓を長軸方向に真二つに割り，割面をみると，図 12-2 のように腎臓内部は表層に近い薄い色の部分と切り口が三角形をした濃い色の部

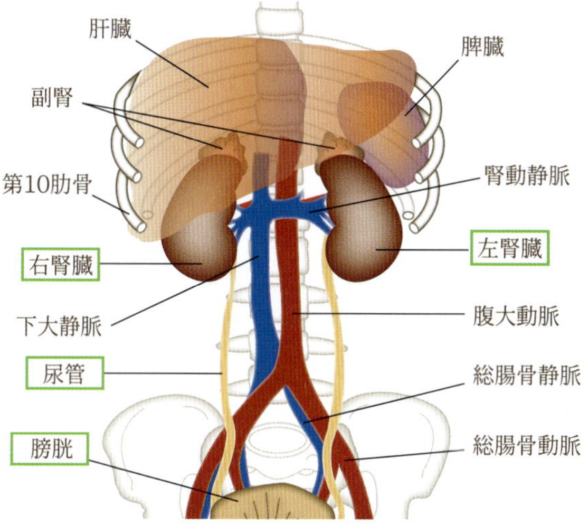

泌尿器系器官の位置
腎臓：胸腰椎移行部，後腹膜器官
重さ約 130 g
内側中央の腎門から腎動静脈・尿管や神経が出入りする

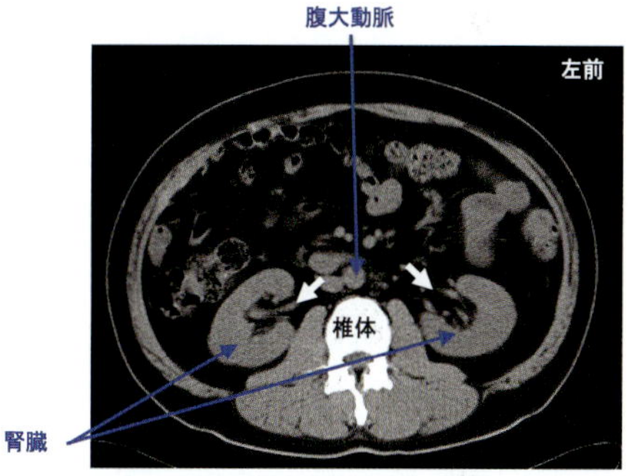

左右の白矢印は腎門を指す
（写真提供：東京薬科大学 市田公美教授のご厚意による）

図 12-1　泌尿器系器官の位置

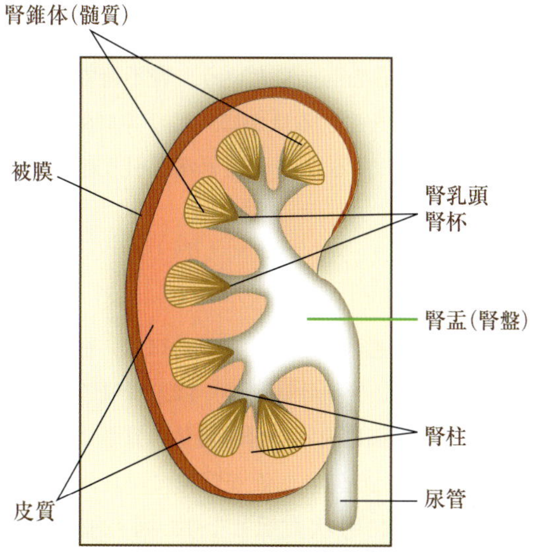

腎臓の断面図

排泄機能

体液量やイオン濃度，浸透圧，
pH などを一定に保つ
代謝産物や異物の除去

代謝機能

生理活性物質の分泌
　レニン
　エリスロポエチン
ビタミン D の活性化

図 12-2　腎臓の内部構造とはたらき

分に分けられる．前者を**腎皮質**（renal cortex）という．後者は割面では三角形にみえるが，実際は底辺を皮質側に向けた円錐形をしているため，**腎錐体**（renal pyramid）とよばれる．皮質に対して腎錐体が腎臓の**髄質**部分（renal medulla）である．腎錐体の円錐の先端部分は腎門の方に向いており，**腎乳頭**（renal papilla）とよぶ．1個の腎臓には，10〜15個程度の腎錐体がある．腎乳頭先端部分は袋様の構造である**腎杯**（renal calix）によって覆われており，腎杯どうしは融合しあって腎臓の中心部で**腎盂**《じんう》（**腎盤**《じんばん》ともいう renal pelvis）という大きな1つの袋構造となる．腎盂は腎門から出て**尿管**につながる．

腎乳頭先端では，**集合管**とよばれる細い管が腎杯に開口している．生成された尿は最終的に集合管から腎杯に集められ，腎盂を通って腎臓を出て尿管を通過したのち膀胱にたまる．

12-2-2 腎臓のはたらき

腎臓には，大きく分けて2つの重要なはたらきがある（図12-2）．1つは尿の生成で，排泄に関わるはたらきである．ヒトは生きていくために食物から栄養を摂取し，呼吸によってO_2を体内に送り込む．体内に取り入れた後に不要になったものは身体から排泄するのが基本である．薬のように体外から取り入れた異物も最終的には体外に排泄されなければならない．腎臓は，尿を生成することにより水溶性の代謝産物や異物などを体外に排泄する．また，そのときどきの体内の状態に合わせて尿量や尿の組成を変化させることによって，体液の恒常性を保つための調節を行う．

腎臓は，尿生成以外に代謝的な役割ももっている．後述するように，体液の状態に応じて腎臓からは**レニン**（renin）という生理活性物質が血液中に放出される．レニンは血圧の調節などに関わる（詳細は12-2-11参照）．また，低酸素状態に応じて腎臓からは**エリスロポエチン**（erythropoietin：EPO）という生理活性物質が血液中に分泌される．エリスロポエチンは骨髄にはたらきかけ，O_2運搬に関わる赤血球の産生を促す（11-1-5 COLUMN参照）．また，Ca^{2+}代謝に関わる**ビタミンD$_3$**は，日光によって皮膚で合成されるが，その後肝臓と腎臓において2段階に代謝され，腎臓で活性型ビタミンD$_3$［1,25$(OH)_2D_3$］に変わる（詳細は15-5-2）．

腎臓が十分に機能しなくなった状態を**腎不全**（renal failure）という．腎不全では尿量の減少，尿素やアンモニアなどの排泄不全による意識障害などを生じるほかに，エリスロポエチン分泌障害による貧血（腎性貧血）やビタミンD$_3$の活性化障害によるCa^{2+}代謝異常を引き起こす．

12-2-3 腎臓の血管

尿は，血液から生成される．したがって，尿の生成過程を理解するためには，血管と腎実質の構造との関係性を知ることが重要である．左右の**腎動脈**（renal artery）は，腎臓の高さで**腹大動脈**（abdominal aorta）から直接分岐し，腎門から腎臓内部に入る．腎臓自体の重さは左右合わせても体重の0.5％程度に過ぎないが，安静時心拍出量の約20％の血液が腎臓に送られる．腎動脈は腎臓内で枝分かれして**葉間**《ようかん》**動脈**となる．葉間動脈はさらに**弓状**《きゅうじょう》**動脈**となり，図12-3のように腎錐体に沿って髄質と皮質の間を弓状に走る．腎表面に向かって皮質内を放射状に走る多数の細い**小葉間動脈**が弓状動脈から分岐する．小葉間動脈からはさらに細い**輸入細動脈**が分岐し，毛細血管の束

(**糸球体**) となった後に再び集合して1本の**輸出細動脈**となる．輸出細動脈は再度毛細血管となり，尿細管周囲を網目状に走行する（**尿細管周囲毛細血管網**）．これらの毛細血管は**腎静脈**を経て**下大静脈**につながる．また，尿細管とともに腎髄質内に下降する**直細血管**はU字を描いて皮質に戻り，後述する腎髄質での再吸収および浸透圧勾配の維持に関与する．

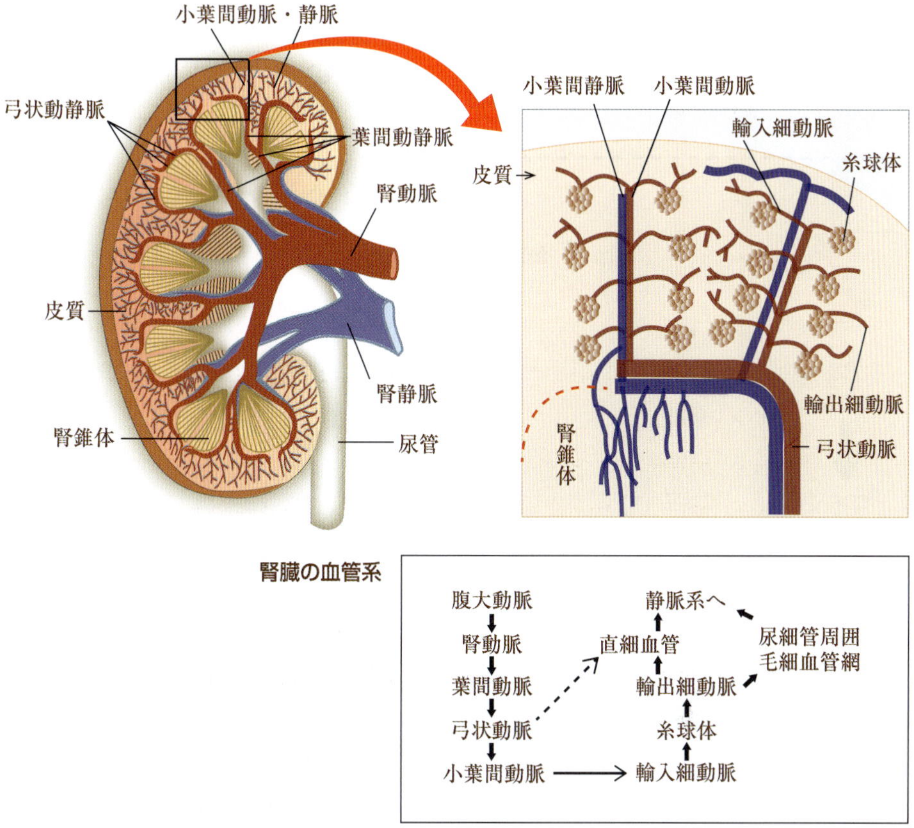

図 12-3　腎臓の血管系

12-2-4　ネフロン（腎機能単位）と尿生成

腎皮質で輸入細動脈から分岐した毛細血管は，束状にまとめられて丸い**糸球体**（glomerulus）をつくる（図 12-4）．糸球体は**ボーマン嚢**《のう》（Bowman's capsule）という袋によって覆われている．ボーマン嚢の外側の壁は丸く，内側の壁との間に**ボーマン腔**がある．糸球体を構成する個々の毛細血管の外周の大部分をボーマン嚢内壁が取り囲む．ボーマン嚢内壁は，多数の足突起をもつ**足**《そく(あし)》**細胞**（podocyte）によってできている．この糸球体とボーマン嚢を合わせて**腎小体**（renal corpuscle）とよぶ．腎臓の皮質部分を顕微鏡で拡大すると，皮質には数多くの丸い腎小体がみえる（図 12-5）．腎小体の数は，左右の腎臓で約200万個ある．糸球体と反対側のボーマン嚢外壁から細長い尿細管が出て，皮質内を曲がりくねって走行し（**近位尿細管**），髄質に下行した後U字状に上行し（**ヘンレ係蹄** Henle's loop），再び皮質内に戻り，糸球体近傍で輸入細動脈壁と接した後，**遠位尿細管**となり，**集合管**に合流する．集合管は髄質先端の腎乳頭部分で腎杯に開口する．近位尿細

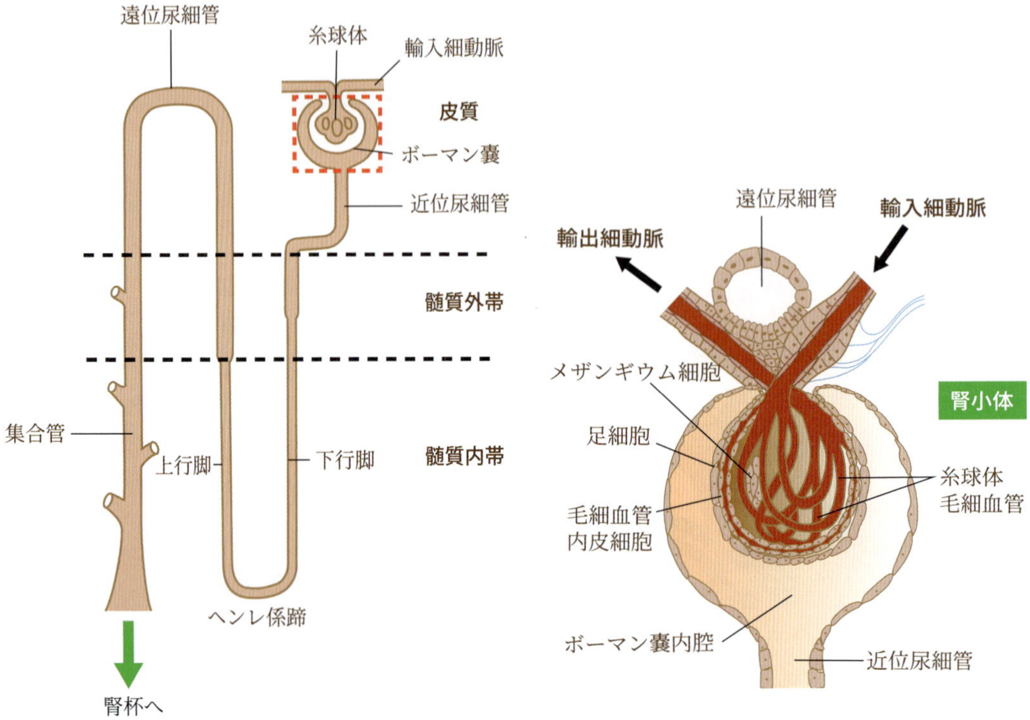

図 12-4　ネフロンと腎小体

糸球体は足細胞と少量の結合組織（メサンギウム）で裏打ちされて球状に束ねられた毛細血管である．メサンギウムにはメサンギウム細胞が存在する．

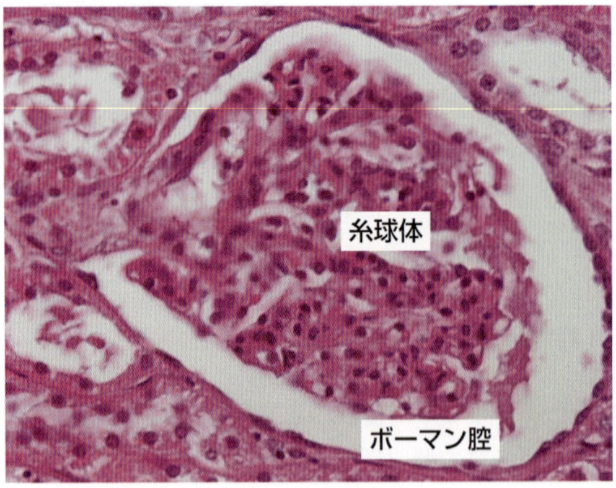

図 12-5　腎小体（糸球体とボーマン嚢）

管，ヘンレ係蹄，遠位尿細管をまとめて**尿細管**（renal tubule）という．腎小体と尿細管からなる腎の構造体を**ネフロン**（nephron）とよぶ．このネフロンが尿生成のための腎臓の機能単位としてはたらく．

尿生成には**ろ過**，**再吸収**，**分泌**の 3 つの段階がある（図 12-6）．尿生成の第一段階である血液のろ過は，腎小体で糸球体毛細血管からボーマン嚢内腔（ボーマン腔）に向かって生じる．ろ液は**原尿**といい，1 日に約 180 L 産生される．原尿は尿細管を通る間に周囲の毛細血管（尿細管周囲毛細

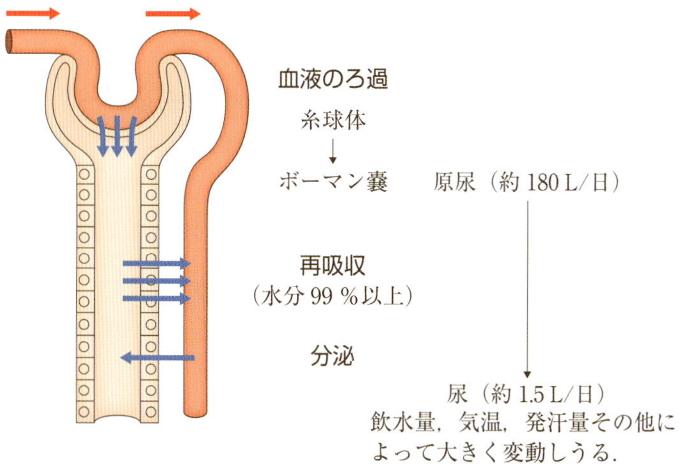

図 12-6　尿の生成

血管網）との間で再吸収と分泌を受け（図 12-7），さらに集合管で最終的な微調整を受けた後に，尿となって腎乳頭から腎杯に出て，腎盂を通って尿管に出る．この結果，1 日尿量がだいたい 1 ～ 1.5 L とすると，原尿中の水の約 99 %以上は再吸収を受けることになる．尿生成は不要な代謝産物や毒物の体内への蓄積を避けるために体外に排泄する重要な過程である．腎臓は，ある程度大きな分子以外の血漿成分をいったん大量にろ過したうえで，原尿が尿細管各部分を通過する過程で必要なものを必要な分再吸収して体内に戻し，さらに不要なものを分泌することで，血液中の不要物を体外に排泄している．一見大量のろ過がむだのようにみえるが，不要物を十分に排泄するために必要な過程である．

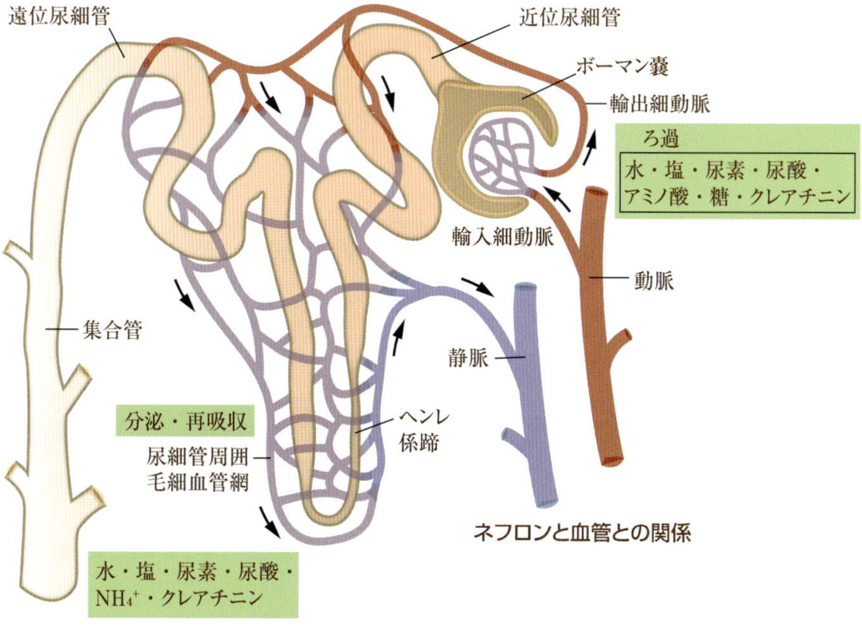

図 12-7　ネフロンと血管

12-2-5 尿の生成機構：ろ過

尿生成の第一段階は，腎小体における血液のろ過（**糸球体ろ過** glomerular filtration）である．ろ過では，ろ過膜とろ過圧を知ることが重要である．糸球体からボーマン囊内腔へと血液がろ過されるには，3 枚のろ過膜を通る．糸球体毛細血管の壁を構成する内皮細胞に無数に存在する直径約 70 nm の小孔（図 12-8 右下および図 12-9 左），血管の外側を覆う基底膜，ボーマン囊内壁を構成する足細胞の足突起間の約 10 nm の隙間（スリット：図 12-8）である．基底膜は陰性電荷をもつ

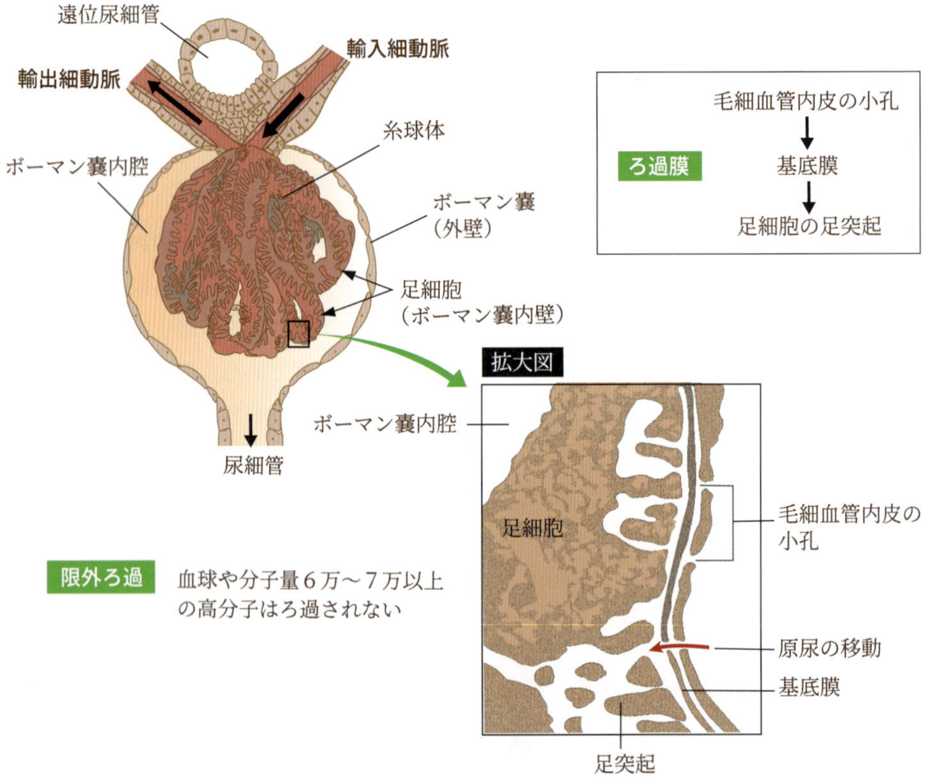

図 12-8　ろ過膜

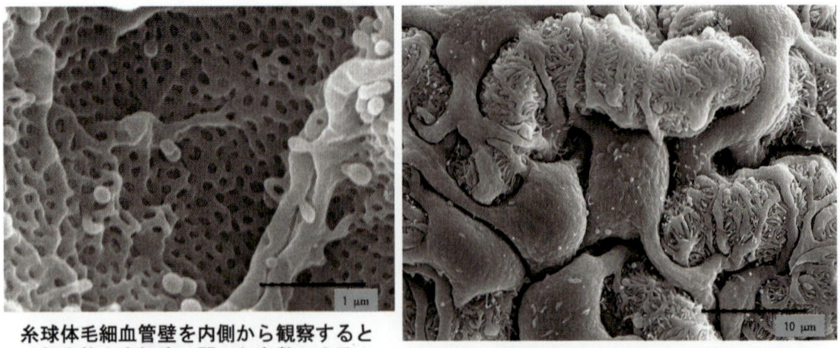

糸球体毛細血管壁を内側から観察すると毛細血管内皮細胞に開いた多数の小孔（直径約70 nm）がみえる

糸球体毛細血管周囲を密に覆う足細胞と足突起

図 12-9　糸球体と足細胞

（電子顕微鏡写真提供：新潟大学 牛木辰男教授のご厚意による）

ため，陰性に荷電したタンパク質類などは透過性が低い．また，前述したように，糸球体の多くの部分は**足《そく(あし)》突起《とっき》**によって覆われていて（図12-9右），そのスリットに薄い膜（スリット膜）が存在する．これがろ過膜の3枚目となる．これらのろ過膜によって血液中の血球および分子量6万～7万以上の分子はろ過されずに糸球体を通り抜ける（血漿タンパク質の50％以上を占めるアルブミンは分子量6万以上のためほとんどろ過されない）．一方，それ以外の血漿成分はろ過されてボーマン嚢内に出る．このように分子の大きさによるふるい分けを**限外ろ過**という．少なくともろ過の段階では大きさ以外のふるい分けがほとんどなされないことが，排泄物質の性質を限定せずに不要物を体外に排泄させるのに役立っている．

ろ過に必要な**ろ過圧**は，血管内からボーマン嚢内に水を押し出す力と，その逆の力のバランスによって決まる．血管からボーマン嚢に液を押し出す力としては，**糸球体毛細血管の血圧**（60～90 mmHg）がある．この反対に，液を血管内に押し戻そうとする力として，**血漿膠質浸透圧《けっしょうこうしつしんとうあつ》**（ろ過を受けない血漿タンパク質によって形成される浸透圧：25～30 mmHg）と**ボーマン嚢内圧**（5～15 mmHg）がある．有効ろ過圧は，図12-10に示すように，ボーマン嚢内圧と血漿膠質浸透圧の和を毛細血管圧から引いたものとなる．腎臓全体で一定時間内（1分間）にろ過される原尿の量を**糸球体ろ過量**（glomerular filtration rate：GFR）という．成人男性で約125 mL/min程度である．糸球体ろ過量に影響する因子を図12-10にあげた．**腎血流量**（renal blood flow）はろ過量に影響する因子の1つである．通常全身血圧の大きさは血流量に影響を与えるが，腎臓では全身血圧が80～200 mmHg程度であれば，腎血流量は血圧変化による影響を受けない．これを腎血流の**自己調節**作用という．このため，日常の血圧変動時にも糸球体ろ過量は安定に維持される．

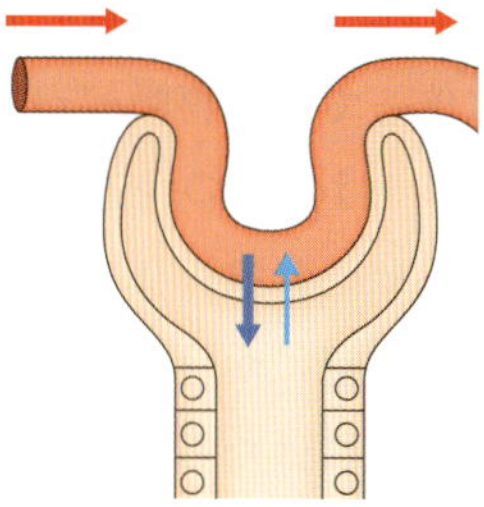

原尿のろ過（ろ過圧）

毛細血管 → ボーマン嚢

糸球体毛細血管圧（60～90 mmHg）

毛細血管 ← ボーマン嚢

ボーマン嚢内圧（5～15 mmHg）
血漿膠質浸透圧（25～30 mmHg）

有効ろ過圧＝糸球体毛細血管圧−（ボーマン嚢内圧＋血漿膠質浸透圧）

糸球体ろ過量 GFR　　約125 mL/min

糸球体ろ過量に影響する因子
- 腎血流量（RBF：1,160±220 mL/min）の変化
- 糸球体毛細血管圧の変化
- ボーマン嚢内圧の変化
- 血漿膠質浸透圧の変化
- 糸球体毛細血管透過性あるいは表面積の変化

図12-10　糸球体ろ過圧

12-2-6　尿の生成機構：尿細管における再吸収と分泌

原尿は尿細管および集合管を通る間に各物質の再吸収や分泌を受け，最終的な尿がつくられる．尿細管や集合管の各部位における物質移動のまとめを図12-11に示した．

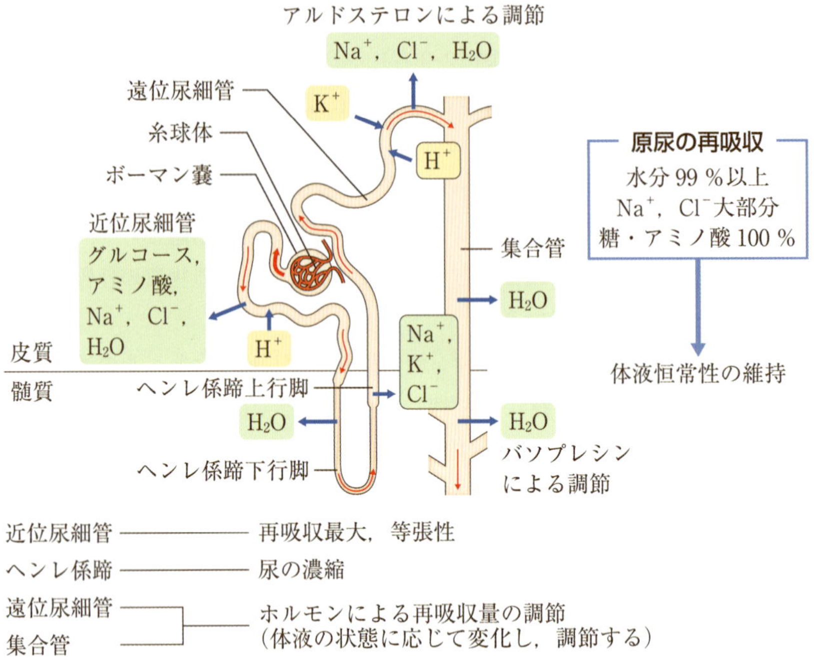

図 12-11　尿細管各部位における物質移動

原尿中の水や Na^+，Cl^- の 99 %以上は再吸収を受ける．また，糖やアミノ酸，ろ過された小さいタンパク質などはほぼ 100 %再吸収され，正常では尿中にはほとんど検出されない（検尿で尿糖，尿タンパク質は陰性である）．**近位尿細管**は水や Na^+，Cl^-，K^+ などのイオン類，糖やアミノ酸などの再吸収が最大の場所で，これらの溶質の再吸収に伴って水の再吸収が起こるため，浸透圧は変化しない（**等張性再吸収**）．これに対して，**ヘンレ係蹄**では髄質の浸透圧勾配を利用して尿の濃縮が起こる．近位尿細管からヘンレ係蹄にかけての再吸収は，腎臓自体のもつ性質によって行われるため，**不可避的再吸収**という．一方，**遠位尿細管**から**集合管**にかけての再吸収や分泌は，ホルモンによる調節を受け，体液の状態に応じて変化し，体液調節にはたらく．

ろ過された原尿（100 %）の約 67 %は近位尿細管で，25 %はヘンレ係蹄で，5 %は遠位尿細管および皮質集合管で再吸収され，残りの約 3 %は髄質部分を通る集合管で再吸収される．

12-2-7　尿の生成機構：近位尿細管における再吸収と分泌

近位尿細管（proximal tubule）では，水や電解質の約 70 ～ 80 %が再吸収されるほか，グルコース，アミノ酸，タンパク質のほとんど全部が再吸収される．また，重炭酸イオン HCO_3^- も再吸収される．近位尿細管が最大の再吸収の場といわれる理由である．近位尿細管の上皮細胞では，効率よく大量に再吸収できるように管腔側の細胞膜に**微絨毛**が密に存在し，**刷子縁**《さっしえん》を形成して表面積を大きくしている．間質側にも**基底膜陥入**とよばれる溝があり，表面積の拡大に役立つ．また，管腔側と間質側の細胞膜上にそれぞれ異なる各種輸送体を配することで，細胞内を一方向性に物質が通過することを可能にしている（図 12-12）．近位尿細管の間質側には**尿細管周囲毛細血管網**があ

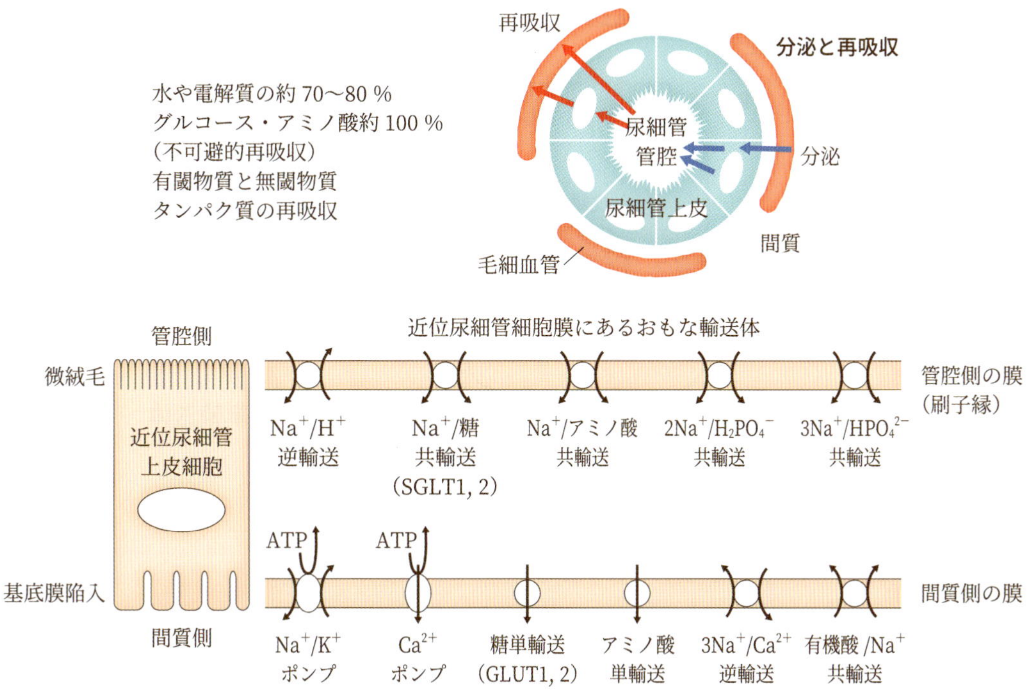

管腔側と間質側の細胞膜には異なる輸送体が配置されている．

図 12-12　近位尿細管での再吸収と分泌

り，細胞内を通過して間質に出た物質は血管内に再吸収される．輸送経路には，経上皮細胞経路（上皮細胞内を物質が通り抜ける）と細胞間隙を介する経路がある．Na^+やCl^-あるいは水の再吸収は，この2つの経路によって行われる．

ここで，膜を介した物質輸送（膜輸送）の復習をしよう（図3-12）．3章（3-2-4）で学んだように，脂溶性物質やガス類を除き，イオンや糖などの水溶性の物質が脂質二重膜を通過するためには**輸送体**（transporter）とよばれる特殊な膜タンパク質のはたらきが必要である．膜輸送は拡散による**受動輸送**（passive transport）と，輸送する分子のもつ力以外の力を利用する**能動輸送**（active transport）の2つに分けられる．受動輸送には輸送体が不要な**単純拡散**（simple diffusion）と輸送体を用いる**促進（あるいは促通）拡散**（facilitated diffusion）がある．促進拡散させる輸送体には**チャネル**（channel）と**単輸送体**（担体の1種）（uniporter）がある．一方，能動輸送にはATPなどを分解して得たエネルギーを直接利用する**一次性能動輸送**（この輸送体を**ポンプ** pumpという）とほかの分子がもつエネルギーを利用する**二次性能動輸送**（**共輸送体** cotransporter，**逆輸送体** exchanger or antiporterによる輸送）がある．ネフロンの各部位には様々な輸送体が適切に配置され，再吸収や分泌に役立っている．また，これらの輸送体にはたらく薬も臨床で用いられている．

近位尿細管上皮細胞の間質側の膜には **Na^+−K^+ ATPase**（ナトリウムポンプ sodium pump）があるため，細胞内は常にNa^+濃度が低く抑えられている（図12-13）．また，管腔内を0 mVとすると，上皮細胞内は−70 mV，間質は−10 mV程度の電位差があり，Na^+のようにプラスの電荷をもつ分子は経上皮細胞経路および細胞間隙を通る経路ともに移動しやすい状態になっている．このため，管腔側にはNa^+の各種輸送体が存在し，Na^+を運び入れると同時にグルコースあるいはア

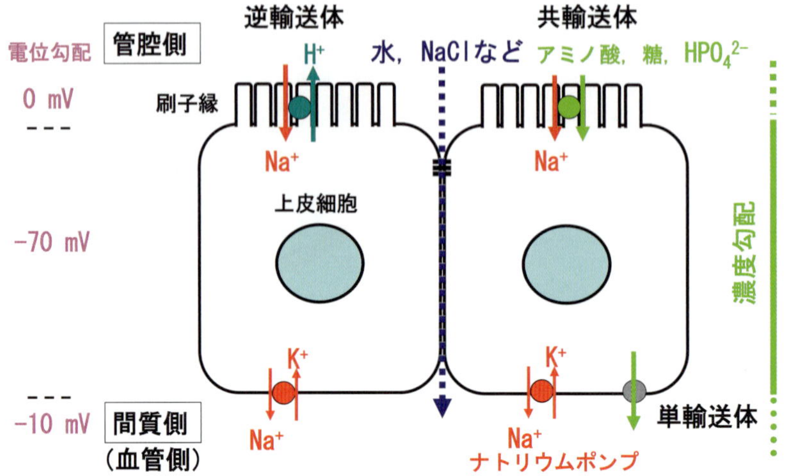

図 12-13　近位尿細管における物質の再吸収と輸送体

ミノ酸，リン酸などを細胞内に共輸送したり，H^+を管腔に逆輸送したりするのにはたらく．細胞内に入ったNa^+は間質側のNa^+-K^+ ATPaseによって細胞外に出され，血管内に再吸収される．一方，Na^+とともに細胞内に入ったグルコースやアミノ酸類は，間質側の膜上にあるそれぞれの分子の単輸送体（促進拡散型輸送体）によって濃度勾配に従って間質に送られ，血管に入る．Na^+の一部は上皮細胞どうしの間隙を通って間質側に再吸収される．Na^+の移動に伴ってマイナスの電荷をもつCl^-が再吸収される．また，これらのイオン類や糖などの移動による浸透圧変化に伴って水の再吸収が起こる（**等張性再吸収**）．水は細胞間隙を通るほか，膜上の**水チャネル**（アクアポリン）を介して経上皮細胞経路でも再吸収される．

Na^+に依存してグルコースやアミノ酸などを運ぶ共輸送体では，単位時間あたりの輸送量に限界がある（**尿細管最大輸送量** tubular transport maximum：Tm）．このように輸送限界をもつ物質を**有閾《ゆういき》物質**とよぶ．特に，**Na^+依存性グルコース輸送体**（sodium-glucose linked transporter：SGLT）を介した糖の輸送では，血漿中（原尿中）の糖の濃度が一定限界までは完全に再吸収することができるが，**糖尿病**（diabetes mellitus）のように血糖が上昇し，尿細管最大輸送量を超える糖が原尿中に存在すると，輸送量を超えた分の糖は再吸収できずに尿中に出る（**オーバーフロー性糖尿**）．糖尿病での尿糖出現はこのためである．SGLTには，SGLT1とSGLT2の2種類が知られているが，近位尿細管における糖の再吸収には，おもにSGLT2が関わっている．一方，腎臓の障害で尿細管最大輸送量が低下すると，血糖値が正常でも尿糖が出る場合がある．これを**腎性糖尿**（renal glycosuria）という．

分子量が比較的小さいためにろ過されたタンパク質は，近位尿細管上皮細胞から**エンドサイトーシス**（endocytosis）によって再吸収される（エンドサイトーシスに関しては3-2-6参照）．

体液の酸塩基平衡に関わるH^+は**Na^+/H^+逆輸送体**（**Na^+/H^+交換輸送体** Na^+/H^+ exchanger：NHEともいう）によって近位尿細管腔内に分泌される．また，ここではH^+1分子の分泌とともにHCO_3^-1分子の再吸収が行われる．これらの詳細は腎における酸塩基平衡調節として13-2-5でまとめて述べる．

12-2-8 尿の生成機構：ヘンレ係蹄における尿の濃縮

ヒトを含む陸上動物では，いかに水を体内に保持するかが生存のために重要である．私たちは，体内に取り入れたあるいは体内で産生された様々な不要物あるいは有害物質を十分に排泄するための手段として，180 L もの血漿成分を日々ろ過し，その中の水分の大部分を再吸収する．近位尿細管のように溶質の再吸収に伴う等張性再吸収のみでこれだけの水分量を再吸収することは不可能である．そこで，髄質にある**ヘンレ係蹄**（Henle's loop）では管腔内を流れる尿の浸透圧を体液浸透圧の何倍もの濃度に濃縮するまで水を再吸収する．

腎臓の**髄質**（**腎錐体**）内部には，図 12-14 に示すように大きな**浸透圧勾配**が築かれ，間質の浸透圧は髄質深部に向かうほど高くなる．ヘンレ係蹄のループ底部の周囲の間質では 1,200 mOsm/kg H_2O 程度の浸透圧を示す．皮質部分の間質の浸透圧は体液浸透圧にほぼ等しい 300 mOsm/kg H_2O であるため，約 4 倍に浸透圧が増加する．この浸透圧勾配は尿素や NaCl などが間質に蓄積した結果生じる．

尿は近位尿細管からヘンレ係蹄に入り，髄質深部に下行してループを描いた後上行して再び皮質に戻る．下行する部分を**ヘンレ係蹄下行《かこう》脚**，上行部分を**ヘンレ係蹄上行《じょうこう》脚**とよぶ．尿の濃縮にはループ構造とともにこの下行脚と上行脚の壁の性質の違いが大きく作用する．図 12-14 に示すように，ヘンレ係蹄下行脚では水チャネルが豊富で水を透過しやすいが，Na^+の再吸収にはたらくような能動輸送系はない．これに対して上行脚では，水の透過性は低いが Na^+の能動輸送系が存在する．このため，体液浸透圧にほぼ等しい等張性の尿が近位尿細管からヘンレ係蹄を下行し，周囲の間質の浸透圧が上昇してくると，水は浸透圧差によって管腔から間質へと再吸収される．また，この部分では Na^+や Cl^-，尿素に対して透過性が高いため，濃度勾配に従って管腔内に入る．水の再吸収とこれらの管腔内への移動によって管内の浸透圧は髄質内を下行すればするほど上昇し，ルー

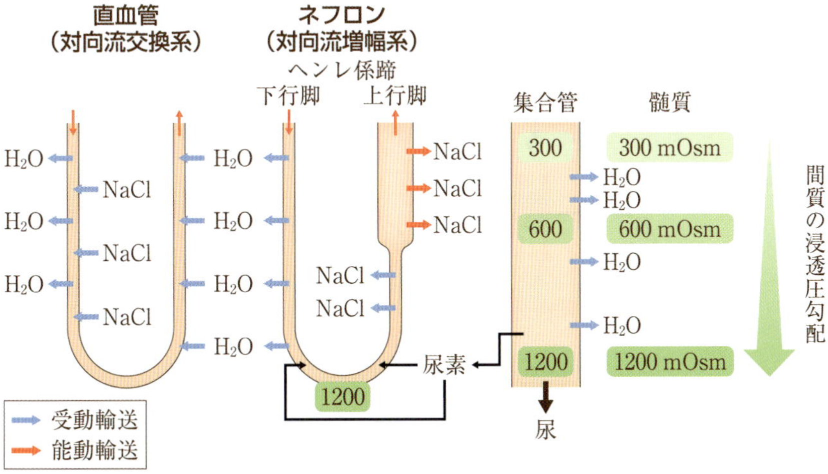

ヘンレ係蹄下行脚では水は通過，Na^+受動輸送のみ
ヘンレ係蹄上行脚では水は通過せず，Na^+能動輸送

図 12-14　髄質の浸透圧勾配とヘンレ係蹄における再吸収

（mOsm：mOsm/kg H_2O）

プ底部では体液の約 4 倍にまで濃縮される．ループを越えて上行脚に入ると，周囲の間質の浸透圧は上にいくほど低下する．上行脚では前述したように水の透過性は低いため水の移動はほとんどないが，Na^+依存性の能動輸送系があるため，これらが再吸収されることによって管内の浸透圧は間質と同じように低下していく．これにより，水が管内に戻ることなく管内の尿の浸透圧は低下する．皮質に出た部分では管内の浸透圧は 100 mOsm/kg H_2O となり体液浸透圧より低下するが，この浸透圧差はそれ以降の部分での水の再吸収に役立つ．上行脚の Na^+の再吸収にはたらくのが図 12-15 に示す **$Na^+-K^+-2Cl^-$共輸送体**（$Na^+-K^+-2Cl^-$ cotransporter：NKCC）で，名前のとおり 1 分子の Na^+，K^+と 2 分子の Cl^-を細胞内に輸送する．細胞内に入った Na^+はおもに間質側の膜上の Na^+-K^+ ATPase によって間質に移動し，Cl^-は間質側の膜上の輸送体を介して間質に移動する．ろ過された Na^+の 20〜25 %がここで再吸収を受ける．一方，細胞内に入った K^+は間質側あるいは管腔側のチャネルを介して細胞外に移動する．利尿薬として臨床でよく用いられるフロセミド（furosemide）は，この輸送体のはたらきを抑制することで利尿作用を示し，**ループ利尿薬**とよばれる．間質に出た Na^+や Cl^-の一部は下行脚内に入り，管内の浸透圧を上昇させる（**対向流増幅系**）ほか，同じく髄質内でループを描く直血管に吸収される（図 12-14）．直血管の壁は塩類や水の透過性が高く，髄質の深部における直血管内の血液の浸透圧は周囲の間質の浸透圧とほぼ等しくなる．その後上行するにつれて周囲の浸透圧が下がるため，ヘンレ係蹄下行脚あるいは直血管の下行部分で間質に出た水も直血管の上行部分で吸収される（**対向流交換系**）ことにより髄質の間質の浸透圧勾配は希釈されることなく維持される．

間質の浸透圧勾配に関与する**尿素**（urea）は，タンパク質などとして体内に取り入れた窒素の代謝産物であるアンモニアから肝臓で産生される．糸球体からろ過された尿素の約 50 %は近位尿細管で再吸収された後，ヘンレ係蹄で約 60 %が間質から管内へ分泌され，管腔内の浸透圧増大にはたらく．その後，集合管が髄質部分を通る際にろ過量の約 70 %が再吸収され，腎髄質の間質の浸透圧勾配維持あるいは前述したヘンレ係蹄内の浸透圧増加にはたらく．この結果，ろ過量の約 40 %が尿中に排泄される．

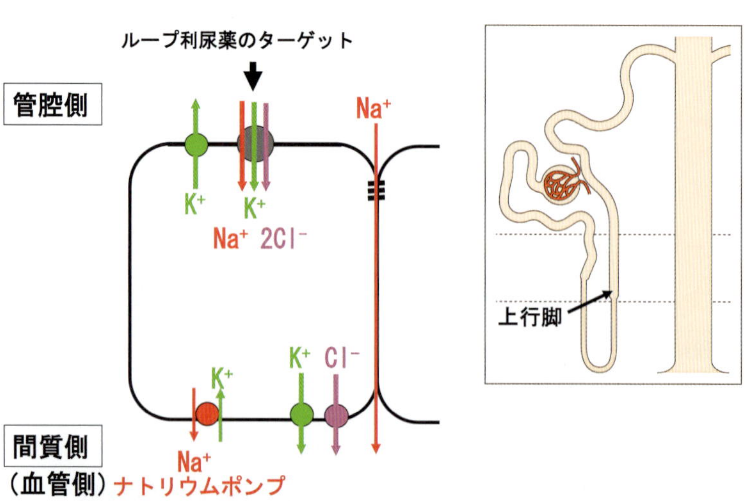

図 12-15　ヘンレ係蹄上行脚における物質の再吸収と輸送体

12-2-9 尿の生成機構：Na^+の再吸収のまとめ

Na^+は細胞外液に多く，血漿の**浸透圧形成**に大きくかかわることから，体内の水分量を決定する重要な因子である．また，細胞外液に多いプラスのイオンであり大きな電気化学的ポテンシャルをもつことから共輸送や逆輸送などの**2 次性能動輸送**にもよく利用されている．血漿中のNa^+はろ過によって大量の水とともに原尿中に出るが，十分な量のNa^+を体内に保持するためには，この大部分を再吸収しなければならない．ろ過されたNa^+量を 100 %とすると，近位尿細管で約 67 %，ヘンレ係蹄上行脚部分で 25 %，遠位尿細管と集合管で残りの大部分が再吸収され，尿中に出るNa^+量は約 0.4 %程度であり，食物として体内に入るNa^+量とほぼ等しい（図 12-16）．このようにネフロン全体でNa^+の再吸収が行われるが，その再吸収にはこれまで記したようにほかのイオンや糖，アミノ酸などほかの分子の再吸収あるいは分泌を伴う場合が多い．また，Na^+の再吸収による浸透圧の変化は水の再吸収を促す．遠位尿細管以降でのNa^+の再吸収は，12-2-11 で述べるようにホルモンによる調節を受ける．

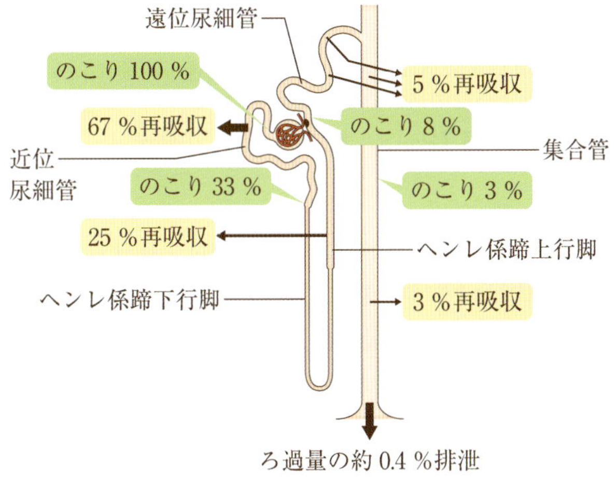

糸球体でろ過後 99 %以上再吸収される．
Na^+の再吸収は他のイオンや溶質，水の再吸収に大きく関わっている．
Na^+は体液の浸透圧を決める重要な因子としてはたらく．
Na^+の再吸収はホルモンで調節を受ける．
（アルドステロン，レニン - アンジオテンシン系，心房性 Na 利尿ペプチド（ANP））

図 12-16　腎におけるNa^+の輸送

12-2-10 尿の生成機構：K^+の移動

食物摂取によって体内に入った分のK^+は尿（90 %）および便（10 %）中に排泄される．このように摂取されたK^+の大部分は腎臓から尿中に排泄されるが，尿細管各部位での再吸収や分泌の様式は摂取量に大きく影響を受ける（図 12-17）．

K^+はNa^+と異なり細胞内液に多く存在し，血漿などの細胞外液中には少ない．このため，摂取量に見合った量のK^+を排泄するためには，ときには糸球体からのろ過量よりも多く尿中に排泄される場合がある．糸球体でろ過された量を 100 %とすると，近位尿細管で約 60〜70 %は再吸収を

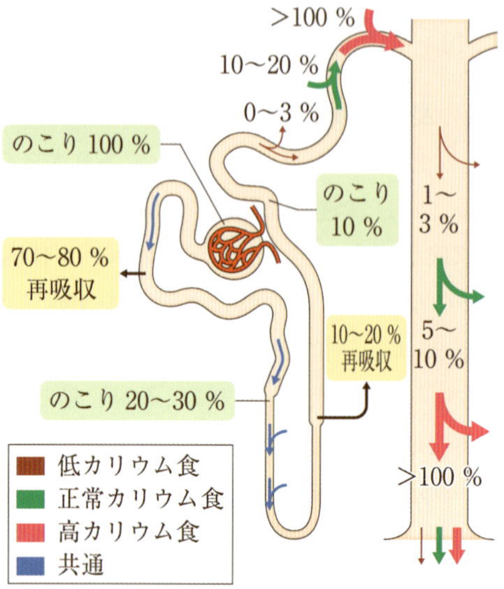

K^+排泄は腎 90 %，腸 10 %．
排泄量は摂取量と体内バランスによって変動する．
尿細管からの分泌が重要．
摂取量，アルドステロン，pH，遠位尿細管の流速により変化．
高 K^+血症で心電図異常，心停止をきたす．

図 12-17　腎における K^+の輸送

受ける．その後ヘンレ係蹄上行脚で再吸収された結果，遠位尿細管管腔にはろ過量の約 5～15 %が到達する．その後の遠位尿細管および集合管における K^+の移動には，摂取した K^+量が大きく関わる．通常の K^+量を含む食事を摂取した場合は，遠位尿細管から 10～20 %程度分泌される．K^+が低い食事の場合はこの部分でさらに再吸収を受ける結果，摂取した K^+の 1～3 %程度が腎臓から排泄される．一方，K^+を多く摂取した場合には，遠位尿細管から集合管でろ過量と同程度あるいはそれ以上の K^+が分泌される．その結果，ろ過量を上回る量の K^+が尿中に排泄される．K^+の排泄量は，血液の pH 変化によっても影響を受ける．血漿中の H^+濃度が高くアシドーシスの状態になると細胞は K^+/H^+逆輸送体によって H^+を細胞内に取り入れて pH の低下を防ぐ代わりに K^+を細胞外に出す．このため血漿中の K^+濃度は増加するが，尿中への K^+排泄量は低下するため，高カリウム血症となる．血漿中の H^+濃度が低下してアルカローシスになった場合には，反対に尿中への K^+排泄量が増加する．アルカローシスでは K^+/H^+逆輸送体により細胞から K^+と交換に H^+が血漿中に出ることにより血漿中の K^+濃度は低下傾向になるが，尿中への K^+排泄量が増加することにより K^+濃度はさらに低下する．この反対に，何らかの原因で血液中の K^+濃度が変化した場合（高カリウム血症，低カリウム血症）には，同じ K^+/H^+逆輸送体のはたらきにより一時的に K^+が細胞内あるいは細胞外に移動するため，血液 pH が変化する場合がある．高カリウム血症ではアシドーシス，低カリウム血症ではアルカローシスを伴うことがある（アシドーシス，アルカローシスに関しては 13 章 13-2-7 を参照すること）．このため，カリウムの欠乏量などを計算する際には血液 pH の状態も考慮する必要がある．

それでは，体液の K^+濃度の変化はどのような影響を及ぼすのだろうか．3 章で勉強したように，細胞外液と内液との間のK^+の濃度差は細胞の膜電位に大きく影響する．細胞外液のK^+濃度が増加して細胞内との濃度差が小さくなると，細胞膜は脱分極する．3-1-4で勉強したように，膜が脱分極すれば活動電位が発生しやすい状態になり，反対に過分極状態では活動電位を発生しにくい．このため，神経細胞や筋細胞のような興奮性細胞では，細胞外液のK^+濃度変化が細胞の興奮性に大きな影響を及ぼす．最も顕著に，ときに致命的な影響があらわれるのが心臓である．K^+濃度変化に伴う心筋の興奮性の変化は**心電図**にあらわれる（図12-18）．低K^+血症では，心室の再分極をあらわすT波が平坦になり，U波が高くなる．また，QT時間が延長する．不整脈を起こしやすくなる．これに対して，高K^+血症ではまずP波が消失し，次にT波がとがって高くなる（テント状T波）．K^+濃度がこれ以上に高くなるとQRS幅が広がり，さらにK^+濃度が高くなると心室細動のような致命的な不整脈があらわれる．このように，私たちの体内では，細胞外液中のK^+濃度を常に一定範囲に保つことが極めて重要となる．通常，K^+負荷が多い場合には，血漿K^+濃度上昇を防ぐためにいったんは細胞内に取り込まれ，その後相当量が排泄される．不要な分のK^+の排泄はほとんど腎臓で行われるため，腎機能が悪い場合には血漿中のK^+濃度の変化に特に注意すべきである．

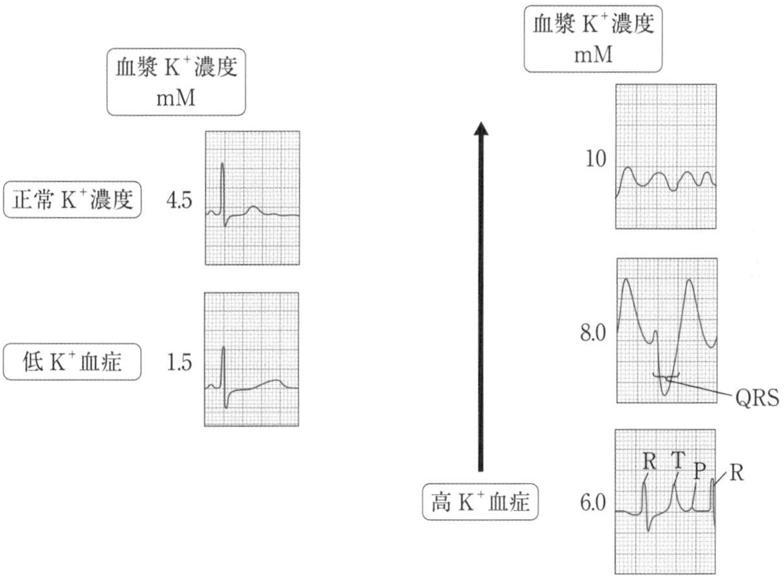

図12-18　血漿K^+濃度変化と心電図

12-2-11　尿の生成機構：遠位尿細管および集合管におけるホルモン調節

12-2-6で学習したように，遠位尿細管や集合管における水やイオンの再吸収は体液の状態に応じてホルモンで調節されている．体液の水分量およびNa^+量はおもに次の3つのホルモン系によって調節を受ける．

(1) レニン-アンジオテンシン-アルドステロン系による容量調節

皮質内を通る**遠位尿細管**（distal tubule）は，腎小体近傍で**輸入細動脈**壁と接する．この部分を**傍糸球体装置**（juxtaglomerular apparatus）という（図 12-19）．傍糸球体装置では，輸入細動脈側に**傍糸球体細胞**（juxtaglomerular cell）という特殊な細胞が出現するとともにこの部分の遠位尿細管の上皮細胞がより密度高く並び，**緻密斑**（macula densa）を構成する．傍糸球体装置では，血液量の変化や管腔内の Na^+濃度の変化を監視している．

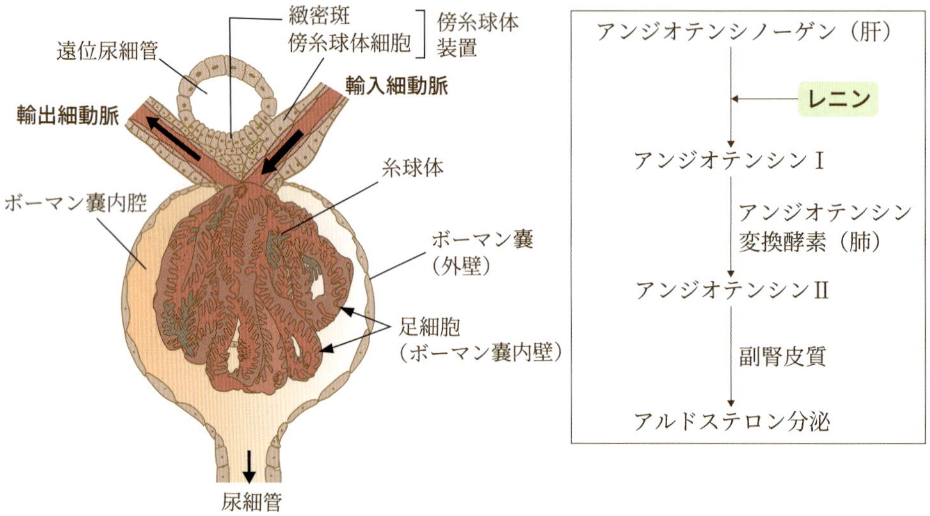

図 12-19　レニン-アンジオテンシン-アルドステロン系

傍糸球体装置で腎血流量や遠位尿細管内の Na^+（または Cl^-）の低下を感知すると，傍糸球体細胞からタンパク分解酵素の１種である**レニン**（renin）が血中に放出される．このほか，腎臓を支配する**交感神経**の興奮でも，レニン分泌が高まる．肝で産生されて血液中の α_2 グロブリン分画中にある**アンジオテンシノーゲン**（angiotensinogen）はレニンによって限定分解され，アミノ酸 10 残基からなる**アンジオテンシンⅠ**（angiotensin Ⅰ）になる．アンジオテンシンⅠ自体には生理活性がないが，肺の毛細血管中に多く含まれる**アンジオテンシン変換酵素**（angiotensin-converting enzyme：ACE）によって C 末端の２残基が除かれ，生理活性をもつ**アンジオテンシンⅡ**に分解される．アンジオテンシンⅡは副腎皮質球状層からの**アルドステロン**分泌を促進するほか，細動脈を収縮させ血圧を上昇させる作用もある．腎臓では輸入細動脈よりも輸出細動脈の抵抗を増加させ，糸球体毛細血管圧を上昇させる作用ももつ．

アルドステロンは，腎臓の遠位尿細管後半部分（**接合尿細管**ともいう）および**集合管**に作用し，Na^+の再吸収を増加させる．この結果水の再吸収が増加し，2 次的に K^+の尿中排泄が増加する．アルドステロンの細胞内での作用機序を図 12-20 に示す．ステロイドホルモンの１種であるアルドステロンは上皮細胞内の受容体に結合し，核に移行して遺伝子の転写を変化させることによりアルドステロン誘導タンパク質の合成を促進させる．その結果，Na^+-K^+ ATPase の活性化，ミトコンドリアの ATP 産生促進，尿細管腔側の Na^+チャネル数の増加が起こり，Na^+の再吸収が増加する．また，Na^+再吸収増加に伴い管腔側の K^+チャネルからの K^+分泌が増加する．これらの変化

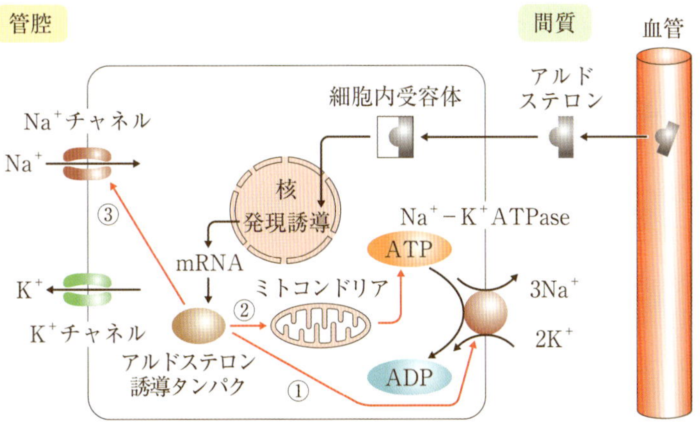

Na$^+$再吸収と K$^+$分泌に関わる．遠位尿細管から集合管にはたらく．

図 12-20　アルドステロンによる調節

COLUMN

アンジオテンシンと腎血流量

腎臓には糸球体に動脈血を送り込む輸入細動脈と糸球体からろ過された動脈血を搬出する輸出細動脈がある．輸入細動脈の拡張は糸球体への血液流入量を増加させる．逆にこの動脈の収縮は，糸球体への血液流入量を減少させる．一方，輸出細動脈は収縮すると糸球体の毛細血管内圧を上昇させ，その拡張は毛細血管内圧を低下させる．特に輸出細動脈はアンジオテンシンⅡの感受性が高く，AT_1 受容体を介して血管を収縮させる．このように糸球体での動脈血のろ過に要求される圧力（血圧）の調節が，輸入細動脈および輸出細動脈の収縮・弛緩で行われている．アンジオテンシン変換酵素阻害薬（ACEI）およびアンジオテンシンⅡ受容体拮抗薬（ARB）は，アンジオテンシンⅡの作用を抑制するので，腎輸出細動脈を拡張させる．このとき，腎輸入細動脈が動脈硬化症などで血管が拡張しにくい状態にあると，輸入細動脈の血流量が増加せず，かつ輸出動脈の拡張による腎からの血液流出のみが促進されるので，腎糸球体ろ過量が減少し，腎機能を低下させることとなる．高血圧症を伴う循環器疾患では，降圧を目的として薬物を用いることが多いが，その病態生理学的な背景を理解しないと，適切な対処ではなくなることがある．

により Na$^+$の尿中排泄量が減り，尿量も低下することによって Na$^+$濃度および体液量が維持される．

(2) バソプレシンによる浸透圧調節

脳の視床下部には体液の浸透圧変化を受容する**浸透圧受容器**がある．血漿量の減少や脱水などにより血漿浸透圧が上昇すると，浸透圧受容器がこの変化をとらえ，下垂体後葉からのバソプレシン分泌を増加させる（バソプレシンに関しては 13 章および 15 章も参照すること）．アミノ酸 9 残基からなるペプチドホルモンの**バソプレシン**（arginine-vasopressin：AVP，別名：抗利尿ホルモン anti-diuretic hormone：ADH）は，おもに**集合管**上皮細胞にはたらき，水の再吸収を増加して尿量を減少させる．反対に，血漿浸透圧が低下するとこのホルモンの分泌は抑制され，尿量は増加する．このように，集合管における水の再吸収は，バソプレシンの有無によって大きく影響される．**バソプレシン受容体**（Gs 共役型の V_2 受容体）は集合管上皮細胞の間質側の細胞膜上にあり，バソプレシンが結合すると Gs の活性化，アデニル酸シクラーゼの活性化に伴い，細胞内 cAMP が増加し，protein kinase A（PKA）を活性化する．これらの変化に伴って，細胞内にある**水チャネル**（aquaporin：AQP）の管腔側の膜表面への移動，チャネルのリン酸化による活性化，水チャネルタンパク質自体の合成促進などが起こる．膜に出た水チャネルからは水が再吸収される．このように細胞表面上の水チャネルの数はバソプレシンによって決まるため，水の再吸収量が調節を受ける．

バソプレシンの分泌は，循環血液量によっても調節される．血液量が増加するとバソプレシン分泌は抑制され，尿量を増やす．反対に循環血液量が減少すれば分泌が増加し，腎での再吸収が増加して尿量は減る．

水の摂取量は，個人でも環境によって大きく変化する．自分の尿をみると，そのときによって尿量や色に違いがあることがわかる．大量に水を飲んだ後は色が薄い尿が大量に出るのに対して，脱水時には少量で濃い尿（濃縮尿）が出る．尿の浸透圧を測定してみると，大量の飲水後には 50 mOsm/kg H_2O まで希釈されるのに対して，極度の脱水状態の尿の浸透圧は 1,200 mOsm/kg H_2O（体液浸透圧の約 4 倍）にまで達する．腎臓はどのようにしてこのような浸透圧の大きく異なる尿を排泄することができるのか．尿の浸透圧は，バソプレシンによって調節されている．12-2-1 で示したように，集合管は皮質で合流した遠位尿細管から流れてきた尿を集め，髄質を下行して腎錐体の先端の腎乳頭部分で腎杯に開口する．髄質の間質部分には深部に向かって大きな浸透圧勾配が築かれている．バソプレシンによって水チャネルの数，すなわち髄質部分での集合管における水の再吸収量が変化することで，尿の浸透圧をこのように大きく変化させることができる．

下垂体後葉からのバソプレシン分泌の病的な低下あるいは腎臓の V_2 受容体異常では**尿崩症**（diabetes insipidus）を生じる．集合管膜上の水チャネル数の低下によりこの部分の水の再吸収が十分に行われず，結果的に 1 日に 3 L 以上の大量の希釈尿が体外に排泄されてしまう．集合管からの水の再吸収率はろ過された原尿の約 3 % と少ないが，それでも 5 L あまりの水がここで再吸収されているので，尿崩症では数 L もの尿が排泄されることになる．

(3) 心房性ナトリウム利尿ペプチドによる調節

前の 2 つのホルモン系と反対のはたらきをするホルモンに**心房性ナトリウム利尿ペプチド**（atrial natriuretic peptide：ANP）がある．ANP は 28 個のアミノ酸からなるポリペプチドで，心房で合成されて血中に分泌される．循環血漿量が増加し，静脈還流量が増加すると心房圧上昇とともに心臓壁がより伸展され，ANP が分泌される．ANP は腎臓にはたらき，糸球体ろ過量の増加，腎髄質の血流量増加，尿細管からの Na^+ 再吸収抑制，バソプレシン作用の抑制などの作用を及ぼし，その結果，Na^+ の尿中排泄量を増加させる．これにより水の再吸収が減少し，尿量が増加する（**ナトリウム利尿**）．ANP にはこのほかに血管平滑筋を弛緩させ，血圧を低下させるはたらきもある．体液量が低下している場合には ANP の分泌は抑制される．

COLUMN
ナトリウム利尿ペプチド

腎では，水分再吸収のための高度なシステムが構築されており，電解質および水の平衡状態が保たれる．一般的には，生命維持の観点から，水の再吸収と排出の平衡は前者の側に傾いている．そのため，水分再吸収にはたらく生理活性物質は複数あるが，水分排出を促進させる生理活性物質はナトリウム利尿ペプチドのみである．これは，尿中のNa^+量を増加，いわゆるナトリウム利尿を誘発するペプチドである．このナトリウム利尿ペプチドは大きく3つに分類され，心房性ナトリウム利尿ペプチド（atrial natriuretic peptide：ANP），脳性ナトリウム利尿ペプチド（brain natriuretic peptide：BNP）およびC型ナトリウム利尿ペプチド（C type natriuretic peptide：CNP）がある．これらの中で，循環動態に大きな影響を与えるのはANPおよびBNPとされ，前者は心房で産生・分泌される．BNPは脳組織から発見されたが，そのおもな産生臓器（部位）は心室筋であることが示された．CNPは，神経組織で発現することから，別名central nervous system natriuretic peptide（これも略称はCNP）とよばれることもある．ANPは通常，心房から分泌され，心室での産生・分泌量は少量である．その一方で，循環器疾患が重篤になると（特に心筋梗塞），心室での産生量が心房のそれを上回り，心室筋がおもな産生部位となる．BNPは，正常心臓ではほとんど分泌されないが，循環器疾患，特に心筋梗塞では，その産生量が飛躍的に増大する．ANPは急性心不全の心臓への負荷軽減のために用いられる．BNPは心不全の進行度を判定する指標として臨床で利用される．

(4) ホルモンによる体液調節

私たちの体内では，(1) から (3) に示したホルモン分泌はそれぞれ別々な要素によって調節されているが，これらの効果を総合して体液調節が行われる場合が多い（図12-21）．例えば体液量（血漿量）が減少すると，傍糸球体細胞からレニンが放出され，アンジオテンシノーゲンからアンジオテンシンⅠを介して産生されたアンジオテンシンⅡによって副腎皮質からアルドステロンが分泌される．アルドステロンは遠位尿細管から集合管にはたらき，Na^+再吸収を促進するとともに水の再吸収を増やす．体液量減少とともに浸透圧が増加すると，視床下部の浸透圧受容器を刺激する結果脳下垂体後葉からのバソプレシン分泌が起き，集合管からの水の再吸収を促進する．一方，血漿量減少に伴い心房からのANPの分泌量は低下する．これらの総合された結果として，尿量が減り，体液量減少に対応する（体液量調節に関しては13章13-1-2も参照すること）．

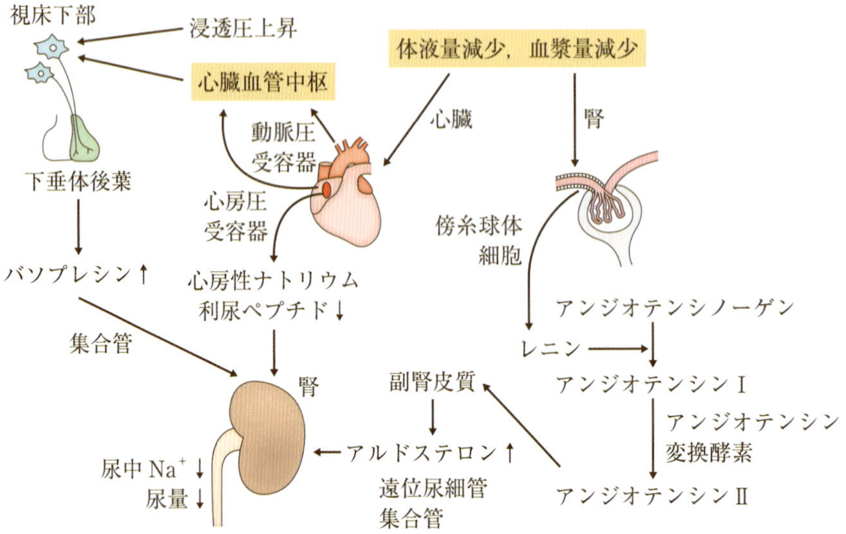

図 12-21　体液量減少に対するホルモン調節

COLUMN

利尿薬

腎は，生物が水の排出を制御する最も重要な器官である．生体からの水の消失は，その生存を脅かす危険因子の1つである．それゆえ，腎糸球体で生成される原尿の水分の約99 %が再吸収され，最終的に尿として排出される水は約2 L/day である．この水の再吸収は大きく2つの経路がある．それは，電解質（主として Na^+）の再吸収に伴うイオンに配位した水分子の再吸収と，水分子そのものの再吸収である．前者はイオン（Na^+あるいは K^+）の輸送系が，後者はアクアポリンとよばれる水チャネルが関与する．利尿薬とは，これら水の再吸収を抑制し，尿量を増大させる薬物の総称である．イオンの輸送機能を抑制する薬物を用いると，尿中の電解質濃度が上昇するため，尿細管でのイオンの移動(再吸収)に伴う水の移動も停止する．チアジド系薬物およびループ利尿薬とよばれる薬物が該当する．アクアポリンの機能を低下させる薬物を用いると，尿中の水の吸収のみが抑制されるため，尿中の電解質濃度は低下する．この水の排出のみが増大する利尿のことを特に「水利尿」とよぶ．アクアポリンは，脳下垂体後葉から分泌されるバソプレシンにより活性化される．このバソプレシン V_2 受容体への拮抗薬が水利尿を誘発するために用いられる．

COLUMN

浸透圧利尿薬

利尿薬の中で，生物学的には活性をもたないことで尿量を増加させる薬物がある．マンニトールは，グルコースの異性体である．グルコースが細胞のエネルギー源として使用されるのに対し，マンニトールは摂取しても消化管から生体内への吸収は行われず，かつエネルギー源として細胞に取り込まれることもない．このマンニトールを静脈内投与すると，細胞で利用されることなく血管内に留まるので，マンニトールの存在量（血中濃度）に応じた浸透圧の上昇により，組織中の水が血管に移動する(引き抜かれる)．マンニトールは腎糸球体でろ過される．グルコースとは異なり，尿細管で再吸収されないので尿中に留まり，尿浸透圧を上昇させる．その結果，水の再吸収が抑制され，尿量の増加すなわち利尿作用を発揮することとなる．このような現象は浸透圧利尿とよばれ，頭蓋内浮腫による中枢組織の障害を改善(防止)する目的で使用される．

(5) ホルモンによるCa^{2+}の調節

血漿中のタンパク質と結合していないCa^{2+}はろ過された後に，近位尿細管で60～70 %，ヘンレ係蹄上行脚で20 ～ 25 %再吸収を受ける．残りの大部分は遠位尿細管と集合管で再吸収され，約1 %程度が尿中に排泄される．遠位尿細管および集合管における再吸収は，**副甲状腺ホルモン**(parathyroid hormone：PTH）によって調節を受けている（詳細は15章参照）．

12-2-12 腎機能と腎クリアランス

血漿中のある物質を一定時間内でどれだけ尿中に除去することができるかを示す指標をその物質の**腎クリアランス**（renal clearance）という（図12-22）．ある物質Xのクリアランスは，単位時間(分)におけるXの尿中排泄量（Xの尿中濃度と単位時間あたりの尿量の積）をXの血漿中の濃度で割った値（mL/min）として計算できる．物質によってろ過後の再吸収や分泌のされ方が異なるため，クリアランスの値は異なる．

このクリアランスの概念を利用して腎機能評価をすることができる．

(1) 糸球体ろ過量（GFR）の測定（図12-22右上（a））

ある物質Aがろ過された後，再吸収も分泌も受けずに尿中に排泄されるとする．単位時間（分）あたりのAのろ過量は，糸球体ろ過量（GFR）と血漿中のAの濃度P_Aの積であり，尿中の排泄量は単位時間あたりの尿量Vと尿中のAの濃度U_Aの積であらわされる．ろ過後再吸収も分泌もされないので，Aのろ過量と尿中排泄量は等しい．すなわち，

$$\mathrm{GFR} \times P_A = U_A \times V$$

$$\mathrm{GFR} = U_A \times V / P_A = C_A$$

腎臓が血漿中のある物質を尿中に排泄する速度をその物質のクリアランスという．

尿生成過程を腎全体として把握するのに有用．

物質 X が尿中に排泄されるとき尿中濃度 Ux，単位時間の尿量 V，血中濃度 Px とすると X のクリアランス Cx は，

$$Cx = \frac{Ux \cdot V}{Px}$$

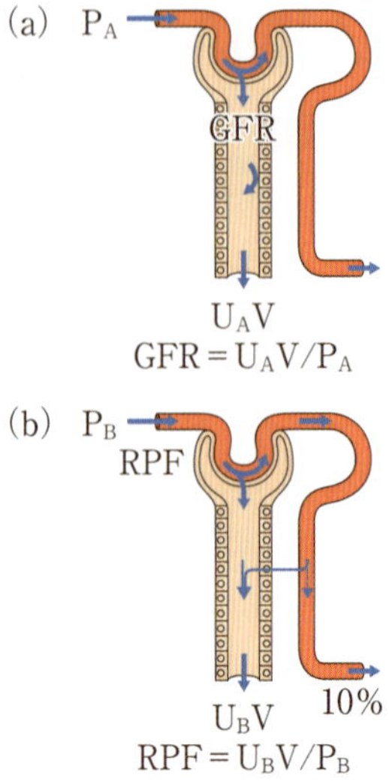

図 12-22　尿の生成と腎クリアランス

(a) クレアチニンクリアランス：糸球体ろ過量 GFR
(b) パラアミノ馬尿酸クリアランス：腎血漿流量 RPF

となり，A のクリアランス C_A は GFR と等しい．つまり，GFR を実際に測定するのは困難であるが，ろ過された後で再吸収も分泌を受けない A のような物質の血漿中および尿中の濃度と単位時間あたりの尿量を調べることにより，GFR が計算できる．A の性質をもつ物質としてキク科の植物の根茎に含まれる多糖類のイヌリンがある．イヌリンを静脈注射した後に血液と尿を採取し，1 分あたりの尿量を調べることにより**イヌリンクリアランス**が計算でき，GFR（mL/min）が求められる．成人男子の GFR は約 125 mL/min である．実際の臨床では，骨格筋に含まれる高エネルギー化合物であるクレアチンの分解産物クレアチニンを用いた**内因性クレアチニンクリアランス**が GFR の指標として用いられる．クレアチニンはろ過後にある程度が再吸収および分泌を受けるため，GFR のほかに尿細管の影響を受けるが，再吸収量と分泌量がほぼ等しく少量であることや注射が不要なことがよく用いられる理由となっている．ただし，イヌリンクリアランスの方がより正確な GFR を知ることができる．

(2) 腎血漿流量（renal plasma flow：RPF）の測定（図 12-22 右下（b））

腎を 1 回循環する間に糸球体からのろ過と尿細管からの分泌によって完全に血液から取り除かれて尿中に排泄されるような物質 B があるとする．単位時間あたりに腎臓内を流れる血漿中の B は尿中の B の排泄量に等しいので，下記の式が成り立つ．

$$RPF \times P_B = U_B \times V$$
$$RPF = U_B \times V/P_B = C_B$$

つまり，B の性質をもつ物質のクリアランス C_B を測定すれば腎血漿流量が計算で求められる．もう少し正確にいえば，腎臓を流れる血漿のうち，実際に糸球体と尿細管周囲毛細血管を流れてろ過と分泌に関与する血漿流量（これを**有効腎血漿流量** effective renal plasma flow：ERPF という）が C_B に等しいということになる．ヘマトクリット値がわかれば 100 からヘマトクリット値を引い

た値が血液中の血漿量の割合（%）になるため，ERPF から**腎血流量**も求めることができる．B のような性質をもつ物質として**パラアミノ馬尿酸**（paraaminohippuric acid：PAH）が用いられる．ERPF の値は 500〜700 mL/min である．

GFR を RPF で割った値を**ろ過率**（filtration fraction：FF）とよび，実際に糸球体でろ過される血漿の割合をあらわす．正常では 0.2 程度である．

12-3　排尿機構

腎臓でつくられた尿は，腎門で**腎盂**とつながる左右の**尿管**の蠕動運動によって**膀胱**に運ばれ，貯留される．膀胱は袋状の器官で，左右上部に尿管が開口し，中央下部から尿道が出る（**内尿道口**）．尿管および尿道の 3 か所の開口部に囲まれた部分を**膀胱三角**とよぶ．膀胱内面は**移行上皮**とよばれる上皮によって覆われている．移行上皮は，内腔の尿量が少量のときは 6〜8 層に細胞が重なり上皮層が厚くみえるのに対して，貯留する尿量が多くなるに従って上皮層が 2〜3 層となり薄くみえ，細胞層の厚さが可逆的に移行するのが特徴である．このため，膀胱容量が 50〜400 mL くらいまではほとんど内圧は増加しない．150〜200 mL 程度尿がたまると尿意を生じ，400 mL 以上では急激に膀胱内圧が上昇し，膀胱壁の平滑筋（**排尿筋**という）が律動的に収縮するため尿意が強くなる．膀胱内圧の上昇による伸展刺激が**膀胱神経叢**に伝わり，反射的に膀胱平滑筋が収縮し，内尿道口周囲を輪状に囲む**膀胱括約筋**（**内尿道括約筋**）および尿道を輪状に取り巻く**外尿道括約筋**が弛緩することで排尿が生じる．成人では最大膀胱容量は約 500 mL 程だが，それ以上にためることもできる．

排尿には，**自律神経系**と**体性神経系**がはたらく（図 12-23）．**膀胱平滑筋**は交感神経および副交感神経の両方の支配を受け，副交感神経の興奮によって収縮が生じ，尿道から尿が体外に排出される．反対に交感神経が興奮すると膀胱平滑筋のおもに β_3 受容体が刺激されて弛緩する．**膀胱括約筋**は α_1 受容体を介して収縮し，排尿を抑える（β_3 あるいは α_1 受容体に関しては自律神経系を復習すること）．尿が膀胱にたまると，伸展刺激が**骨盤神経**を介して仙髄に入り，脊髄・脳幹を経て**中**

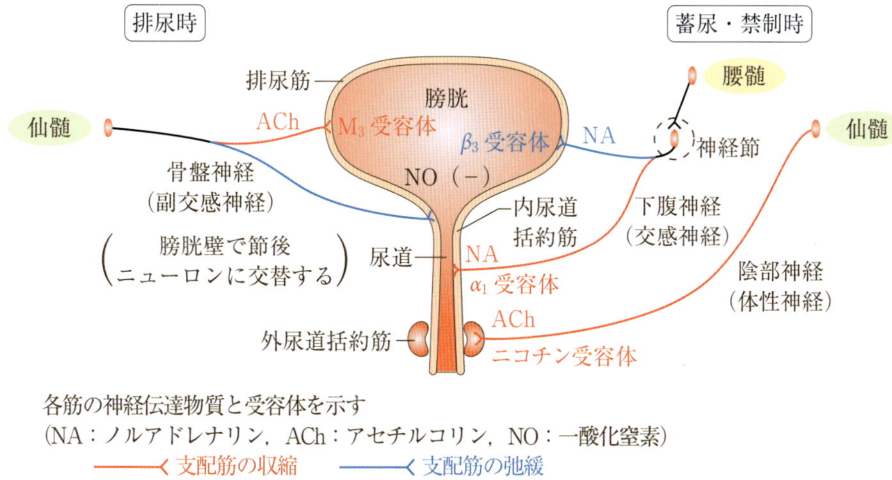

図 12-23　排尿に関わる筋と神経支配

脳水道周囲灰白質に伝わる．この刺激はさらに**大脳皮質**に伝えられ，**尿意**として感知される．尿を漏らさずにいることができるのは，内尿道括約筋（平滑筋で自律神経支配の不随意筋）と外尿道括約筋（横紋筋で体性神経支配）の**2重の括約筋**のはたらきによる．私たちは意識的に排尿することができるが，これは，外尿道括約筋が体性神経（運動神経）支配の**随意筋**であるからで，これを随意的に弛緩させることによって意識的に排尿を開始することができる．橋にある**排尿中枢**は通常上位脳によって抑制されているが，この抑制が解除されることにより仙髄副交感神経に興奮が伝わり，排尿が起こる．

COLUMN

前立腺肥大症

前立腺は，膀胱に接続する尿道を取り囲む器官で，男性に存在する．その機能は，前立腺液分泌および精液産生であるが，その機能がすべて明らかにされているわけではない．興味深いことに前立腺は，生体の環境により萎縮あるいは肥大のいずれかとなる．わが国の場合，1960 年代前半までは加齢とともに前立腺が委縮していたが，その後の生活様式（特に食生活）の欧米化に伴い，肥大することが一般的になった．その中でも 20 ～ 30 % が，治療を要する前立腺肥大を発症するようになった．前立腺は膀胱接続する尿道を取り巻くので，その肥大は排尿を困難なものとする．交感神経系のアドレナリン α_1 受容体を介する収縮を起こすので，前立腺肥大症での排尿困難には，アドレナリン α_1 受容体遮断薬（通称 α_1 blocker）が用いられる．この前立腺肥大症の増加に伴って，新たな医療上の問題となっているのが，前立腺がんの増加である．男性ホルモンにより前立腺肥大および前立腺がんが進行することから，抗男性ホルモン作用を有する薬物あるいは性腺刺激ホルモンの作用に拮抗する薬物が治療に用いられる．

●章末問題●

1) 泌尿器系を構成する器官について図示して説明せよ．
2) 腎臓の腎門，皮質，髄質，腎盂（腎盤）について説明せよ．
3) 腎臓のはたらきについて説明せよ．
4) 腎臓の血管について説明せよ．
5) ネフロンについて説明せよ．
6) 糸球体ろ過（ろ過膜，ろ過圧，ろ過量等）について説明せよ．
7) 尿細管各部位と集合管における水の再吸収と分泌について説明せよ．
8) 近位尿細管からヘンレ係蹄までと遠位尿細管・集合管における再吸収や分泌の違いについて説明せよ．
9) 近位尿細管における糖の再吸収について説明せよ．
10) 近位尿細管における Na^+ の再吸収について説明せよ．
11) ヘンレ係蹄下行脚および上行脚における水および Na^+ の再吸収について説明せよ．
12) 腎臓の髄質における浸透圧勾配，対向流増幅系，対向流交換系についてそれぞれ説明せよ．
13) 腎臓における尿素のろ過，再吸収，分泌に関して説明せよ．
14) ネフロン各部位における Na^+ の再吸収について説明せよ．
15) 血漿の K^+ 濃度と心臓との関係について説明せよ．
16) K^+ の摂取量とネフロン各部位における K^+ の再吸収・分泌について説明せよ．
17) 腎臓からの尿量調節にはたらくおもなホルモン3種類について説明せよ．
18) レニン－アンジオテンシン－アルドステロン系について説明せよ．傍糸球体装置についても説明すること．
19) アルドステロンが受容体に結合することによる遠位尿細管から集合管の上皮細胞内での変化について説明せよ．
20) 血漿浸透圧が上昇した場合の調節機構に関して説明せよ．
21) 集合管上皮細胞におけるバソプレシンの作用について説明せよ．
22) 血漿量が減少した場合の体液調節について説明せよ．
23) 腎クリアランスについて説明せよ．糸球体ろ過量および腎血漿流量との関連性についても説明すること．
24) 膀胱平滑筋，内尿道括約筋，外尿道括約筋それぞれの神経支配について説明せよ．
25) 尿意を感じてから随意的に排尿を開始するまでの過程について説明せよ．

13章

体液調節

私たちの身体を構成する細胞は，細胞外液である組織間液に囲まれ，O_2 や栄養素を得て，CO_2 や老廃物を排出している．細胞を取り囲む細胞外液がつくり出す環境は**内部環境**とよばれ，この性状の変化は細胞の生存や機能に大きな影響を与えうる．このため，体液量，浸透圧，塩類や糖などの濃度，血圧，pH などの体液の状態を常に一定範囲内にとどめておくことが重要である．

13-1 体液量および浸透圧の調節

13-1-1 体液の性状

体液（body fluid）に**細胞外液**（extracellular fluid：ECF）と**細胞内液**（intracellular fluid：ICF）があることはすでに1章で述べた．ICFは体重の約40 %，ECFは約20 %を占める．おもなECFとしては，**血漿**（plasma）（体重の約4 %）と**組織間液**（約16 %）がある．体液のうち血液の浸透圧は約290 mOsm/kg H_2Oであり，これは常に脳の視床下部にある**浸透圧受容器**で監視されている．また，血液pHは**化学受容器**によって監視され，7.35〜7.45の狭い範囲内に調節されている．Na^+やK^+などのイオン類の濃度も腎臓の項（12章）で示したように厳密な調節を受けている．

13-1-2 体液量の調節

私たちは，1日に飲水や食物として約2,200 mLの水分を経口摂取するとともに，代謝に伴って約300 mLの代謝水を産生する．これらの体内に加わる水分量は，成人男性の場合1日約2500 mL程度である．一方，消化管から便として約200 mL，気道（呼気）あるいは皮膚から蒸散（不感蒸散）によって約800 mL，腎から尿として約1,500 mLなど，喪失する水分量は合計約2,500 mLであり，水分出納はほぼ等しい．しかし，発汗，下痢や嘔吐などでは多くの体液が失われうる．このため，それぞれの状態に応じて体液量を一定範囲内に保つための調節が行われる．

4-1-4で述べたように，体液量（血液量）と血圧は密接に関係するため，体液量調節は血圧調節と関連している．脳による調節（行動調節），神経性調節，液性（内分泌性）調節のおもに3つの機構によって調節を受けている．

（1）脳による体液の調節

脳による調節は**行動調節**ともよばれる．体液が喪失すると，脳のはたらきによりヒトは口渇を覚え，水を飲む．たとえば出血によって血液が失われて血圧が低下した場合には，腎臓からのレニン分泌によりアンジオテンシノーゲンからアンジオテンシンⅠを経てアンジオテンシンⅡを生じる．アンジオテンシンⅡが脳に作用することによって口渇が生じる．また，血液量は左右の心房の静脈との接合部付近にある心肺部圧受容器によって監視されている．血液量の減少はこの心肺部圧受容器を介して脳に伝えられ，口渇を起こすことによって飲水行動を引き起こす．

（2）神経性調節

1）動脈圧受容器反射による調節

4-1-4 血圧調節で述べたように，血圧は常に監視されている．大動脈弓や頸動脈洞には動脈圧受容器があり，壁の伸展具合を検知して脳に情報を送っている（図4-24）．血圧の変化は，求心性神経線維（前者は迷走神経，後者は舌咽神経）を介して延髄の循環中枢に伝えられる．この結果は，交感神経および副交感神経の興奮性を変化させるとともに，交感神経－副腎系により副腎髄質からのアドレナリンやノルアドレナリンの分泌も行う．また，視床下部のバソプレシン（vasopressin：抗利尿ホルモン anti-diuretic hormone：ADH）産生にも影響する．

体液量が増加して血圧が高くなると，動脈圧受容器からの信号により交感神経は抑制される．この結果，細動脈は拡張して血管抵抗が減少するとともに，心臓の収縮性の低下や副腎髄質からのアドレナリン分泌の低下も生じる．また，心臓迷走神経の興奮により心拍数は低下する．バソプレシン分泌も少なくなるため，腎臓の集合管での水の再吸収量が減り，尿量は増加して体液量が減少する．これらの結果，血圧は低下して元に戻る．反対に，出血などで体液量が減少して低血圧になったときには，圧受容器の活動性が低下し，交感神経の活動が増加することによって総末梢血管抵抗や心臓の収縮力を増加させ，脾臓などの貯留部位から血液を送り出したり組織間質から毛細血管への細胞外液の移動を増やすことにより，循環血液量を維持する．心臓迷走神経が抑制されることによって心拍数の増加や心臓の収縮性が増加する．また，腎臓では腎血流量の減少および腎交感神経の興奮によってレニンが分泌される（詳細は12章参照）．この結果，アンジオテンシンⅡによって副腎皮質から分泌されたアルドステロンが，腎臓からのNaClおよび水の再吸収を増加させ，尿への排泄を減らすことによって体液量の維持にはたらく．交感神経の興奮は，副腎髄質からのアドレナリン放出も増加させる．また，バソプレシンの放出量も増加することで尿量が減る．これらのはたらきで血圧を元に戻そうとする．

2）心肺部圧受容器反射による調節

血液量が低下した場合，左右の心房と静脈の接合部にある心肺部圧受容器により迷走神経を介して延髄の循環中枢に伝えられる．その結果，下垂体後葉からのバソプレシンの分泌が増加し，尿量が減少して体液量が維持される．また，（1）で述べたように口渇による飲水も引き起こされる．

3）その他の神経性調節

動脈の化学受容器反射は，10章や13-2に記したように O_2 分圧の変化（低酸素）に対応しておもに呼吸器系を調節する．しかし，血液量が低下した場合，化学受容器への血流低下によって反射が引き起こされ，1）による細動脈収縮をさらに助長し，間質から毛細血管への細胞外液の吸収を増加させて血液量を元に戻すようにはたらく．

(3) 液性調節

12章（12-2-11）で詳しく述べたように，液性の体液調節にはたらくおもな系には，（1）レニン-アンジオテンシン-アルドステロン系，（2）バソプレシン，（3）心房性ナトリウム利尿ペプチドがある．（1）および（2）は腎臓にはたらき，尿量を減少させることによって体液量を増加させる．これらに対して（3）は，ナトリウムの尿中排泄を増加させることによって尿量を増加させ（ナトリウム利尿），体液量を減らす．これらのホルモンは，それぞれ異なる系によって分泌量が調節されている（大事な点なのでもう一度12-2-11を読んでおくこと）．

これらのほかに，副腎髄質から放出されるアドレナリンやノルアドレナリン（アドレナリンが主体）も，腎血流量を減少させることによって体液量の調節に関わる．

13-1-3 浸透圧の調節

すでに述べたように，体液浸透圧濃度は約 290 mOsm/kg H_2O に保たれている．これは，おもに血漿中の Na^+ や Cl^- やブドウ糖，尿素窒素などによって形成される浸透圧である．血液の浸透圧は，脳の視床下部にある浸透圧受容器によって監視されている．浸透圧が上昇すると，下垂体後葉からのバソプレシン（抗利尿ホルモン：ADH）分泌が促進され，腎臓の集合管からの水の再吸収を促す．また，浸透圧の上昇は口渇を生じさせ，飲水行動を引き起こす．浸透圧が正常化すると，フィードバック作用によってバソプレシン分泌は抑制される．逆に，浸透圧が低い場合，血液中の水分が多いことが原因であれば，下垂体後葉からのバソプレシン分泌が抑制され，腎からの水の再吸収が抑制される．これにより尿量が増加して体内の水分量は減る．血液中の無機塩類の減少が原因の場合，副腎皮質からのアルドステロン分泌が促進され，腎臓における Na^+ の再吸収が増加する．

13-2 体液の酸塩基平衡

ヒトの体内では，食事で摂取した酸（酢酸）や種々の代謝過程（含硫アミノ酸代謝では硫酸，リン脂質代謝ではリン酸，筋肉の無酸素運動では乳酸など）において酸を産生している．また，細胞呼吸によって各細胞から排泄される CO_2 は，H_2O と反応して炭酸となり H^+ を生じるため，CO_2 自体も体内では酸としてはたらく．CO_2 のように肺から呼気中に排泄される酸を揮発酸という．これに対して，前者のように呼吸器系では排泄できずに腎臓から尿中に排泄される酸を不揮発酸とよぶ．私たちの身体は，日々このように酸を産生し続けているが，血液の pH は 7.4 ± 0.05（7.35〜7.45）と極めて狭い範囲内に保たれている．水素イオン濃度を正常範囲に維持する過程を生理学的に酸塩基平衡という．この章では酸塩基平衡がどのように調節されているのかを学ぶ．

13-2-1 体液の pH

pH は図 13-1 のように H^+ 濃度の逆数の常用対数であらわす．したがって，pH が 1 変化すると H^+ 濃度は 10 倍変化していることになる．血液の pH は 7.4 ± 0.05（7.35〜7.45）とややアルカリ性（中性 7.0）であり，生存可能な pH の最大幅は 6.8〜7.8 といわれている．体液中の H^+ 濃度はほかのイオンに比べて非常に少ないが，その変化は生体機能に大きく影響する．様々なはたらきをもつタンパク質，特に酵素類などでは至適 pH が決まっており，0.1〜0.2 程度の pH 変化でも活性に大きな変化を生じることがある．また，リガンドと受容体の結合，イオンチャネルやポンプ等の輸送体，構造タンパクなどのはたらきも pH の影響を受ける．また，pH 変化は細胞増殖にも影響を与える．したがって，体液 pH を常に適正範囲に保つことが重要である．ちなみに，胃液の pH は 0.8（H^+ 濃度 0.15 mol/L），アルカリ性といわれる膵液の pH は 8.0（H^+ 濃度 1×10^{-8} mol/L）である．体内では血液の pH 変化が監視されていて，これを一定範囲に維持するための調節機構がはたらいている．

溶液の水素イオン濃度を［H^+］とすると，

$$pH = \log_{10} \frac{1}{[H^+]}$$

pH が 1 変化すると水素イオン濃度は 10 倍変化する．

体液の酸 - 塩基平衡の調節とは，体液中の水素イオン濃度を適正に維持することを示す．

	H^+濃度 (mol/L)	pH
胃液の HCl	0.15	0.8
血漿（正常）	4×10^{-8}	7.4
膵液	1×10^{-8}	8.0

図 13-1　体液の H^+濃度と pH

13-2-2　体液の pH の調節

体液の pH が変化した場合，まず，体液中の緩衝物質による緩衝作用がはたらき，局所での pH の大きな変化が抑えられる．特に体内で産生される CO_2 などの酸に対する血液での緩衝作用が重要である．過剰な酸はその後に肺（揮発酸）および腎（不揮発酸）から体外に排泄される．腎では H^+の排泄とそれに連動した重炭酸イオン（HCO_3^-）の再吸収が行われる．この 3 つの過程をそれぞれ理解することが酸塩基平衡を理解するうえで重要である．これらの過程はそれぞれ pH 調節に及ぼす時間経過が異なる．例えば，何かの原因で酸あるいは塩基の負荷が生じた場合，組織間液の炭酸 - 重炭酸系，血液の炭酸 - 重炭酸系およびヘモグロビン（Hb）系あるいは血漿タンパク質系による緩衝はそれぞれ秒単位で生じる．また，呼吸中枢刺激による換気の変化は，分から 12〜24 時間といった時間単位で生じる．これに対して腎による H^+の排泄調節は，完了までに数日を要する．

それでは，体液中の緩衝物質にはどのようなものがあるのだろうか．体内ではたらくおもな緩衝系は，図 13-2 に示すように 4 つある．この中で，血液の緩衝系として特に重要なのは**炭酸 - 重炭酸緩衝系**（量的に最も多い）と**ヘモグロビン緩衝系**である．赤血球内にあるヘモグロビンは，タンパク質としての緩衝作用のほかにイミダゾール基（強い H^+吸収能をもつ）による強い緩衝能をもつ．pH 7.4 付近では**リン酸緩衝系**が緩衝作用自体は最も強いが，血液中の濃度が低いためこれによる緩衝効果は低い．間質液では炭酸 - 重炭酸緩衝系が主としてはたらく．このように炭酸 - 重炭酸緩衝系が細胞外液中で最も重要なはたらきをするのは，量だけの問題ではない．図 13-2 に示すように，体内では H^+と HCO_3^-からできた炭酸はさらに CO_2 と H_2O になる．つまり，細胞外液中の酸を CO_2 として呼吸によって体外に排泄することが可能な，呼吸と連動した緩衝系なのである．一方，細胞内ではリン酸緩衝系，**タンパク質緩衝系**がおもな緩衝系としてはたらく．これらの緩衝系によって，酸や塩基が負荷されても急激な pH 変化がとりあえず抑えられる．

炭酸-重炭酸緩衝系による酸塩基平衡の調節

$$H^+ + HCO_3^- \rightleftarrows H_2CO_3 \rightleftarrows CO_2 + H_2O$$

呼吸器系による酸塩基平衡の調節

$$H^+ + A^- + HCO_3^- \longrightarrow A^- + H_2CO_3 \longrightarrow A^- + CO_2 + H_2O$$

↓ 呼気中に排出

リン酸緩衝系による酸塩基平衡の調節

$$HPO_4^{2-} + H^+ \rightleftarrows H_2PO_4^-$$

タンパク質緩衝系による酸塩基平衡の調節

$$-COO^- + H^+ \rightleftarrows -COOH$$

$$-NH_2 + H^+ \rightleftarrows -NH_3^+$$

ヘモグロビン緩衝系による酸塩基平衡の調節

$$HHb \rightleftarrows H^+ + Hb$$

酸や塩基が溶液に添加されたとき，水素イオン濃度の変化が添加された酸または塩基の量より少ない場合に，液は緩衝を受けたという．その効果に関わる物質を緩衝物質とよぶ．

$$HA \rightleftarrows H^+ + A^-$$

$$\frac{[H^+][A^-]}{[HA]} = K$$

$$pH = pK + \log \frac{[A^-]}{[HA]}$$

（Henderson-Hasselbalch の式）

$$pH = 6.10 + \log \frac{[HCO_3^-]}{0.03\ P_{CO_2}}$$

P_{CO_2}：CO_2 分圧

図 13-2　生体内の緩衝系

血液や間質液の主要な緩衝系である炭酸 - 重炭酸緩衝系を Henderson-Hasselbalch の式にあてはめると，血液の pH は右下枠内の式にあらわすことができる（詳細は p.361 の COLUMN 参照）．

13-2-3　血液による酸塩基平衡の調節

1 日のうちに体内で産生される酸の 99 % は炭酸（CO_2 が関係する）で，残りが硫酸やリン酸などの不揮発酸である．では，大量に発生する CO_2 はどのようにして血液で緩衝され，肺から排泄されるのだろうか．細胞が出す CO_2 はすみやかに血液中に入り，肺に運ばれる．血液中における CO_2 の運搬は，そのまま溶存した状態での運搬が約 6 %，ヘモグロビンとカルバミノ化合物を形成する分が 7 % 程度であるのに対して，約 87 % の CO_2 は重炭酸イオンの形で運ばれる．

血管内に入った CO_2 は，一部は血漿中にそのまま物理的に溶解するが，大部分（約 90 %）がただちに赤血球内に入る（図 13-3）．赤血球内で少量が物理的に溶解するほか，約 64 % 程度は赤血球内の**炭酸脱水酵素**（carbonic anhydrase）（この酵素の触媒により反応速度は非常に増大する）によってただちに炭酸（H_2CO_3）となり，さらに HCO_3^- と H^+ になる．残りは赤血球内に大量に存在するヘモグロビンと反応し，**カルバミノ化合物**となる．これらの反応により発生した H^+ はヘモグロビンの強い緩衝作用によって中和される．つくられた HCO_3^- は Cl^- と交換に赤血球から血漿中に移行する．少量であるが，一部の CO_2 は血漿中でも極めてゆっくり炭酸を経て HCO_3^- と H^+ になる（炭酸脱水酵素がないため反応は遅い）．反応によって生じた H^+ は，血漿タンパク質（アルブミンが最も多い）の緩衝作用によって中和される．

このように，ヘモグロビン分子は肺から組織への O_2 の運搬を行うほかに，カルバミノ化合物として CO_2 の運搬にも関わる（図 11-4 参照）．また，ヘモグロビンは O_2 の結合の有無によりオキシヘモグロビン（酸化ヘモグロビン）とデオキシヘモグロビン（還元ヘモグロビン）があるが，後者は H^+ と反応して強い緩衝作用をもつ．

炭酸-重炭酸緩衝系による酸塩基平衡の調節（血漿・赤血球）

$$H^+ + HCO_3^- \rightleftarrows H_2CO_3 \overset{CA}{\rightleftarrows} CO_2 + H_2O$$

（CA：carbonic anhydrase 炭酸脱水酵素，赤血球や腎尿細管上皮に多い）

タンパク質緩衝系による酸塩基平衡の調節（血漿・赤血球）

ヘモグロビンによる酸塩基平衡の調節（赤血球）　$HHb^+ \rightleftarrows H^+ + Hb$

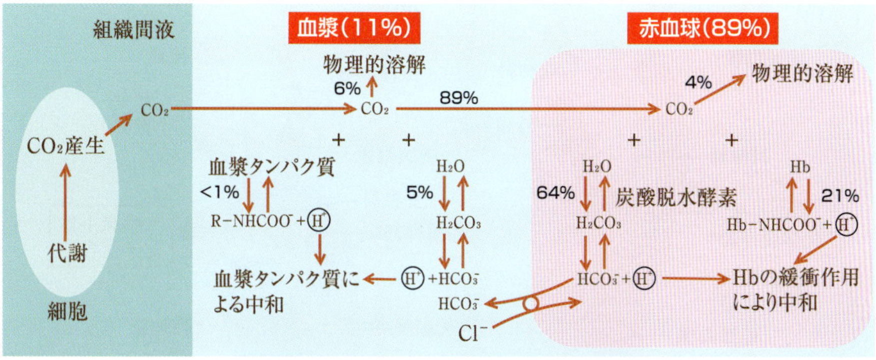

図 13-3　血液中での酸塩基平衡調節

13-2-4　肺による酸塩基平衡の調節

HCO_3^-としてあるいはヘモグロビンとのカルバミノ化合物として血液中を運ばれてきたCO_2は，肺から呼気中に排泄される．血液中のO_2，CO_2，pH の変化はそれぞれ監視されているため，これらに変化が生じると延髄の呼吸中枢に伝えられ，その結果呼吸が変化する．特に pH 調節の際には，CO_2排泄量を変化させることによって対応する（肺換気量変化）．

肺では，13-2-3 で示した組織の血管内での反応と基本的に反対の反応が起こる．肺胞から取り入れられたO_2は周囲の毛細血管内に移動し，赤血球中に入り，ただちにヘモグロビンと結合する．ヘモグロビンとO_2の結合能は酸素分圧が高いほど高いため，ヘモグロビンは肺ではCO_2を離し，O_2と結合する．離れたCO_2は呼気中に排泄される．また，オキシヘモグロビンはデオキシヘモグロビンに比べてH^+との結合性が弱いため，離れたH^+が血漿中から移動したHCO_3^-と反応して再び炭酸になり，赤血球中に豊富な炭酸脱水酵素のはたらきによってさらにCO_2とH_2Oに解離した結果，このCO_2も呼気中に排泄される．呼吸（肺換気量）の変化に応じて肺からのCO_2排泄量を調節できることから，炭酸を介してH^+濃度（つまり pH）の調節が可能である．このように，炭酸 - 重炭酸緩衝系は，単に血液中に多いだけではなく呼吸と連動した緩衝系であることから，血液 pH を調節するうえで最も重要な緩衝系としてはたらく．

呼吸の状態は，血管の化学受容器および脳（延髄）の化学感受性領野によって監視されている．末梢性の化学受容器は 2 つある（図 13-4）．頸動脈洞の近くに存在する**頸動脈小体**と大動脈弓近辺にある**大動脈小体**である．ヒトでは米粒大の頸動脈小体がおもに血中O_2分圧を感知する．低酸素状態になるとドパミンなどの神経伝達物質が放出され（type I グロムス細胞），シナプスを介して頸動脈洞神経（舌咽神経と合流）のインパルスが増加して**延髄呼吸中枢**（孤束核）を刺激する．大

呼吸に影響する因子

肺の受容器を介した神経性調節
　伸展受容器，J 受容器，咳受容器など
血管の化学受容器，脳の化学感受領野を介した
化学的調節
　末梢化学受容器（頸動脈小体・大動脈小体）
　脳の化学感受領野（延髄腹側）

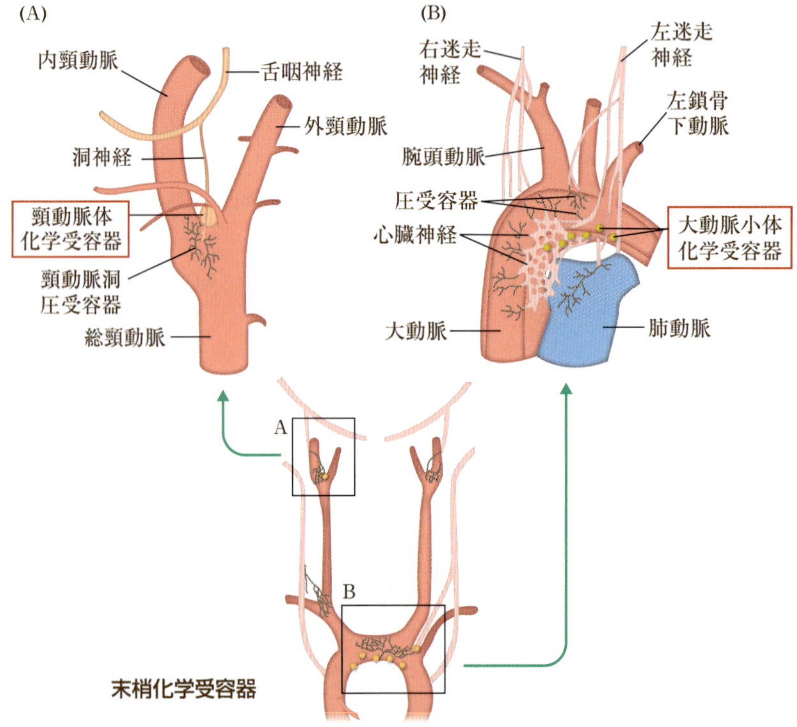

図 13-4　呼吸に影響する因子

動脈小体の関与は頸動脈小体に比べてはるかに少ない．また，動脈の CO_2 分圧（Pa_{CO_2}）増加も頸動脈小体を刺激するが O_2 分圧（Pa_{O_2}）低下による反応に比べてはるかに弱い．これに対して，おもな CO_2 センサーは延髄にある．延髄腹側表層には H^+（CO_2 増加）によって刺激される領域（頸動脈小体のように明瞭な境界をもたない）があり，CO_2 に感受性をもつ細胞が存在する．これを**中枢性化学感受領野**とよぶ．CO_2 は血液脳関門を通過して脳内の細胞外液の H^+ 濃度を増加させる．H^+ の増加，CO_2 増加が刺激となって呼吸を促進させると考えられている．いずれの場合も，呼吸量を変化させ，CO_2 排泄量を変化させることで炭酸－重炭酸緩衝系を介する pH 調節に連動する．

13-2-5　腎による酸塩基平衡の調節

腎臓は，不揮発酸（H^+）の排泄を行うとともに，これに連動して血液中の重要な緩衝物質である HCO_3^- を再吸収することによって酸塩基調節を行う．

図 13-5 に示すように，HCO_3^- はほかのイオンと同様にろ過されて原尿中に出る．近位尿細管上

皮細胞では，細胞内および細胞外表面に炭酸脱水酵素が多く存在する．近位尿細管上皮細胞の管腔側では，Na^+と交換にH^+を管腔側に排出する逆輸送体（Na^+-H^+ exchanger：NHEあるいはNa^+-H^+ antiporter）が存在する．管腔に出たH^+は，ろ液中のHCO_3^-と反応して炭酸になる．近位尿細管上皮管腔側表面には，炭酸脱水酵素があるため，さらに反応が進んで炭酸はH_2OとCO_2になる．CO_2は簡単に細胞膜を通過することができるため，上皮細胞内に入り，細胞内の炭酸脱水酵素によって再び炭酸を経てH^+とHCO_3^-ができる．H^+は前述したようにNa^+と交換に管腔内に排出され，HCO_3^-は間質側の細胞膜にあるNa^+との共輸送体（Na^+-3HCO_3^- cotransporter）によって血管内に再吸収される．このように，近位尿細管ではろ液中の約80％のHCO_3^-が血液に戻り，体内の緩衝物質としてはたらく．ここで再吸収されなかったHCO_3^-は，さらにヘンレ係蹄（約10％），遠位尿細管および集合管（約10％）で再吸収され，通常は糸球体でろ過されたHCO_3^-のほぼ100％が再吸収される．これにより集合管の管内液のpHは5.5程度に低下する．集合管の上皮細胞（α間在細胞）は炭酸脱水酵素を細胞内にもつため，細胞内でH_2OとCO_2から産生されたH^+はH^+-ATPase（プロトンポンプ）によって管腔に分泌され，HCO_3^-はCl^-と交換に間質側（血管側）に再吸収される．この細胞では管腔側表面には炭酸脱水酵素がないため，新たに細胞内で重炭酸イオンが新生されていることになる．

尿中へのH^+の排泄量は，尿のpHが低いと低下する（pH 4.5以下では分泌されない）ため，上記のようにろ液中のHCO_3^-との反応のほかに，次のような2つの方法によってpHの過度な低下を防いでいる（図13-5）．

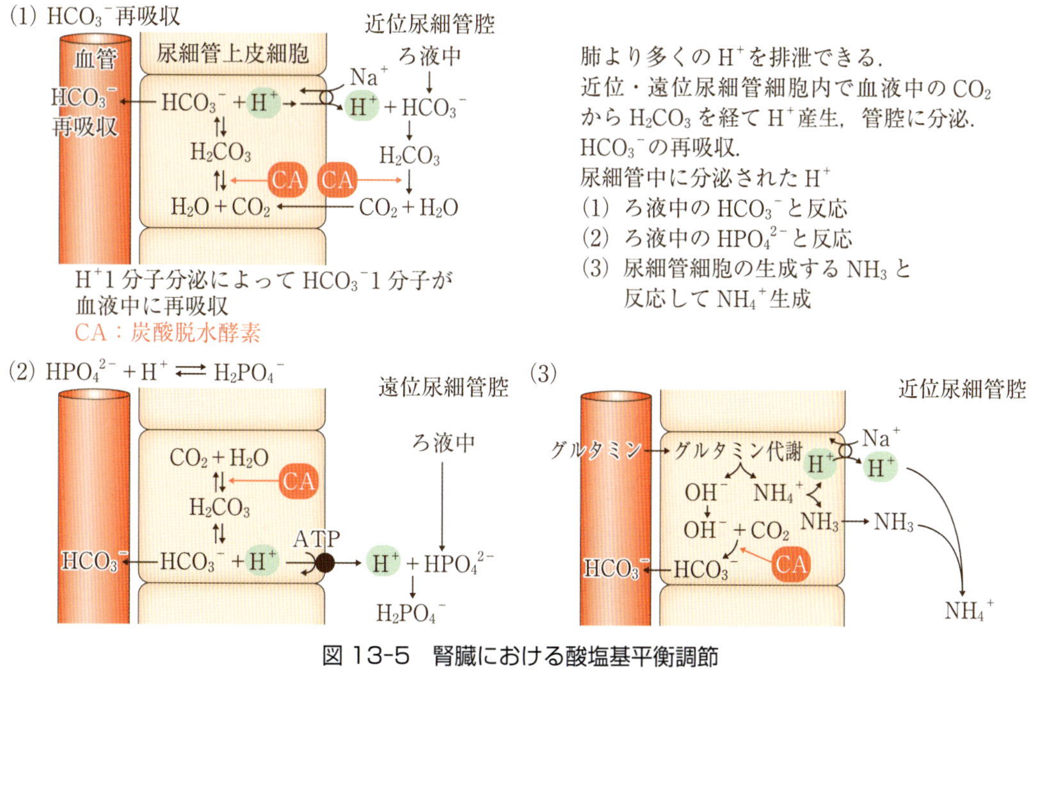

図13-5　腎臓における酸塩基平衡調節

1つ目は，ろ液中のリン酸一水素イオン（HPO_4^{2-}：弱塩基性のため強酸に対して緩衝性をもつ）と反応して弱酸性のリン酸二水素イオン（$H_2PO_4^-$）ができる（滴定酸）.

$$Na_2HPO_4 + H^+ \rightleftarrows Na^+ \quad + \quad NaH_2PO_4$$

2つ目は，おもに近位尿細管で産生される NH_3 による緩衝である．尿細管上皮細胞内で，グルタミン加水分解酵素（glutaminase）のはたらきによってグルタミンからグルタミン酸と NH_3 が産生される．NH_3 は尿細管腔に分泌され，排泄された H^+ と反応して NH_4^+ を生じることにより尿の pH の極端な低下を防ぐ.

何らかの原因で近位尿細管からの HCO_3^- の再吸収が障害されると，近位尿細管性アシドーシスとなる（アシドーシスについては 12-2-7 参照）.

13-2-6 酸塩基平衡の調節機構のまとめ

酸塩基平衡の維持について図 13-6 にまとめた．血液中ではおもに炭酸 - 重炭酸緩衝系の作用により酸や塩基の負荷が起こっても急激な pH 変化は生じない．この場合，赤血球内に豊富に存在する炭酸脱水酵素が大きな鍵を握る．炭酸 - 重炭酸緩衝系は肺での CO_2 排泄と連動していることから，酸が負荷されると平衡は図 13-6 では上向きに偏り，より多くの CO_2 が排泄される（換気量が多くなる）ことによって代償される．また，それで排泄しきれない分に関しては，腎臓から排泄される．原尿中に出た H^+ は，HCO_3^- との反応により結果的に HCO_3^- を再吸収する．また，リン酸イオン（HPO_4^{2-}）および NH_3 と反応することで尿中 pH の極端な低下を防ぐことにより，管腔内への H^+ 分泌が維持される.

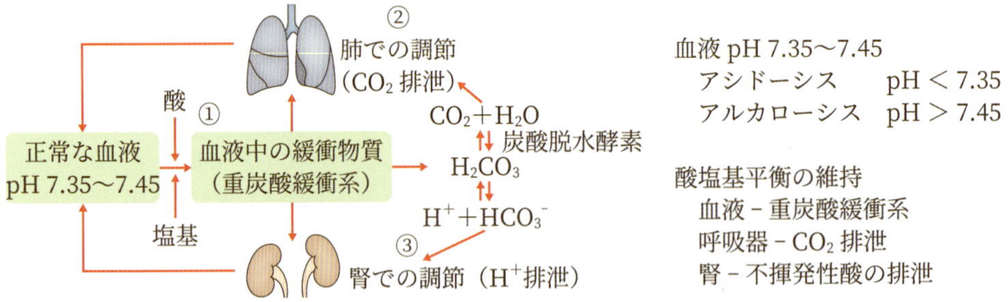

図 13-6　酸塩基平衡の維持

図 13-7 にネガティブフィードバックによる血液 pH の調節機構を示した．血液 pH が上昇すると，換気量の低下および腎臓からの H^+ の排泄低下を起こすことにより pH は元に戻る．反対に，血液 pH が低下すると換気量が上昇し，さらに腎臓での H^+ の排泄が促進される.

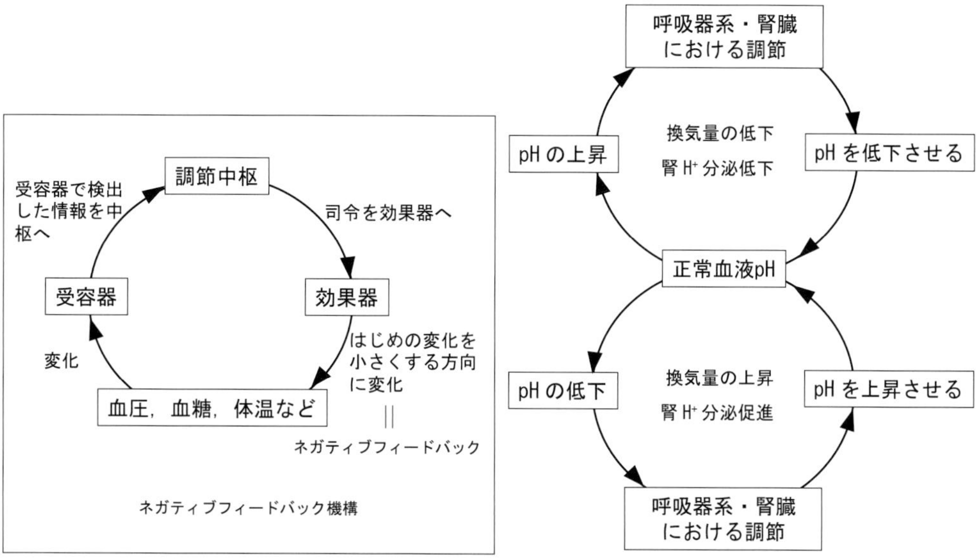

図 13-7　ネガティブフィードバックによる血液 pH の調節機構

13-2-7　酸塩基平衡異常

血液の pH は 7.35～7.45 の弱アルカリ性の状態に維持されるが，この値を下回る場合を酸血症（アシデミア acidemia），上回る場合をアルカリ血症（アルカレミア alkalemia）という．また，酸血症を生じるような病態をアシドーシス（acidosis）とよび，アルカリ血症を生じるような病態をアルカローシス（alkalosis）という．これらの病態時には，様々な代償機構がはたらいたりいろいろな病態が重なったりするため，血液 pH は必ずしも通常に比べて酸性あるいはアルカリ性の変化を示さない場合もある．肺および腎における pH の調節が十分になされない場合，これらの病態が引き起こされる．肺での調節に問題がある場合を呼吸性アシドーシス（respiratory acidosis）あるいは呼吸性アルカローシス（respiratory alkalosis），腎臓での酸排泄や細胞での代謝障害がある場合を代謝性アシドーシス（metabolic acidosis）あるいは代謝性アルカローシス（metabolic alkalosis）とよぶ．血液（血漿）の pH は Henderson-Hasselbalch の式（図 13-2 および p.361 の COLUMN）から，下記のようにあらわされる．

$$pH = 6.1 + \log \frac{[HCO_3^-]}{0.03 \times P_{CO_2}}$$

つまり，血漿 pH は血漿の HCO_3^- 濃度（$[HCO_3^-]$：代謝性因子）と CO_2 分圧（P_{CO_2}：呼吸因子）の比によって決まる．このことから，血漿 pH の異常はこの 2 つの値のどちらかの増減で引き起こされることがわかる．アシドーシスのうち，P_{CO_2} の増加によって生じるアシドーシスを呼吸性アシドーシスとよび，$[HCO_3^-]$ の低下によるアシドーシスを代謝性アシドーシスという．一方，アルカローシスでは，P_{CO_2} の低下によるものを呼吸性アルカローシス，$[HCO_3^-]$ の増加によるものを代謝性アルカローシスという．それぞれの病態を引き起こすおもな原因を表 13-1 にまとめた．

表 13-1　体液の酸塩基平衡異常

	血漿　pH	血漿　P_{CO2}	血漿 $[HCO_3^-]$	原　因
呼吸性アシドーシス	低下	増加	上昇	呼吸道閉塞による換気障害 肺胞ガス交換障害 呼吸駆動力減退 炭酸ガス吸入
代謝性アシドーシス	低下	正常	低下	内因性酸負荷 胃腸管から塩基喪失（下痢） 腎尿細管の酸分泌不全 外因性酸負荷
呼吸性アルカローシス （肺胞過換気）	上昇	減少	低下	低酸素症（高地生活など） 呼吸駆動力亢進 肝不全 薬物や毒物の影響
代謝性アルカローシス	上昇	正常	上昇	胃液の喪失（嘔吐など） 過剰塩基摂取 アルドステロン過剰

これらの酸塩基平衡異常では，pH を正常状態に近づけるためにそれぞれ代償機構がはたらく．代謝性アシドーシスや代謝性アルカローシスの場合，呼吸性に代償される．呼吸性アシドーシスや呼吸性アルカローシスでは，腎臓による代償（酸分泌量の変化）がなされるが，13-2-2 の最初に述べたように時間がかかるためゆっくりと代償されることになる．具体的な代償作用は次のようになる．呼吸性アシドーシスの場合，腎臓は数日かけて尿中から NH_4^+ の形で酸排泄を増加させる．腎からの H^+ 分泌増加に伴って HCO_3^- の再吸収は増加する．代謝性アシドーシスでは，数時間以内に換気量を増加させることにより呼気中への酸（CO_2）排泄を増加させる．呼吸性アルカローシスでは，腎からの H^+ 分泌低下に伴って HCO_3^- の再吸収も低下し，血漿中の［HCO_3^-］は低下する．代謝性アルカローシスでは，換気量を低下させることにより呼吸の代償作用がはたらくが，換気量低下により同時に P_{O_2} の低下を生じるため，これが化学受容器（頸動脈小体など）を介して呼吸中枢を刺激し，換気量を回復させる．このためこの代償作用には限度がある．

COLUMN

Henderson‒Hasselbalch の式

血液では，炭酸‒重炭酸緩衝系により下記のような平衡状態が成り立つ.

$$CO_2 + H_2O \rightleftarrows H_2CO_3 \rightleftarrows H^+ + HCO_3^-$$

K を平衡定数とすると，次の式ができる.

$$K = \frac{[H^+][HCO_3^-]}{[CO_2][H_2O]} \text{さらに} K[H_2O] = K' = \frac{[H^+][HCO_3^-]}{[CO_2]} \quad (K'\text{：みかけの平衡定数})$$

pH は $-\log[H^+]$，pK' は $-\log K'$ となるため下記のようになる.

$$pH = pK' + \log\frac{[HCO_3^-]}{[CO_2]}$$

このようにして導いた式を Henderson‒Hasselbalch の式という．血液の CO_2 濃度 $[CO_2]$ は αP_{CO_2}（α と P_{CO_2} の積：P_{CO_2}：CO_2 分圧，α：溶解係数）と書き換えられるので，上の式は次のようになる.

$$pH = pK' + \log\frac{[HCO_3^-]}{\alpha P_{CO_2}}$$

ヒトの血液では，p$K\alpha'$ は 6.10，溶解係数は 0.03 のため，図 13-2 右下枠内に示したように下記の式が成り立つ.

$$pH = 6.10 + \log\frac{[HCO_3^-]}{0.03\ P_{CO_2}}$$

$[HCO_3^-]$ は代謝性要因，P_{CO_2} は呼吸性要因と考えると酸塩基平衡調節やその異常を理解しやすい.

●章末問題●

1）体液について説明せよ.
2）体液量の調節（行動調節，神経調節，液性調節）について説明せよ.
3）体液浸透圧の調節について説明せよ.
4）体液中の緩衝系について説明せよ.
5）組織で産生される最大の酸である CO_2 がどのように運搬され肺から排出されるのか説明せよ.
6）炭酸‒重炭酸緩衝系について説明せよ.
7）肺による酸塩基平衡の調節について説明せよ.
8）腎による酸塩基平衡の調節について説明せよ.
9）ネガティブフィードバック機構による pH の調節について説明せよ．pH の監視がどこで行われているかについても説明すること.
10）酸塩基平衡異常の種類をあげ，それぞれについて説明せよ.

14章

皮膚・体温調節

皮膚および皮膚付属器（汗腺，脂腺，毛，爪，乳腺など）を合わせて外皮系という．皮膚は外皮として物理的に生体内部を保護するだけでなく，様々な役割をもつ．本章では，皮膚および付属器の構造やはたらきと体温調節について学ぶ．

14-1 皮 膚

私たちの身体の表面を覆っている皮膚の役割は実に多様であり，1）保護作用，2）体温調節，3）感覚受容，4）分泌・排泄，5）免疫的防御，6）ビタミンD産生などを担っている．ここでは皮膚の構造と関連づけてその役割を理解する．

14-1-1 皮膚の役割

1）保護作用

皮膚は全身の外側を覆い，体外からの物理的刺激，摩擦，細菌侵入，光線（紫外線など）から深層を保護するバリアとしてはたらく．また，皮膚は水分漏出を防ぎ，体内の水分保持にも重要である．

2）体温調節

皮膚は，外界との間の熱交換に重要な役割を果たす．体内で産生された余分な熱は血流にのって皮膚に運ばれ，外界に放熱される．この皮膚への血流を変えることによって放熱を調節することができる．また，環境や激しい運動などに応じて皮膚表面で発汗することによって上昇した体温を下げる．

3）感覚受容

皮膚には感覚神経終末や各種の感覚受容器が分布している．これらによって，触覚，温度覚，痛覚，圧覚などの刺激を受容することができる．

4）分泌・排泄機能

皮膚の付属器である脂腺，汗腺，乳腺は，これらの腺で産生された皮脂や汗，乳汁を体外へ分泌する役割をもつ．汗腺の1種であるエクリン汗腺からは水分，塩分および有機物を汗として分泌している．汗腺は 2）のような体温調節の役目をもつほかに，不要物や代謝物の排泄経路でもある．また，爪や毛髪には水銀などの重金属が含まれることから，これらも排泄経路と考えられる．

5）免疫的防御

表皮には骨髄由来のランゲルハンス（Langerhans）細胞が免疫担当抗原提示細胞として存在している．1980年代にランゲルハンス細胞が免疫反応に重要な役割を果たしていることがわかり，1990年頃には表皮のケラチノサイト（keratinocyte）がIL-1α（インターロイキン1α），IL-6，TNF-α（腫瘍壊死因子）などのサイトカイン（cytokine）を産生することが明らかになった．皮膚そのものが自然免疫（innate immune system：感染初期にはたらく原始的な免疫反応）の重要な担当臓器であることがわかった．これは皮膚免疫（cutaneous immunity）とよばれている．

6）ビタミンD_3の産生

ビタミンD（vitamin D）には，ビタミンD_2（エルゴカルシフェロール ergocalciferol）とビタミンD_3（コレカルシフェロール cholecalciferol）の2つがある．ヒトの皮膚では，プロビタミンD_3（7－デヒドロコレステロール：7－dehydrochlesterol）が存在し，日光に含まれる波長300 nmの紫外線によって光化学的にプレビタミンD_3となり，やがてビタミンD_3が生成される．肝臓でC25の位置でヒドロキシ化の代謝を受け25－ヒドロキシコレカルシフェロール（別名25－(OH)D_3

またはカルシジオール）へと変化し，腎臓で活性型ビタミン D_3（1,25－(OH)$_2$$D_3$ またはカルシトリオール）となり，カルシウム代謝に関与する．

14-1-2 皮膚表面の構造

皮膚の総面積は，成人で約 1.6 m^2 である．口唇，肛門部，眼瞼，鼻孔などで粘膜に移行する．皮膚表面には皮溝（sulcus cutis）という溝が走行し，体毛はこの皮溝の交わる部分に生えている．皮溝の走行は部位によって特徴があり，指腹，手掌，足底では皮溝が平行して走り，皮溝の間は稜線となり特異な紋を形成し，指紋，掌紋，足紋となる．これらの部位では，汗孔は稜線上にあり，毛は存在しない．

14-1-3 皮膚の組織構造

皮膚は表層から**表皮**（epidermis），**真皮**（dermis）および**皮下組織**（subcutaneous tissue）の 3 層に分けられる（図 14-1）．真皮と表皮の境界は互いに入り組んでおり，表皮が真皮側に突出する部分を表皮突起（表皮稜 epidermal rete ridge）といい，真皮が表皮内に突出した部分を**真皮乳頭**（dermal papilla）という．皮膚には皮膚付属器（cutaneous appendages）である毛器官，脂腺，立毛筋，汗腺，爪などの特有の器官が存在するが，それらの分布は部位によって異なる．

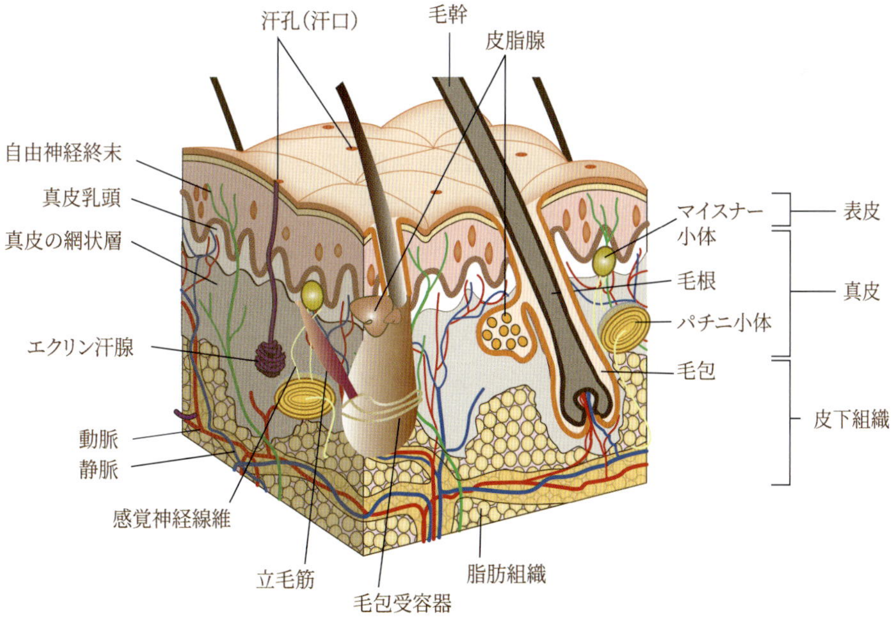

図 14-1　皮膚の構造

(1) 表皮

表皮（epidermis）は皮膚の表面を被覆する角化重層扁平上皮である．約 0.2 mm の厚さで，基底膜側から順に，**基底層**，**有棘層**，**顆粒層**，**淡明層**，**角質層**とよばれる 5 層構造をしている．表皮を構成するケラチノサイト（角質細胞 keratinocyte）は，ケラチン（keratin）という構造タンパク質を産生する．基底層では常に新しいケラチノサイトが生まれる．ケラチノサイトが上層に移動し分化するにつれて，ケラチンは束状になって細胞内に蓄積する．角質層を構成する扁平で無核な細胞内はケラチンフィラメントで埋めつくされ，順次剥離していく（表皮の詳細は 14-1-4 参照）．

(2) 真皮

真皮（dermis）は，表皮を裏打ちする強靭な結合組織で，解剖学的には，乳頭層（papillary layer），乳頭下層（subpapillary layer），網状層（reticular layer）の 3 層からなる．乳頭層と乳頭下層は疎な結合組織で，脈管，神経，細胞成分に富む．網状層は密な線維成分からなる結合組織で血管・神経の分布はまばらである．真皮は，表皮や付属器を栄養し，機械的な圧迫等に対して緩衝作用を発揮する．

真皮には，以下の 4 つの細胞がみられる．

① **線維芽細胞**（fibroblast）：真皮の膠原線維，弾性線維，基質などの細胞外マトリックス成分を産生する．

② **肥満細胞**（mast cell）：乳頭下層の血管周囲，神経，付属器の周囲に多く分布する．肥満細胞から遊離したヒスタミンは血管透過性を亢進させ，真皮に浮腫を生じさせる．

③ **組織球**（histiocyte）：マクロファージ（macrophage）と同義．

④ **真皮樹状細胞**（dermal dendritic cell）：血管の近傍に血管を覆うように存在し，後述する表皮ランゲルハンス細胞と似ているが，真皮樹状細胞はバーベック顆粒をもたない．

また，真皮には 3 種類の細胞外マトリックスがある．

① **膠原線維**（collagen fiber）：現在，真皮には 29 種類の遺伝子の異なるコラーゲン分子が報告されている．その中で，真皮に最も多いのはⅠ型コラーゲン，次いでⅢ型コラーゲンが多い．

② **弾性線維**（elastic fiber）：皮膚に外力を加え伸展させたとき，外力を取り去れば形状は復旧する．これは弾性線維の弾力性のためと考えられる．

③ **基質**（ground substance）：皮膚に多いプロテオグリカン（proteoglycan）は，デコリン（decorin），バーシカン（versican）などであり，糖タンパク質はフィブロネクチン（fibronectin），デルマトポンチン（dermatopontin）である．

(3) 皮下組織

皮下組織（subcutaneous tissue）は，膠原線維を豊富に含む真皮網状層より下層の脂肪細胞や血管叢《そう》に富んだ疎性《そせい》結合組織である．脂肪組織は脂肪細胞が集団で小葉を形成し，次のような役割をもつ．

① 外界から内部への圧力・衝撃に対するクッション

② 脂肪エネルギーの貯蔵

③ 脂肪の量が外見に影響することによる美容的意義

④ ある種のホルモン分泌

14-1-4　表皮の５層構造

表皮では前述した**ケラチノサイト**（角質細胞 keratinocyte）が**基底細胞層**（basal cell layer，**基底層**，**胚芽層** stratum basale ともいう）で分裂し，分化・成熟しながら**有棘層**（stratum spinosum），**顆粒層**（stratum granulosum），**淡明層**（stratum lucidum）と上層へ移動し，最終角化を経て**角質層**（stratum corneum）へと移動する（図 14-2）．角質層では上の方から順番に垢となって脱落する．ケラチノサイトが基底層で産生されてから角質層まで移動し剥がれ落ちるまで，正常では約 45 日間かかる．5 層構造では場所によりケラチノサイトの産生するケラチンが異なる．例えば，基底層ではケラチン 5 とケラチン 14 をつくるが，有棘層ではケラチン 1 とケラチン 10 をつくる（図 14-3）．これらのケラチンの種類の鑑別は，細胞が腫瘍化した場合等にその発生母地を調べる手段としても有用である．

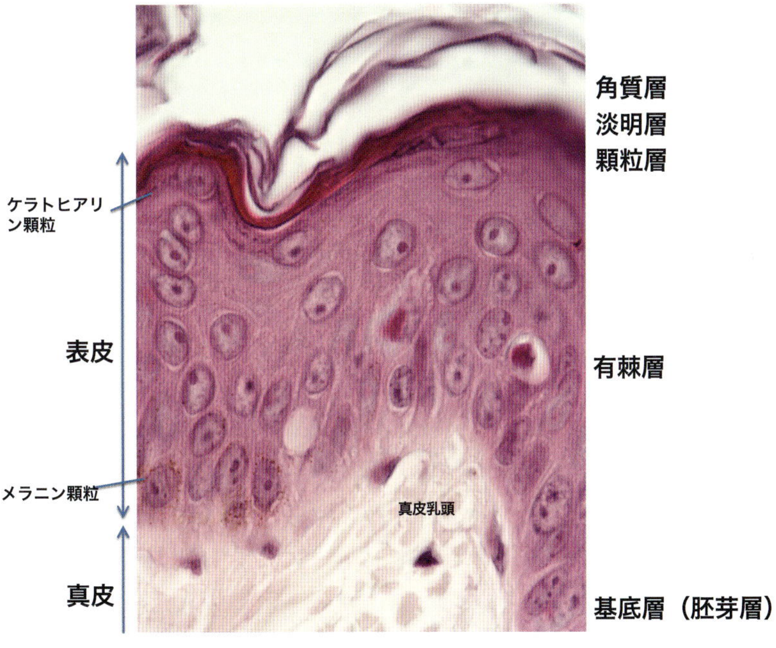

図 14-2　表皮の５層構造

(1) 基底層

基底層は，1 層の分裂能を有する幹細胞からなり，これらの細胞分裂によって新しいケラチノサイトが生まれる．基底層の細胞は，ヘミデスモソームによって基底膜と結合している（図 14-3）．おもにケラチン 5 とケラチン 14 を産生する．

基底層にはこのほかに，メラニンを産生する**メラノサイト**（melanocyte），皮膚の感覚受容器としてはたらく**メルケル細胞**（Merkel cell）がある．

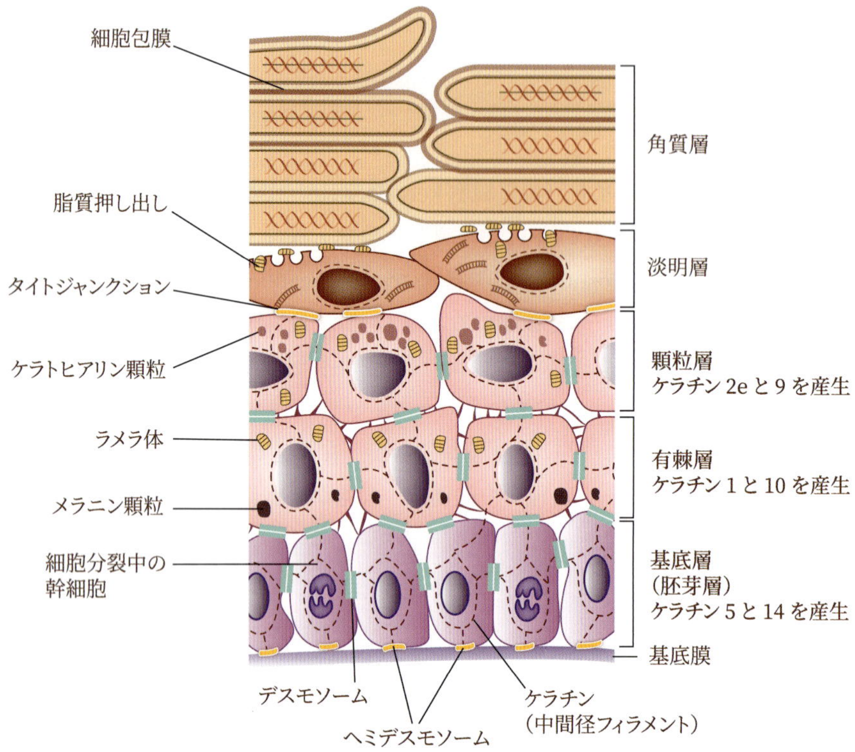

図 14-3　表皮の各層で産生されるケラチンの違い

ケラチン 2e の欠陥は，Siemens 型水疱性魚鱗癬（IBS）を生じる．
ケラチン 9 の欠陥は，表皮溶解性掌蹠角皮症（EPPK）と関係している．
ケラチン 1 または 10 の突然変異は，表皮剥離性角質増殖（EHK）の原因である．
ケラチン 1 または 10 の突然変異は，単純型先天性表皮水泡症（EBS）の原因である．

(2) 有棘層

有棘層は基底層の上にあり，ケラチノサイトの表面から棘が出ているようにみえることから有棘層という（図 14-4）．5〜10 層の細胞層からなり，細胞どうしは入り組んだ棘状の突起に形成されるデスモソームで密に結合している．有棘層のケラチノサイト（有棘細胞ともいう）はケラチン 1 とケラチン 10 を産生する．ケラチノサイト内には，束状のケラチンを含む中間径フィラメント（トノフィラメント）がみられる．

有棘層ではケラチノサイトのほかに，骨髄由来の**ランゲルハンス細胞**が樹状突起を広げている．

(3) 顆粒層

有棘層の細胞から分化した細胞で構成され，これらの細胞はケラチン 2e と 9 を産生する．これらの細胞質には多数のケラトヒアリン顆粒がみられることから顆粒層とよばれる．この顆粒中にはフィラグリン（filaggrin）の前駆体プロフィラグリンが含まれている．フィラグリンはケラチンと結合し強固なフィラグリン－ケラチン複合体を形成し，皮膚の**バリア機能**に重要な役割を果たす（図 14-5）．また，スフィンゴ糖脂質やリン脂質，セラミドなどの混合物を含むラメラ体（別名層板小体）から脂質が細胞間隙に放出され，淡明層，角質層で細胞周囲に多層脂質構造（ラメラ構

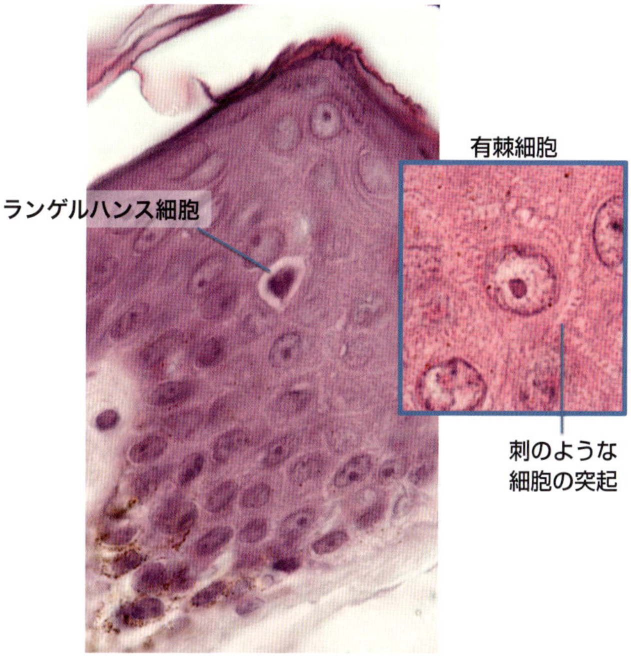

図 14-4　有棘層の組織

造）を形成する．また，細胞どうしはタイトジャンクション（tight junction）で接着していて，**物質透過性**の障壁として重要である．このタイトジャンクションの構成成分の1つであるクローディン1遺伝子を欠損させたマウスでは，皮膚から水を失うこと（脱水）によって生後1日しか生存できない．

(4) 淡明層

細胞の中に顆粒はなく，細胞の核も消失した状態であり，角質層になる直前の状態である．

(5) 角質層

ケラチノサイトは分化（角化）の最終段階となり，細胞の死骸となった状態で最表層から垢となり剥がれ落ちる．これらの細胞内には核やオルガネラはなく，細胞質ではケラチンとフィラグリン複合体が細胞膜直下にあるロリクリン（loricrin），SPR（small proline-rich proteins），インボルクリン（involucrin）が架橋されて生じた不溶性の構造物（細胞包膜）と結合している（図 14-5）．ケラチノサイト周囲は前述した多層脂質で覆われ（脂質包膜），ケラチノサイトとともに表皮の水関門（透過性の障壁）を維持する（図 14-5）．

14-1-5　表皮の細胞

(1) ケラチノサイト

ケラチノサイト（keratinocyte）は，14-1-4 で説明したように，基底層で分裂増殖し，表皮全域にわたり分布している．中間径フィラメントのケラチンを産生し，分化（角化）しながら角質層ま

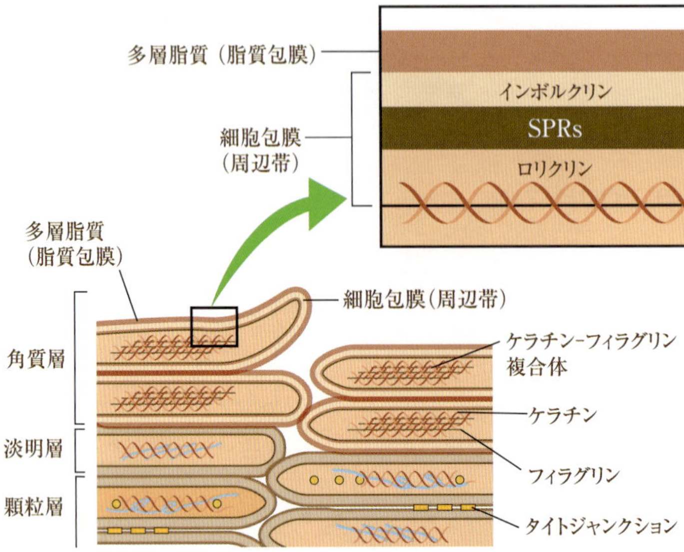

図 14-5　顆粒層，淡明層，角質層における皮膚のバリア構造

で移動し，皮膚表面から垢となって脱落する．ケラチノサイトは，体表外胚葉由来である．

(2) メラノサイト

メラノサイト（melanocyte）は基底層に存在し，メラニンをつくる酵素（チロシナーゼ）をもつ（図 14-6）．産生したメラニンをすべてケラチノサイトに渡してしまうため，この細胞自身はメラニン顆粒をもたない．メラノサイトは 36 個のケラチノサイトに 1 個の割合で表皮の基底層にみられる（図 14-7）．メラノサイトは神経冠（神経堤，neural crest）由来であり，胎生 8 週頃には表皮基底層にみられる．

チロシンから生合成されたメラニンは，紫外線による核内 DNA 損傷を防ぎ，皮膚の老化を遅らせ，発がんを防止するなど，生理的に重要な役割を担っている．メラニン色素には黒褐色のユーメラニンと赤味がかった黄色のフェオメラニンの 2 種類があり，基底層で産生されるメラニンにより皮膚の色が決定される（図 14-6）．

(3) メルケル細胞

メルケル細胞は感覚受容（触覚）のための細胞で，基底層に存在する（図 14-7）．細胞内にメルケル細胞顆粒をもつ．基底側で感覚神経終末と接し，**機械刺激受容器**としてはたらく．メルケル細胞は表皮細胞由来であり，胎生 8～12 週頃から手掌や足底の表皮など感覚が敏感な皮膚に多くみられるようになる．

(4) ランゲルハンス細胞

有棘層のケラチノサイトの間には，免疫担当の**ランゲルハンス細胞**（Langerhans cell）が樹状突起を広げて存在している（図 14-7）．ランゲルハンス細胞は骨髄由来であり，胎生期にメラノサ

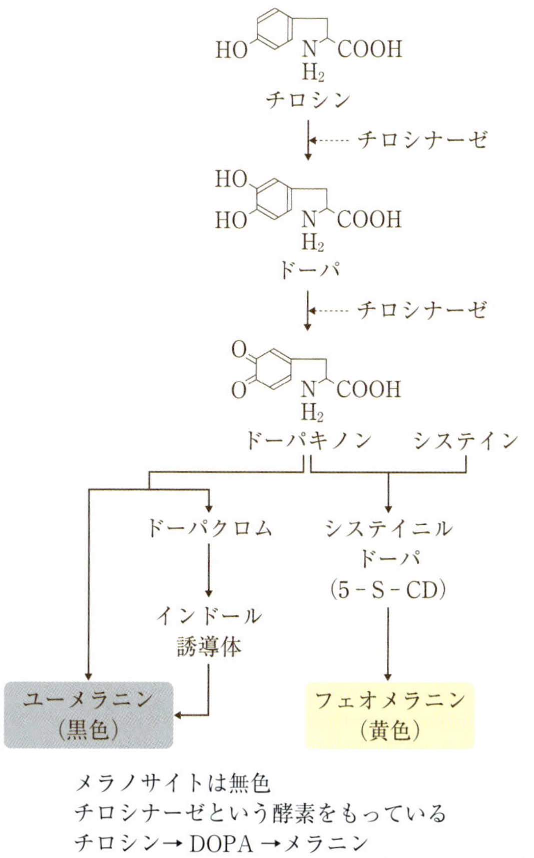

図 14-6　メラニンの生成

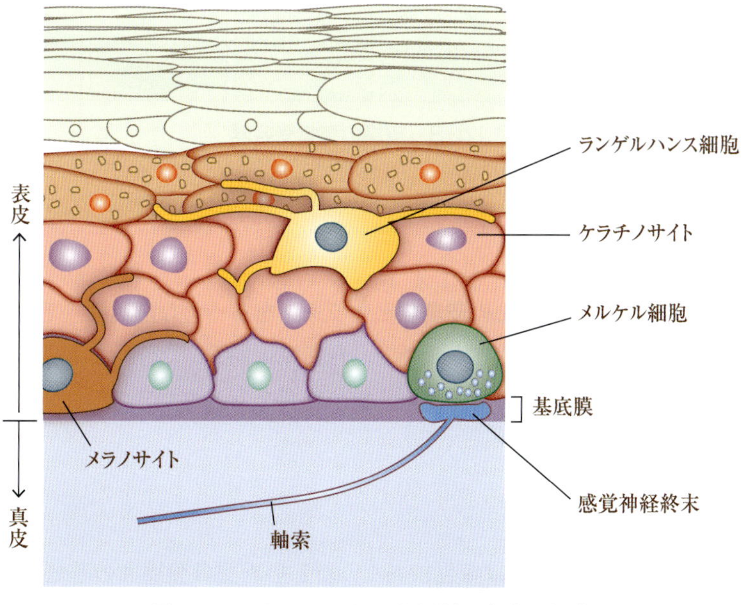

図 14-7　ケラチノサイト以外の表皮の細胞

イトが表皮に出現した後 4～5 週間後にみられる．細胞質内にバーベック顆粒（Birbeck granule）とよばれるラケット状の顆粒を有する．ランゲルハンス細胞に発現するランゲリン（langerin）は，48 kDa の C 型レクチンで，バーベック顆粒の形成に必要であり，ランゲルハンス細胞の機能にとって重要であると考えられている．また，ランゲルハンス細胞は，表皮で外来抗原と接触すると所属リンパ節まで移動して T 細胞に抗原を提示する役割を果たす．

14-1-6 皮膚に分布する感覚受容器

皮膚には，前述した基底層の**メルケル細胞**のほかにも各種の感覚受容器が存在し，外部からの刺激を受け取る（図 14-8）．表皮に存在する**自由神経終末**は，痛みなどの侵害性の刺激や温度に対する受容器であり，真皮乳頭に存在する**マイスナー小体**（Meissner's corpuscle）は触覚受容器である．真皮に存在する**ルフィニ小体**（Ruffini's corpuscle）は機械的刺激に対応する伸展受容器であり，真皮深部や皮下組織に存在する**パチニ小体**（Pacinian corpuscle）は深部圧受容器としてはたらく．その他，皮膚の毛はかなり触覚刺激に敏感だが，毛髪そのものに感覚受容器があるわけではなく，毛根周囲に神経終末が巻き付いていることで，微細な毛の動きをとらえることができる（図 14-8）．これらの神経線維の細胞体は脊髄近傍にある後根神経節内にあり，**一次感覚ニューロン**とよばれる．皮膚からの様々な感覚を中枢神経系に送るはたらきをもつ（8-1 感覚器参照）．

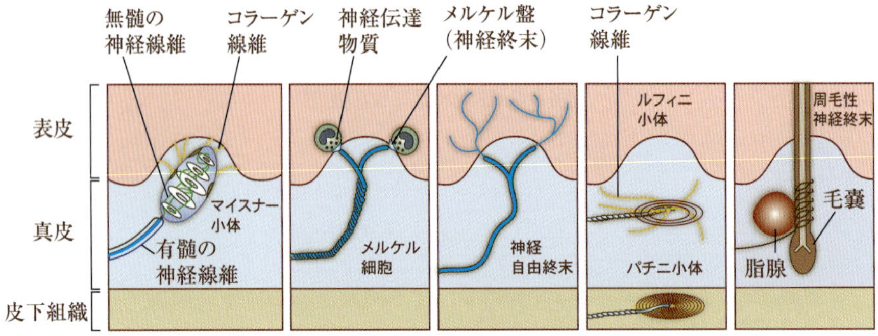

図 14-8　皮膚の感覚受容器

14-1-7 皮膚の付属器

皮膚の付属器には皮脂腺や汗腺などの**皮膚腺**とケラチンを多く含む**角質器**（毛や爪）がある．毛やエクリン汗腺は体温調節に重要な役割を果たし，皮脂腺は保護的な作用をもつ皮脂を分泌する．アポクリン汗腺は異性を引きつける特有の臭気を放つ物質を分泌する．

(1) 皮膚腺

1）皮脂腺

皮脂腺は皮膚の毛に付属し，導管は毛包に開く．新しい細胞は腺周囲の基底細胞（basal cell）の分裂によって生じる（図 14-9）．腺組織を構成する細胞内には産生された脂肪性の物質が次第に

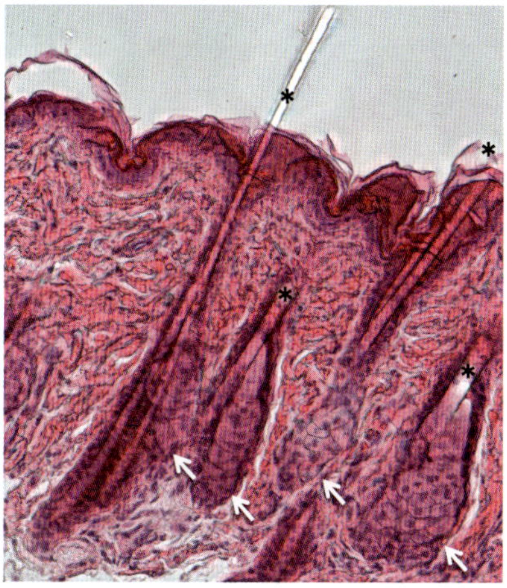

白色ラットの皮膚HE染色
透明な白色毛髪（＊）の毛根周囲に脂腺（白矢印）が見られる

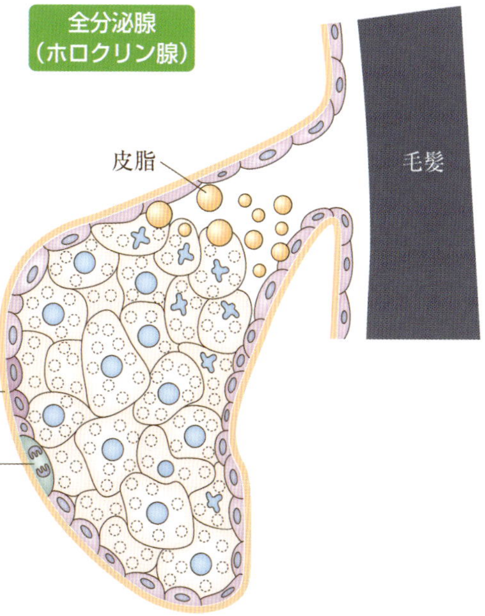

図 14-9　皮脂腺

充満していき，導管近くの細胞が崩壊して脂肪性物質とともにそのまま皮脂として毛包に分泌される（全分泌）．思春期には分泌が増大する．

2）汗腺

汗腺には，エクリン汗腺（小汗腺）とアポクリン汗腺（大汗腺）がある．

① エクリン汗腺

エクリン汗腺（図 14-10）は口唇や外陰部以外の**全身に分布**する．暑いときや運動時などに，エクリン汗腺から分泌された汗が体表面で蒸発する際に熱放散を生じることにより**体温調節**にはたらく（詳細は 14-2 参照）．体温調節以外に，極度の緊張時などには手掌や足底，腋窩から感情性発汗を生じることがある．汗の成分は水，塩分，有機物などであり，**アセチルコリン作動性神経**によって支配されている漏出性分泌腺である．細いラセン形の分泌腺で，分泌部と導管からなる．真皮の深部から皮下組織にある分泌部からのびた導管が直接皮膚表面に開孔する．分泌部には，3 種類の細胞が存在する．明調細胞は汗の水成分や電解質を，暗調細胞は糖タンパク質をそれぞれ分泌する．基底膜とこれらの細胞の間には筋上皮細胞があり，収縮によって汗を素速く放出させるのに役立つ．分泌部から管腔へ漏出した汗はやや高張で前駆汗《ぜんくかん》という．前駆汗は導管で電解質の再吸収ののち，99 %は水分でできた最終汗となり汗孔から体表に分泌される．

② アポクリン汗腺

アポクリン汗腺は，**二次性徴に関連して発達する**大きな汗腺で，皮脂腺と同じく導管は毛包に開口する．腋下，乳輪，陰部などの真皮に**限局して分布**している．タンパク質，炭水化物，アンモニア，脂質や有機物などを含む粘稠性の分泌物である．分泌時には無臭だが，皮膚の細菌によって分解されると特有の匂いが生じる．エクリン汗腺に比べて腺腔が大きく，1 種類の大型の腺細胞から

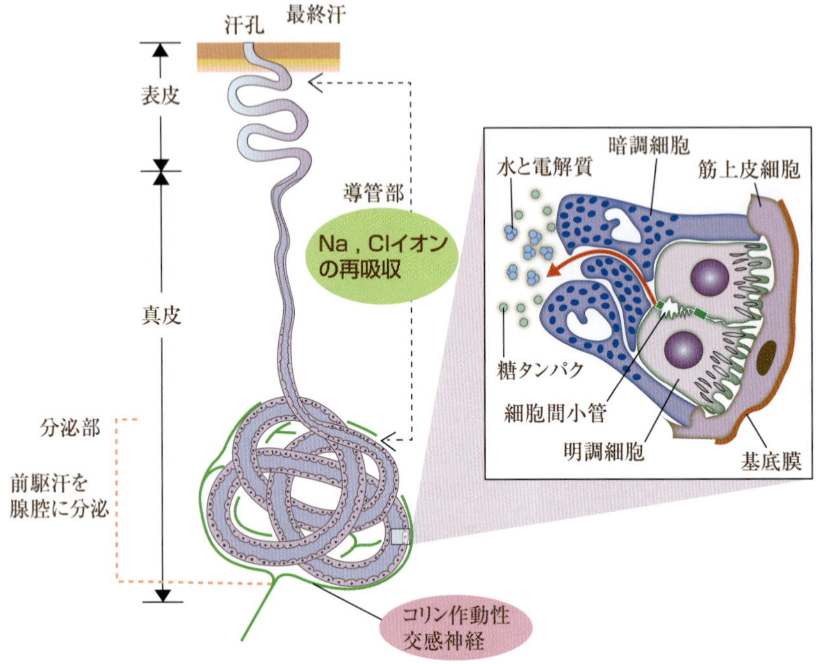

図 14-10　エクリン汗腺

できていて，基底部にはエクリン汗腺同様に筋上皮細胞がある．腺組織の細胞の一部がちぎれて放出される離出分泌腺と考えられてきたが，近年漏出分泌であることがわかった．

3）乳腺

乳汁をつくる分泌腺であり，乳汁産生組織（小葉）と乳汁を乳頭まで運ぶ導管（乳管）からなる．乳汁分泌については，16 章生殖器系を参照すること．

(2) 角質器

1）毛と毛包（毛器官）

毛（hair）はすべての哺乳類に共通の存在である．手や足の側面や手掌，足底，口唇，尿生殖器の開口周囲以外のほぼ全身にある．ヒトの毛器官（hair apparatus）は胎生 9〜16 週に表皮から発生するが，生後は新たには発生しない．胎児にみられる**毳毛**《ぜいもう》は，出生時にはやや太い**軟毛**《なんもう》になっているが，その後，頭髪，ひげ，腋毛，陰毛など毛の生えている場所によっては長く太い**硬毛**《こうもう》に置き換わる．眉毛，まつ毛，鼻毛，耳毛なども短いが硬毛である．

毛器官は細胞が何層も同心円状に配列した構造である（図 14-11）．それぞれの毛は毛幹と毛球からなり，死滅した角化細胞のかたまりである．皮膚の表皮から上に突き出た部分が**毛幹**であり，表面より下の部分が毛包（毛嚢）で包まれた**毛根**と**毛球**である．毛球には**毛乳頭**（hair dermal papilla）という結合組織が下から入りこんでいる．毛根全体を覆う上皮と結合組織でできた鞘《さや》を**毛包**（hair follicle）という．

毛は，内側から**髄質**（medulla），**皮質**（cortex），**毛小皮**（あるいは毛上皮 cuticle）でできている．髄質は太い毛のみにあり，空気を含んでいる．皮質の**角化細胞**はメラニンとケラチンを含む．

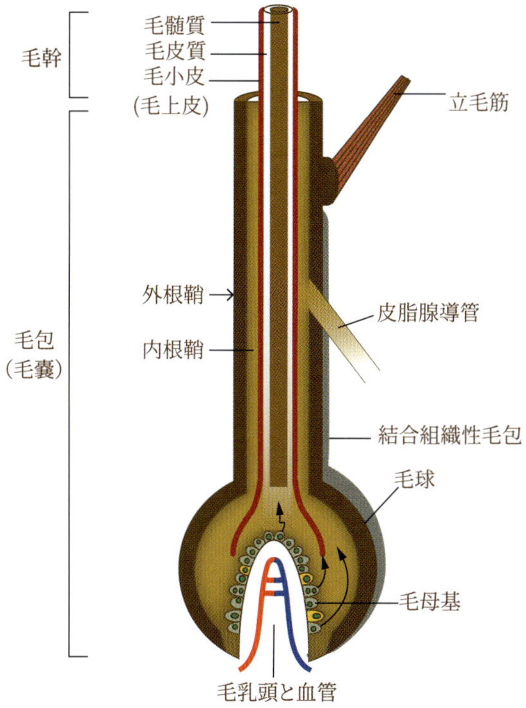

図 14-11　毛　髪

毛小皮は，皮質の表面にある1層の扁平な角化細胞からなる．

毛球では，毛乳頭を囲んで**毛母基**《もうぼき》（hair matrix）が存在し，ここで**毛母細胞**が分裂増殖して上方へ移動して，硬ケラチンを産生する角化細胞や毛包の内毛根鞘に分化する．つまり，ここでの細胞の分裂増殖が毛を成長させる．表皮の基底層と同様に毛母細胞の間には**メラノサイト**が散在し，メラニン色素を毛母細胞に与えている．毛母基に囲まれた**毛乳頭**は，血管に富む結合組織で，毛器官の発生や伸長に関わる．この部分の線維芽細胞様細胞を毛乳頭細胞という．

毛包は，表皮が特殊化して皮下組織の部分までのびたものである．**内毛根鞘**（inner root sheath）および**外毛根鞘**（outer root sheath）からできている．内毛根鞘は脂腺の開口部より下方にあり，表皮の淡明層や顆粒層と連続している．最内層の根鞘小皮は毛小皮と接し，その外側にハックスレー層，ヘンレ層がある．外毛根鞘は，表皮の有棘層と基底層の続きである．毛包上部には脂腺（sebaceous gland）が開口し，皮脂（sebum）を分泌している．また，アポクリン腺も開口する．

毛器官は表皮に対してやや斜めに傾いて存在する（図 14-1 参照）．その鈍角側の外毛根鞘には平滑筋の束である**立毛筋**が付着し，真皮上層と毛包深部を結んでいる．立毛筋には**アドレナリン作動性の交感神経**が分布し，収縮すると鵞皮《がひ》（**鳥肌**《とりはだ》）が形成される．また，立毛筋は皮脂腺に密着しているため，この収縮は皮脂の分泌も助ける．

2) 爪

爪（nail）は毛と同様に硬ケラチンを含む角化性の上皮組織であり，胎生3か月頃に表皮より分化する．**爪甲**《そうこう》（nail plate）は，硬い板状の構造物で，**爪上皮**（甘皮）とよばれる皮膚に覆われた爪甲の根もと部分を爪根《そうこん》という．爪根の爪母基《そうぼき》（nail matrix）で細胞が増殖し，角化して伸長する（図 14-12）．爪甲では，表皮の角質層と同様に核や小器官の消失した扁平な角化細胞が重なり合っている．爪のケラチンには硫黄が多く含まれるため硬い．爪甲の付け根には白い**爪半月**がある．爪甲の下の皮膚を爪床《そうしょう》という．

皮膚に関係する 3 つの病気を以下にコラムとしてまとめた．

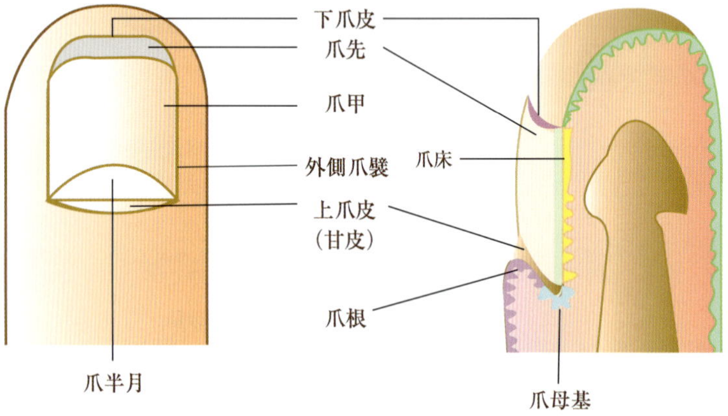

図 14-12　爪

COLUMN

アトピー

アレルギー性の炎症を伴う皮膚炎で，表皮角層の異常に起因する皮膚の乾燥と障壁（バリア）機能異常，すなわち皮膚の生理学的異常を伴う炎症と強いかゆみ（掻痒）を特徴とする皮膚炎および湿疹のことをさす．正確にはアトピー性皮膚炎（atopic dermatitis）というべきであるが，通称‘アトピー’とよばれる．発症には，多彩な非特異的刺激反応および特異的アレルギー反応が関与して生じると考えられている．慢性に経過する炎症反応とされ，症状の改善と増悪を繰り返す．かゆみ，特徴的な皮疹とその分布および慢性・反復性の経過の 3 つの所見が診断基準とされる．患者はアトピー素因（皮膚炎，アレルギー性鼻炎・結膜炎，気管支喘息，IgE 産生）とよばれる因子を有する．このアトピー性素因が改善されると，症状が緩解されると考えられている．炎症および免疫系異常による場合はステロイド性抗炎症薬が有効であるが，細菌叢に起因する場合（感染症による場合）は，この薬物は症状をさらに進行させる（増悪させる）こととなるので注意を要する．

COLUMN
水　虫

水虫とは，白癬《はくせん》菌と称される真菌による感染症の1種で，足指の付け根および足底に発生する感染症である．なお，真菌症と称する場合には，水虫だけでなく，頭部白癬（しらくも），体部白癬（たむし）および陰部白癬（いんきん）も含まれる．*Trichophyton rubrum* によるものが多数を占め，高齢者に多い．その症状は，表皮を角化させかゆみが少ない．爪に生じるものを特に爪白癬（爪水虫）とよぶ．*Trichophyton mentagrophytes* によるものは若年者に多く，小水疱を形成するだけでなく強いかゆみによる不快感を伴う．真菌は真核生物のため，細菌感染症に用いられる抗生物質は効果を発揮しない．真菌は，植物のように細胞壁を有するので，この細胞壁合成を阻害するキャンディン系化合物が治療に用いられる．そのほかには，細胞膜機能を障害するポリエン系抗生物質あるいはラノステロール生合成を阻害するアゾール系化合物が用いられる．

COLUMN
ビタミンAと皮膚

ビタミンAは脂溶性ビタミンの1種で，代表的な欠乏症は夜盲症である．ビタミンAは，ロドプシンを構成する重要な因子で，欠乏すると暗部での視覚機能が顕著に低下する．これ以外に，ビタミンA欠乏症では，皮膚障害が誘発される．ビタミンAは，皮膚の新陳代謝を活性化させるので，皮膚組織が新たな細胞で置換される速度を上げる．この作用を利用して，皮膚のシミおよび傷口の改善にも用いることが可能で，いわゆる‘美白’効果を発揮するとされる．ビタミンAの誘導体トレチノインが，使用されることもある．トレチノインはビタミンAの作用を増強させた化合物のため，安易な使用はビタミンA過剰症を誘発しやすい．ビタミン過剰症とは，別名「ビタミン毒性」ともよばれる．水溶性ビタミンは，生体での必要量以上の摂取は，尿中に排出されるため，欠乏症は起こっても過剰症は起こりにくい．一方，脂溶性ビタミンは水溶性ビタミンのような排出がなされないため，必要量以上の摂取をすると生体内に蓄積され，過剰症を発症することとなる．ビタミンAの過剰摂取は，皮膚乾燥，脱毛，関節痛など様々な症状を発する．

14-2　体温調節

ヒトの身体は生きている間は外気温の変化に関わりなく温かく，同様にイヌやネコなどの動物も生きているかぎり温かく保たれるため**恒温動物**とよばれる．トカゲ，ヘビ，カエルなどは恒温動物と同じ陸地に生活しているが，環境温の変化とともに体温が変化するため**変温動物**とよばれている（ヒトが触ったときに冷たいため冷血動物ともよばれる）．身体が温かいという現象について，人間は古くから興味をもっていたらしい．恒温動物や体温調節といった概念が生まれるよりも以前から，「体温の異常が身体の異変を示す」ことをヒトは肌で感じていたと考えられる．また，紀元前には熱が生命の源であると考えられており，その後，18 世紀になって恒温動物や体温調節に対する基本概念がはじめて提唱された．16 世紀頃から，医師は病人の体温（body temperature）を計るようになったといわれていて，今日でも入院患者は毎日（1 日 3～5 回），外来を受診する患者も体温を計っている．体温測定は，疾病の状態や経過の把握において病状の指標として有用である．ヒトの体温は通常 37℃前後に保たれている．ここでは，どのように体温が一定に保たれるのかを学ぶ．

14-2-1 体　温

（1）体温と測定法

1）外殻温度と核心温度

ヒトの身体に触れていると，皮膚表面はひんやり感があっても内側からあたたかさを感じる．つまり体表面は比較的温度が低く（**外殻温度** shell temperature），内側は体表面よりも高い温度（**核心温度** core temperature）であることがわかる（図 14-13）．核心温度は，脳や内臓器がさらされる温度であり，**深部体温**（deep body temperature）ともいう．体熱は産生部位から体表面に血液循環によって送られる．体温調節とは，この深部体温を一定に保つことをさす．

2）体温測定

深部体温の測定は通常困難なため，直腸，耳（鼓膜），舌下，腋窩に体温計を入れて測定する．この中では**直腸温**が最も深部体温を反映する．現在，体温計には多くの種類がある．古典的体温計は水銀をガラス管に詰めた形状だったが，近年ではほとんど製造されなくなってきている．体温計の進化は，デジタル表示の予測体温計測法による測定時間の短縮のみならず，コンピュータや携帯電話に測定データを転送する機能が搭載され個人向けの体温変動管理プログラムと連動するなど，多機能なものがある．また，大規模な体温測定の 1 例として，国際線の発着ゲートでは感染症拡大

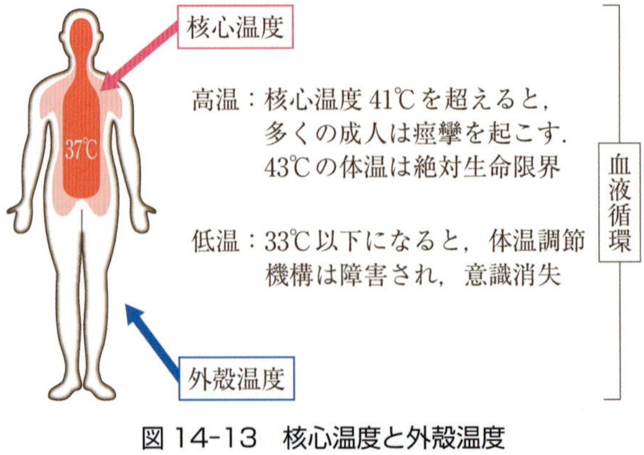

図 14-13　核心温度と外殻温度

を予防するために多人数の通過するところにサーモグラフィー（温度変化を観察できる装置）を設置・撮影している．発熱している乗客を国内上陸前に発見する水際作戦などに実用化されている．

(2) 体温の変動

1）環境温の変化に伴う体温変動

核心部を取り囲む外殻部の温度は，身体の部位や体表面からの深さによって異なり，また，環境温の変化によっても大きく変動する．図 14-14 に示すように寒冷環境下（20℃）では，体表面に近い外殻部ほど，あるいは体幹から遠い四肢末端ほど温度は低い．これに対して，温熱環境下（35℃）では高温域は四肢の皮膚直下までに拡大する．このように極端な環境温の変化でも，前述したように身体の核心温度はほぼ 37℃で一定である．無着衣で健康な男性の環境温 23～35℃の環境下における直腸温（深部体温）と皮膚温の変化をみてみると，深部体温はほとんど変動しないのに対して，皮膚温は環境温 31℃以下ではほぼ直線的に下降する（図 14-15 左）．身体の核心部と外殻部は血液循環によってつながっている（図 14-13）．すなわち，ヒトは体温以下の生活環境温では，常に外界に熱を奪われている．このため，深部体温を 37℃に保つために，体表面で熱を失う量（放熱量）と熱を産生する量（産熱量）を等しく保つように調節が行われている．

ヒトの場合，実際に外部環境温の変化にさらされると，**行動調節**（衣服の着脱による調節や運動，扇風機やエアコンなどによる環境温の調節など）や**自律神経**による**調節**などが生じ，その結果耐えられる環境温域はかなり広がる．外殻部が極端に高温あるいは低温にさらされても，核心部分が影響を受けて温度が変化するまで時間がかかる．

このような体温調節が効かなくなった場合，ヒトはどの程度の体温変化に耐えられるだろうか．核心温度が 33℃以下の低温になると，体温調節機構は障害され意識が消失するといわれている．一方，核心温度が 41℃を超えると痙攣が起き，42℃以上に上昇すると体内のタンパク質の変性や酵素等の失活などにより細胞機能が障害される．体温 43℃が生命限界といわれている．体温計の目盛りが 32～42℃までしかないのはこのためである．

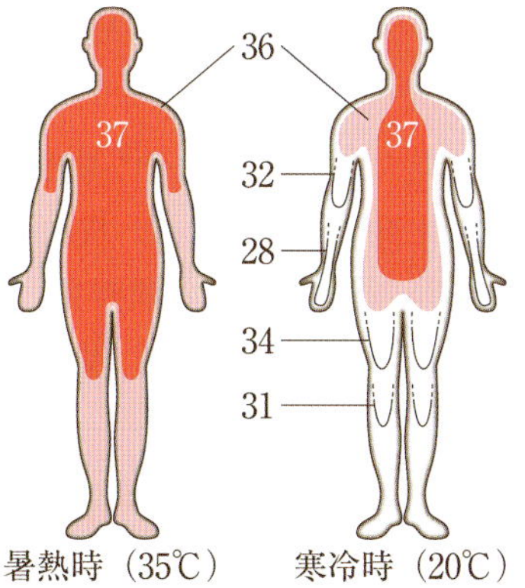

図 14-14　環境温の違いによる体温分布の変化（℃）

2）体温の生理的変動

健康な状態では，深部体温は種々の影響を受けて一定範囲内（振幅 1.0℃程度）で変動する．1

日のうちでも時間帯によって変動を示す．ヒトの体温は明け方に最低で，夕方が最高となる約 1℃の振幅の日内変動を示す．これを**概日《がいじつ》リズム**（circadian rhythm）という（図 14-15 右）．これは体内時計に基づく体温調節系の積極的な変動で，生活習慣，勤務時間のシフトによっても変化する．また，うつ病，認知症などのいくつかの疾患では日内変動の異常が明らかになっている．概日リズムには季節変動があり，夏と冬で異なることが知られている（図 14-15 右）．

深部体温は性周期によっても変動する．成熟女性では，早朝起床時の基礎体温は，排卵後に約 0.6℃上昇し，月経時には低下して元に戻るような**月経周期**（menstrual cycle）に依存した**概月《がいげつ》リズム**がみられる．基礎体温の概月リズムは，臨床では卵巣機能を知るための検査に利用されている（16 章生殖器系参照）．このリズムは妊娠によって消失し，体温は約 0.6℃上昇したまま維持される．体温が高い方が感染防御に役に立つという報告もあり，妊娠時の体温上昇は母体の生体防御機能に関与しているとも考えられる．

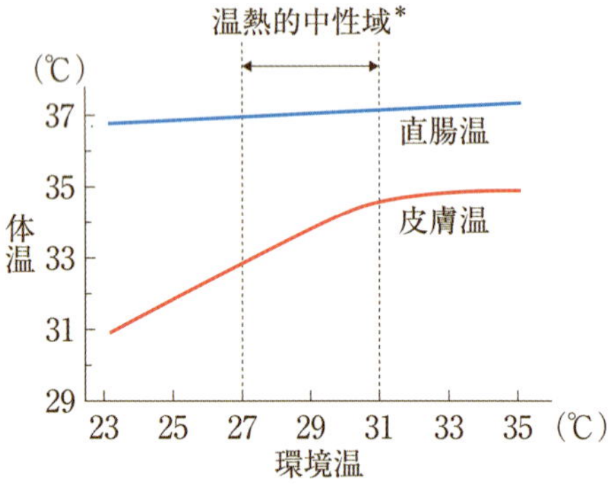

無着衣で健康な男性の直腸温と皮膚温の環境温度による変化

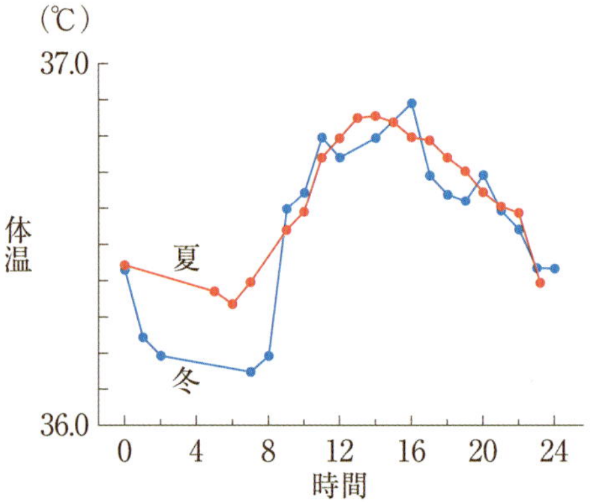

夏と冬における核心体温の概日リズム

＊温熱的中性域：核心温度を容易に維持できる環境温度の範囲

図 14-15　体温の変動

14-2-2　体温調節機構

ヒトの体内では，食物などから得られた栄養素などの代謝過程に伴って常に熱が発生する．さらに，骨格筋による運動時には大量の熱が発生する．一方，皮膚表面や呼気，あるいは汗などから熱を失っている．体温を一定に保つためには，**熱産生**と**熱喪失**のバランスがとれることが重要である．私たちの身体には，変動する両者のバランスをとり，深部体温を一定範囲に保つような調節機構が備わっている．

(1) 産熱と放熱

成人の 1 日エネルギー消費量は，体重 60 kg の場合約 2,500～3,000 kcal であるといわれている．そのほとんどは「熱」になる．これはかなりの熱量であり，放熱されなければ体温は 1 日に 50℃も上昇してしまうことになる．しかし多くの場合，環境温度は身体の核心温度よりも低いため，体温は失われ，ヒトの身体は産熱を続けて体温を維持している．

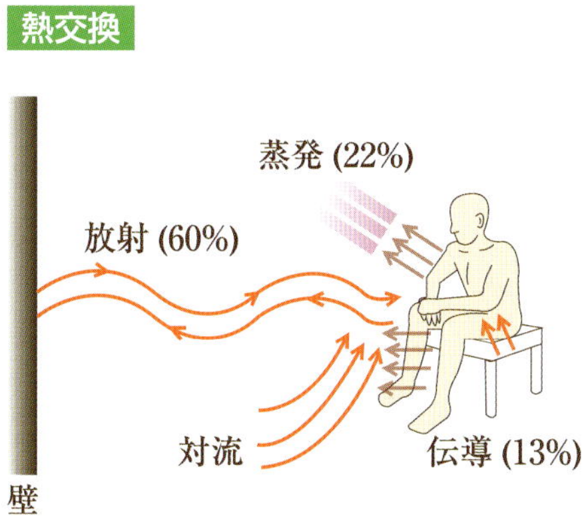

図 14-16　熱交換

1）熱交換

外部環境と体表面との間の熱交換は，伝導（conduction），放射（輻射）（radiation），蒸発（evaporation）という 3 つの過程に加えて，対流（convection）によって行われている（図 14-16）．**伝導**は，皮膚と接触している物（空気，椅子，床など）との間の熱交換で，座っていた椅子が温かいのは伝導によって皮膚から熱が移ったためである．接する空気あるいは水中では水との間でも伝導による熱交換が行われるが，空気に比べて水のほうが熱伝導はよい．さらに金属などの熱伝導効率が高い物質ではより多くの熱が移動する．**放射**は，身体に接していない物体との間の赤外線電磁波による熱の移動である．たとえば，日光浴やストーブで身体が温まるのは，放射によって熱を受け取ることによる．伝導や放射は，体温より低い場合には体温が失われ，体温より高い場合には身体内に熱が移動する．**蒸発**では汗や口腔，気道から水分が蒸発（気化）する際に熱が失われる．水の蒸発による潜熱は約 0.58 kcal/g で熱放散の効率が高い．生体からの水分蒸発のうち意識しないレベルの水の喪失を**不感蒸散**（不《ふ》感蒸泄《かんじょうせつ》）（insensible perspiration）という．不感蒸泄量は皮膚から 600 mL，呼吸器から 400 mL で 1 日約 1 L に及ぶ．蒸発による放熱は，発汗によって顕著に増加する．環境温度が体温より低い場合には，体表面付近の空気は体温で温められて上昇し，周囲の冷たい空気と置き換わる（**対流**）．このように，**対流**は熱放散を持続させる．また，風などによる**強制対流**では熱放散は著明に増加するため，体温変化への風の影響は大きい．

これらの熱交換手段のうち，蒸発による熱の移動量を**蒸散性熱放散量**，蒸発以外の手段によるものを**非蒸散性熱放散量**という．環境温度が皮膚温以下であれば，非蒸散性熱放散および蒸散性熱放散のどちらも放熱にはたらく．しかし，環境温度が皮膚温以上（実際には 35℃以上）になった場合には，体内への熱移動が生じるため，発汗による蒸散性熱放散が放熱のための唯一の手段となる．

2）産熱と放熱のバランス（図 14-17）

食物として摂取したエネルギーの 80 %は熱となる．代謝が増加すれば熱産生も増加する．運動時には代謝が増加して多くの熱が産生される．骨格筋の収縮は，外的仕事を伴わなければ，そこで消費されるエネルギーのほとんどは熱となる．寒冷時に生じる**ふるえ**（shivering）は，体温を維持するために骨格筋が不随意に周期的に起こす収縮で，拮抗筋が同時に収縮するため外的仕事を伴わず，収縮エネルギーのすべては熱となる．また，**褐色脂肪組織**がふるえによらない熱産生（**非ふ**

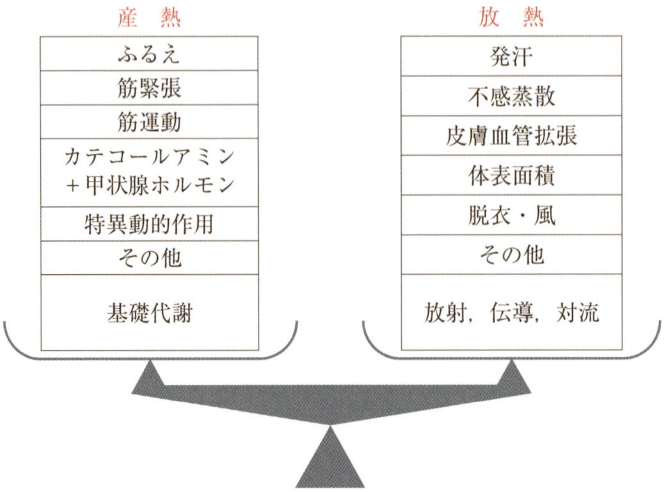

図 14-17　産熱と放熱のバランス

るえ性熱産生）を生じるおもな臓器である．新生児や幼児の熱産生には重要なはたらきをする．褐色脂肪組織は**交感神経支配**を受け，この神経の興奮あるいは血中の**ノルアドレナリン**により熱産生が増加する．ノルアドレナリンなどのカテコールアミンや甲状腺ホルモンは産熱を促進する．食事によっても熱が産生される（特異動的作用）．

一方，身体の深部（筋，内臓）で産生された熱は，血液循環によって全身に運ばれ，体表面から放熱される（図 14-20）．したがって，**皮膚表面**からの**放熱量は皮膚への血流量に大きく影響される**．皮膚血管が拡張して多くの熱が体表面に集まれば放熱は増え，皮膚血管が収縮すれば放熱は減る．体表面積も影響する．さらに，ヒトでは衣服の着脱，扇風機や温風器などによる風なども放熱量を変える手段となる．体温以上の環境での放熱，あるいは運動などによって生じた熱を効率よく放散する際には，発汗による蒸散性熱放散を利用する（図 14-19，図 14-20）．

（2）体温調節系

ヒトの身体ではどのように体温が一定範囲内に保たれるのだろうか．図 14-19 はホメオスタシスの調節に広く用いられている**ネガティブフィードバック機構**を示している（ホメオスタシスの復習は 1 章参照）．体温の調節もこの機構によって行われている．体温の変化は，**温度受容器**によって検出される．受容器が発生したシグナルは**求心性神経線維**によって脳内の**体温調節中枢**に運ばれ，その結果，体温調節中枢は**遠心性神経線維**を介して**効果器**に向けて司令となるシグナルを送り，はじめに受容器がとらえた変化を小さくする方向に調節する．

1）体温調節の受容器

最も重要な体温調節の意義は「核心部の温度を保つ」ということであるため，温度受容器には外殻温度を知るための皮膚に分布する受容器のほかに，核心温度を知るために脳や脊髄，腹部内臓，骨などにも**深部受容器**がある（図 14-20）．

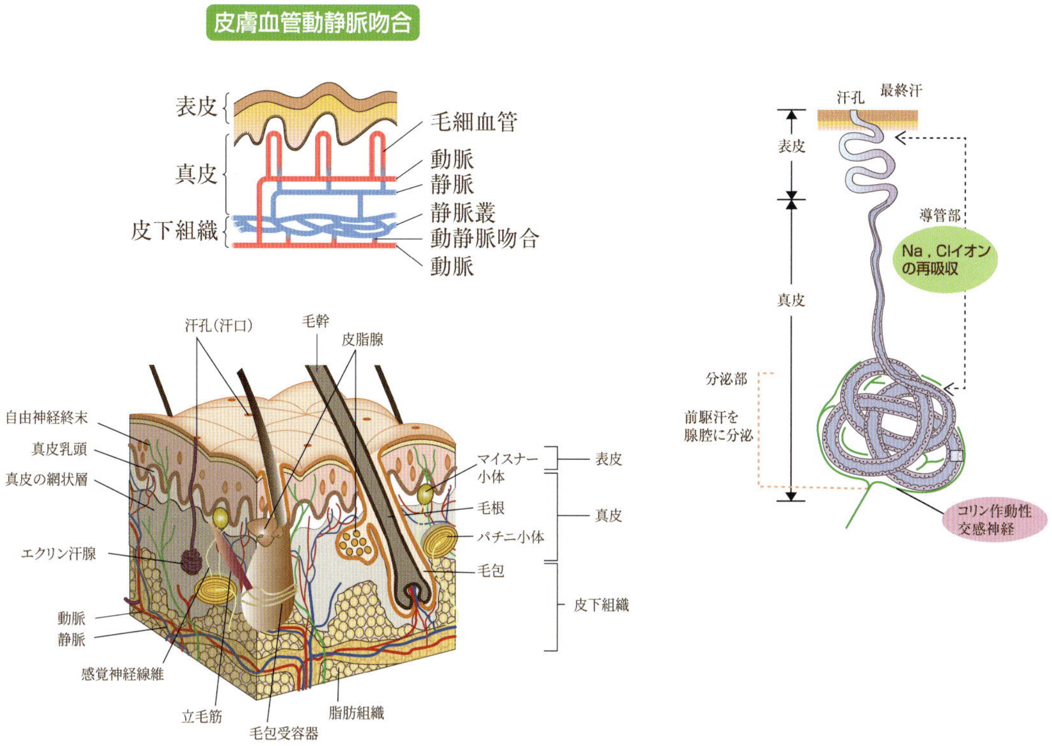

図 14-18　体温調節における皮膚の役割

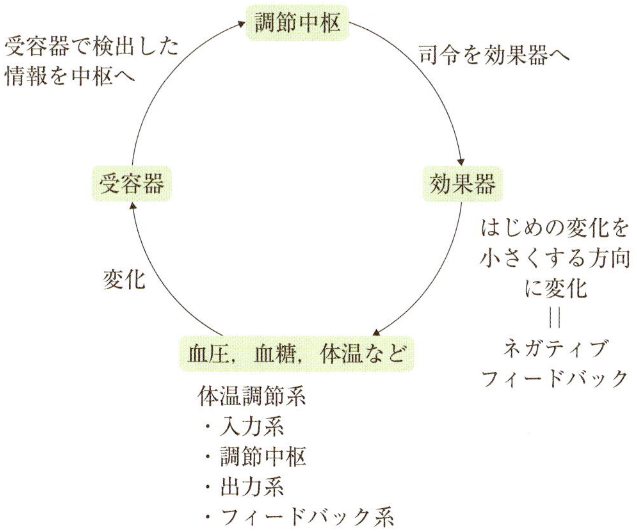

図 14-19　ネガティブフィードバック機構

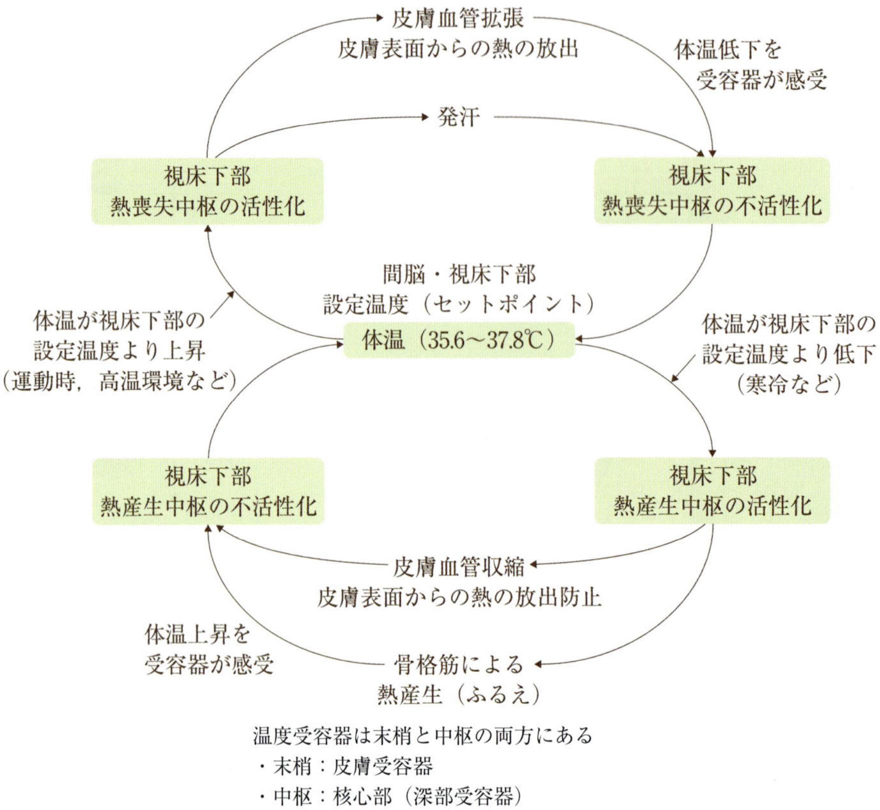

図 14-20　ネガティブフィードバック機構による体温調節機構

2）体温調節の中枢

体温調節の中枢は，**間脳の視床下部**にある．体温調節中枢では**基準点**（set-point）となる温度が設定されている．受容器からの温度情報が基準点より高ければ熱放散を促し，低ければ熱産生を促進するように効果器を調節し，温度を基準点内に保つ．

3）体温調節の効果器

ヒトの体温調節における効果器には，**皮膚血管**，**汗腺**，**骨格筋**がある．熱放散量を変化させるためには，① 皮膚血管の拡張・収縮による血流量の調節，② 汗腺による調節，③ 立毛筋の収縮などがあり，一方，産熱量を増加させるためには，④ 骨格筋収縮が行われる．

① 皮膚血管の血流量の調節

手や足の皮膚血管では，動脈が毛細血管に移行する手前で静脈と直接接続した**動静脈吻合**（arteriovenous anastomosis）がみられる（図 14-18）．ここで皮下の毛細血管に流入する血液量が調節される．すなわち，放熱したいときには動静脈吻合が開くことによって，皮膚の動脈から静脈への血流量が増加するのに対して，寒冷時などのように皮膚からの放熱量を少なくしたい場合には，動静脈吻合が閉じて皮下への血流を少なくする．皮膚の血管は**ノルアドレナリン作動性交感神経**によって支配を受け，寒冷時などにはこの神経の興奮によって吻合が閉じて皮膚血流が低下する．皮膚の血流調節は，暑熱時および寒冷時ともに体温調節のための中心的な役割をもつ．

② **汗腺による調節**

発汗は，環境温と皮膚温の差に関係なく体温を効率よく下げるのに役立つ．体表面の水は，蒸発する際に気化熱によって体温を奪う．体温調節のための発汗（温熱性発汗）は，**エクリン汗腺**で行われる（図14-18）．産生される汗は血漿とほぼ等張だが，導管でNaClが再吸収される結果，低張な汗が分泌される．エクリン汗腺はほぼ全身に分布し，**アセチルコリン作動性の交感神経支配**を受ける．

③ **立毛筋収縮による調節**

ヒトでは体毛が少ないが，寒冷時には皮膚の立毛筋が収縮し，鳥肌がたつ．体毛の多い動物では，これにより体表面と毛の間に空気をためこみ，保温する役割がある．

④ **骨格筋収縮**

寒冷時に熱産生を増やすため，骨格筋が律動的に収縮することによって**ふるえ性熱産生**を生じる．

4）ネガティブフィードバック機構による体温調節

それでは，ネガティブフィードバック機構によって体温はどのように調節されているのだろうか（図14-19，図14-20）．温度情報は核心温度と外殻温度の両方の受容器から体温調節中枢に送られる．受容器からの情報をもとに，視床下部の体温調節中枢では，基準点設定温度との差によって必要に応じて熱放散あるいは熱産生の司令をそれぞれの効果器に送る．例えば，体温が設定温度より低下するような状況では，**皮膚血管を収縮**させて皮膚表面からの余分な熱喪失を防ぎ，さらに必要があれば骨格筋の**ふるえ**などによって熱を産生する．逆に，体温が設定温度より上昇するような場合には，**皮膚血管を拡張**して血流量を増やし放熱を促す．さらに，必要に応じて**発汗**によって放熱効果を高める．どちらの場合にも，体温が設定範囲に戻ると調節機構は終了する．外殻温度を察知する皮膚温度受容器からの情報は，視床下部の体温調節中枢にはたらきかけると同時に，視床を介して大脳皮質に到達し外部環境の温度や体温を意識させる．これにより，ヒトでは衣類の脱着や部屋の温度調節などの**行動性体温調節**が行われ，深部体温が変化するのを未然に防ぐ．

安静時において積極的な熱産生や発汗が必要なく，皮膚血管の拡張収縮による放熱調節のみで体温を維持できる環境温度範囲を**温熱的中性域**という．

14-2-3　体温調節異常

（1）発熱

発熱（fever）とは，通常の体温よりも高くなった状態を示す．原因はいくつかに分類することができる．微生物や抗原などの異物の侵入，悪性腫瘍などに対していろいろな生体防御反応が出現するが，多くの場合は発熱を伴う．

外因性発熱物質（exogenous pyrogen）は体内に侵入すると発熱を引き起こす物質で，グラム陰性菌の細胞壁のリポ多糖類（lipopolysaccharide：**LPS**）が代表的である．外因性発熱物質や組織の炎症・壊死《えし》などは，単球・マクロファージなどの免疫担当細胞を活性化し，**内因性発熱物質**（endogenous pyrogen）（インターロイキン1：IL-1，インターロイキン6：IL-6，インターフェロンなどのサイトカイン）を産生させる．内因性発熱物質が脳に作用すると，脳内で誘導されたシクロオキシゲナーゼ2（cyclooxygenase 2：**COX2**）のはたらきによってプロスタグランジンE_2（prostaglandin E_2：PGE_2）が産生される．PGE_2 は体温調節中枢である視床下部に作用し**設定温度を上昇**させる．これによって設定温度への深部体温の調節機構（熱放散抑制と熱産生増加）がはたらき，その結果，体温が上昇する．体温上昇時に寒気を感じ，ふるえを生じたりするのはこのためである．COX2 を抑制して PGE_2 の生合成を阻害するアスピリンなどの**解熱剤**（非ステロイド性抗炎症薬（nonsteroidal antiinflammatory drugs：NSAIDs））は，設定温度を正常に戻すことによって解熱効果を発揮する．このとき，発汗により効率よく解熱を行うことができる．このように，体温調節系の積極的なはたらきにより発熱や解熱が起こる（図 14-21）．

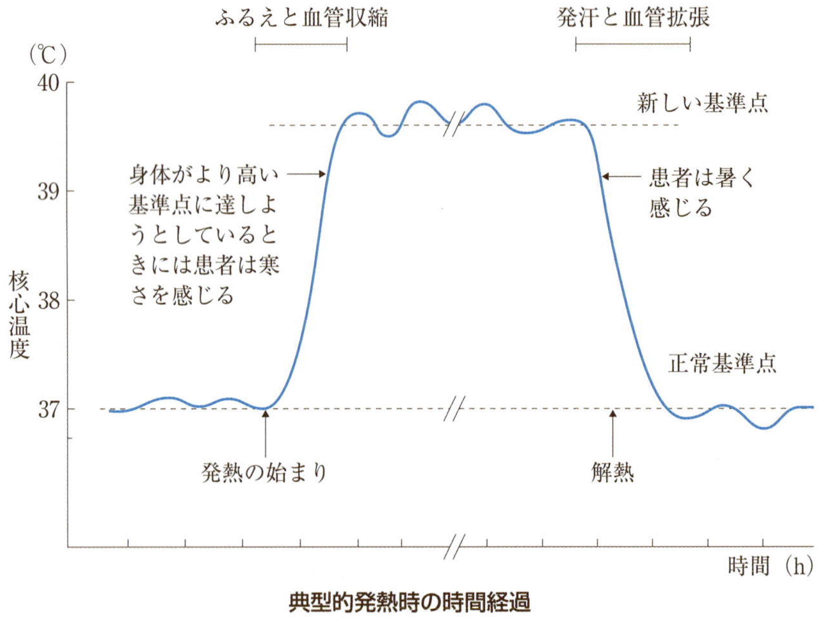

図 14-21　発熱と解熱

(2) 熱中症

熱中症（heat stroke（hyperthermia)，熱射病（heat stroke)，日射病（sunstroke）を含む）は，前述の発熱とはまったく異なり，体温調節がうまくはたらかない結果，受動的に体内に熱が蓄積されることによって生じる深部体温の上昇状態である．熱中症では，体温を下げようと調節反応がはたらいても熱の流入量に比べて放出量が少ないため，体温が上昇する．視床下部の設定温度は正常であるため，解熱剤などの効果はない．このため，体温を下げるには身体を外から物理的に冷却する必要がある．

体温異常を示す3疾患を以下のコラムで紹介する．

COLUMN

熱中症

熱中症（heat stroke）とは，生体が高温状態に曝露され，適応できなくなったときに観察される症状の総称である．かつて熱射病（heat stroke）とよばれたのは，この熱中症が重症になった場合をさす．この高熱曝露が，日光による場合を特に日射病（sun stroke）とよぶ．症状はⅠ度からⅢ度に分類される．外気温が体温に近い状態に曝露されると，生体の循環能および発汗などで生体の体温を維持する．この体温調節機能の許容域を超えたときに発症する．生体の冷却に加え，発汗による水分逸脱が生じるので，その補充が治療目的となる．発汗では，体液中の Na^+ などのカチオン（ミネラル）が失われるので，水分補給だけでは不十分である．水分のみの補給では，体液中のカチオン濃度が低下するため，イオン平衡が維持できなくなり痙攣の誘因となる（熱痙攣）．特に熱射病では，視床下部の体温中枢機能に障害が生じているので高熱を発することとなる．

COLUMN

悪性症候群

悪性症候群（仏：syndrome malin，英：neuroleptic malignant syndrome）とは，向精神薬などの神経系に作用する薬物で生じる副作用の１つである．統合失調症治療薬のフェノチアジン誘導体などの発症頻度が高いことから，発症の機序に，ドパミン D_2 受容体が関与すると考えられている．この受容体が何らかの原因で遮断される（あるいは機能低下する）ことで，無動，寡黙および意識障害などの症状があらわれると考えられている．さらに筋固縮および高熱があらわれ，痙攣に発展することもある．つまり，悪性高熱症と同様に筋組織（骨格筋）が障害されるので，組織から血液中にクレアチンキナーゼが漏出する．そのため，心筋梗塞と誤認されることもある．筋組織からの大量の酵素逸脱は腎の血液ろ過能を損なうこととなるので，治療では症状の緩解だけでなく，腎機能の保持も重要な課題となる．骨格筋の異常は，悪性高熱症と同様の症状なので，その治療には，筋小胞体から細胞質への Ca^{2+} 遊離を抑制するダントロレンが用いられる．

COLUMN

悪性高熱症

悪性高熱症（malignant hyperthermia）とは，全身麻酔薬あるいは筋弛緩薬の使用で発生する高熱症のことである．これは，骨格筋細胞内の小胞体にある Ca^{2+} を細胞質側へ放出させる Ca^{2+} channel（通称 ryanodine receptor：RyR1）の変異によるものである．前述の薬物を用いた際，筋小胞体からの過剰な Ca^{2+} 放出が生じる．ミトコンドリアでは，TCA cycle および酸化的リン酸化系が共役することにより効率よくエネルギー（ATP）が産生される．RyR1 の変異により，過剰な Ca^{2+} 放出が起こると，ミトコンドリアは細胞質の Ca^{2+} 濃度を低下させるために大量の Ca^{2+} を取り込む（そのため，ミトコンドリアは Ca^{2+} sink ともよばれる）．そのとき，エネルギー産生系の脱共役が起こり，本来産生されるATP 再生のための化学エネルギーが熱エネルギーに変換されることにより，高熱症を発症させることとなる．この治療戦略は，筋小胞体からの Ca^{2+} 放出を抑制することである．つまり，RyR1 を遮断するダントロレンが，悪性高熱症の治療薬となる．ダントロレンは，骨格筋の収縮を抑制する．この特徴は，骨格筋細胞の細胞膜を脱分極させても，骨格筋は収縮しないという特徴を有する．

●章末問題●

1）皮膚の機能について簡潔に述べよ．
2）皮膚組織の構造について説明せよ．
3）表皮の 5 層構造について説明せよ．
4）表皮の細胞について説明せよ．
5）表皮のバリアを構成する要素について説明せよ．
6）皮膚に分布する感覚受容器について説明せよ．
7）皮膚の付属器について簡潔に述べよ．
8）身体における産熱と放熱について説明せよ．
9）体温調節について説明せよ．
10）発熱機構と解熱剤の作用について説明せよ．
11）うつ熱と細菌感染などに伴う発熱の違いについて説明せよ．

15章

内分泌系

生体のホメオスタシスを調節する命令系統には，7章の神経系とともに内分泌系が存在する．神経系は様々な情報を電気信号に変換し，その信号を身体中に連絡し調節を行っている．一方，内分泌系は体液中を移動するホルモンとよばれる化学物質を利用することで，様々な器官の調節を行っている．ホルモンが化学物質であることから，バランスが壊れたことによる生体の異常を正常に戻すために外部から投与する薬物として，多くのホルモンが利用されている．

15-1　内分泌系の概要

分泌腺細胞が細胞外液中に放出したシグナル分子（ホルモン hormone）は拡散し，毛細血管の血液中に入り，血液の流れに乗り，身体中を運ばれる．運ばれたホルモンは毛細血管で細胞外液（組織間液）に入り，このホルモンの受容体をもつ標的細胞に作用する．このように細胞外液中や血中を運ばれるホルモンを介した情報伝達システムを**内分泌**（endocrine）とよんでいる．特にニューロンが血液中にホルモンを分泌する場合を**神経内分泌**（神経分泌）とよぶ（図 15-1）．

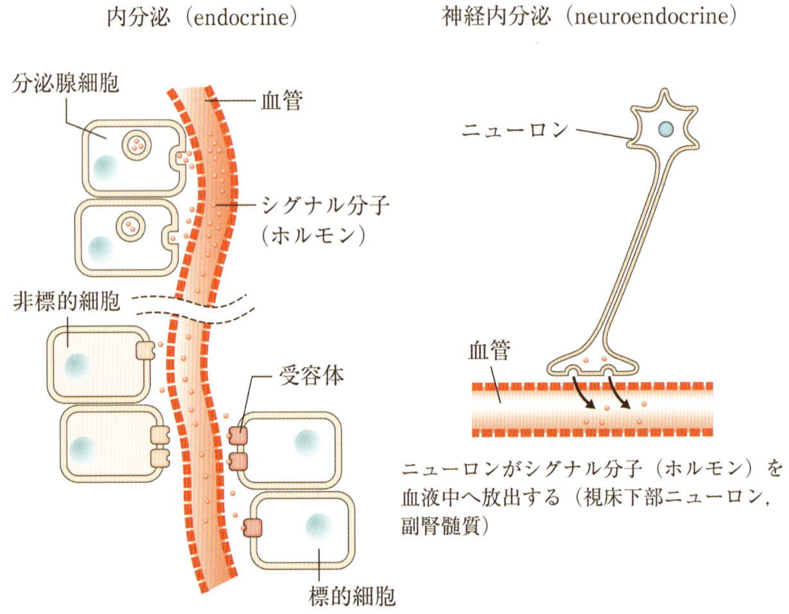

図 15-1　内分泌系と神経内分泌

15-1-1　内分泌系の特徴

内分泌系は，生体の**恒常性**（homeostasis）の維持，特にエネルギー代謝，発育や成長，性の分化，生殖などにおいて重要な役割を担っている．内分泌系としてはたらく**内分泌腺**は，導管を介さずにホルモンを血中や細胞間隙（組織間隙）へ放出する器官である．導管を介して汗や消化液などを体外や消化管内へ放出する**外分泌腺**とは区別される．分泌されたホルモンによる器官や組織の応答は，結合物質であるホルモンと受容体との関係により様々である．

15-1-2　ホルモンの化学的な特徴

ホルモンは，化学構造により 3 つのグループに分けられる．

1）タンパク質・ペプチドホルモン

遺伝子から転写・翻訳されて合成されたタンパク質，修飾されたタンパク質，分解されて生じたペプチドなどのアミノ酸がペプチド結合で連なってできあがったホルモン．

例）視床下部ホルモン（ドパミンを除く），下垂体ホルモン，カルシトニン，副甲状腺ホルモン，膵臓のホルモン（インスリン，グルカゴン），レプチンなど

2）ステロイドホルモン

コレステロールを原料に合成されたステロイド骨格をもつホルモン．

例）副腎皮質ホルモン，性ホルモンなど

3）アミノ酸誘導体ホルモン

チロシンなどのアミノ酸を基に合成されるホルモン．

例）甲状腺ホルモン，副腎髄質ホルモン

これらの分類のほかに分泌腺の種類やはたらきにより分類される場合もある．同じ化学物質でも，神経系細胞どうしが傍分泌で信号のやりとりをする場合には，神経伝達物質とよんでいる．

15-1-3　ホルモンに対する受容体の特徴

ホルモンには，水に溶けやすい**親水性ホルモン**と水に溶けにくい脂溶性の**疎水性ホルモン**が存在し，これらの受容体の細胞における局在が異なっている．細胞は，脂質二重膜である細胞膜に覆われているため，水溶性の分子は，通常，通過することができない．ホルモンの多くは，水溶性であり，その受容体は細胞膜上に存在する．これらは**3量体Gタンパク質共役型受容体**かあるいは**チロシンキナーゼ型受容体**などの**酵素連結型受容体**（**酵素共役型受容体**）である．したがって，これらの応答は，セカンドメッセンジャーやタンパク質リン酸化が関わる細胞内シグナル経路の調節である．ホルモンの受容体にチャネル型受容体はない（図15-2）．

一方，甲状腺ホルモンやステロイドホルモンのように疎水性の高いホルモンは，細胞膜を通過することが可能である．そのため，これらの受容体は，細胞質に存在しホルモンの結合により核内に

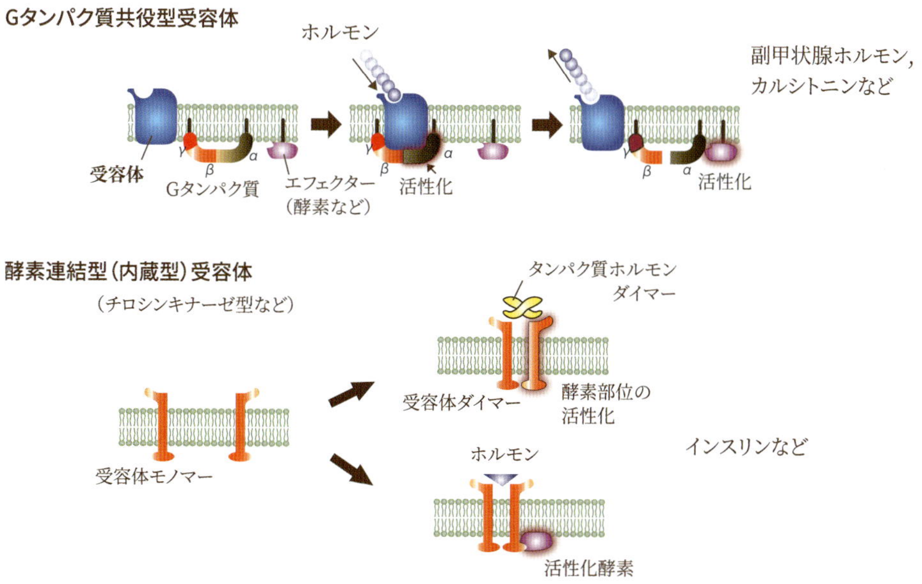

図15-2　内分泌系ではたらく細胞膜上の受容体

移動する**細胞質受容体**か，あるいははじめから核内に存在する**核内受容体**である．細胞膜受容体とは異なり，どちらも核内で転写因子としてはたらき，特異的な遺伝子の DNA の上流に結合し，転写活性を制御，mRNA を産生，タンパク質を合成させ，細胞の劇的な変化を引き起こす（図 15-3）．ホルモンによる各組織や生理作用の変化は大きいものが多く，ホルモンの分泌に異常が生じるホルモン病（内分泌系疾患）では身体の大きな変化を伴う．

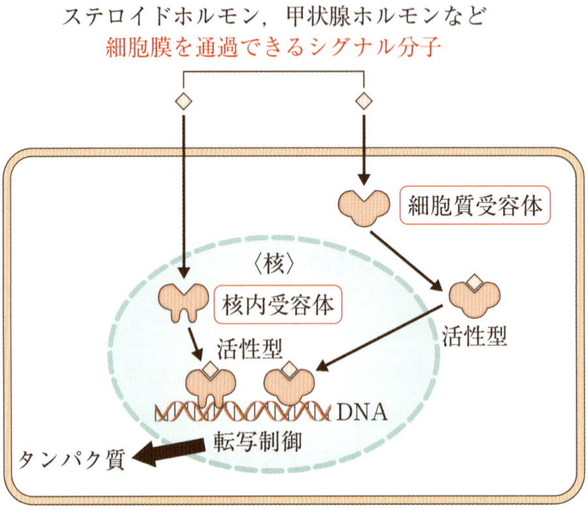

図 15-3　内分泌系ではたらく細胞内の受容体

15-1-4　ホルモン分泌のフィードバックによる調節

分泌されたホルモンは，受容体を介して様々な変化を細胞や身体に引き起こす．そのため，ホメオスタシスをきちんと管理するためにはホルモンの分泌の調節が必要になる．1 章で学んだように，私たちの身体の生理機能のほとんどは，フィードバック機構により細かい制御を受けている．内分泌系では，フィードバックされた情報をもとに，ホメオスタシスを維持するための変化を引き起こすホルモンの分泌量を調節し，対応している．多くは**負のフィードバック**であり，あるホルモンの分泌量が多くなりすぎたり，そのホルモンによる変化が大きくなりすぎた場合には，そのホルモン分泌を抑制するように調節される．内分泌系の一部では，分泌されたホルモンによる変化をもとに，さらにその変化を増大させるためにホルモンが分泌される**正のフィードバック**が重要なはたらきをしている．この場合，変化の増大は加速するのみなので，外部からの抑制系のシグナルがはたらくことで遮断する必要がある．フィードバックされる情報としては，分泌されたホルモン自体の量的な変化や分泌されたホルモンによる生理的な応答の変化がある．これらを直接感知してホルモン分泌を調節する場合と，これらの変化を電気的信号に変換し，神経系連絡によりホルモン分泌を調節する場合がある（図 15-4）．

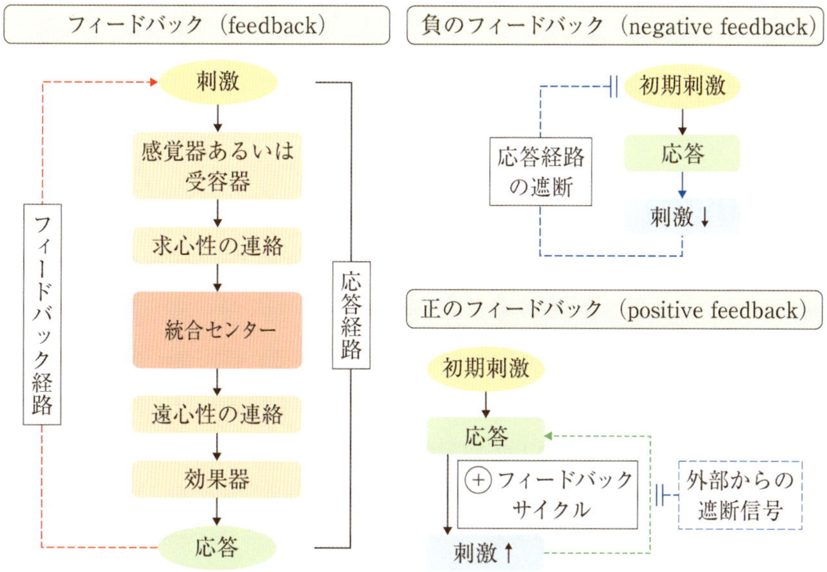

図 15-4　ホルモン分泌のフィードバックによる調節

15-1-5　内分泌腺

おもに内分泌腺としてはたらいている組織・器官には，図 15-5 に示した以下の部位が存在する．まず，頭部には，**視床下部**（hypothalamus），**下垂体**（pituitary gland），**松果体**（pineal gland）がある．頸部には**甲状腺**（thyroid gland）と**副甲状腺**（上皮小体 parathyroid gland）がある．腹部には**膵臓**（pancreas），**副腎**（adrenal gland）がある．さらに骨盤部の内外に**生殖腺**（性

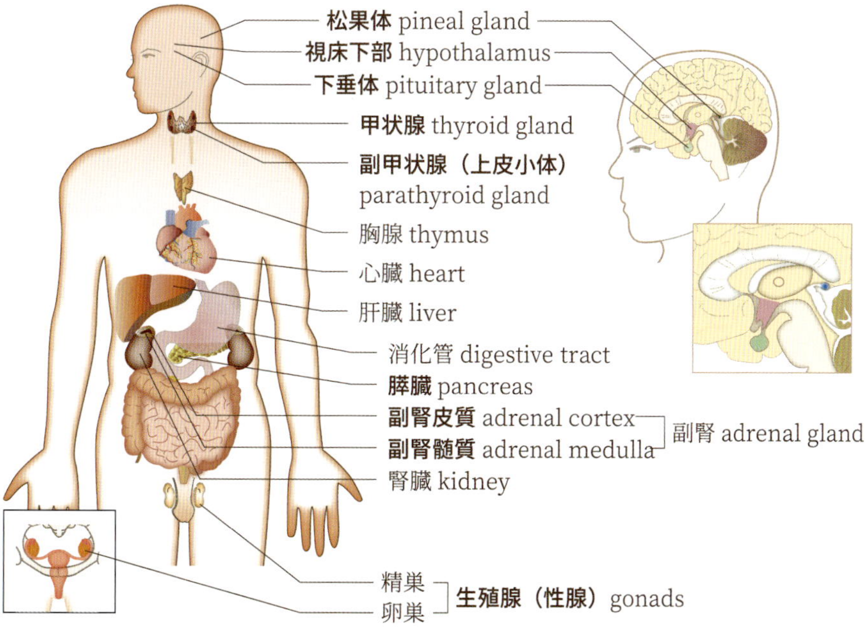

図 15-5　内分泌腺

腺 gonads）がある．これらは内分泌腺として分類されるものであるが，そのほかにもホルモンを分泌する器官として，胸腺（thymus），心臓（heart），肝臓（liver），胃（stomach）や小腸（intestine）などの消化管（digestive tract），腎臓（kidney）などがある（図 15-5）．

COLUMN

ホルモンがない場合と，その受容体がない場合の，どちらがシビアか？

レプチン（leptin）は脂肪細胞から分泌されるペプチドホルモンであり，脳幹や視床下部に作用し摂食を抑制したり，脂肪細胞への脂肪の貯蔵を抑制したりする．もともとは極端に肥満のマウスの原因遺伝子として同定されたホルモンである．このレプチンを産生できないマウスとレプチンの受容体をもたないマウスを用いることでリガンドと受容体の関係性をみるための興味深い実験がある．

下記の 3 種のマウスを利用し，体液が行き来できるようにお腹を連結（並体結合）した A～C の 3 組を作成する．

Ob（黄色）：レプチン遺伝子のないマウス（極端な肥満）
Db（赤色）：レプチン受容体遺伝子のないマウス（極端な肥満）
灰色　　　：正常（野生型）のマウス

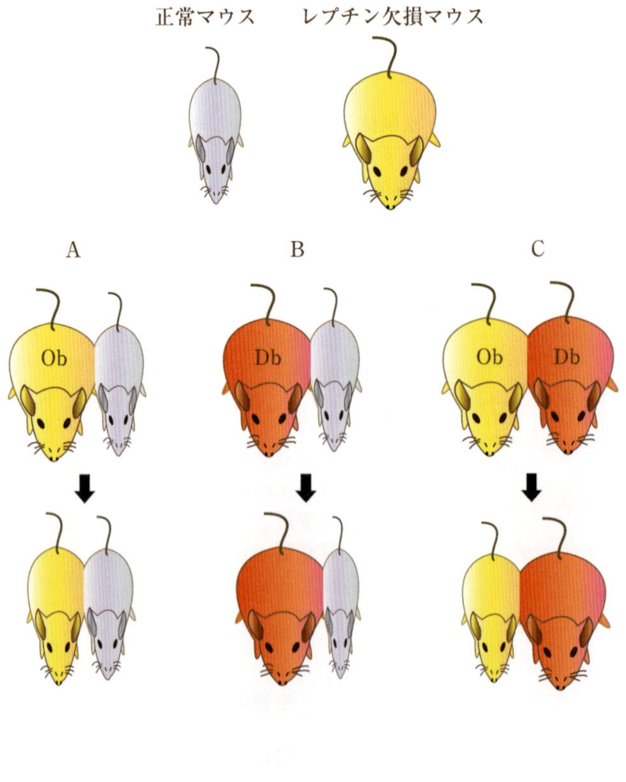

A：Ob マウスと正常マウスの組合せ
B：Db マウスと正常マウスの組合せ
C：Ob マウスと Db マウスの組合せ
この状態で数週間飼うとどうなるだろうか．考えてみよう．

Aでは正常マウスから血液中に溶けたレプチンがObマウスに供給されるため，Obマウスの肥満の度合が減少する．

Bでは正常マウスから血液中に溶けたレプチンがDbマウスに供給されてもレプチン受容体がないため各器官が応答することができず，Dbマウスの肥満は解消されなかった．Dbマウスではレプチン受容体がないためその作用を補おうと過剰にレプチンが分泌されている．そのため正常なマウスでのレプチンの血中濃度が通常よりも高くなり，正常なマウスの方の体重が減少してしまった．

Cでは Db マウスが産生したレプチンが Ob マウスに供給されるため，Ob マウスの肥満の度合が減少する．一方，受容体のない Db マウスでは肥満は解消されない．

生体内におけるホルモンと受容体の関係を考えてみよう．ホルモンが足りない場合はホルモンを血液中に供給し，ホルモンの量をコントロールすることで正常な状態に近づけることが可能になる．また受容体の発現量を制御することでホルモンに対する感受性の調節も可能である．

（参考）Harris, *Endocrinology* (1999)

15-2 視床下部 — 下垂体系

視床下部は内分泌系の高位中枢であり，神経系を介して入ってきた外部の環境変化や内部の生体変化をもとに下垂体刺激ホルモンの分泌を制御している．分泌された下垂体刺激ホルモンにより**下垂体**から各内分泌腺を刺激するホルモンを分泌させ，体内のホルモン分泌をマネージメントしている．

15-2-1 下垂体の発生

視床下部と下垂体の関係を理解するためには，下垂体がどのようにして発生するのかを学ぶ必要がある．ヒトの胎児の初期発生段階では，身体には口から肛門につながる初期の消化管と脳や脊髄になる神経管が存在する．頭部になる部分ではこれら2つの管の壁が近づいた部分がある．第3脳室になる部分の下部からは漏斗突起がのび，口腔の上部の口蓋より張り出した部分に近づく．口蓋の上部は袋状に張り出し，漏斗突起と接することでこの袋状の部分が完全に口蓋から離れる．この袋状の構造は発見者の名前から**ラトケ嚢《のう》**とよばれている．ラトケ嚢由来の部分と漏斗突起由来の部分が発達し，脳下垂体が形成される．漏斗突起と接していないラトケ嚢の前側の部分が**下垂体前葉**になり，接した部分が薄い**中葉**になり，漏斗突起として下がってきた部分は**下垂体後葉**になる．発生の起源により，下垂体の前葉と中葉は腺細胞による**腺性**の特徴をもち，下垂体後葉は**神経性**の特徴をもっている（図 15-6）．

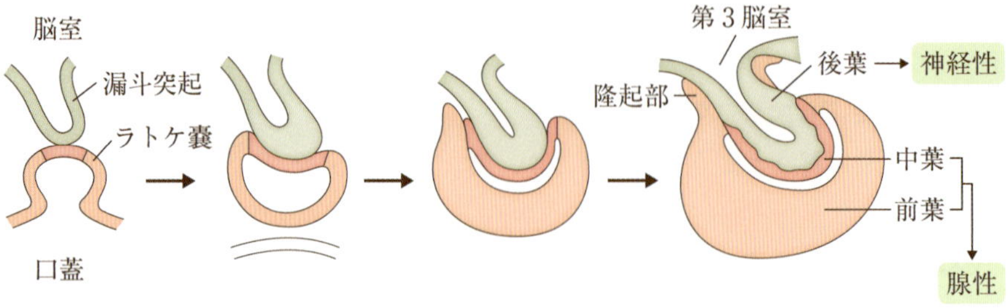

図 15-6　下垂体の発生

15-2-2 視床下部－下垂体門脈系の解剖・組織学的な特徴

前述の発生過程からもわかるように視床下部と下垂体は密接に関係している．組織学的な特徴として，視床下部に下垂体がつながっているくびれた部分には，視床下部の下部と下垂体前葉をつなぐ血管である下垂体門脈が枝分かれをして広がっている．一方，下垂体後葉にはこの血管とは別の血管がのびている（図 15-7）．

7 章の神経系で学んだように，視床下部は脳の一部であり，第 3 脳室の下部の壁を構成する．ここには下垂体に関わる神経核がある．視床下部の一部の神経核の神経細胞は，下垂体門脈に突起をのばし，下垂体前葉を刺激するホルモンを分泌している（神経内分泌）．これらのホルモンは，**下垂体門脈**を通って**下垂体前葉**に到達し，ターゲットとなる下垂体前葉腺細胞を刺激し，決まった内分泌腺を刺激するホルモンを分泌させる（内分泌）．これらは下垂体前葉を出る静脈中に放出され，心臓を経由して身体中を循環し，ターゲットである内分泌腺の受容体に結合し刺激する．一方，**下垂体後葉**には視床下部の室傍核と視索上核に存在する神経細胞よりそれぞれ軸索がのびてお

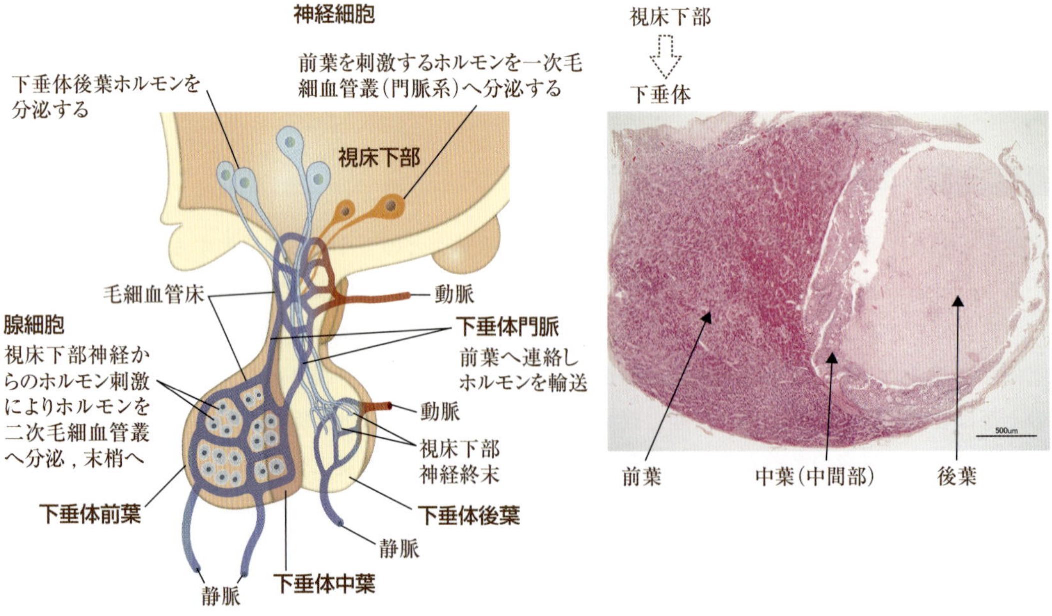

図 15-7　視床下部 - 下垂体門脈系

り，これらの軸索終末より下垂体後葉ホルモンを下垂体後葉に入る血管へと分泌し（神経内分泌），心臓に戻し体循環させる（図 15-7）．

下垂体前葉の腺細胞は，色素による組織染色性によっておもに3つのグループに分けられる．成長ホルモン分泌細胞とプロラクチン分泌細胞は酸性色素に赤く染まる顆粒をもつ細胞（**好酸性細胞**，酸好性細胞）であり，甲状腺刺激ホルモン分泌細胞，性腺刺激ホルモン（黄体形成ホルモン，卵胞刺激ホルモン）分泌細胞は，塩基性色素に青く染まる顆粒をもつ細胞（**好塩基性細胞**，塩基好性細胞）である．そのほかにどちらにも染まりにくい細胞（**嫌色素性細胞**，色素嫌性細胞）が存在する．副腎皮質刺激ホルモン分泌細胞は好塩基性細胞であるが，染色性が弱く嫌色素性細胞となる場合がある．最近はホルモンに対する特異的な抗体を用いた免疫組織染色により区別・同定される．

15-2-3　視床下部ホルモンと下垂体前葉ホルモン

視床下部から下垂体門脈に分泌されるホルモンは，すべて**下垂体前葉**の腺細胞に作用し，下垂体前葉からのホルモン分泌を調節する．下垂体前葉より放出されるホルモンの多くは内分泌腺からのホルモン分泌を促進する，内分泌腺刺激ホルモンである．そのためこれらのホルモンの名称はターゲットである内分泌腺の名前に由来する．また視床下部ホルモンの名称は下垂体前葉ホルモンに由

表 15-1　視床下部ホルモンによる下垂体前葉ホルモンの分泌調節

視床下部ホルモン	下垂体前葉ホルモン	標的器官
コルチコトロピン放出ホルモン (corticotropin-releasing hormone：CRH)	副腎皮質刺激ホルモン (adrenocorticotropic hormone：ACTH)	副腎皮質
甲状腺刺激ホルモン放出ホルモン (thyrotropin-releasing hormone：TRH)	甲状腺刺激ホルモン (thyroid-stimulating hormone：TSH)	甲状腺
成長ホルモン放出ホルモン (growth hormone-releasing hormone：GHRH)	成長ホルモン (growth hormone：GH)	筋肉や肝臓など
成長ホルモン抑制ホルモン (growth hormone-inhibiting hormone：GHIH) 一般にはソマトスタチン (somatostatin)		
黄体形成ホルモン放出ホルモン (luteinizing hormone-releasing hormone：LHRH) 一般にはゴナドトロピン放出ホルモン (gonadotropin-releasing hormone：GnRH)	黄体形成ホルモン (luteinizing hormone：LH)	卵巣，精巣
	卵胞刺激ホルモン (follicle-stimulating hormone：FSH)	卵巣，精巣
プロラクチン抑制ホルモン（ドパミン） (prolactin-inhibiting hormone：PIH)	プロラクチン（prolactin）	乳腺
プロラクチン放出ホルモン (prolactin-releasing hormone：PRH)*		

* 現在のところ特定の物質名ではなく，プロラクチン分泌を促進するホルモンの総称として用いられている．視床下部の抽出物が PRH 活性をもつ．

来する．表 15-1 に示した視床下部ホルモン－下垂体前葉ホルモン－標的器官の関係や各ホルモンの名称は内分泌系を理解するためには必須である．また専門的分野では略語が使用される場合も多いので略語も重要である．下垂体前葉ホルモンはすべてタンパク質・ペプチドホルモンである．

視床下部ホルモンと下垂体前葉ホルモンの分泌は視床下部－下垂体－末梢内分泌器官のそれぞれの下位の階層から分泌されるホルモンの血中濃度のフィードバックにより，負あるいは正に制御されている（15-1-4 参照）．特に下垂体前葉は自己分泌したホルモンによるフィードバック調節も受けている．

下垂体前葉ホルモンのうち，**成長ホルモン**（growth hormone：GH）は，成長過程，サーカディアンリズム（概日リズム），ストレス，コルチゾール，断食などの影響を受け，視床下部より放出

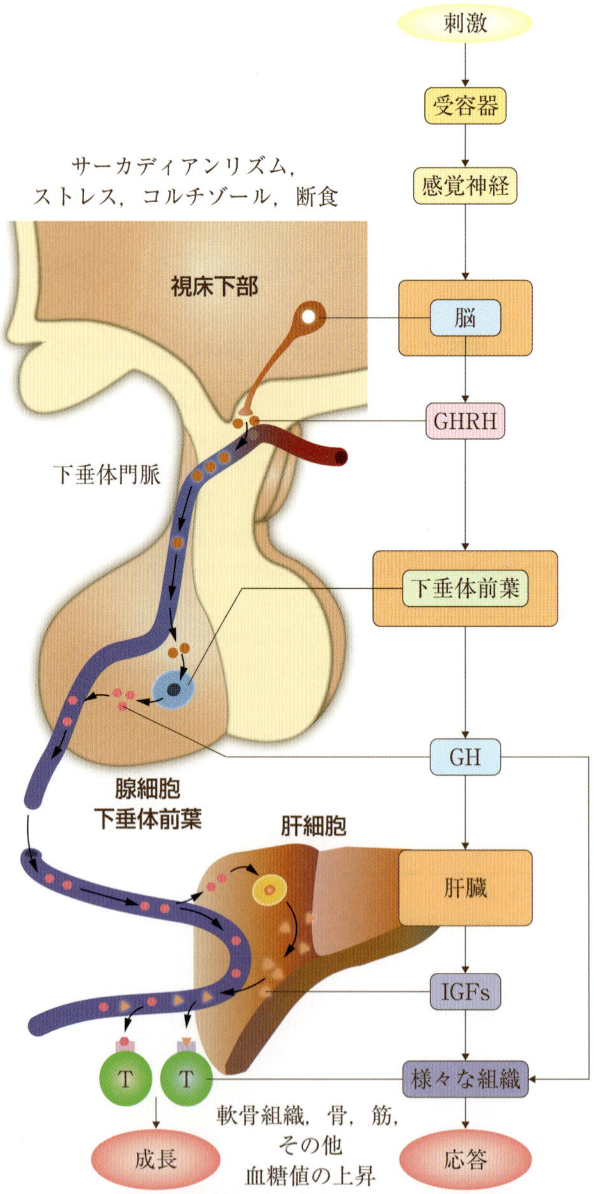

図 15-8　下垂体前葉ホルモンの作用経路（成長ホルモン）

される成長ホルモン放出ホルモン（growth hormone-releasing hormon：GHRH）や成長ホルモン抑制ホルモン（growth hormone-inhibiting hormone：GHIH，ソマトスタチン somatostatin）の作用により下垂体前葉腺細胞より放出が調節される（図 15-8）．成長ホルモンはタンパク質ホルモンである．放出された成長ホルモンは心臓を経由した体循環により，軟骨組織，骨，筋，肝臓などに作用し，成長を促進する．肝臓では成長ホルモンに対する応答としてインスリン様成長因子（insulin-like growth factors：IGFs，ソマトメジン somatomedin）を分泌し，各組織の成長を促進する．

成長ホルモンの分泌異常により発症する内分泌系疾患は 3 種ある．幼小の成長期に成長ホルモンの分泌過多になり，通常よりも身体が大きく成長してしまう病気を**巨人症**とよんでいる．逆に成長期に成長ホルモンの分泌が不足して発症する病気を**下垂体性小人症**とよんでいる．さらに成長ホルモンの分泌過多は大人になって起こる場合もあり，このとき，眼窩《がんか》上部の骨や顎の下端の骨，また

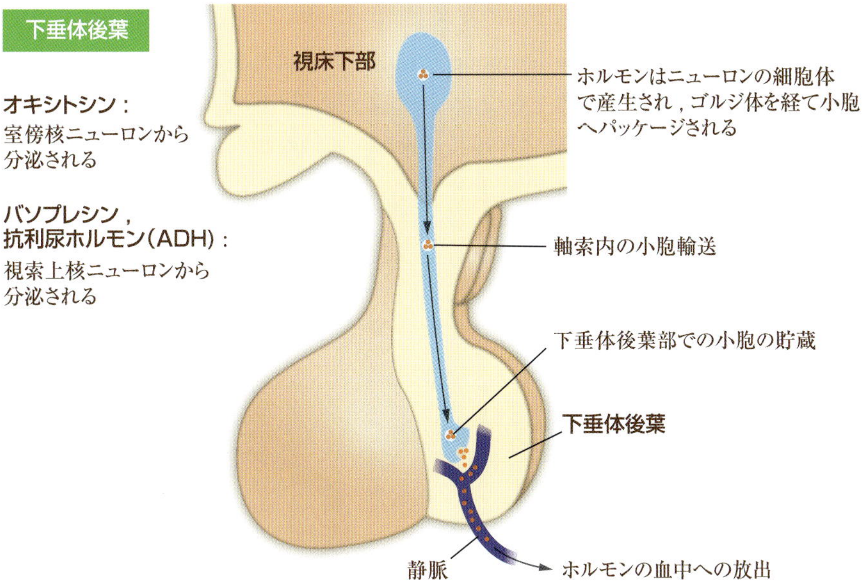

2 種あり，構造的に非常に類似している．
別々の細胞で合成される．

1. オキシトシン　oxytocin（視床下部：室傍核）
   分娩時の子宮筋の収縮↑
   プロラクチンとともにはたらいて乳汁射出↑

2. 抗利尿ホルモン　anti-diuretic hormone〈ADH〉
   （バソプレシン　vasopressin）（視床下部：視索上核）
   尿生成阻害

   血中塩濃度↑
   ⋮
   視床下部ニューロン
   （浸透圧受容体）⟶ 水分保持を要す ⟶ ADH 放出
   ⟶ 腎：集合管における水の再吸収↑

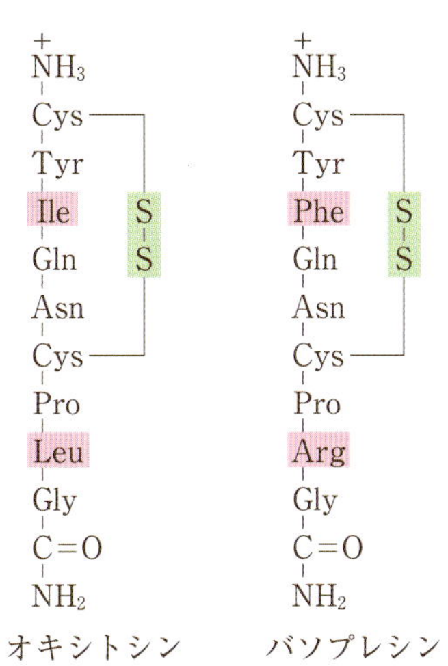

下垂体後葉の 2 種類のホルモン

図 15-9　下垂体後葉ホルモンの概要

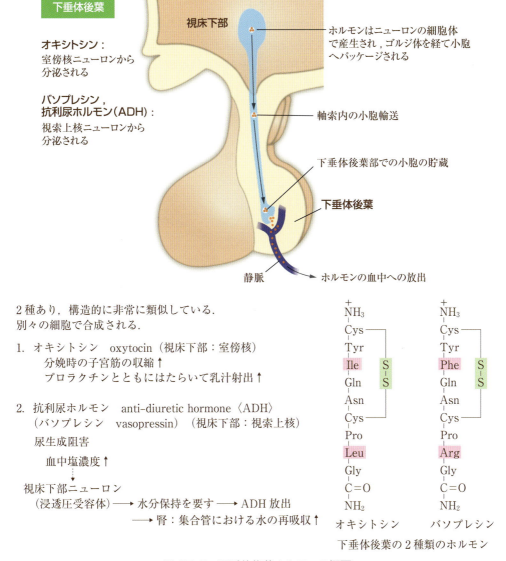

手足の指骨の末端部のみが肥大化し，関節部や指先が太くなる症状を示す．このような症状を**末端肥大症**（**末端巨大症**）とよんでいる．

15-2-4 下垂体後葉ホルモン（図 15-9，前頁）

下垂体後葉は前述のように神経性の特徴をもち，下垂体後葉ホルモンは，視床下部に存在するニューロンの細胞体部分で合成され，下垂体後葉にある軸索終末部より神経内分泌される．下垂体後葉ホルモンは**オキシトシン**（oxytocin）と**バソプレシン**（vasopressin）である．オキシトシンとバソプレシンはどちらも 9 アミノ酸で構成されたペプチドホルモンであり，2 個のアミノ酸以外のほかの配列はまったく同じである．オキシトシンは視床下部の室傍核のニューロンより分泌されるホルモンであり，分娩時の子宮筋の収縮を促進，プロラクチンとともにはたらいて乳汁射出を引き起こす．一方，バソプレシンは視床下部の視索上核ニューロンより分泌されるホルモンである．別名，**抗利尿ホルモン**（anti-diuretic hormone：ADH）とよばれており，血中塩濃度が上昇したときに，視床下部にある浸透圧受容器をもつニューロンが応答し，その作用により視索上核よりバソプレシンが分泌され，腎臓の集合管に作用し，水の再吸収を促し尿生成が抑制される．その結果，血液の浸透圧が低下する（12 章を参照）．

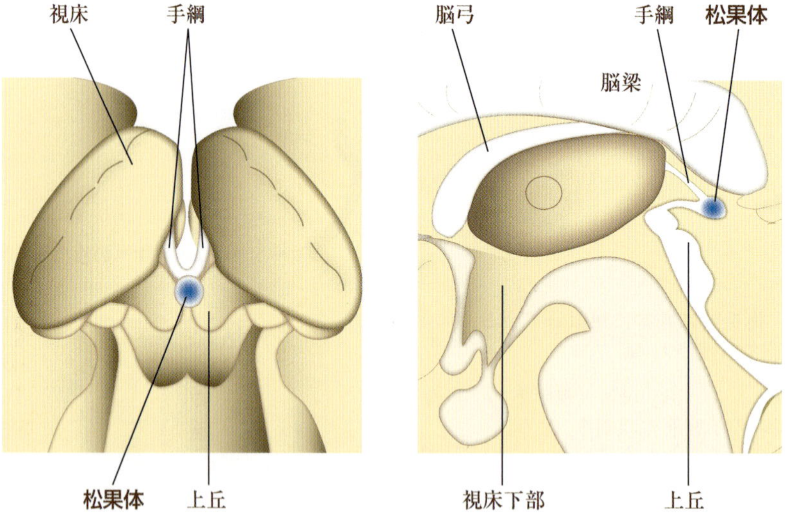

後上方から見た松果体の位置　　松果体と第3脳室との位置関係

頭蓋内の正中上で第 3 脳室の後壁に位置
赤灰白色，0.2〜0.3 g，5〜8 mm 程度，まつかさ状
視交叉上核（生物時計中枢）の神経により支配
　メラトニン melatonin を分泌
　　第 3 脳室より体循環へ
　　　生物時計，サーカディアンリズムに作用，
　　　抗酸化作用などもつ

図 15-10　松果体からのメラトニン分泌

15-3　松果体

松果体（pineal gland）は頭蓋内の正中上で第 3 脳室の後壁に位置する赤灰白色の 5 ～ 8 mm（0.2 ～ 0.3 g）程度の小さな器官である．まつかさ状の形をしているためこのようによばれている．松果体は生物時計中枢である視床下部の視交叉上核のニューロンの支配を受けて夜間に興奮した交感神経の刺激により多量の**メラトニン**を合成し，第 3 脳室中に放出する．メラトニンは脳脊髄液の静脈への回収から体循環に入り，生物時計やサーカディアンリズムによる身体の変化を睡眠導入などにより調節している．メラトニンの分泌は強い光により抑制を受ける．メラトニンはトリプトファンから合成されたセロトニンをもとに合成される．またメラトニンには抗酸化作用があるため活性酸素などのフリーラジカルによる酸化の予防の面で注目されている（図 15-10）．

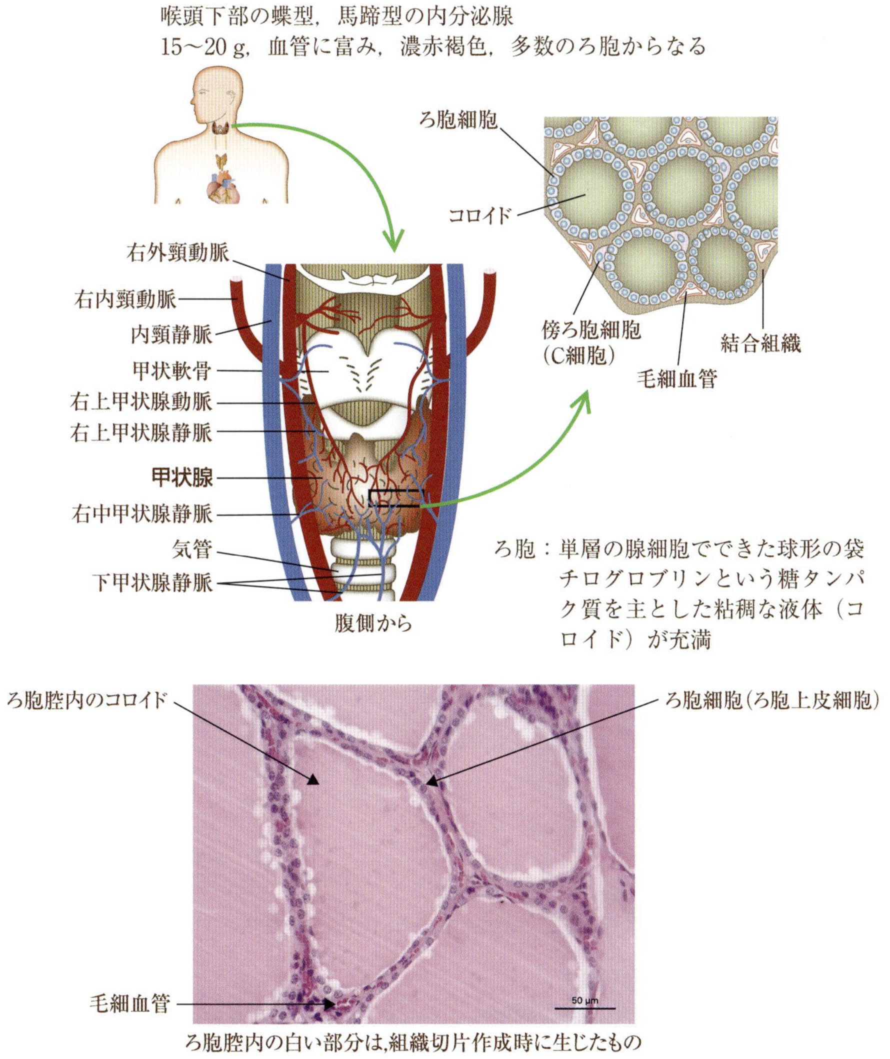

図 15-11　甲状腺の解剖学的特徴

15-4 甲状腺

甲状腺（thyroid gland）は甲状軟骨の直下の喉頭下部に位置する蝶型あるいはU字型の馬蹄型をした15～20 gの器官であり，血管に富み線維性の皮膜に覆われた濃赤褐色をしている．内部には単層の腺細胞で構成された球形の袋が多数存在しており，その内部には**チログロブリン**というチロシン残基を多数もつ糖タンパク質が溶けた粘稠な液体（**コロイド**）が充満している．この袋状の構造を**ろ胞**とよんでおり，単層の腺細胞である**ろ胞細胞**で**甲状腺ホルモン**（thyroid hormone）が合成されている．ろ胞のすぐ近くには別の内分泌腺細胞である**傍ろ胞細胞**（**C 細胞**）が存在しており，後述する体内カルシウム濃度の調節にはたらく**カルシトニン**を分泌する（図 15-11）．

15-4-1 甲状腺ホルモン

ろ胞細胞で合成される甲状腺ホルモンはおもに3種類であり，すべてチロシン残基のヒドロキシ基（水酸基）の位置にさらにフェノール環が連結した基本骨格をもっている．それぞれのベンゼン環には最大で2個ずつヨウ素が結合可能であり，その個数などにより**チロキシン**（T_4：**サイロキシン**），**トリヨードチロニン**（T_3：**トリヨードサイロニン**），リバース T_3（rT_3）と名付けられている．甲状腺で合成分泌されるホルモンのうち，T_4 が最も多く，T_3 はその 1/20 量，rT_3 は 1/40 量である．甲状腺ホルモンの活性は T_4 よりも T_3 のほうが約 10 倍高く，rT_3 は活性をもっていない（図 15-12）．

	合成	活性
T_4：チロキシン	1（主要）	あり
T_3：トリヨードチロニン	1/20	T_4 の約 10 倍
rT_3：リバース T_3	1/40	なし

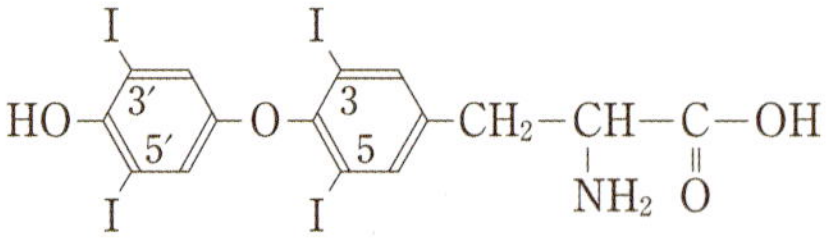

3, 5, 3′, 5′-tetraiodothyronine, thyroxine
（チロキシン：T_4）

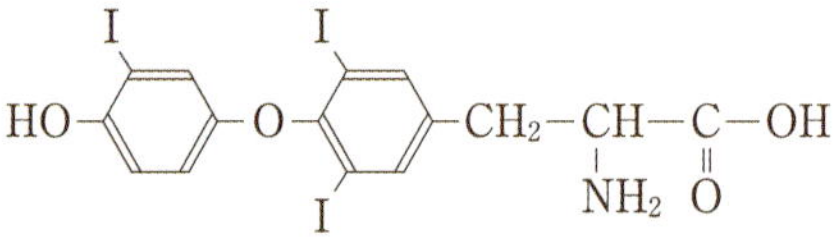

3, 5, 3′-triiodothyronine
（トリヨードチロニン：T_3）

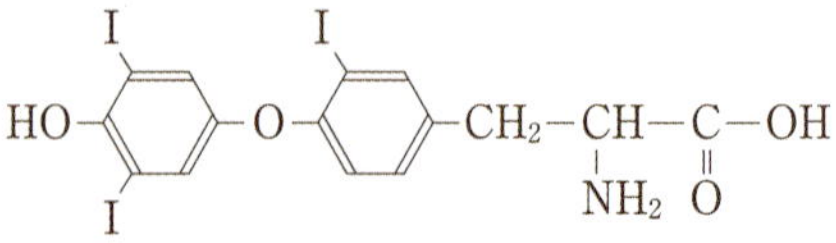

3, 3′, 5′-triiodothyronine
（リバース T_3：rT_3）

図 15-12 甲状腺ホルモンの構造と性質

15-4-2 甲状腺ホルモンの生合成経路

ろ胞細胞内では，核内の DNA にコードされた**チログロブリン**（thyroglobulin：サイログロブリン）遺伝子をもとに転写により mRNA が合成され，それをもとに粗面小胞体（rough endoplasmic reticulum：rER）により分泌タンパク質として合成され，糖鎖を付加後にろ胞内に分泌される．一方，土壌からのヨウ素を含有する食物を食べることで腸から吸収されたヨウ素イオンが血液により甲状腺まで運ばれ，輸送体タンパク質（担体）により Na^+ とともにろ胞細胞に取り込まれる．取り込まれたヨウ素イオンは別の輸送体によりろ胞腔内部に移動する．ろ胞内部に面した細胞膜上にある甲状腺ペルオキシダーゼのはたらきによりヨウ素がチログロブリンのチロシン残基に 1～2 個結合する．また，この酵素のはたらきによりヨウ素が結合したチロシン残基はチログロブリン内部で側鎖の縮合が起こり，甲状腺ホルモンのもとがチログロブリン内部に形成される．これらは再度ろ胞細胞に取り込まれ，リソソーム中で酵素により加水分解を受け T_4，T_3，rT_3 が産生し，ろ胞間に入り込んだ毛細血管に分泌される（図 15-13）．下垂体前葉より分泌される甲状腺刺激ホルモン（thyroid stimulating hormone：TSH）は，ろ胞細胞膜上のおもに Gs タイプの G タンパク質共役型受容体に結合し，アデニル酸シクラーゼ（AC）を活性化し cAMP を産生させる．産生した cAMP の作用により甲状腺ホルモン合成の各ステップが活性化され，甲状腺ホルモンの分泌が促進される．

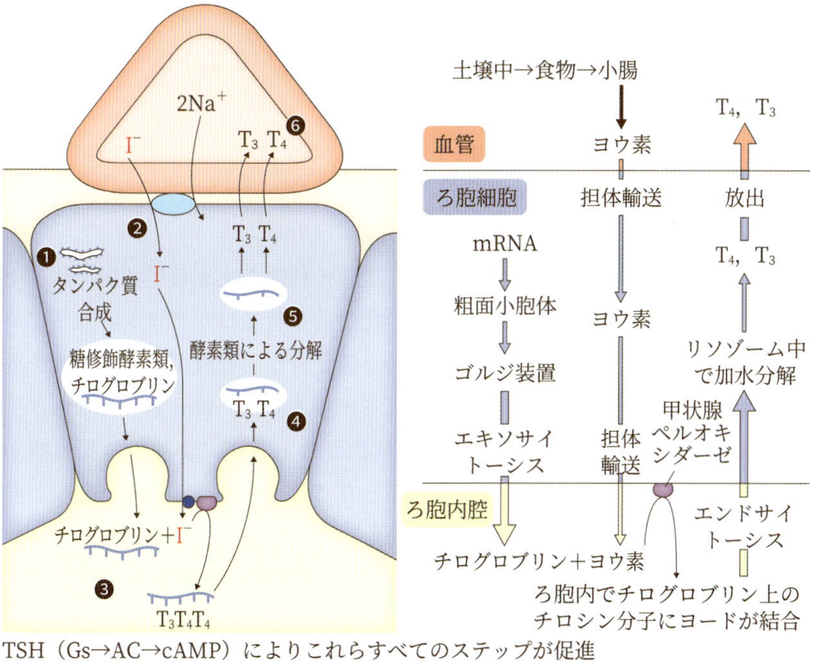

図 15-13　甲状腺ホルモンの生合成経路

15-4-3　甲状腺ホルモンの血中輸送

甲状腺ホルモンは，図 15-12 で示した構造からもわかるように非常に疎水性が高いため血中に溶かして輸送するのは非常に困難である．そこで生体内では肝臓で合成される親水性血漿タンパク質であるグロブリン，プレアルブミン，アルブミンと結合することで疎水性の部分がカバーされ，血液中を輸送される．甲状腺で分泌される甲状腺ホルモンの多くは T_4 の形で血漿タンパク質と結合し，血液中を輸送され，肝臓や腎臓のほかに各組織では，一部遊離した T_4 が脱ヨウ素化酵素により活性の強い T_3 に変化しはたらいている．このように甲状腺で主要につくられる甲状腺ホルモンは T_4 であるが，各組織で主要にはたらいている甲状腺ホルモンは T_3 である．

15-4-4 甲状腺ホルモンの生理作用

甲状腺ホルモンは核内受容体に結合し，各組織の細胞の分化や成熟，中枢神経系の発達，身体の成長や代謝活性を促進する様々な遺伝子の転写を促進し，タンパク質合成を増大させることではたらいている．おもに，成長の促進，熱産生やそれに伴う酸素消費の増大，代謝の促進として，糖新生，グリコーゲン分解，糖吸収，特定タンパク質の合成や分解，脂肪の分解を増大する．心臓や肝臓などでは β- アドレナリン受容体の発現を増加させ，交感神経作用を増強する．

甲状腺ホルモンの分泌に異常が生じた場合，これらの機能の調節がうまく行われずに，病気が発症する．甲状腺ホルモンの分泌過多による**甲状腺機能亢進症**では，エネルギー消費が大きく，常に興奮した状態で眼球突出や頻脈が認められる．この病気は，ドイツとイギリス・アメリカでは体系付けした人が異なるために名称が異なる．ドイツでは**バセドウ病**とよばれ，イギリスやアメリカでは**グレーブス病**とよばれている．日本では，明治時代の医療の影響もあり，バセドウ病とよばれる

COLUMN

甲状腺とヨウ素

甲状腺は，本文でも解説されているように，生体の代謝を支える甲状腺ホルモンを産生および分泌する器官である．甲状腺ホルモンの化学的な特徴は，チロシン残基がヨウ素のハロゲン化を受けていることである．そのため，消化管から吸収されたヨウ素を効率よく甲状腺に集積する機序が構築されている．ところが，放射性同位元素のヨウ素が生体内に取り込まれると，これが甲状腺に集積され，放出される β 線により甲状腺組織が破壊される．さらにヨウ素を含む薬物が甲状腺に集積されることもある．例えば，抗不整脈薬のアミオダロンである．アミオダロンはヨウ素をもつだけでなく，薬物の一部構造が甲状腺ホルモンのそれに類似したところがある．アミオダロンは，突然死を誘発する心室性不整脈に有効な薬物であるため，医師および薬剤師には慎重な薬物の取り扱いが求められる．薬物投与期間中は定期的な甲状腺機能検査と肝機能検査が必須となる．

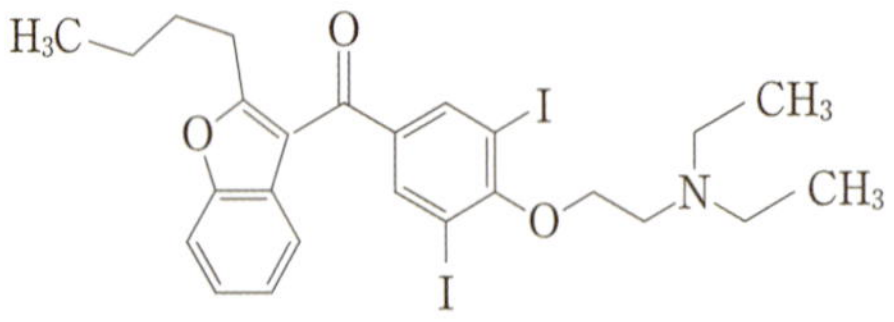

アミオダロン

ことが多い．また，びまん性の甲状腺腫などによる甲状腺肥大が原因となることが多く，おもにTSH 受容体を刺激する自己抗体が関与している．一方，甲状腺ホルモンの分泌が減少したために生じる**甲状腺機能低下症**では，疲労しやすく，皮膚の乾燥や上下肢に浮腫が認められる．甲状腺の粘液水腫などによるろ胞細胞の機能低下が原因となることが多い．発達期に異常を示す病気としてクレチン病があり，また成人で発症する病気として橋本病がある．

15-5　副甲状腺（上皮小体）

副甲状腺（parathyroid gland：**上皮小体**）は甲状腺の右葉と左葉の後面で食道の両側に接している．甲状腺の線維性の皮膜中にあり，米粒大（0.05 ～ 0.3 g）で暗褐色をしている．通常は左右，上下に 1 つずつ計 4 個あるが，個数には個人差がある（図 15-14）．ここから分泌される**副甲状腺ホルモン**（parathyroid hormone：**PTH**，**上皮小体ホルモン**（**パラトルモン**）parathormone）は血中カルシウム濃度を調節するホルモンである．

・甲状腺の右葉と左葉の後面で食道の両側に接している．甲状腺の線維性被膜中にある．

・通常は左右，上下に 1 つずつ計 4 個あり，この数には個人差がある．

・暗褐色，米粒大，0.05～0.3 g

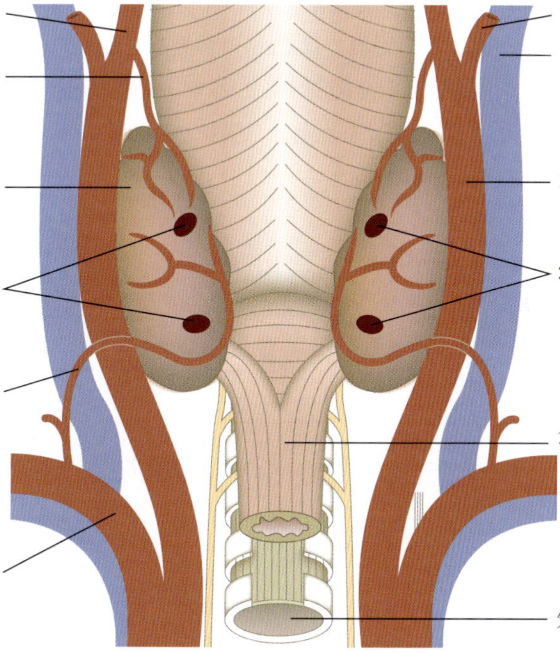

図 15-14　副甲状腺の解剖学的特徴

15-5-1　体内カルシウムの調節に関わる器官

体内カルシウムは細胞外液である血液中の Ca^{2+} 濃度を副甲状腺や腎臓の細胞が検知することで調節されている．おもに骨，小腸，腎臓，細胞と細胞外液の関係により維持されている．細胞内は 10^{-4} mM であるのに対して，細胞外液の Ca^{2+} 濃度は 1～2 mM 程度である．骨は体内の最大の Ca

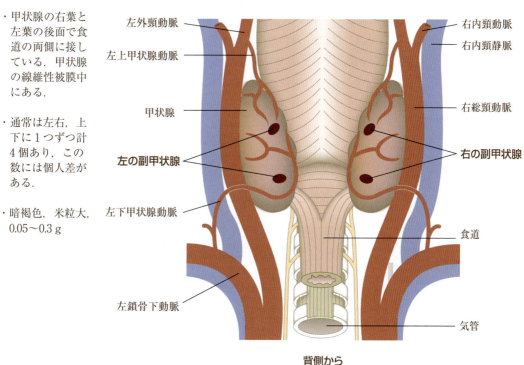

貯蔵庫であり，骨の成分であるリン酸カルシウム塩（おもに**ヒドロキシアパタイト**）として体内カルシウムの99%，無機リンの85%を保存している．2章で学んだように骨は骨代謝されており，骨吸収と骨形成を調節することで細胞外液中のCa^{2+}濃度調節を行っている．Caは体内で産生することができないため食物として摂取するが，吸収は小腸の輸送体により行われている．この吸収量を変化させることで細胞外液中のCa^{2+}濃度調節を行っている．腎臓ではCa^{2+}の再吸収により尿中に排泄するCa^{2+}量を変化させ，Ca^{2+}濃度調節を行っている．これらの調節に関わるホルモンとして，**副甲状腺ホルモン**，前述の**カルシトニン**，**活性型ビタミンD_3**が存在する（図15-15）．

15-5-2 体内カルシウムの調節を行うホルモンの生理作用

(1) 副甲状腺ホルモン（parathyroid hormone：PTH，上皮小体ホルモン（パラトルモン）parathormone）

副甲状腺ホルモンは副甲状腺細胞が血中Ca^{2+}濃度の低下を検知したときに分泌され，血中Ca^{2+}濃度（細胞外液のCa^{2+}濃度）の上昇を引き起こす（図15-15，図15-16）．受容体は3量体Gタンパク質共役型受容体（代謝型受容体）であり，骨では骨芽細胞に作用し，間接的に破骨細胞を活性化して骨吸収を促進する．腎臓ではCa^{2+}の再吸収を促し，Ca^{2+}の尿としての排泄を抑制する．腎臓ではさらにリン酸の再吸収を抑制することでリン酸の尿への排泄を促進し，骨形成を抑制する．また活性型ビタミンD_3の生成を促進し，腸管からのCa^{2+}吸収を促進する．

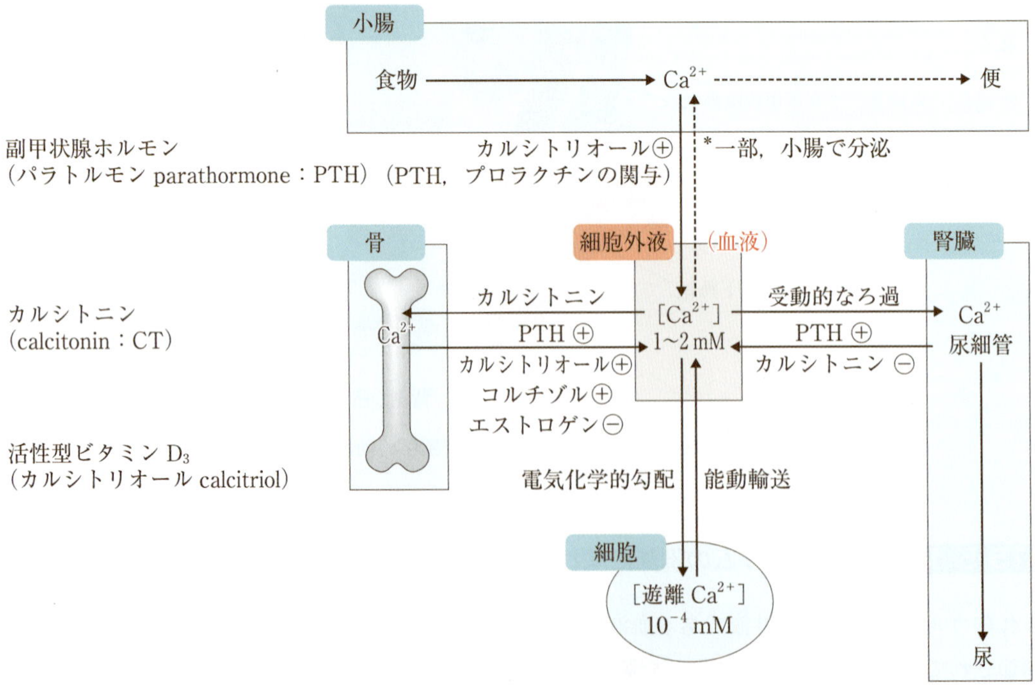

図15-15　体内カルシウムイオン濃度を調節するホルモン

(2) カルシトニン (calcitonin：CT)

カルシトニンは，前述のように甲状腺の傍ろ胞細胞（C 細胞）から分泌され，血中 Ca^{2+} 濃度（細胞外液の Ca^{2+} 濃度）の低下に関与する．受容体は 3 量体 G タンパク質共役型受容体（代謝型受容体）の Gs 型であり cAMP 産生を促進する．骨では破骨細胞に作用し，骨吸収を抑制する．また腎臓ではリン酸とともに Ca^{2+} の再吸収を抑制し，尿中に排泄させる（図 15-15）．通常のヒトでのはたらきは小さいが薬理作用として知っておく必要がある．

(3) 活性型ビタミン D_3 (calcitriol：$1{,}25(OH)_2D_3$)

活性型ビタミン D_3 はおもに腸管からの Ca^{2+} の吸収を促進する．受容体は核内受容体である．もともと，ビタミン D_3（chorecalciferol）は，皮膚で合成される前駆物質である 7- ジヒドロコレステロール（7-dehydrocholesterol）に紫外線が当たることにより産生される．体循環により肝臓に到達し，まず肝臓の 25 ヒドロキシラーゼ（水酸化酵素）により，$25(OH)D_3$ が産生される．さらに体循環により腎臓に到達し，腎臓の 1α ヒドロキシラーゼにより $1{,}25(OH)_2D_3$，活性型のビタミン D_3 に変化し，腸管での Ca^{2+} の吸収に関与するタンパク質の発現を上昇させる．副甲状腺ホルモン（PTH）は腎臓の 1α ヒドロキシラーゼを刺激することで活性型ビタミン D_3 の産生を引き起こす（図 15-16）．

血漿中の Ca^{2+} の濃度の調節はおもに，PTH 分泌の制御やその作用が中心となり，活性型ビタミン D_3 の作用と腎臓における排出調節により行われている．血漿中の Ca^{2+} の濃度が減少した場合には PTH が分泌され Ca^{2+} 濃度を増加させ，血漿中の Ca^{2+} の濃度が増加した場合にはカルシトニンが分泌され Ca^{2+} 濃度を低下させ，調節を行う．

ビタミン D 欠乏症としては，小児で発生する「くる病」と成人で発症する「骨軟化症」があ

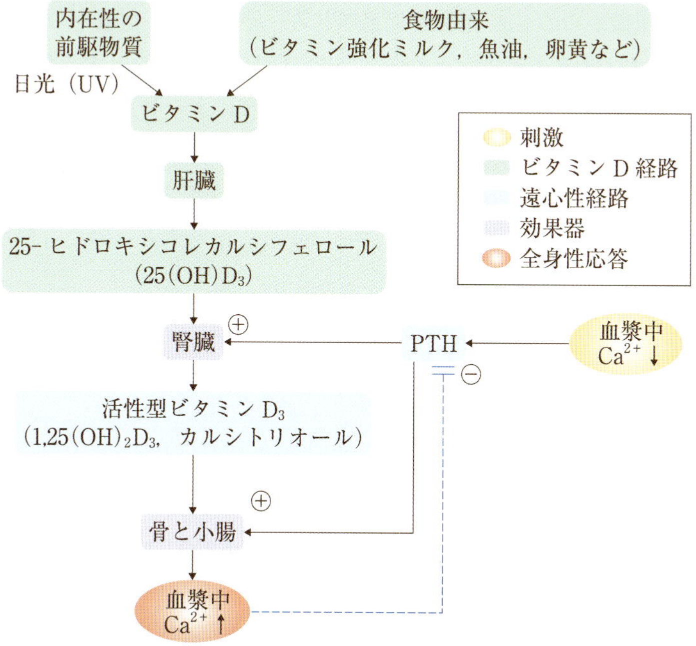

図 15-16　血漿中カルシウムイオン濃度低下時にはたらくホルモンの作用

る．どちらも食事としてのビタミンD摂取量の不足や日光を浴びない生活で発症しやすい．くる病には，1α-ヒドロキシラーゼや活性型ビタミンD受容体の遺伝子に異常が生じる先天性疾患もある．骨軟化症には，肝機能障害による25ヒドロキシラーゼ不足，慢性腎不全による1α-ヒドロキシラーゼ不足を原因とするものも存在する．どちらも骨基質タンパク質の量は正常であるが，CaやPの不足によりヒドロキシアパタイトが基質に沈着できず発症する．くる病は成長期に発症するため，長骨や脊柱などの弯曲が生じる．

骨粗鬆症は，骨量の全体的な減少を特徴とする疾患であり，骨基質タンパク質の量もヒドロキシアパタイトの沈着も減少する．骨代謝において骨形成よりも骨吸収が優位となり発症する．特に閉経後の女性での発症が多い．女性ホルモンであるエストロゲンは，骨代謝（2章 2-2-3参照）において，骨吸収を行う破骨細胞のはたらきを間接的に抑制（骨芽細胞のRANKL発現の抑制）あるいは直接的に分化を抑制し，骨密度の増加にはたらく．しかしながら，閉経後の卵巣や子宮はエストロゲンを分泌することができないため，急激なエストロゲン不足により，骨代謝は骨吸収に傾き，骨粗鬆症を発症しやすくなる．

COLUMN

RANKLとは

RANKLとは，receptor activator of nuclear factor-κB ligandの略号である．破骨細胞の分化・増殖調節因子として発見された．骨芽細胞の細胞膜表面にRANKLが発現しており，破骨細胞の細胞膜には，このリガンドを受容するRANKが発現しており，RANKLがRANKに結合すること（要するに受容体とリガンドの関係）で，破骨細胞が活性化され，骨組織からのCa^{2+}遊離が促進される．その結果，血液中のCa^{2+}濃度が上昇し，骨組織の強度は低下することとなる．このRANKLを標的とする抗体医薬denosumabがある．多発性骨髄腫あるいは固形がんの骨転移による骨強度の低下にRANKLの過剰発現が関与するので，この抗体を用いて患者の骨強度の低下を改善することを目的に開発された．さらに，骨粗鬆症での骨密度低下にもRANKLの関与が示され，denosumabは，骨粗鬆症患者での骨強度低下を防止（骨折防止）する目的でも使用されるようになった．

15-6 副　腎

副腎（adrenal gland）は左右の腎臓の上部に固定された半月状の厚みの薄い器官であり，両側を合わせても6～7gぐらいしかない．外側の腺性の**皮質**（adrenal cortex）と，内側の神経性の**髄質**（adrenal medulla）により構成される．皮膜に覆われた皮質は外側から**球状層**（**球状帯**），**束状層**（**束状帯**），**網状層**（**網状帯**）の3層構造をしており，網状層の内側が髄質である（図15-17）．

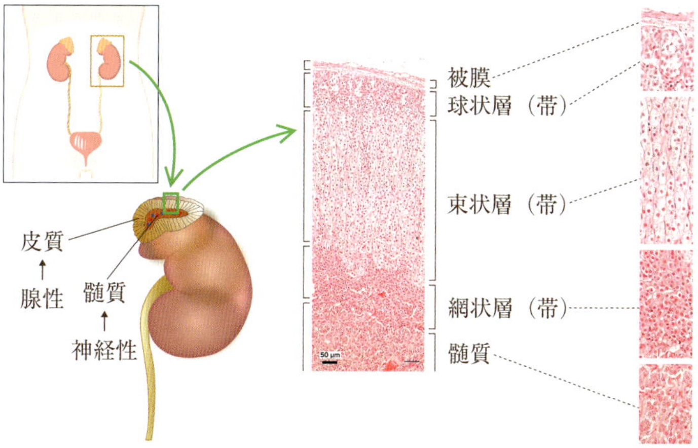

図 15-17　副腎組織の構造

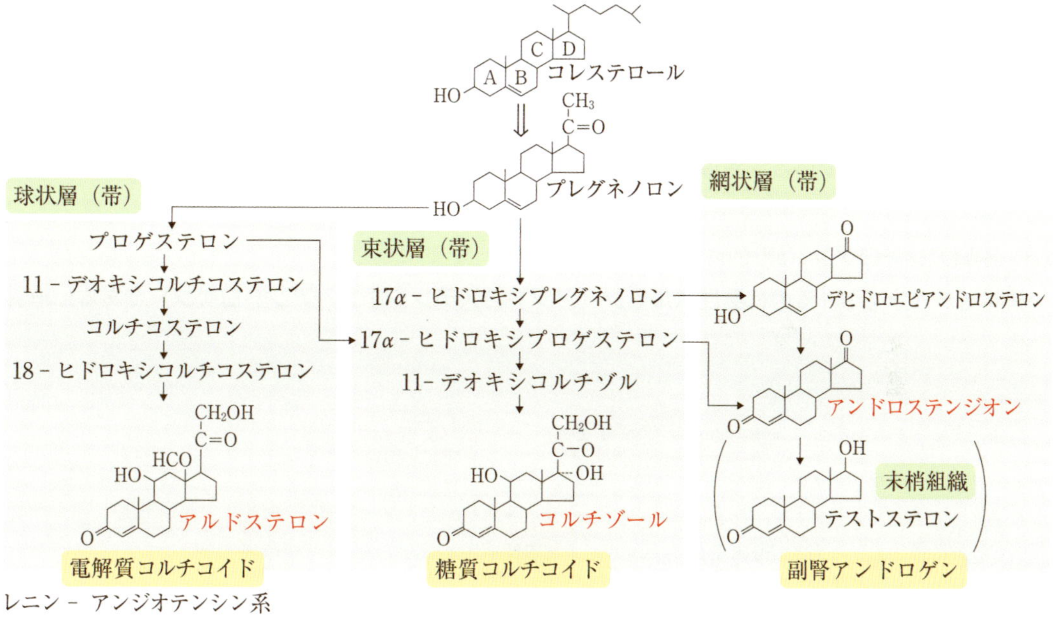

レニン－アンジオテンシン系

図 15-18　副腎皮質ホルモンの生合成経路

15-6-1　副腎皮質ホルモンの生合成（図 15-18）

副腎皮質ホルモンは，すべて**コレステロール**より合成されるステロイド骨格をもった**ステロイドホルモン**である．副腎皮質ホルモンの合成の律速段階は合成経路の最初の段階であるコレステロールから**プレグネノロン**に変化する過程である．3層それぞれにおいて発現している酵素が異なるため，生成されるホルモンが異なっている．球状層では**アルドステロン**に代表される**電解質コルチコイド**が合成されている．束状層では**コルチゾール**に代表される**糖質コルチコイド**が合成されている．網状層ではアンドロステンジオンに代表される副腎アンドロゲンが合成されている．

15-6-2 副腎皮質ホルモンのはたらき

(1) 電解質（鉱質）コルチコイド（mineralocorticoid）

球状層から分泌される**アルドステロン**（aldosterone）が主要なホルモンである．**レニン-アンジオテンシン系**による血圧下降時に生じる血中のアンジオテンシンⅡにより合成・分泌が誘導される．アルドステロンの作用は腎臓の遠位尿細管や集合管におけるNa^+の再吸収の促進であり，その結果，血圧を上昇させる．

(2) 糖質コルチコイド（glucocorticoid）

束状層から分泌される**コルチゾール**（cortisol）が主要なホルモンである．サーカディアンリズムやストレスなどによって視床下部-下垂体門脈系により分泌される副腎皮質刺激ホルモン（adrenocorticotropic hormone：ACTH）の作用により合成・分泌される（図15-19）．コルチゾールは代謝の活性化におもにはたらいている．肝臓では糖新生が活発になり，血中放出やグリコーゲンとしての貯蔵が促進されるなど血糖（血中グルコース濃度）を上げる重要なはたらきをしている．骨格筋では骨格筋タンパク質の分解を促進しアミノ酸を血中に遊離させる．また脂肪の分解も促進し，脂肪酸を血中に遊離させる．その他に免疫系を抑制し，抗炎症作用をもつ．そのため免疫抑制剤としても利用されている．さらに体内Ca^{2+}量を減少させるはたらきももっている．

(3) 副腎アンドロゲン（adrenal androgen）

網状層から分泌されるのは**男性ホルモン（アンドロステンジオン，アンドロゲン）**である．糖質

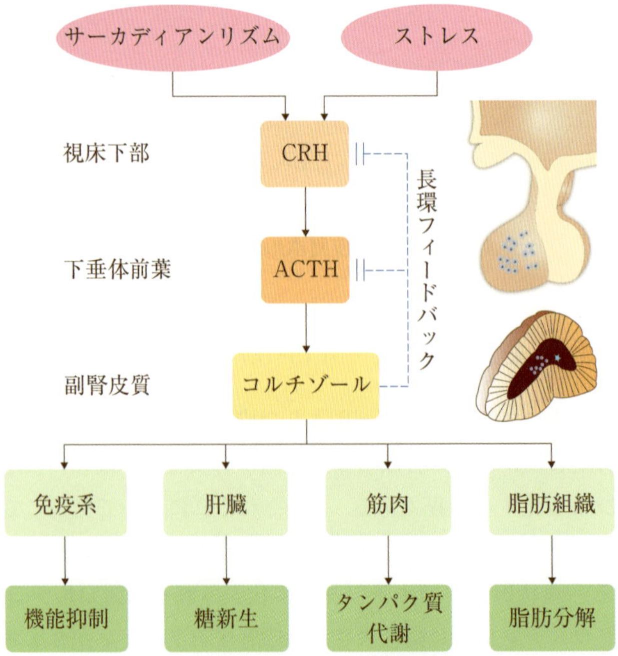

図15-19　コルチゾールの分泌調節とはたらき

コルチコイドと同様にACTHの作用により分泌が増大する．アンドロゲンは末梢組織においてテストステロンとなり，各組織に存在する芳香化酵素（aromatase アロマターゼ）により**女性ホルモン**（**エストロゲン**）が合成されるため，閉経後のエストロゲンの原料供給の器官として特に女性に重要である．

サーカディアンリズムやストレスの情報により視床下部より分泌される**副腎皮質刺激ホルモン放出ホルモン**（corticotropin-releasing hormone：**CRH**）の作用により下垂体前葉から分泌されるACTHにより副腎皮質の球状層や束状層から鉱質コルチコイドや糖質コルチコイドが分泌されるが，これらの分泌異常により起こる病気が存在する．1つは，**糖質コルチコイドの分泌過多**により，肥満，満月様顔貌，野牛肩などの症状を示す**クッシング症候群**（Cushing's syndrome）である．もう1つは**慢性副腎機能不全**により副腎皮質ホルモン（鉱質コルチコイドと糖質コルチコイド）の不足や低下が起こり，全身の倦怠感や無気力，心臓活動の顕著な弱化を示す病気であり，**アジソン病**（Addison's disease）とよばれている．

15-6-3　レニン-アンジオテンシン系

アルドステロンは，**レニン-アンジオテンシン系**（renin-angiotensin system）の作用により分泌されるが，レニン-アンジオテンシン系は，血圧や体液量の調節において重要なはたらきをしている（図15-20）．血圧低下，細胞外液量の減少，Na^+濃度の低下などは，腎臓の糸球体傍装置で検知され，傍糸球体細胞より**レニン**が分泌される．また，交感神経の興奮によってもレニンは分泌されるレニンは，おもに肝臓で合成されるアンジオテンシノーゲンを分解し，**アンジオテンシンⅠ**を生成する．アンジオテンシンⅠは体循環により肺に到達し，おもに肺に存在する**アンジオテンシンⅠ変換酵素**により**アンジオテンシンⅡ**を生成する．アンジオテンシンⅡは，血管に直接はたらき

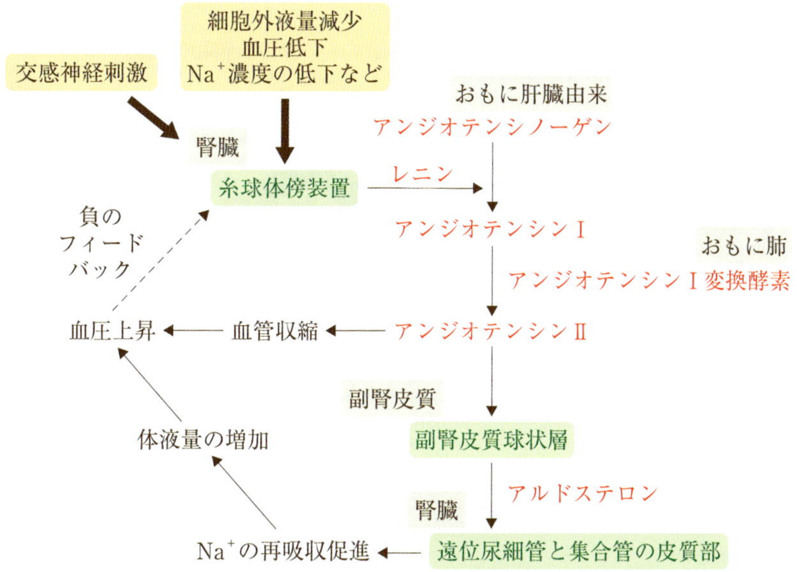

図15-20　血圧低下時のレニン-アンジオテンシン系のはたらき

かけ収縮させるとともに副腎皮質球状層よりアルドステロンの分泌を促進する．アンジオテンシンⅡのＧタンパク質共役型受容体（Gq）は，Ｃキナーゼを介して細胞内 Ca^{2+} 濃度を上昇させ，アルドステロン合成を促進する．分泌されたアルドステロンは遠位尿細管や集合管の皮質部における Na^{+} の再吸収を促進し，体液量を増加させる．この体液量の増加とアンジオテンシンⅡによる血管収縮により血圧が上昇する．血圧上昇による負のフィードバックでレニン分泌は停止する．腎臓におけるはたらきについては 12-2-10 を参照すること．

15-6-4 副腎髄質

副腎髄質は交感神経の節後神経細胞から分化した神経性の分泌細胞で構成されている．これらの細胞はクロム酸塩によって黄褐色に染色されるため**クロム親和性細胞**（**クロマフィン細胞**）とよばれている．交感神経の節前線維が副腎髄質にのびており，アセチルコリンを放出する．クロマフィン細胞には交感神経節後ニューロンと同様に**ニコチン性アセチルコリン受容体**（**チャネル型**）が存在し，その応答による細胞膜の脱分極によりアドレナリン（エピネフリン）が分泌される．ノルアドレナリン（ノルエピネフリン）も分泌されるが分泌されるホルモンの約 80 %はアドレナリンである．そのため血液中のアドレナリンは副腎髄質由来であり，ノルアドレナリンのほとんどは交感神経節後神経由来である（神経系 7-3 を参照）．副腎髄質から分泌されるホルモンのはたらきは，交感神経性の機能の増強である（図 15-21）．

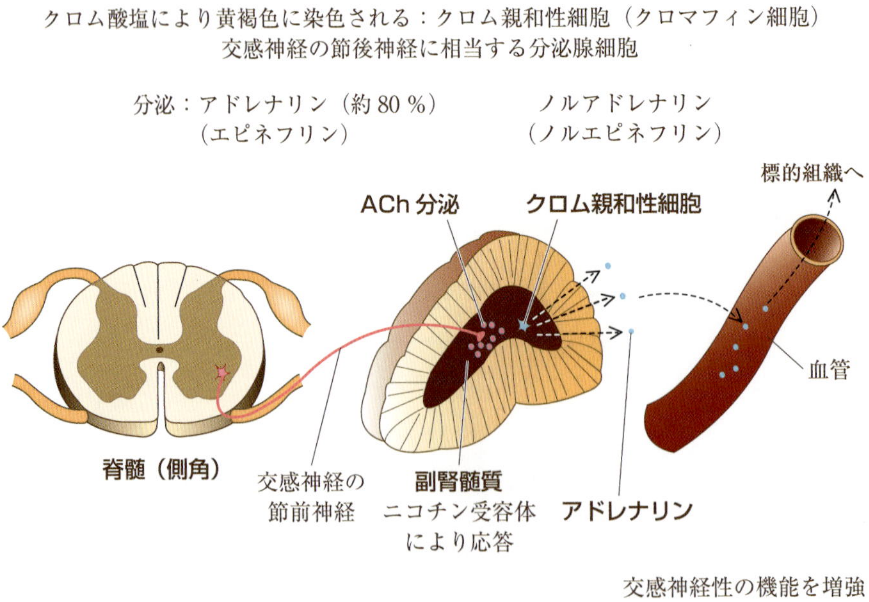

図 15-21　副腎髄質のはたらき

15-7 膵 臓

すでに6章の消化器系で説明されているが，**膵臓**（pancreas）は胃の後側，第1から第2腰椎の高さにあり，十二指腸と同様に腹腔後壁に固定された腹膜後器官である．十二指腸に膵液を分泌する外分泌腺としてのはたらきといくつか重要なホルモンを血中に分泌する内分泌腺としてのはたらきをもつ器官である．ここでは膵臓の内分泌腺としてのはたらきを中心にみていく．

15-7-1 ランゲルハンス島（膵島）

膵臓内部には腺房とよばれる外分泌腺細胞の集合体がブドウの房のように数多く存在する．この腺房の海の中に毛細血管に取り囲まれて島状になっている細胞群が存在する．これらは内分泌細胞の集合体であり，**ランゲルハンス島**（islets of Langerhans，**膵島**）とよばれている．ランゲルハンス島は異なるホルモンを分泌するおもに4種の細胞から構成されている．**グルカゴン**を分泌する

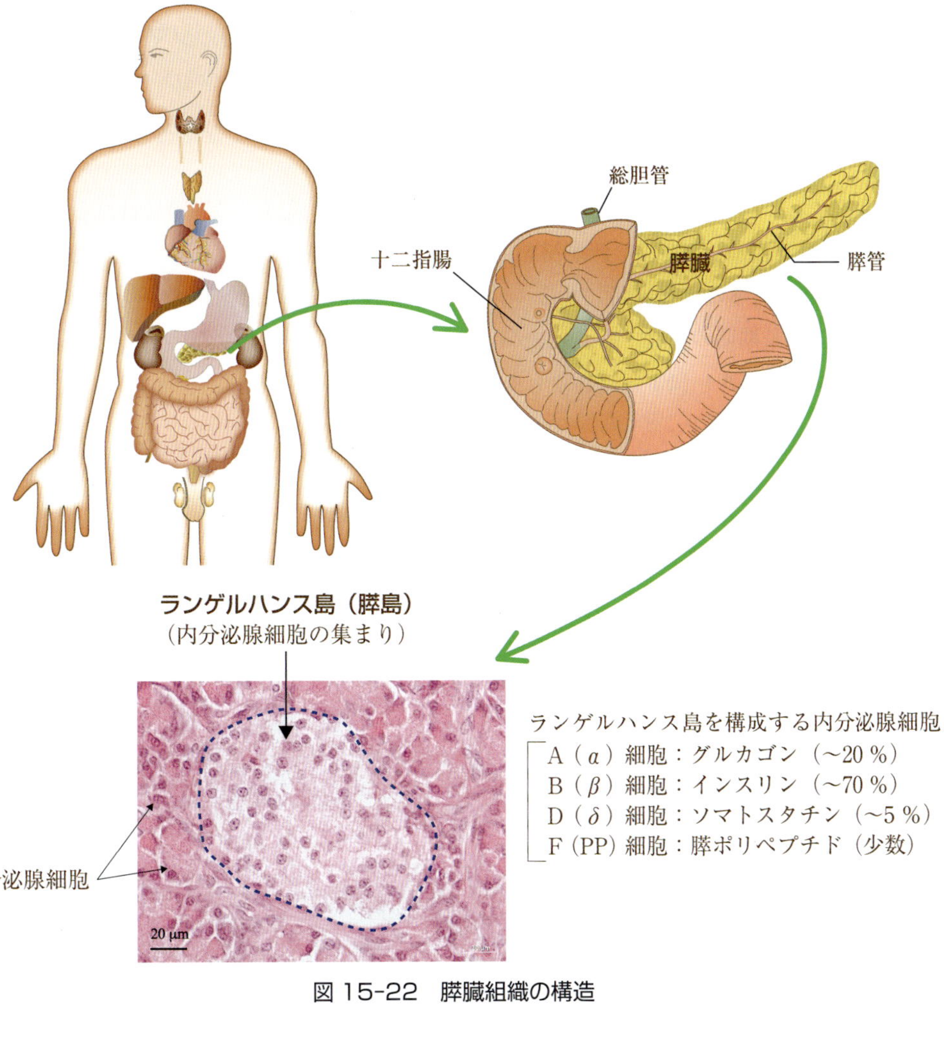

図 15-22　膵臓組織の構造

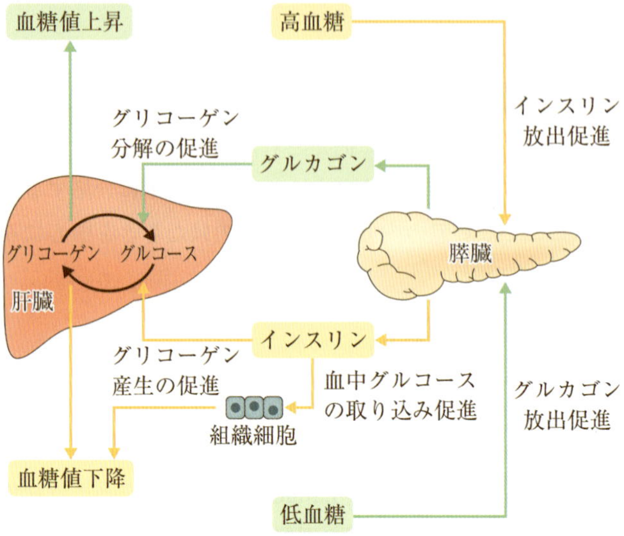

図 15-23　インスリンとグルカゴンによる血糖値調節

A（α）細胞（～20％），**インスリン**を分泌する B（β）細胞（～70％），**ソマトスタチン**を分泌する D（δ）細胞（～5％），**膵ポリペプチド**を分泌する F（PP）細胞（少数）である（図 15-22）．ソマトスタチンや膵ポリペプチドは傍分泌として近くの内分泌細胞や外分泌細胞の調節にはたらいている．グルカゴンやインスリンは全身ではたらいている．

特にインスリンとグルカゴンは，血糖値（血中のグルコース濃度）の調節にはたらいている．それぞれ摂食後の高血糖と空腹時の低血糖を調節している（図 15-23）．そのため，血糖値は食後でも 140 mg/dL を超えることは非常に少なく，正常な場合の空腹時血糖値の平均は 90 mg/dL 程度である．一方で，長期間の絶食でも 60 mg/dL よりも小さくなることはない．また前述の糖質コルチコイド（コルチゾール）による糖新生も血糖調節に関与する．

15-7-2　インスリンの生合成

インスリン（insulin）はランゲルハンス島の B（β）細胞で合成されるペプチドホルモンである．遺伝子としてコードされたプレプロインスリンが B 細胞中で発現・翻訳され，粗面小胞体内部に取り込まれる．そこで分泌シグナルペプチドが分離し，プロインスリンになる．内部にはジス

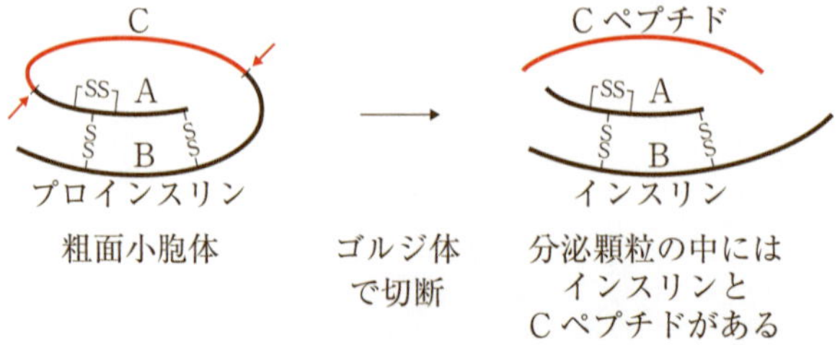

図 15-24　インスリンの生合成

ルフィド結合により2か所の架橋をもつ．さらにゴルジ体のタンパク質分解酵素により配列特異的にCペプチドとよばれる部分が切断除去され，架橋したA鎖（21 aa）とB鎖（30 aa）で構成されたインスリンが生成する（図15-24）．**インスリン受容体**は，**チロシンキナーゼ型受容体**である．

15-7-3 インスリンの分泌調節

インスリンの分泌は，血中の成分，特に血中のグルコース濃度の上昇により引き起こされ，さらに消化管ホルモンや自律神経系により複合的に調節されている．血中グルコース濃度の上昇がインスリン分泌を引き起こす最も重要な生理的刺激である．生体内で血糖を下降させる唯一のホルモンであるインスリンを分泌するB（β）細胞の細胞膜上には，**グルコーストランスポーター2**（GLUT2），**ATP感受性K^+チャネル**（**K_{ATP}チャネル**），**電位依存性Ca^{2+}チャネル**，Na^+ポンプなどが存在する．空腹時にはATP感受性K^+チャネルが開いており，電位依存性Ca^{2+}チャネルは閉じたままであり，静止膜電位を示す状態に保たれている．食後などに細胞外液中（血中）のグルコース濃度が高くなると濃度勾配により細胞膜上のGLUT2を通過してグルコースが細胞内に流入する．流入したグルコースをもとに解糖系や酸化的リン酸化によりATPが産生される．細胞内ATP濃度が上昇するとATP感受性K^+チャネルは閉じ，K^+の細胞外への流出が抑制され，膜電位は＋側に変化し，脱分極を引き起こす．この脱分極により電位依存性Ca^{2+}チャネルが開き，Ca^{2+}が細胞外から流入する．このCa^{2+}の作用により，ニューロンでのシナプス小胞の神経伝達物質分泌と同様に，分泌小胞中のインスリンがエキソサイトーシスで分泌される（図15-25）．ATP感受性K^+チャネルは，血糖降下薬のターゲット分子である（下記のCOLUMN参照）．

血中グルコース濃度の上昇とは別に，消化管ホルモンであるインクレンチン（GLP-1やGIP）

COLUMN

ATP感受性K^+チャネル

細胞内のATP濃度が低下したときに開口するK^+チャネルをATP感受性K^+チャネル（K_{ATP}チャネル）とよぶ．特に膵ランゲルハンス島B細胞（β細胞）および血管平滑筋細胞の細胞膜のチャネルが薬物の標的として重要である．K^+チャネルが開口すると細胞膜電位は再分極し，逆に遮断されると膜電位は脱分極する．膵ランゲルハンス島のB細胞の細胞膜が脱分極するとインスリンが分泌される．つまり，経口糖尿病薬のスルホニルウレア系薬物は，K_{ATP}チャネルを遮断することで，インスリン分泌を誘発する．一方，血管平滑筋細胞膜のK_{ATP}チャネルが開口すると，細胞膜の興奮が抑制されるので，血管平滑筋は弛緩する．つまり，組織の血流量が増加する．狭心症治療薬のニコランジルは，冠動脈拡張作用を介して狭心症発作を抑制し，育毛薬のミノキシジルは，毛根周囲の血管を拡張させ，血液供給量を増加させることにより，毛根細胞の活性化，すなわち発毛促進を起こす．

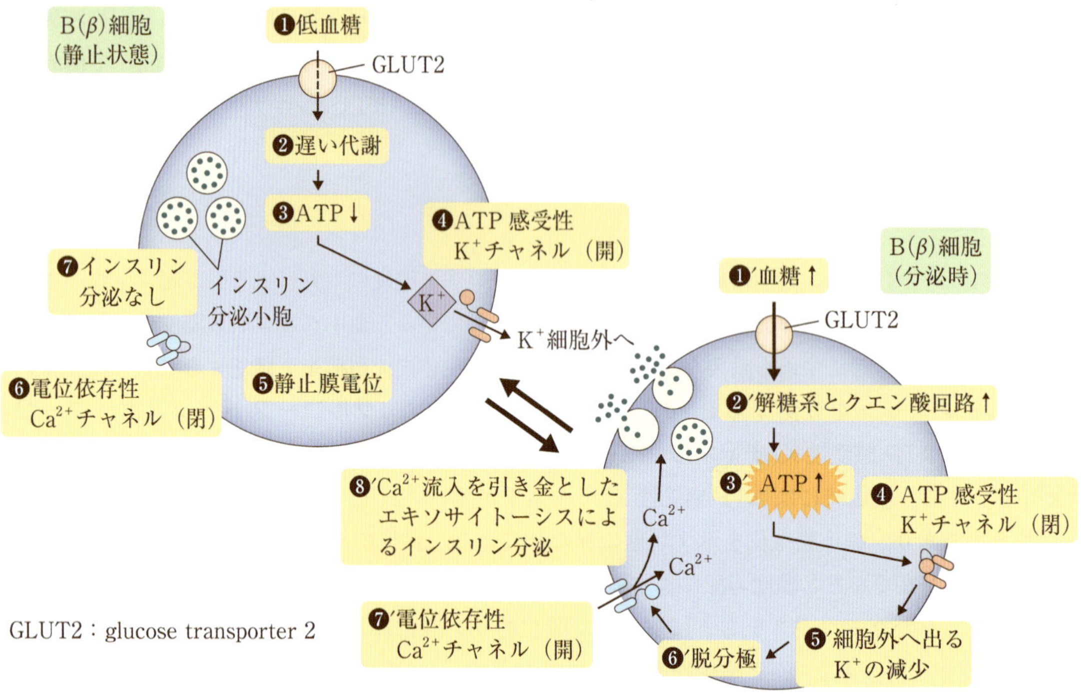

図 15-25　インスリンの分泌過程

のGタンパク質共役型受容体への結合を介したcAMP増加により，インスリン分泌は促進される．また副交感神経系（迷走神経）から放出されたアセチルコリンによりB（β）細胞の**ムスカリン受容体**を介してインスリンが分泌される．交感神経系から放出されたノルアドレナリンはB（β）細胞のα_2**受容体**に結合し，cAMP濃度を低下させインスリン分泌を抑制する．

15-7-4　インスリンの作用

摂食後の血糖値の上昇により分泌されたインスリンは，組織内へのグルコースの取り込み，グルコースやエネルギー源の貯蔵を介して，異化を抑制しながら同化を促進し，血糖値を下降させる（図 15-26）．おもな作用部位は，肝臓，筋組織および脂肪組織である．肝細胞，筋細胞および脂肪細胞においてグルコースの取り込みが促進される．肝臓や筋では，取り込まれたグルコースのグリコーゲンとしての貯蔵が増加され，分解は抑制される．血中の遊離アミノ酸の組織内への取り込みが促進され，筋や肝臓などではタンパク質合成が促進される．脂肪組織では脂肪の合成も促進され，分解は抑制される．

肝細胞膜上の**GLUT2**は促通拡散による受動輸送を行う担体であり，細胞外液中のグルコース濃度が高くなると濃度勾配によりグルコースは細胞内に流入する．それに伴い細胞内のグルコース濃度が高くなるが，平衡に達すると取り込みは行われなくなる．血糖濃度が高くなるとインスリンが放出されるため，肝細胞ではインスリン受容体を介して**グルコキナーゼ**が活性化される．そのためグルコースからのグルコース-6-リン酸（G-6-P）の合成が促進し，細胞内グルコース濃度は低下し，GLUT2によるグルコースの取り込みが促進される（図 15-27）．一方で，インスリンの作用

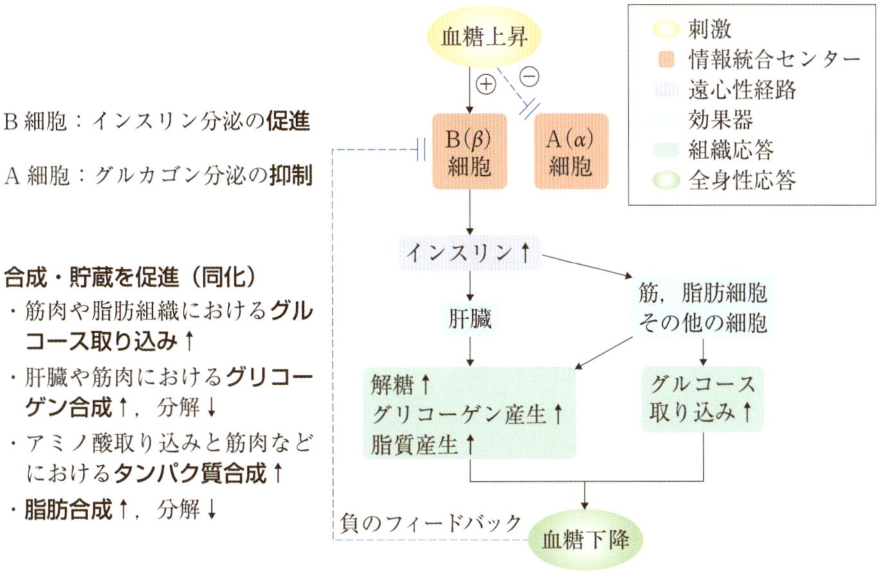

図 15-26　摂食後の血糖値上昇時のインスリン分泌とその作用

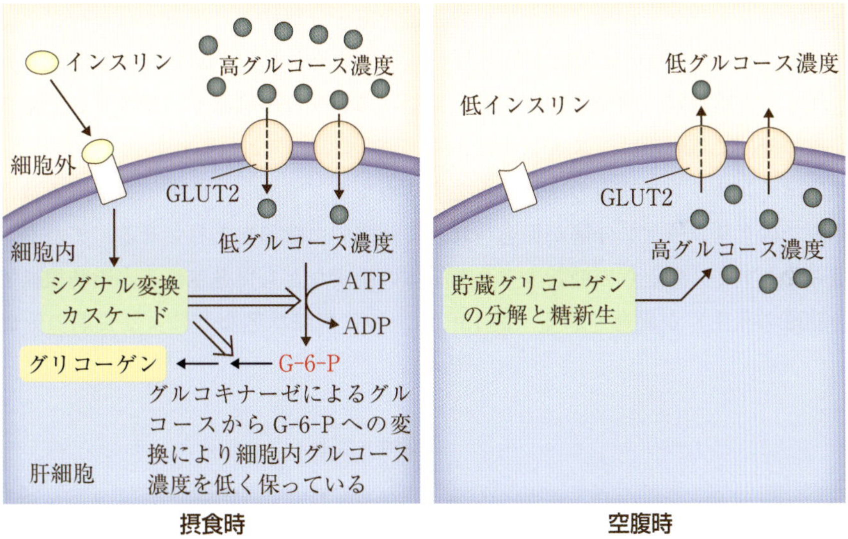

図 15-27　インスリンの作用による肝臓におけるグルコースの取り込みとグリコーゲン合成

でグリコーゲン合成酵素も活性化されるためグリコーゲン合成・貯蔵が促進される.

筋細胞や脂肪細胞では，細胞内でグルコーストランスポーターである **GLUT4** が合成され，分泌小胞膜上に組み込まれているが，空腹時には小胞は細胞内にとどまったままである．筋細胞や脂肪細胞にはインスリン受容体があり，血糖濃度が高くなり放出されたインスリンは，インスリン受容体を介して GLUT4 を含む分泌小胞のエキソサイトーシスを促進し，細胞膜に GLUT4 を組み込む．その結果，細胞外液中のグルコース濃度が高い場合には，GLUT4 による促通拡散でグルコースが細胞内に取り込まれる（図 15-28）．インスリンがなくなれば，エキソサイトーシスが停止するため，GLUT4 はエンドサイトーシスで回収され，空腹時の状態に戻る．

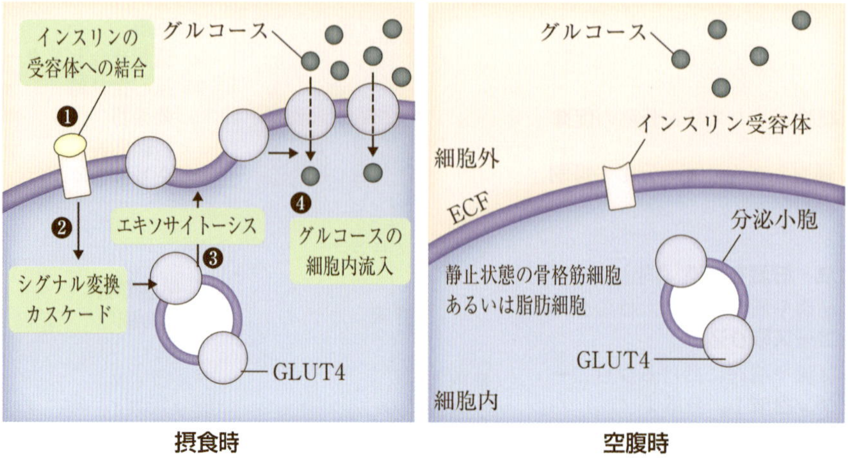

図 15-28　インスリンの作用による筋肉や脂肪組織におけるグルコースの取り込み

15-7-5 グルカゴンの合成・分泌・作用

グルカゴンはインスリンと同様に遺伝子をもとに合成・分解により生成されるペプチドホルモン（29 aa）である．血中グルコース濃度が低下したときに分泌され，グルコース濃度が上昇すると分泌が抑制される．交感神経，副交感神経（迷走神経）のいずれの刺激もグルカゴン分泌を増加させる．特に交感神経による刺激は，ストレスによる．

グルカゴンはインスリンとは逆のはたらきをするホルモンであり，血糖値を上げるはたらきをする．特に肝臓ではグリコーゲン分解が促進され，短時間で血糖値を上昇させる．またタンパク質を分解して得られたアミノ酸からの糖新生やケトン体の生成なども促進される．脂肪組織では脂肪分解（遊離脂肪酸の産生）が促進される（図 15-29）．特に飢餓状態などにより長期の低血糖が生じ

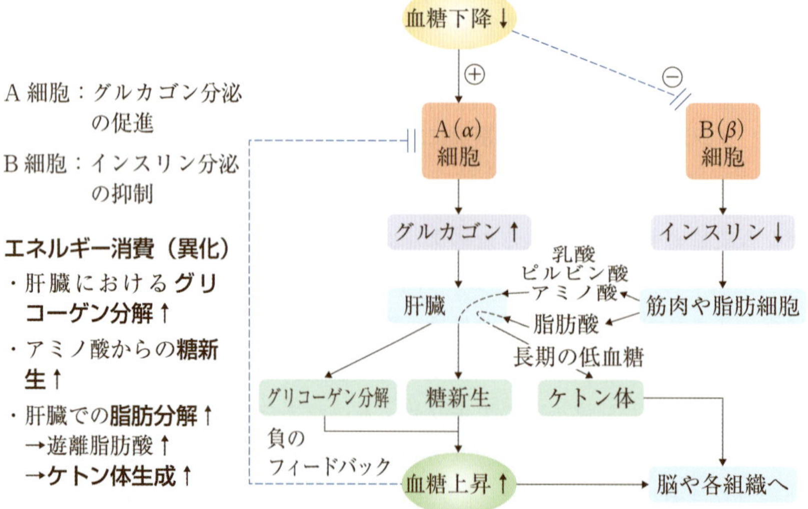

図 15-29　血糖値が下降したときのグルカゴン分泌とその作用

た場合，脳へのグルコースの供給が間に合わない．そのため，緊急的な対応として，肝臓で脂肪酸から生成されたケトン体がエネルギー源として脳に供給される．

15-7-6 インスリンと糖尿病

糖尿病（diabetes mellitus：DM）はインスリン作用の不足により引き起こされる異常であり，慢性的な高血糖状態を特徴とする．おもに空腹時血糖値が ≧126 mg/dL の場合，糖尿病と診断される．B（β）細胞の破壊による絶対的なインスリン不足による **1 型糖尿病**，インスリン分泌低下や組織でのインスリン感受性の低下が原因の相対的なインスリン不足による **2 型糖尿病**，そのほかに遺伝子異常が同定されているものなどがある．糖尿病では，口渇，多飲，多尿となり，治療しないとケトアシドーシスを起こし昏睡や死に至る場合もある．また，典型的な合併症として，網膜症，腎症，神経障害があげられる．また自己免疫疾患などで免疫阻害治療薬として長期にわたり投与される糖質コルチコイド（コルチゾール）の肝臓などでの糖新生作用などが原因で末梢組織でのインスリン抵抗性が上がり発症する糖尿病も存在する．

COLUMN

グルコース輸送体と糖尿病

グルコース（別名，ブドウ糖）は，重要な細胞のエネルギー源である．特に，脳組織はそのエネルギー源をグルコースのみに依存していることから，生体は組織および細胞へグルコースを取り込むために，様々な輸送系を有する．消化管でのグルコース吸収では，sodium-dependent glucose transporter-1（SGLT-1）がはたらく．これは Na^+ の荷電粒子の異動に伴う電気的濃度勾配（エネルギー）を利用してグルコースを輸送（吸収）するものである．この生体内に吸収されたグルコースは，glucose transporter（GLUT）を介して組織を構成する細胞へと供給される．GLUT には数多くのアイソフォーム（isoform）が存在し，Class Ⅰとよばれる GLUT1 から GLUT4 がグルコース供給に重要な役割を演じると考えられている．一方，生体外にグルコースが漏出しないように腎のネフロンでは SGLT-2 がグルコースを再吸収している．糖尿病では，持続した血糖値の高い状態が，循環器系を含めた様々な組織での障害の誘因となる．近年，この SGLT-2 を阻害する薬物が開発され，ネフロンでのグルコース再吸収を抑制し，血糖値を低下させることが可能となった．腎機能が保持されている糖尿病患者への SGLT-2 阻害薬の投与がはじまっている．

●章末問題●

1）内分泌系は身体の何を調節するものか述べよ．
2）内分泌腺と外分泌腺の違いを述べよ．
3）内分泌と神経内分泌（神経分泌）とはどのような化学伝達方法か述べよ．
4）ホルモンは化学構造により，タンパク質・ペプチド類，ステロイド類，アミノ酸誘導体などがあるが，それぞれにはどのようなものがあるのか述べよ．
5）ホルモンの受容体には代謝型受容体，酵素連結型受容体，核内受容体，細胞質受容体などが存在するが，それぞれどのようなものか述べよ．
6）ホルモンの分泌調節に関与するフィードバックについて述べよ．また，負のフィードバックと正のフィードバックについて述べよ．
7）主要な内分泌腺について，それらの位置，形，大きさ，英語名，分泌されるホルモンなどを箇条書きにして述べよ．
8）ラトケ嚢とは何かを下垂体の発生過程を関連付けて述べよ．また，神経管由来の部分と口腔由来の部分がそれぞれ神経性と腺性のどちらの特徴をもつのか述べよ．
9）下垂体前葉と後葉の分泌方法の違いを視床下部や下垂体門脈と関連付けて述べよ．
10）視床下部－下垂体－末梢系の３つの階層におけるフィードバック調節の概略を述べよ．
11）視床下部や下垂体から分泌されるホルモンと生理作用を箇条書きにして述べよ．また，それぞれのホルモンの略語も含めて述べよ．
12）甲状腺のろ胞の特徴と甲状腺から分泌されるホルモンのはたらきについて述べよ．
13）甲状腺ホルモンの合成過程の概略を述べよ．
14）甲状腺ホルモンの輸送，体内における活性の変化について述べよ．
15）体内カルシウム（血中あるいは細胞外液中のカルシウム）濃度の調節を行っているホルモンやそれにより調節されている組織などについて整理して述べよ．
16）副腎髄質と副腎皮質は発生的にどのような性質をもつのかを述べよ．
17）副腎から分泌されるホルモンが副腎のどこで合成されるのか，またそれぞれの生理機能が何かを整理して述べよ．
18）膵臓には外分泌腺細胞と内分泌腺細胞が存在する．それぞれ何が分泌されているのかを述べよ．
19）内分泌系による血糖調節を血糖値が上昇した際と下降した際を区別して述べよ．
20）インスリンの分泌メカニズムに関して概略を述べよ．
21）インスリン作用による脂肪細胞や筋細胞と，肝細胞におけるグルコースの取り込みの違いについて述べよ．
22）ホルモン分泌異常によって起こるおもな疾患の疾患名と特徴をそれぞれ整理して述べよ．

16章 ・・・・・・・・・・・・・・

生殖器系

ヒトも生命体であり，生物の根源的な部分として寿命を越えて種を残すために生殖を行う．また，ヒトも含め高等動物は，子孫に多様性をもたせ環境の変化などへ対応させるために，減数分裂を取り入れた有性生殖を行う．そのために動物では雌雄，特にヒトでは男性と女性が存在する．男性か女性かは遺伝的要素により発現する遺伝子群により決定され，性徴としての生物学的（身体的）性差と脳の性差などがあらわれる．遺伝子発現の異常や性ホルモン分泌の異常などのほか，心理的・社会的な要因が影響し，性同一性障害が起こる場合もあるが，ここでは生物学的な性差として生殖器とそこに含まれる生殖腺について学ぶ．

16-1　生殖器

生殖器形成・性分化は，性染色体上に存在する遺伝子によって決定される．特に哺乳類の精巣の形成は，Y 染色体上の**SRY（sex-determining region Y）遺伝子**により決定されている．同じ性腺原基から SRY の発現により男性では精巣が形成され，SRY が発現しない場合は女性として卵巣が形成される．精巣からは**雄性ホルモン（男性ホルモン，アンドロゲン）**が分泌されることで，男性的に身体が変化する．卵巣からは**雌性ホルモン（女性ホルモン，エストロゲン）**が分泌されることで，女性的に身体が変化する．精巣や卵巣の形成が 1 次性徴であり外生殖器の形成を伴う．ホルモン分泌の急激な上昇による思春期以降の性分化を 2 次性徴とよんでいる．何らかの要因で SRY の発現がない場合や SRY に異常がある場合には女性的になる．成熟した男性と女性の生殖器は外見上，異なるようにみえるが，起源が同じため発生学的には共通している部分も存在する．

16-1-1　男性生殖器の構造と機能

男性生殖器の中心になるのは精子を形成する精巣（睾丸）である．これに精子を運ぶ経路，陰茎，付属腺が加わり男性生殖器が構成されている（図 16-1）．

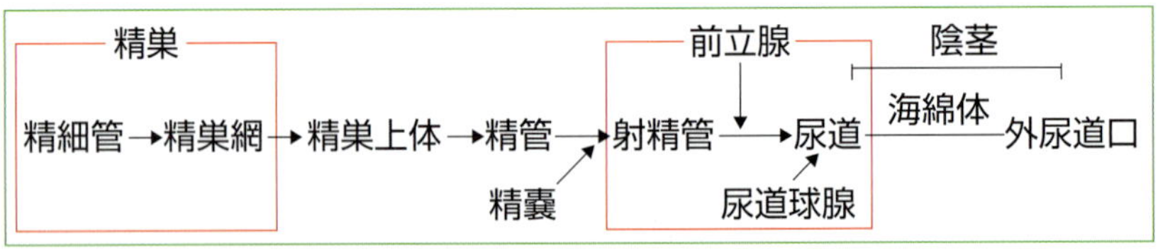

図 16-1　男性生殖器の構成

(1) 精巣

精巣（testis）は左右一対の陰嚢の中にあり，長径 4～5 cm の上下に長い丸い器官である（図 16-2，図 16-8）．この内部で精子が形成される．骨盤腔の外にあるため，体温より低く保たれ，熱に弱い精細胞を保護している．

(2) 精巣上体

精巣上体（epididymis）は精巣の上後面に付いた器官であり（図 16-2），精巣でつくられた精子が集められ，ここを通過する間に最終的な成熟として遊泳能力と受精能力を獲得する．

(3) 精管

精管（seminal duct）は精巣上体からの精子を輸送するための管である（図 16-2）．直径 4 mm，長さが 40 cm ほどの管であり，陰嚢の中を上行し，鼡径管を通って，骨盤の内壁を下降し，膀胱の後ろで前立腺を貫き，左右別々に尿道につながっている．前立腺に入る前の部分は膨大部として太くなっているが，前立腺内では急激に細くなり射精管とよばれている．

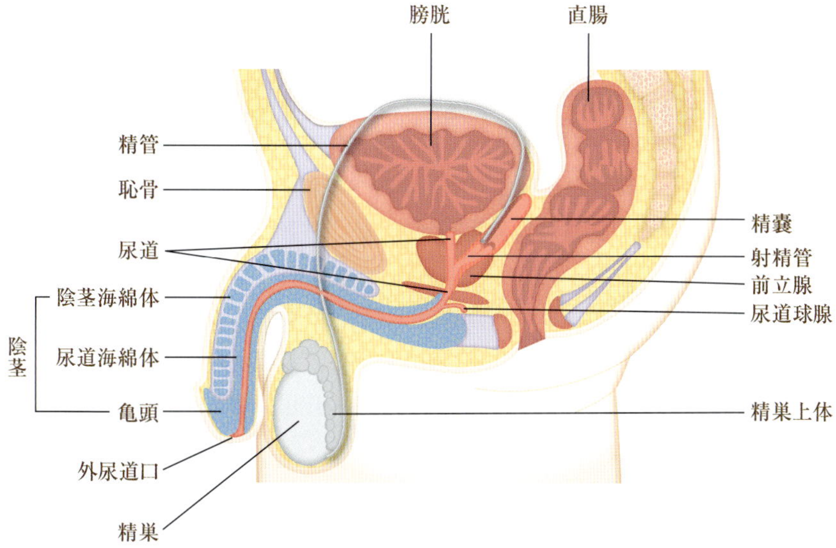

図 16-2　男性骨盤部の矢状断面

(4) 精嚢《せいのう》

精嚢（seminal vesicle）は膀胱の下後壁に接して射精管（尿道の一部）につながっている袋状の器官であり（図 16-2），精液の成分として，精子のエネルギー源となるフルクトースなどを含む液体を分泌する．

(5) 前立腺

前立腺（prostate gland）は，膀胱の下にある栗の実ほどの大きさで前下方にとがった形をした器官であり，固い結合組織で構成されており，尿道が中を貫いている（図 16-2）．精子の運動性を高めるため，精液の成分として，白色のアルカリ性の溶液を分泌する．前立腺内部の尿道に精管からくる射精管が開いている．

(6) 尿道球腺（カウパー腺）

尿道球腺（bulbourethral gland）は前立腺と陰茎の間にあり，球状の小さな粘液腺である（図 16-2）．透明なアルカリ性の粘液を尿道へ分泌し，尿道の表面を潤滑にする．

(7) 陰茎

陰茎（penis）は尿道とこれに沿う海綿体という特殊な構造から構成される．尿道周囲の尿道海綿体，先端の亀頭海綿体および尿道海綿体の背面にある左右一対の陰茎海綿体からなる（図 16-2）．陰茎海綿体と尿道海綿体が勃起にはたらく．先端の亀頭には外尿道口が開口する．

(8) 鼡《そ》(鼠)径管《けいかん》

鼡径管（inguinal canal）は下肢の付け根の鼡径部にあり，腹壁の筋層の隙間を通る直径 1～2 cm のトンネル状の構造であり，精管，精巣にのびている動静脈および神経を含む精索とよばれる構造を通している．この部分は，腹部を覆う腹壁の中で最も弱い部分であり，ここから腹膜や腸などがでてくるのが鼡径ヘルニアである．

性的な興奮や陰茎などへの刺激により，仙髄由来の副交感神経系が興奮すると，海綿体組織に**一酸化窒素**（NO）が放出される．この NO により，海綿体内の動脈に分布する平滑筋で **cGMP** が産生され，平滑筋が弛緩し，血管が拡張して海綿体内への血流が増加する．同時に静脈は陰茎の緊張による圧迫で血液の還流が阻害され，**勃起**（erection）が生じる．交感神経系の活動は，陰茎の弛緩状態に関与し，勃起を抑制する．

射精は大脳からの強い影響を受けるが，基本的には脊髄反射である．陰茎からの感覚刺激が腰髄に入り，交感神経の作用で精管や付属腺の平滑筋が収縮し，精液が後部尿道に射出される．後部尿道に精液が充満するとその刺激が仙髄に入り，体性神経の作用で陰茎の付け根の骨格筋が収縮し体外へ射精される．

健康な男子の射精量は 2〜4 mL 程度であり，1 mL 中には 1 億個程度の精子が含まれている．2 千万個 /mL 以下では不妊となる．

16-1-2 女性生殖器の構造と機能

女性生殖器は，卵子を形成する卵巣と受精卵を育てる子宮を中心に，卵巣，卵管，子宮，膣，外生殖器より構成されている．卵巣，卵管，子宮は腹膜で覆われている（図 16-3，図 16-10）．

卵巣┈→卵管采→卵管――→子宮―膣―外陰部

図 16-3　女性生殖器の構成

(1) 卵巣

卵巣（ovary）は，細長い丸い器官（長径 4 cm）であり，骨盤の上部の外側壁に腹膜のヒダでつなぎ止められている（図 16-4，図 16-10）．卵細胞から卵子を形成する器官であり，卵細胞を中心に卵胞を形成し，卵子の成熟や排卵，女性ホルモンの産生や分泌を行っている．

(2) 卵管

卵管（oviduct）は，子宮上部の両側より左右にのびた長さ 11 cm ほどの管である（図 16-4，図 16-10）．排卵によって腹腔内に放出された卵子を外側端の卵管采《らんかんさい》の部分でキャッチし子宮へ輸送する．卵管に取り込まれた卵子は，卵管内皮細胞の線毛運動により，子宮へ運ばれる．卵管采は卵巣の外側を覆うように付いているが，卵巣と直接にはつながっていない．受精は卵管内で行われる．

(3) 子宮

子宮（uterus）は膀胱と直腸の間の骨盤の中央部に位置し，前後が押されて平らになった下向きのナスのような形をした器官（長さ 7 cm，幅 4 cm，厚さ 3 cm）である（図 16-4，図 16-10）．厚い平滑筋でできた丈夫な器官であり，子宮の上壁を底《てい》とよび，その両側端に卵管が付いている．本体部分を子宮体，子宮の下部 1/3 の細くなった部分を子宮頸とよぶ．子宮頸の下端は腟に突出している．子宮内部の粘膜は子宮内膜とよばれ，円柱上皮細胞で覆われており，受精卵はここに着床し，胎盤を形成する（図 16-10）.

(4) 腟

腟（vagina）は子宮の下に続く長さ 8 cm ほどの管であり，尿道の後ろ，直腸の前に位置する（図 16-4，図 16-10）．腟の外側は平滑筋でできており，内面表層の粘膜は重層扁平上皮細胞で覆われている．

(5) 外生殖器（外陰部）

外生殖器は陰核，腟前庭，小陰唇，大陰唇からなる．陰核は海綿体をもち男性の陰茎に相当する．左右に隆起した大陰唇は男性の陰嚢に相当する（図 16-4）．その間に小陰唇があり，小陰唇の前方先端に陰核が位置する．小陰唇の間にある腟前庭の前方には外尿道口，後方には腟口が開く．腟口付近にはバルトリン腺（Bartholin's gland，大前庭腺）と小前庭腺が開口しており，粘液を分泌する．

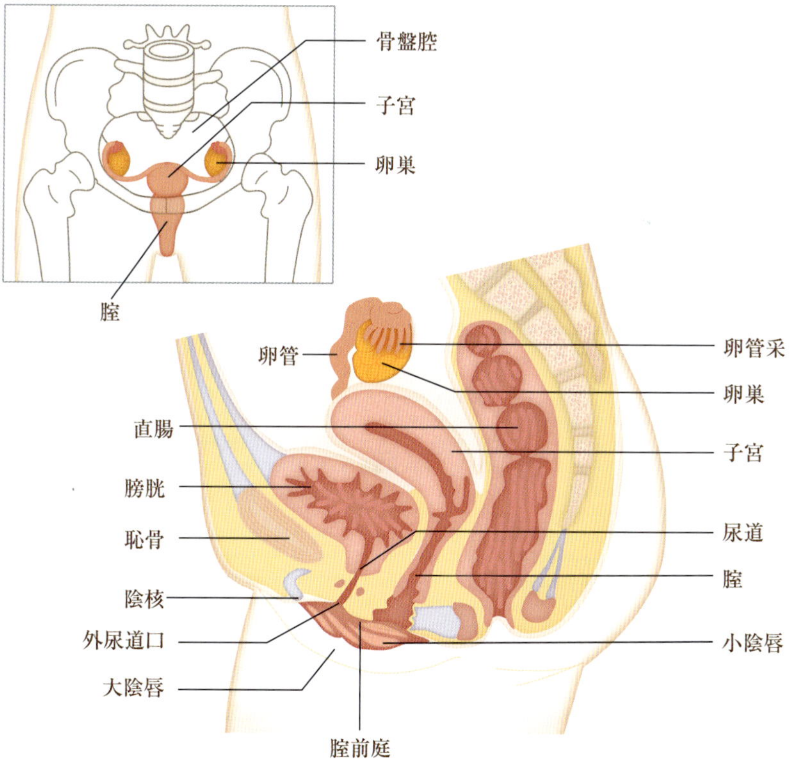

図 16-4　女性骨盤部の矢状断面

16-2 生殖腺

生殖腺（性腺）は，**配偶子**である**精子**と**卵子**を形成し，成熟させる器官であり，この過程はホルモンにより調節されている．

16-2-1 配偶子形成

配偶子形成には**減数分裂**が関与するが，男性と女性では精子と卵子の形成過程が一部異なっている（図 16-5）．胎児期の 1 次性徴前の段階では，原始生殖細胞（2 倍体，2n）が体細胞分裂により増殖する．1 次性徴後に精巣や卵巣内でそれらは**精祖細胞**（精原細胞）（**2n**）と**卵祖細胞**（卵原細胞）（**2n**）に分化する．

女性では，胎児期に卵祖細胞が 2 倍体としての体細胞分裂を繰り返し，胎児のピーク時には 700 万個にまで増える．その後，減数分裂に入り，**一次卵母細胞**（卵母細胞）（4 倍体，**4n**）の段階（第 I 減数分裂の前期）で停止する．この過程で細胞がアポトーシスを起こすため，出生時には 100 万〜200 万個にまで減少する．さらに思春期までには数十万個にまで減少し，思春期以降の生涯を通じて 400〜500 個が排卵されるに過ぎない．思春期以降の月経周期の排卵前に 10 個ほどの一次卵母細胞（卵母細胞）が第 I 減数分裂を再開し，**二次卵母細胞**（卵娘《らんじょう》細胞）（**2n**）と変性して消失する第 1 極体（2n）を生じる．二次卵母細胞はすぐに第 II 減数分裂に入るが，中期で停止して排卵される．分裂を開始した一次卵母細胞のうち，最も成熟の早い卵胞 1 個から排卵が起こる．排卵された二次卵母細胞は受精後に第 II 減数分裂が再開し，**卵子**（n）と第 2 極体（n）を生じ，分裂が完了する．女性では，減数分裂により 1 個の一次卵母細胞から 1 個の卵子が生じる．

男性では胎児期に分化した精祖細胞は分裂を停止し，思春期まで精巣内で休眠する．思春期になると精祖細胞（2n）は体細胞分裂により増殖した後，第 I 減数分裂に入り，**一次精母細胞**（精母細胞）（**4n**）になる．分裂後，2 個の**二次精母細胞**（精娘《せいじょう》細胞）（**2n**）になり，それぞれがさらに第 II 減数分裂を行い，最終的に 4 個の精子細胞を生じる．これらは変態し精子になる．

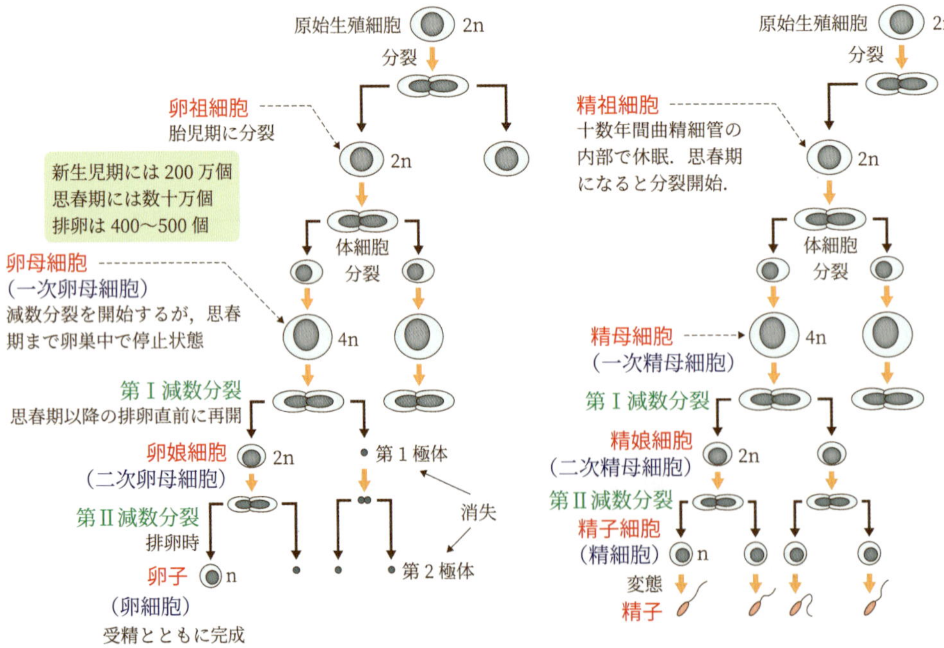

図 16-5　配偶子形成

16-2-2 生殖腺から分泌される性ホルモン

男性も女性も，生殖腺から分泌される性ホルモンは，すべてステロイドホルモンであり，**コレステロール**を原料に合成される（図 16-6）．最初の**プレグネノロン**合成が律速段階である．精巣からは**雄性**《ゆうせい》**ホルモン**（**男性ホルモン**，**アンドロゲン** androgen）が分泌され，卵巣からは**雌性**《しせい》**ホルモン**（**女性ホルモン**，**卵胞ホルモン**，**エストロゲン** estrogen）と**黄体ホルモン**（**ゲスタゲン** gestagen）が分泌される．男性ホルモンは副腎髄質でも産生される（15 章内分泌系の 15-6 を参照）．これらのホルモンは細胞質受容体あるいは核内受容体を介し，転写因子として様々なタンパク質などの発現を調節する．

精巣のライディッヒ細胞から分泌されるおもな男性ホルモンは**テストステロン**（teststeron）である．テストステロンは，血中を運ばれ，標的細胞内に入ると大部分が還元酵素により**ジヒドロテストステロン**に変換される．男性ホルモン活性はテストステロンよりもジヒドロテストステロンの方が高い．

卵胞からは女性ホルモンとしてエストラジオール，エストロン，エストリオールが分泌されるが，最も多く分泌され活性も最も高いのは**エストラジオール**（estradiol）である．男性ホルモンであるアンドロステンジオンやテストステロンは血中や特定の組織特異的に発現する**アロマターゼ**（aromatase）（芳香化酵素）によりそれぞれエストロンやエストラジオールになりはたらく場合がある．血中のエストロンとエストラジオールは平衡関係にある．

排卵後に生じる黄体より分泌される黄体ホルモンとしてはたらくのは**プロゲステロン**（progesterone）である．

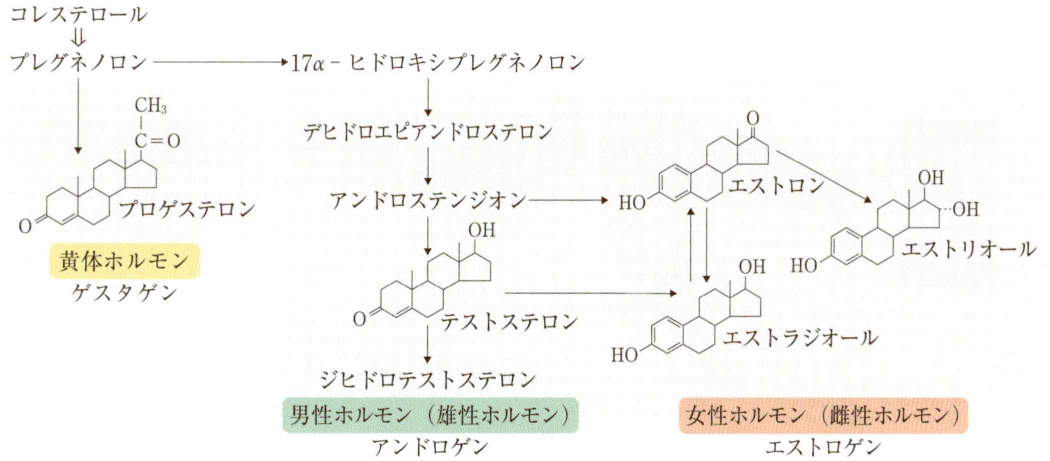

図 16-6　性ホルモンの生合成

16-2-3 性ホルモンの分泌調節

性腺からの性ホルモン分泌は視床下部－下垂体門脈系により制御されている．視床下部ホルモンの**性腺刺激ホルモン（ゴナドトロピン）放出ホルモン**（gonadotropin-releasing hormone：**GnRH**）（**黄体形成ホルモン放出ホルモン**，luteinizing hormone-releasing hormone：**LHRH**）の放出により，下垂体前葉から**黄体形成ホルモン**（luteinizing hormone：**LH**）と**卵胞刺激ホルモン**（follicle-stimulating hormone：**FSH**）が放出される（表 16-1）．放出された LH の作用により，おもに性腺である卵巣や精巣からの性ホルモンの分泌が促進される．一方，FSH の作用により配偶子形成が促進される．これらのホルモンは最初に女性でみつかったため，女性生殖腺に関連して名称がつけられているが，男性においても共通の視床下部－下垂体系の調節によりはたらいているホルモンである（図 16-7）．

表 16-1　性ホルモンの分泌調節

視床下部ホルモン	下垂体前葉ホルモン	標的器官
黄体形成ホルモン放出ホルモン (luteinizing hormone-releasing hormone：LHRH) (一般には) ゴナドトロピン放出ホルモン 別名：性腺刺激ホルモン（ゴナドトロピン）放出ホルモン (gonadotropin-releasing hormone：GnRH)	黄体形成ホルモン (luteinizing hormone：LH)	卵巣，精巣
	卵胞刺激ホルモン (follicle-stimulating hormone：FSH)	卵巣，精巣

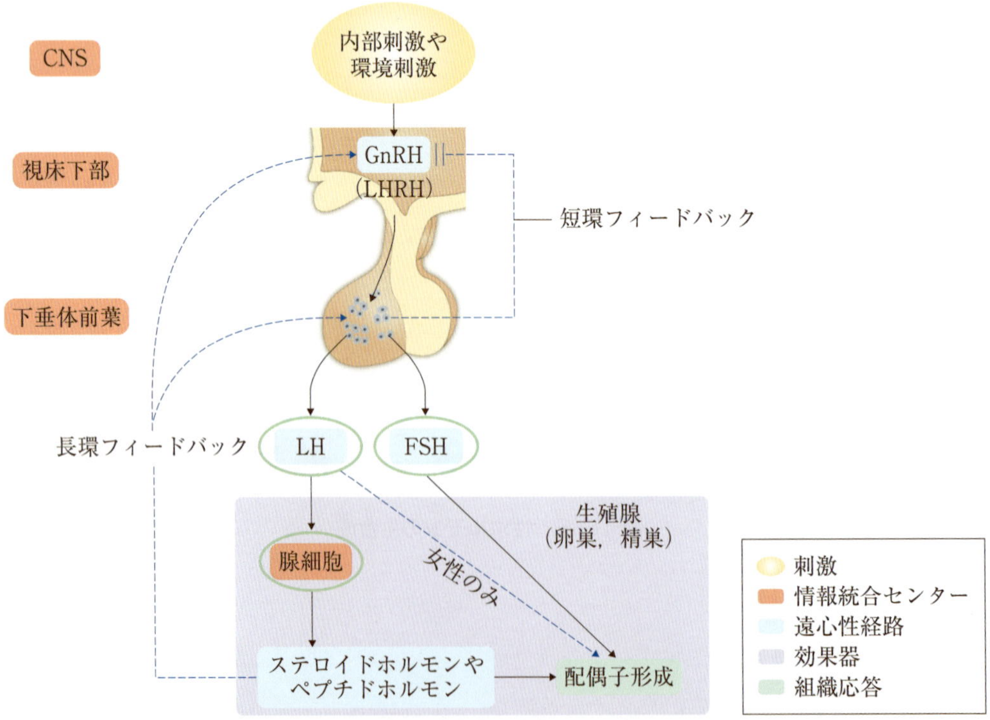

図 16-7　ホルモンによる生殖腺のコントロール

COLUMN

アゴニストなのにアンタゴニスト

受容体を介する情報伝達では，対象となる受容体を介する生理反応を促進させるものをアゴニスト（刺激薬あるいは作動薬）とよび，その逆の反応をアンタゴニスト（拮抗薬あるいは遮断薬）とよぶ．視床下部から分泌されるホルモンの1種で黄体形成ホルモン放出ホルモン（別名，ゴナドトロピン放出ホルモン）がある．略称ではLHRHともよばれる．このホルモンは黄体形成ホルモン（LH）および卵胞刺激ホルモン（FSH）を視床下部前葉から放出させ，性腺が刺激（活性化）される．前立腺がんあるいは女性の生殖器関連の疾患では，性ホルモンにより症状が進行するので，その治療ではLHおよびFSHの放出を抑制することが治療戦略の1つとなる．そこで用いられるのがLHRHアゴニストである．LHRHアゴニストは，性腺を活性化する．そのため，理論的には上記の疾患を進行（悪化）させることもあり，治療にはならないと危惧される．しかしながら，LHRHアゴニストを連続使用すると，脳下垂体前葉にあるLHRH受容体が細胞膜表面から消失するという現象が観察される．つまり，アゴニストへの反応性がなくなるため，脳下垂体前葉からLHおよびFSHが放出されないという状態に陥る．これにより性ホルモンの分泌を抑制し，アンタゴニストを使用したのと同じ効果が得られるということになる．この現象は，受容体のdown regulationとよばれ，生体のアゴニストに対する過剰な反応を抑制し，生体を防御する回避的な対処法と考えられている．

16-2-4　精巣における精子形成

精巣は，白膜とよばれる結合線維性の固い膜に覆われている．内部には精子形成が行われる**曲精細管**がコンパクトに折りたたまれて入っており，形成された精子は**直精細管**によって精巣上体に集められる．精子は**精巣上体**内から精管に向かう過程でさらに成熟する（図16-8）．

精細管内部では外周部に**精祖細胞**が並んでおり，横方向に分裂して増殖している．精祖細胞の分裂が止まると内部に向かって減数分裂が開始し，最内部で精細胞が変態して精子が管腔に放出される．減数分裂をしている細胞の間には大きな**セルトリ細胞**（Sertoli cell）が位置し，減数分裂する細胞を分泌物などによりサポートしている．線維芽細胞と基底膜で覆われた精細管の周囲には**ライディッヒ細胞**（Leydig cell）があり，毛細血管も入ってきている（図16-8）．

思春期以降，視床下部から**GnRH**（**LHRH**）が分泌され，下垂体門脈を経由して下垂体前葉にはたらき，LHとFSHを分泌する．分泌した**LH**は，ライディッヒ細胞のGタンパク質共役型受容体によりアデニル酸シクラーゼを活性化し，cAMPによりPKAを活性化し**テストステロン**合成を促進する．分泌したテストステロンは精細管内部に浸透し，セルトリ細胞にはたらき，減数分裂細胞に様々な液性因子を供給する．**FSH**はセルトリ細胞のGタンパク質共役型受容体に結合し，ライディッヒ細胞と同様の応答により，精母細胞の発達に必要なタンパク質合成を促進する．また

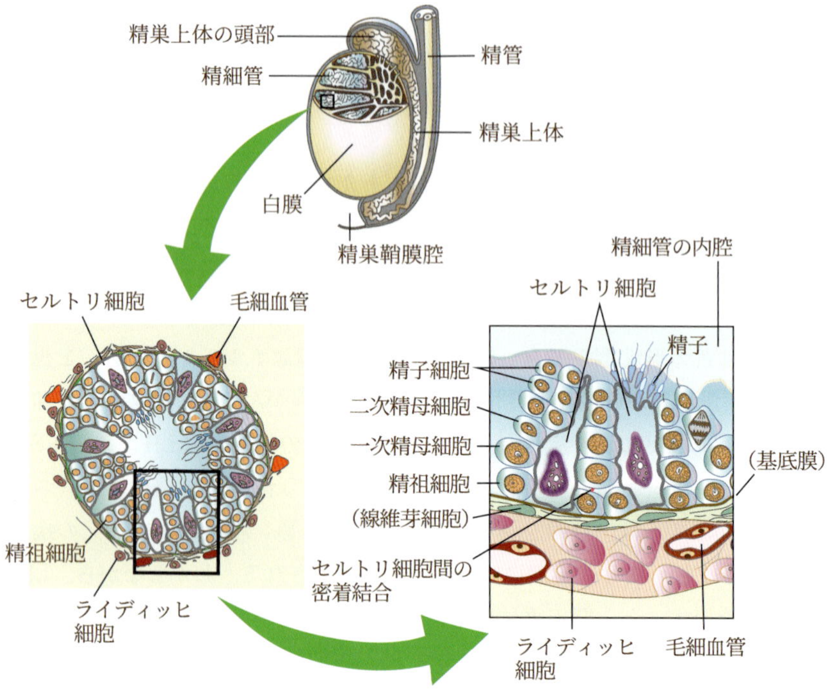

図 16-8　精巣の内部構造

アンドロゲン結合タンパク質（androgen-binding protein：ABP）の合成を促し，ライディッヒ細胞から分泌されたテストステロンと結合し，精細管内のテストステロンを高濃度に留めるはたらきをしている．またFSHの作用でセルトリ細胞ではアロマターゼが発現増加し，セルトリ細胞内のテストステロンをエストロゲンに変換し，精細管内外の細胞の生存維持にはたらかせている．さらにFSHはセルトリ細胞からのインヒビンの合成を促し，負のフィードバックにより下垂体前葉からのFSHの分泌を抑制する．ライディッヒ細胞から分泌されるテストステロンは，血液循環系に入り，身体の各部でタンパク質合成を促進し，男性化にはたらく．また，テストステロンは，負のフィードバックとして，視床下部からのGnRH分泌を抑制する（図16-9）．精子の形成から成熟までには約75日を要する．

16-2-5　卵巣における卵子形成と月経周期

卵巣も精巣と同じように白膜に覆われている．内部では月経周期ごとに卵胞内で**一次卵母細胞**（卵母細胞）から**二次卵母細胞**（卵娘細胞）が成熟し，卵子が形成され，排卵される．一次卵母細胞は，はじめは原始卵胞として存在し，成長をはじめると一次卵母細胞の周りで卵胞上皮細胞が増殖し一次卵母細胞との間に透明帯を形成する．一次卵胞になると，さらに周囲の結合組織により卵胞膜（莢膜《きょうまく》）が形成される．新生児では原始卵胞と一次卵胞が混在する．二次卵胞では，卵胞上皮細胞は**顆粒膜細胞**に分化し，卵胞内にエストロゲンの溶液を含む卵胞腔が生じる．卵胞膜を構成する細胞は増殖・分化し**卵胞膜細胞**（莢膜細胞）となる．卵胞膜細胞と顆粒膜細胞の間には基底膜が

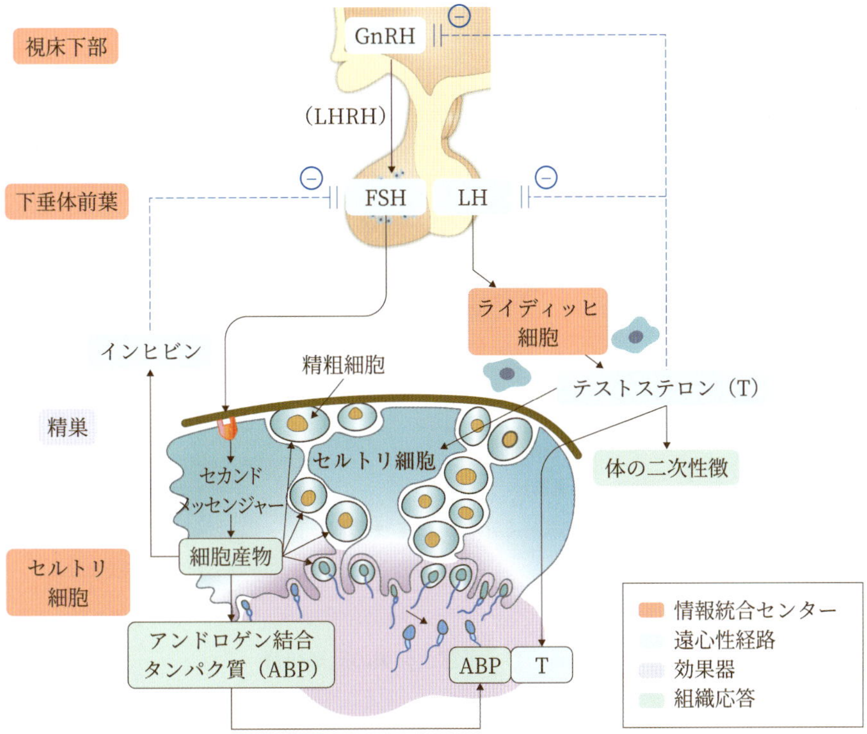

図 16-9　精子形成における性ホルモンの分泌調節

存在し，区別されている．第Ⅰ減数分裂が終了するころに成熟卵胞となり，生じた二次卵母細胞は第Ⅱ減数分裂の中期で停止する．排卵されると，残った卵胞の細胞は大型化し，プロゲステロンを分泌するようになる．この際，多量の脂質を含むようになるため黄色になり，**黄体**とよばれるようになる．その後，プロゲステロンが分泌できなくなり，**白体**となり，退化して消失する（図 16-10）．

ヒトの**月経周期**は平均 28 日周期である．子宮周期としては，排卵をはさんで，前半のうちの最初の 7 日間が**月経期**，次の 7 日間が**増殖期**，排卵後の 14 日間が**分泌期**である．卵巣周期としては，前半の 14 日間は**卵胞期**（前排卵期）であり，排卵後の後半が**黄体期**（後排卵期）である．これらの周期は様々なホルモンの分泌により調節されている（図 16-11）．

卵胞期の前・中期（月経期）には，視床下部から分泌された **GnRH**（**LHRH**）の作用により下垂体前葉から **LH** と **FSH** が分泌され，血流に乗って卵巣に到達する．LH 受容体をもつ卵胞膜細胞では応答により，コレステロールからの**アンドロゲン**（アンドロステンジオン）合成が促進される．LH 受容体と FSH 受容体をもつ顆粒膜細胞では，応答によりアロマターゼが発現するため，卵胞膜細胞から流入したアンドロゲンをもとに**エストロゲン**を合成し，分泌する．低濃度の血中エストロゲンは，負のフィードバックにより GnRH 分泌，LH や FSH の分泌を抑制する．またエストロゲンは顆粒膜細胞に正のフィードバックをかけエストロゲン合成・分泌を促進する（図 16-12）．

卵胞期の後期（増殖期）には，顆粒膜細胞からのエストロゲンの分泌が増大し，高濃度の血中エ

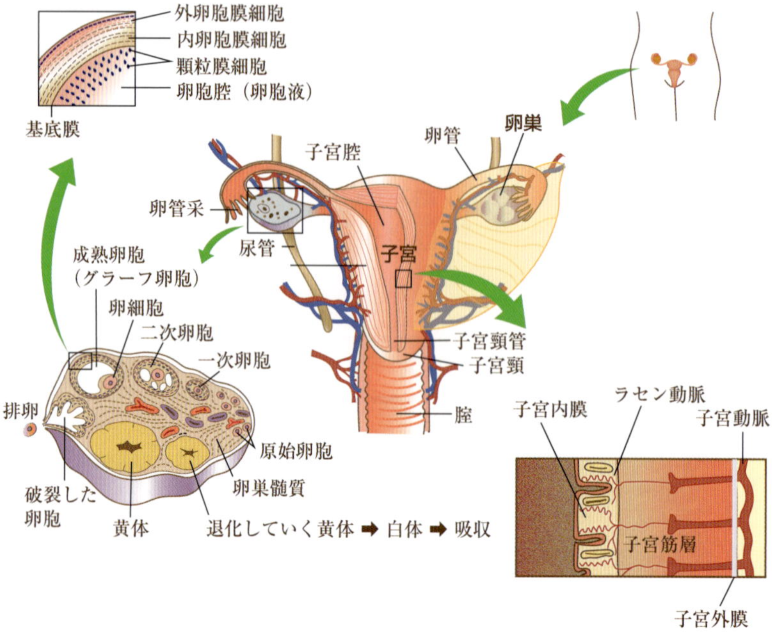

図 16-10　子宮と卵巣の組織構造

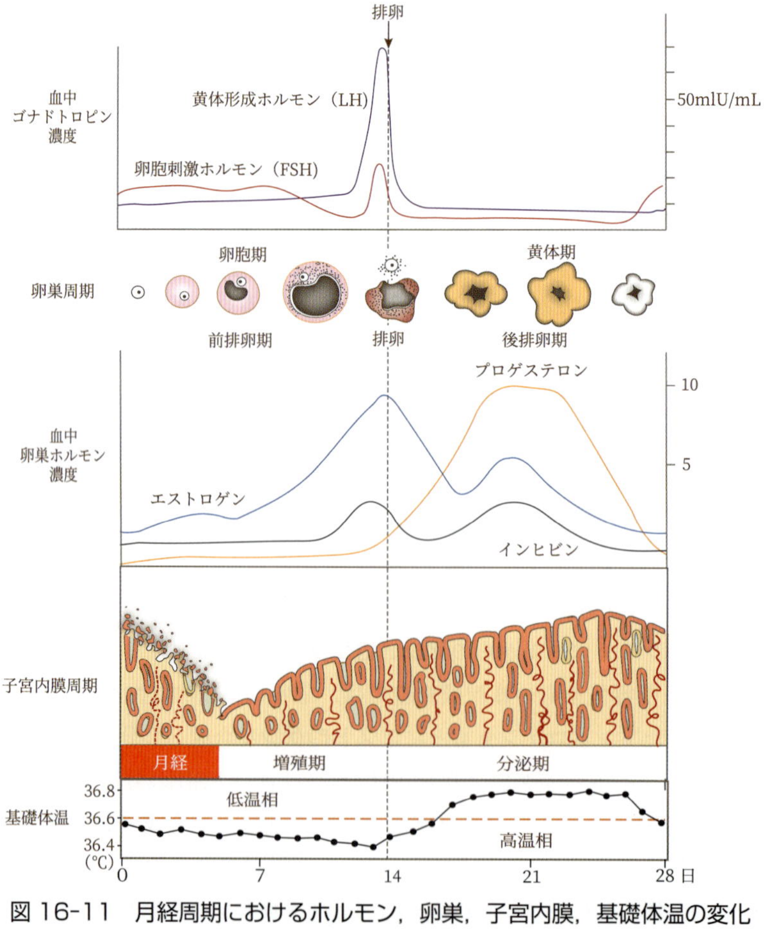

図 16-11　月経周期におけるホルモン，卵巣，子宮内膜，基礎体温の変化

ストロゲンによる正のフィードバックでGnRH分泌が促進される．さらに顆粒膜細胞から**インヒビン**の分泌が増加する．本来，GnRH分泌の増加により下垂体前葉からのLHとFSHの分泌の両方が促進されるはずであるが，インヒビンの作用によりFSHの分泌のみが抑制されるため，LHの分泌のみが急激に増加する．この急激なLH分泌の増加（**LHサージ**）が引き金となり，排卵が起こる（図16-12）．

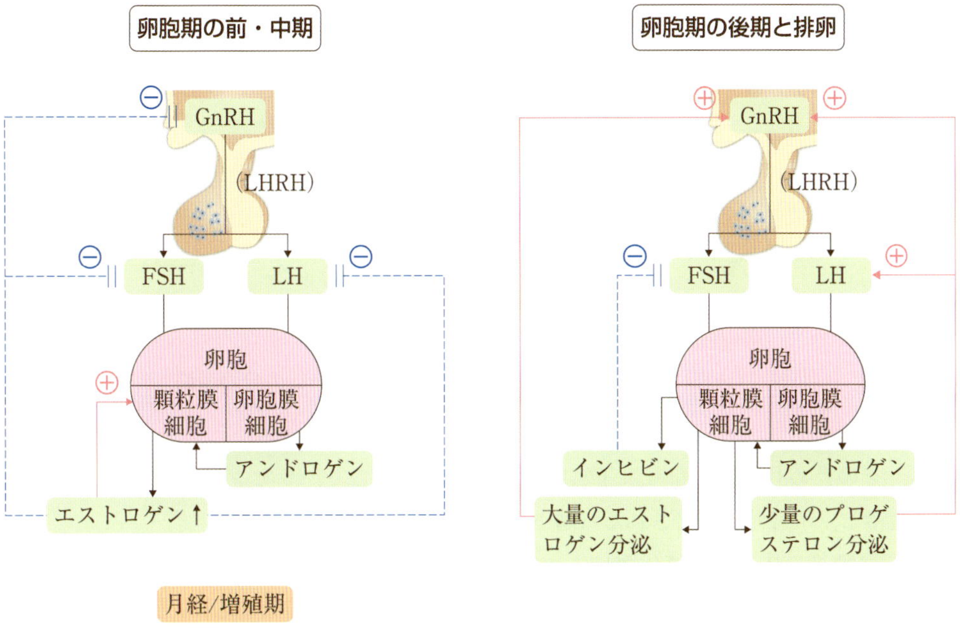

図16-12 卵胞期から排卵（月経期から増殖期）における性ホルモンの分泌調節

黄体期（分泌期）の前・中期には黄体からは大量の**プロゲステロン**が分泌され，エストロゲンとインヒビンの分泌も増加する．それらのはたらきにより視床下部からのGnRHの分泌や下垂体前葉からのLHとFSHの分泌が抑制される（図16-13）．

黄体期の後期には黄体が白体となり退化し，プロゲステロンやエストロゲンなどの分泌が減少し，視床下部や下垂体前葉への負のフィードバックがかからなくなり，GnRHの分泌によりLHとFSHが分泌され，新しい卵胞形成が開始される（図16-13）．

黄体後期にはじまる新しい卵胞形成では，5〜10個ほどの原始卵胞が一次卵胞への分化を開始する．そのほとんどは二次卵胞になるまでにアポトーシスにより退化し，消滅する（**卵胞閉鎖**）．通常，1個のみが**優位卵胞**として残る（月経周期7日くらいまでに選択される）．その後急速に発達して**成熟卵胞（グラーフ卵胞）**となり，LHサージにより排卵を引き起こす．

子宮内膜周期（子宮周期）では，増殖期には顆粒膜細胞から分泌されるエストロゲンの作用により，月経後に修復した子宮内膜の細胞が増殖し肥厚してくる．分泌期には，黄体から分泌したプロゲステロンの作用により，子宮内膜の分泌腺が著しく発達し，さらに内部の**ラセン動脈**（spiral artery）も発達することで，全体的に浮腫の状態になる．これにより子宮内膜上に受精卵が着床しやすくなる．妊娠が成立しないと，黄体が退縮し，急激にエストロゲンやプロゲステロンの分泌が

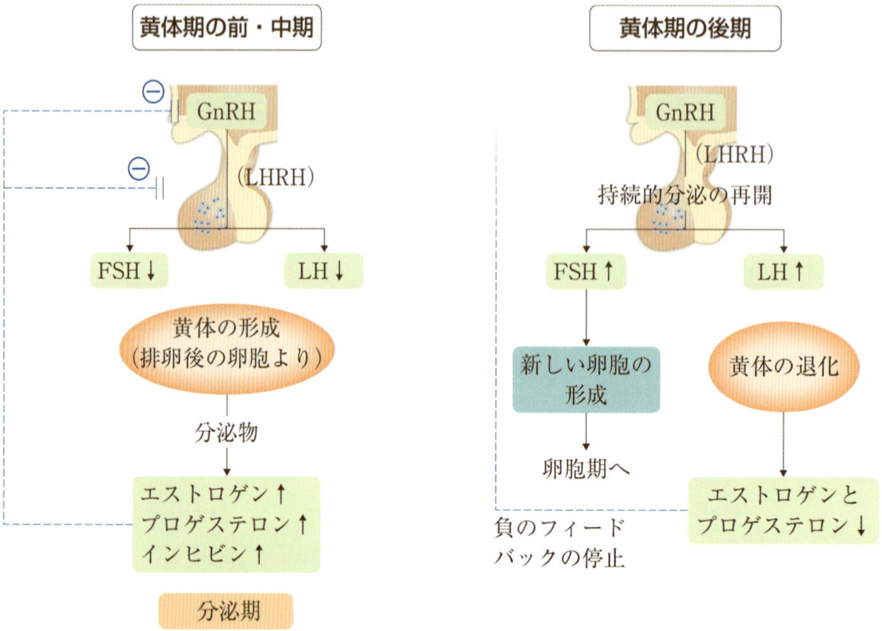

図 16-13　黄体期（分泌期）における性ホルモンの分泌調節

減少する．そのため月経期となり，子宮内膜の血行が悪くなり，ラセン動脈も退縮し，表面が壊死・剥離《はくり》脱落し，子宮外に排出される（図 16-11 3 段目）．

4〜5 時間熟睡後の体温は基礎代謝によってのみ規定されるため，これを記録したものが**基礎体温**となる．排卵後に黄体から分泌されるプロゲステロンの代謝産物は，視床下部の体温調節中枢に作用し，基礎体温を 0.3〜1.0℃上昇させる．したがって排卵を伴う月経周期をもつ女性の基礎体温は，卵胞期の低温相と黄体期の高温相の二相性を示す（図 16-11 最下段）．

卵管内で受精した受精卵が，卵管から子宮内に移動し，子宮内膜に着床すると妊娠が成立する．受精卵は体細胞分裂を繰り返し，やがて胎児になる．胎児の発達は，子宮内膜に形成された胎盤上で行われるが，成長に必要な酸素や養分は母親の血液から間接的に補給される．胎盤は胎児由来の組織と，母胎由来の組織が混じっているが，胎児の血液と母胎の血液が直接的に混合することはない．

16-2-6　乳腺における乳汁の産生・射出の調節

乳腺は思春期の女性の二次性徴で形成される乳房の脂肪組織中にある**皮膚腺**である．妊娠中に胎盤から分泌されるエストロゲンとプロゲステロンなどの作用により乳腺は大きく発達する．分娩後に胎盤の消失とともにこれらのホルモンの分泌が低下し分泌活動がはじまる．通常の時期の乳腺は休眠状態にある．乳腺の分泌物は多量の脂肪，ラクトアルブミンやカゼインなどのタンパク質，乳糖（ラクトース）などを含んでいる．そのほかにも免疫グロブリン（おもに IgA）を含み免疫系が未熟な新生児に免疫力を与える．分泌の様式や腺細胞の形はアポクリン腺に似ている．乳汁を産生する十数個の乳腺葉が乳頭を中心に放射状に配置し，その導管（乳管）は独立して乳頭に開口する．

下垂体前葉ホルモンである**プロラクチン**（prolactin）は乳汁分泌や乳汁産生を促進する（表16-2，15 章内分泌系の 15-2-3 を参照）．乳腺の分泌部の周りには上皮性の平滑筋がカゴ状に取り囲んでおり，乳児が乳頭を吸うと機械的な感覚刺激は脊髄を経由して視床下部に入る．この情報により，プロラクチンの分泌をドパミンにより抑制しているドパミンニューロンを抑制すること（抑制作用の抑制）でプロラクチンを分泌させる（図 16-14）．

下垂体後葉ホルモンである**オキシトシン**（oxytocin）は乳汁射出に関わっている（15 章内分泌系の 15-2-4 を参照）．また，乳児による感覚刺激は，下垂体後葉からのオキシトシン分泌を急激に増加させ，平滑筋の筋上皮細胞を収縮させ乳汁を射出させる（射乳反射）．乳児をみたり，乳児の泣き声を聞いたりするだけでも下垂体後葉からのオキシトシンの分泌が増加する（図 16-14）．

表 16-2　プロラクチンの分泌調節

視床下部ホルモン	下垂体前葉ホルモン	標的器官
プロラクチン抑制ホルモン （prolactin-inhibiting hormone：PIH） （ドパミン）	プロラクチン（prolactin）	乳腺
プロラクチン放出ホルモン （prolactin-releasing hormone：PRH）		

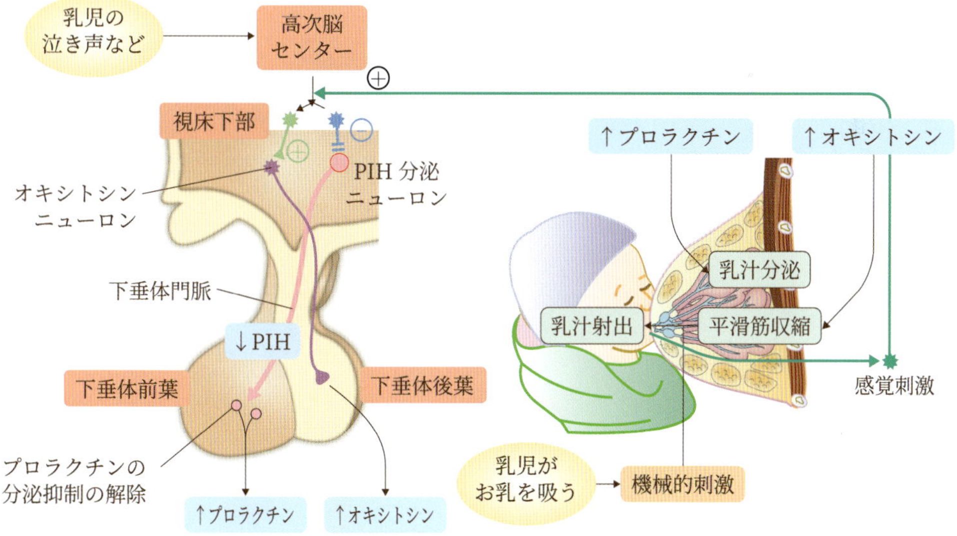

図 16-14　乳腺における乳汁の産生と射出の調節

●章末問題●

1）男性生殖器の形態と機能（特に精巣，精巣上体，精管，精嚢，前立腺，陰茎）を整理して，箇条書きで述べよ．

2）鼡径管とは何かを解剖学的に述べよ．

3）女性生殖器の形態と機能（特に卵巣，卵管，卵管采，子宮，腟，外生殖器）を整理して，箇条書きで述べよ．

4）性腺（生殖腺）から分泌されるホルモンと生理作用を述べよ．

5）精子形成に関与するホルモンの分泌調節に関して概略を述べよ．

6）LH と FSH に対する応答として，ライディッヒ細胞とセルトリ細胞のそれぞれのはたらきを述べよ．

7）月経周期とホルモンの変動の関係について概略を述べよ．さらに卵巣周期と子宮内膜周期を区別して述べよ．

8）LH，FSH により，卵胞膜細胞と顆粒膜細胞がどのような応答を示すのか述べよ．

9）基礎体温について述べよ．

10）乳腺やその分泌物について述べよ．

11）乳汁の産生・射出に関与するホルモンやその分泌調節に関して概略を述べよ．

Appendix

生体と医薬品の仲立ちをする受容体のはたらき

1　受容体総論

生体を構成する器官（臓器）は多数の細胞から構成されている．その機能を発揮するには，個々の細胞が同時に同じはたらきをしなければならない．この多数の細胞が同期してはたらくには，器官の機能を制御する部位からの情報を受けとる必要がある．換言すると，情報の授受なしに組織（細胞）が活動することはない．その情報を受けとる窓口として，受容体という概念が提唱され，科学技術の進歩とともに，多くの受容体タンパク質が見出されている．この受容体は，組織を構成する細胞の機能を調節するだけでなく，生理学的機能を逸脱する過剰反応あるいは機能低下が様々な疾病の発生およびその症状の進展に関わることが明らかにされている．これら受容体を標的とする薬物は，現状の医薬品の中でかなりの数を占めており，薬物治療に重要な役割を担っている．

受容体は細胞外からの情報を受けとり，それを発現している細胞が活動できるあるいは活動停止状態にすることを役割としている．細胞膜は脂質二重膜で構成され，細胞内外の環境を区別する障壁を形成している．電気的な偏りを有する極性物質および分子量が大きいペプチド・タンパク質は，理論的に細胞膜をそのまま透過することはできない．そのため，これらを情報伝達物質（ligand：リガンド）とする受容体は，その結合部位を細胞膜表面に形成する必要がある．細胞膜上の受容体は，細胞内へ情報を伝達するためにいくつかの機構を形成している．

G タンパク質共役型受容体は，細胞膜を 7 回貫通し，リガンド結合部位を形成する．この受容体には guanine nucleotide-binding protein（G タンパク質）が会合し，さらに G タンパク質に酵素が会合している．細胞膜上で受けとられた情報（刺激）は，最終的にこの酵素により細胞内へ伝達される．主要な G タンパク質は，Gs，Gi/o および Gq タンパク質である．Gs タンパク質はアデニル酸シクラーゼによる cAMP 産生を増大させる．Gi/o タンパク質は，アデニル酸シクラーゼの cAMP 産生能を低下（抑制）する．つまり，Gs タンパク質と Gi/o タンパク質は，アデニル酸シクラーゼ活性を機能的拮抗作用（ON/OFF 作用）で制御している．Gq タンパク質にはホスホリパーゼ C が会合しており，細胞膜を構成するリン脂質のホスファチジルイノシトールから，イノシ

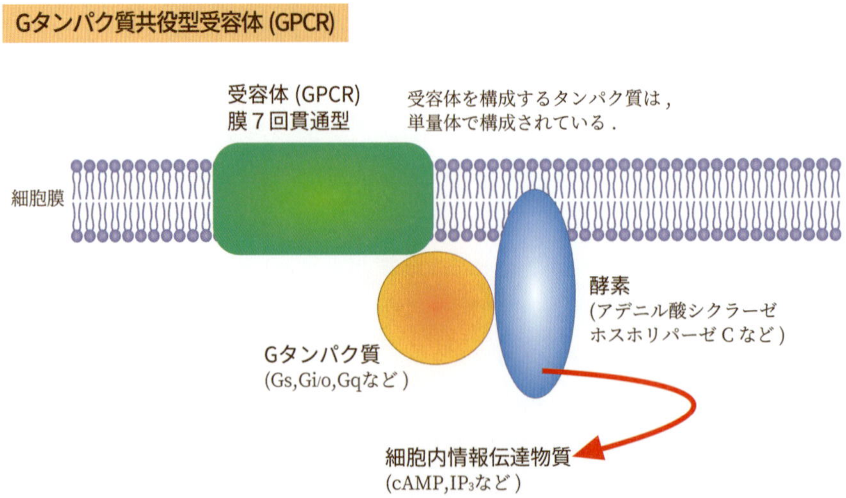

G タンパク質共役型受容体

トール 1,4,5-トリスリン酸（IP_3）を産生させる．この IP_3 は，筋小胞体（小胞体）からの Ca^{2+} 遊離を促進させ，細胞質の Ca^{2+} 濃度を上昇させる．一方，cAMP は，筋小胞体への Ca^{2+} 取り込みを促進させ，細胞質 Ca^{2+} 濃度を低下させる．つまり，細胞質 Ca^{2+} 濃度の上昇・下降で機能的な拮抗作用を示す．

イオンチャネル内蔵型受容体は，受容体タンパク質内にイオンチャネルを内蔵する受容体である．カチオン（陽イオン）チャネルには Na^+ および Ca^{2+} チャネルが，アニオン（陰イオン）チャネルには Cl^- チャネルがある．リガンドが受容体に結合すると，これらのイオンチャネルが活性化（開口）する．チャネルによるイオンの輸送にはエネルギーを必要としないので，その移動する方向は束一性に従うこととなる．Na^+ チャネルおよび Ca^{2+} チャネルが開口すると，細胞外から細胞質側へカチオンが移動（流入）するため，細胞膜は脱分極を起こす．Cl^- チャネルが開口すると，細胞膜電位が下がる（深くなる）ため，過分極を起こし，細胞膜の興奮性が低下する．受容体のタンパク質構造は，細胞膜を 4 回貫通していることが特徴である．

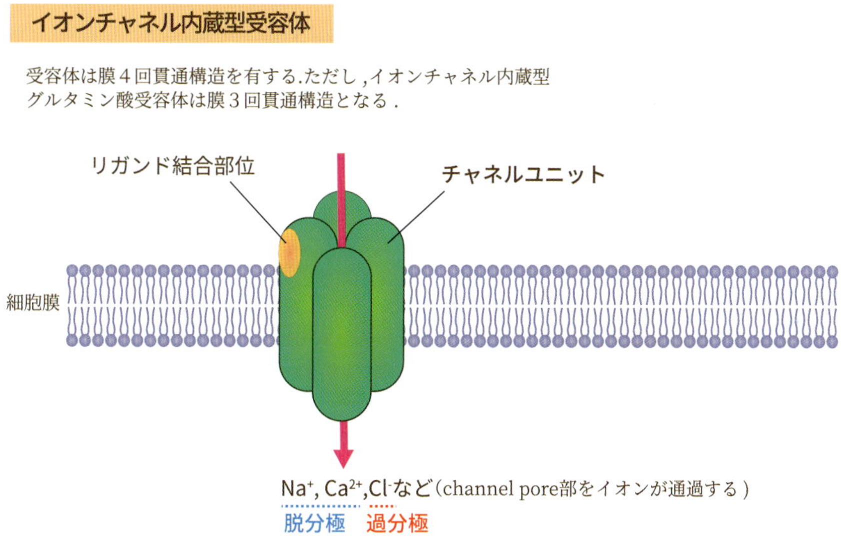

イオンチャネル内蔵型受容体

酵素内蔵型受容体は，細胞膜を境にして，細胞外にはリガンド結合部位を，細胞内には酵素を有する．細胞膜を 1 回貫通する構造であるが，1 つのタンパク質で受容体のリガンド結合部位を形成できない．2 つのタンパク質が会合する形で，リガンド結合部位を形成することが特徴である．

疾病治療の標的となるのは，おもにタンパク質のチロシン残基の水酸基をリン酸化するチロシンキナーゼである．チロシンキナーゼ以外の酵素では，グアニル酸シクラーゼを内蔵する受容体もある．この受容体も細胞膜 1 回貫通型の構造を有する．

細胞質に存在する受容体は，そのリガンドが細胞膜を透過することが必須となる．そのため，リガンドは脂溶性が高く，かつ低分子となる．例えば，コレステロールを起源とするステロイドホルモンおよびビタミン D_3 は，水溶性が低いので，細胞膜を透過できるため，これらの受容体は細胞質に存在する．リガンドが受容体に結合すると，リガンド/受容体複合体が形成される．この複合体が核に移動し，核内で特定の遺伝子の発現を制御することで，その生理活性を示す．

細胞膜１回貫通型受容体１

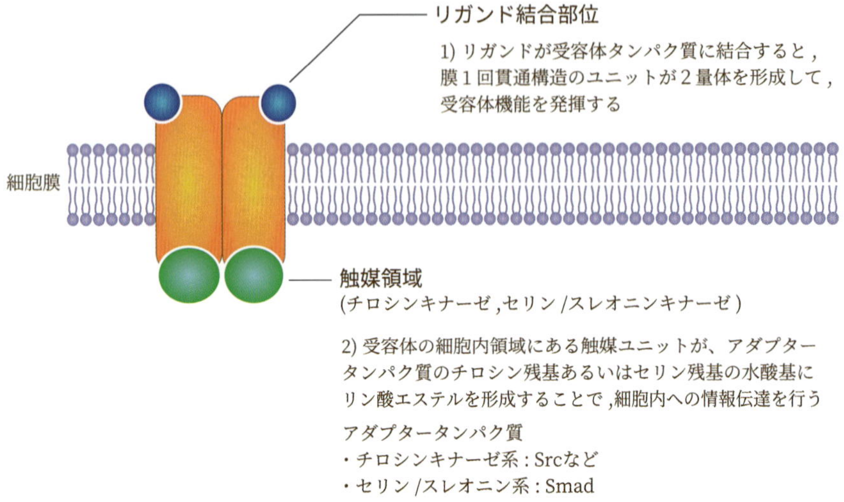

細胞膜 1 回貫通型受容体 1

細胞膜１回貫通型受容体２

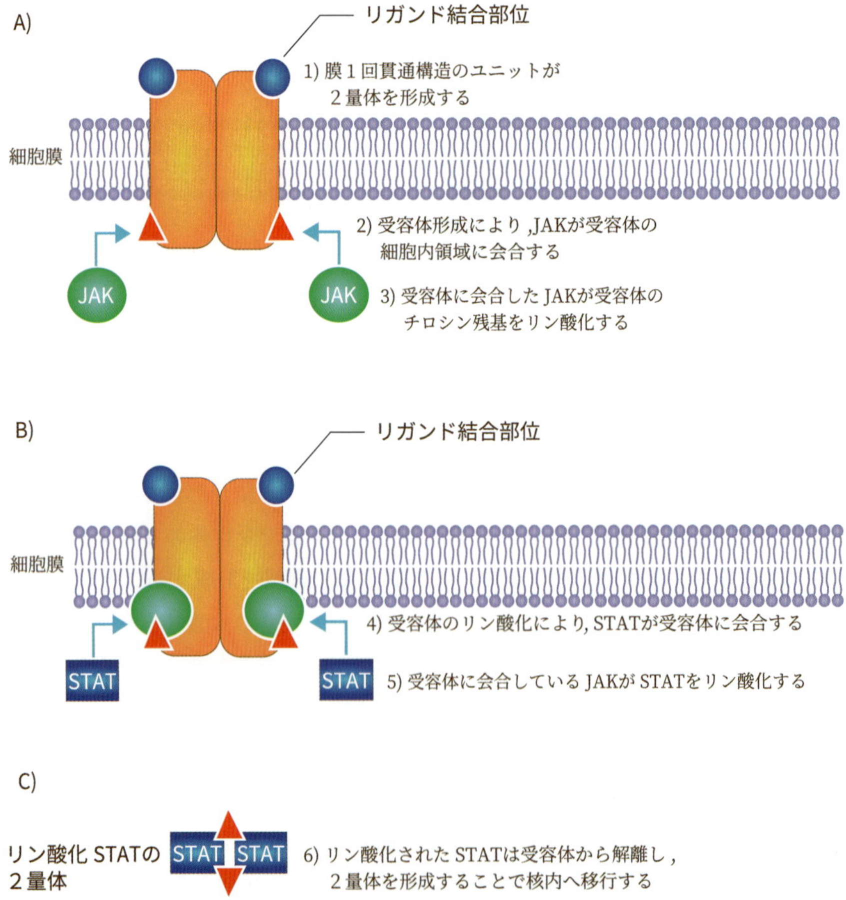

細胞膜 1 回貫通型受容体 2

2　アセチルコリン受容体

アセチルコリンは，自律神経の節前線維，副交感神経節後線維および運動神経の神経伝達物質として生体内で重要な役割を担う．アセチルコリン受容体は，イオンチャネル内蔵型と細胞膜7回貫通型（GPCR）の2種類に大別される．

アセチルコリン受容体のイオンチャネル内蔵型は，Na^+チャネルを有し，アセチルコリンがリガンド結合部位に作用すると，Na^+チャネルが開口，すなわち，細胞膜の脱分極を生じる．タバコに含まれるアルカロイドのニコチンがアセチルコリンと同様の作用を発揮するので，ニコチン性アセチルコリン受容体ともよばれている．自律神経系の交感神経および副交感神経の節前線維および副交感神経節後線維からはアセチルコリンが神経伝達物質として遊離される．交感神経および副交感神経の節前線維からのアセチルコリンを受容するのが，ニコチン性アセチルコリン受容体で，イオンチャネル内蔵型である．運動神経から遊離されるアセチルコリンをリガンドとするアセチルコリン受容体も同様にイオンチャネル内蔵型である．ただし，自律神経節と運動神経終板のアセチルコリン受容体は，前者がアセチルコリンN_N受容体に対し，後者がアセチルコリンN_M受容体とサブタイプが異なる．これはメトニウム系化合物に対する反応性の差異により示された．アセチルコリンN_N受容体は，メトニウム系化合物のヘキサメトニウム（メチレン基が6個）で遮断される．一方，アセチルコリンN_M受容体は，デカメトニウム（メチレン基が10個）で遮断される．つまり，両者はニコチンで活性化されるアセチルコリン受容体でありながら，異なるサブタイプを形成していることとなる．

一方，GPCR型のアセチルコリン受容体は，ベニテングダケに含まれるアルカロイドのムスカリンで刺激される．自律神経系では副交感神経の節後線維から遊離されるアセチルコリンへの受容体である．いくつかの受容体サブタイプがあり，これらを総称してムスカリン性アセチルコリン受容体とよぶ．薬物の作用点として重要なのは，M_1，M_2およびM_3とよばれる受容体サブタイプである．アセチルコリンM_1受容体はGqタンパク質が会合しており，神経節にある．Gqタンパク質は，細胞内でホスホリパーゼCに会合し，イノシトール1,4,5-トリスリン酸（IP_3）をsecond messengerとして，細胞内Ca^{2+}濃度を上昇させ，平滑筋収縮反応などの様々な生理学的反応を制御する．アセチルコリンM_2受容体はGiタンパク質が会合しており，心筋細胞にある．Giタンパク質はアデニル酸シクラーゼ活性を抑制するので，細胞質のcAMP量を減少させる．その結果，心機能抑制作用を発揮する．アセチルコリンM_3受容体は，生体内の様々な組織で発現しており，アセチルコリンのムスカリン様作用とよばれる現象の大半は，このアセチルコリンM_3受容体を介して生じるものと理解されている．副交感神経系の作用で，アセチルコリンM_1受容体を介するのは胃酸分泌，アセチルコリンM_2受容体を介するのは心機能抑制のように，薬物治療の観点では例数が少ない．これらアセチルコリンM_1からM_3受容体は，いずれもハシリドコロおよびベラドンナに含まれるアルカロイドのアトロピンで競合的に遮断される．なお，これら以外のムスカリン性アセチルコリン受容体サブタイプは，遺伝子（m4およびm5）が同定されているものの，それらの受容体としての生理学的な役割は不明である．

3　アドレナリン受容体

アドレナリン受容体は，アドレナリンあるいはノルアドレナリンをリガンドとする受容体の総称である．生体内では，自律神経を構成する交感神経節後線維から放出されたノルアドレナリンが効果器に作用する受容体として広く知られている．自律神経系に作用する薬物を理解するうえで，ムスカリン性アセチルコリン受容体とともに，非常に重要な役割を担う受容体である．受容体サブタイプは，αとβに大別され，さらにαはα_1，α_2に，βはβ_1，β_2，β_3に分類される．アドレナリン受容体はすべて細胞膜を7回貫通するGPCRである．アドレナリンを大動脈平滑筋標本に作用させると，血管は素早くかつ強力な収縮反応を示す．この反応に続いてゆっくりとした弛緩反応が観察される．前者がアドレナリンα_1受容体を介した血管収縮反応で，後者がアドレナリンβ_2受容体を介した弛緩反応である．

アドレナリンα_1受容体にはGqタンパク質が会合し，α_2受容体にはGi/oタンパク質が会合している．アドレナリンα_1受容体は効果器側にあるのに対し，アドレナリンα_2受容体はプレシナプス側にある．アドレナリンα_1受容体は，さらにα_{1A}，α_{1B}およびα_{1D}に細分される．アドレナリンα_2受容体はプレシナプス側にあり，シナプス前膜からのノルアドレナリン放出を抑制する役割を果たす．降圧薬の1つにアドレナリンα受容体遮断薬がある．薬物がアドレナリンα受容体サブタイプ非選択的な場合，薬物によりアドレナリンα_2受容体も遮断されるので，プレシナプスからのノルアドレナリン放出の制御ができなくなるため，ノルアドレナリンの放出量を増加させてしまう（adrenaline overdrive）．そのため，降圧薬としてはアドレナリンα_1受容体に選択性の高いものが用いられている．逆に，アドレナリンα_2受容体刺激薬を用いることで，交感神経節後線維からのノルアドレナリン遊離量を減少させ，交感神経活性を低下させる．

アドレナリンβ受容体は，そのサブタイプを問わず，いずれもGsタンパク質が会合している．Gsタンパク質はアデニル酸シクラーゼに会合しているため，細胞内情報伝達系でのsecond messengerはcAMPとなる．cAMPは細胞質のCa^{2+}濃度を低下させるので，平滑筋組織を弛緩させる作用を発揮する．生体内で最も多いのはアドレナリンβ_2受容体である．特に，気管支平滑筋はアドレナリンβ_2受容体が強力な弛緩作用を発揮するので，喘息発作を緩解するためにアドレナリンβ_2受容体刺激薬が用いられる．アドレナリンβ_1受容体は，心臓と腎に発現しており，心臓では正の変力作用および正の変時作用を介して心機能を亢進させる．腎では，レニンの分泌を促進させるので，renin/angiotensin/aldosterone（RAA）系を活性化し，血圧を上昇させる．そのため，長期間のアドレナリンβ_1受容体遮断は，血圧を低下させることとなる．アドレナリンβ_3受容体は膀胱で発現しており，これを刺激することで膀胱平滑筋が弛緩し，膀胱を拡張させる．

4　セロトニン受容体

セロトニンは，必須アミノ酸のトリプトファンから生合成される神経体液性因子である．化合物名は5-hydroxytriptamineとよばれるので，受容体サブタイプ名は5-HTと命名される．現在，薬物の標的として重要なのは，1型（セロトニン5-HT_1受容体）から4型（セロトニン5-HT_4受容体）である．

セロトニン 5-HT_1 受容体は，GPCR で Gi タンパク質が会合している．さらに，セロトニン 5-HT_{1A}，5-HT_{1B} および 5-HT_{1D} のサブクラスに細分化される．これら受容体はシナプス前膜に発現し，神経伝達物質の遊離制御を行うと考えられている．セロトニン 5-HT_{1A} 受容体遮断薬が統合失調症治療薬として，同刺激薬が抗不安薬として用いられている．セロトニン 5-HT_{1B} および 5-HT_{1D} 受容体の両者を刺激する薬物が片頭痛治療薬として用いられている（セロトニン 5-$HT_{1B/1D}$ 受容体刺激薬）．さらに中枢組織では，神経伝達物質として遊離されたセロトニンのシナプス前膜への再取り込みを阻害し，セロトニン受容体へのリガンドの接触頻度を上昇させることで，アゴニストを投与するのと同様に受容体の作用を増強する薬物が抗うつ薬あるいは抗不安薬として用いられている．

セロトニン 5-HT_2 受容体は，Gq タンパク質が会合する GPCR である．セロトニン 5-HT_{2A}，5-HT_{2B} および 5-HT_{2C} 受容体に細分化され，薬物の作用点として重要なのはセロトニン 5-HT_{2A} 受容体と考えられている．中枢組織ではセロトニン 5-HT_{2A} 受容体遮断作用を示す薬物が統合失調症の治療に用いられている．なお，中枢組織と異なり，末梢では細動脈以降の末梢循環改善を目的として，セロトニン受容体遮断薬が用いられる．この末梢循環改善薬として用いられる薬物は，セロトニン 5-HT_2 受容体（おもに 5-HT_{2A}）を選択的に遮断することで，薬理学的作用を発揮すると考えられている．セロトニン 5-HT_2 受容体は，血管中膜の血管平滑筋細胞および血小板にあり，本受容体を遮断することで，血管拡張作用と同時に血小板凝集抑制作用を発揮し，末梢血管での止血に関与している．

セロトニン 5-HT_3 受容体は，セロトニン受容体ファミリーの中で唯一のイオンチャネル内蔵型受容体である．そのため細胞膜 4 回貫通型の構造を有し，カチオンチャネルを内蔵している．このチャネルは Na^+ を透過させる（Na^+ チャネル）ので，受容体にセロトニンが作用すると，Na^+ チャネル開口により，細胞膜が脱分極を起こす．腸管および中枢の化学受容器引金帯（chemoreceptor trigger zone：CTZ）で発現しており，悪心・嘔吐を起こす．セロトニン 5-HT_3 受容体遮断薬は，これらの興奮を抑制することで悪心・嘔吐を阻止する．本受容体遮断薬は，抗悪性腫瘍薬で生じる強い嘔吐を抑制することができるので，抗悪性腫瘍の治療では QOL を改善する薬物として汎用されている．近年，下痢型過敏性腸症候群でもセロトニン 5-HT_3 受容体の関与が示され，その受容体遮断薬が治療に用いられている．この場合は，生体内での半減期の長い受容体遮断薬が用いられる．

セロトニン 5-HT_4 受容体は，GPCR で，Gs タンパク質が会合している．末梢組織，特に腸管運動調節に重要な役割を演じている．コリン作動性神経で発現しており，副交感神経節後線維からのアセチルコリン遊離を促進させる．そのため，セロトニン 5-HT_4 受容体刺激薬は，腸管運動を促進させ，上部および下部消化管運動を改善する目的で用いられている．

5　ヒスタミン受容体

ヒスタミンは，アミノ酸のヒスチジンから産生される生体アミンの 1 種である．末梢ではオータコイドとして機能する．その受容体はヒスタミンをリガンドとするので，ヒスタミン受容体とよばれる．ヒスタミン受容体は，G タンパク質が会合する GPCR で，3 つのサブタイプが知られており，ヒスタミンH_1，H_2およびH_3受容体とよばれている．その中でも薬物の作用点として重要なのは，ヒスタミンH_1およびH_2受容体である．ヒスタミンH_1受容体はGqタンパク質が会合していることから，細胞内情報伝達系はホスホリパーゼC/イノシトール1,4,5-トリスリン酸（IP_3）経路を介し，細胞質のCa^{2+}濃度を上昇させる．そのため，喘息発作の引き金となる気管支平滑筋収縮を起こすほかに，消化管平滑筋（小腸）では消化管過剰収縮による腹痛を生じさせる．なお，血管平滑筋細胞に直接作用すると，血管収縮を起こすはずであるが，血管内皮細胞のヒスタミンH_1受容体に作用することで一酸化窒素（nitric oxide：NO）産生を活性化し，このNOが血管平滑筋への強力な弛緩を起こす．そのほかにヒスタミンH_1受容体は炎症およびアレルギー反応を促進させる作用にも関与する．そのため，本受容体遮断薬は，鼻炎などの抗アレルギー薬として汎用される．

一方，ヒスタミンには胃酸分泌促進作用があることも知られていた．しかしながら，このヒスタミンによる胃酸分泌促進作用は，従来のヒスタミンH_1受容体遮断薬では抑制されないことから，別のヒスタミン受容体サブタイプがあると推測され，ヒスタミンH_2受容体（従来のものをヒスタミンH_1受容体とした）と命名された．ヒスタミンH_2受容体は，ヒスタミンH_1受容体と同様にGPCRであるが，会合するのはGsタンパク質である．そのため，細胞内情報伝達系は，アデニル酸シクラーゼを介し，second messengerはcAMPとなる．

一方，中枢組織にはヒスタミンを神経伝達物質とするヒスタミン作動性神経がある．中枢のヒスタミン作動性神経は，覚醒状態の維持に作用する．そのため，ヒスタミンは別名を覚醒アミンあるいは興奮性アミンとよばれることがある．この受容体はヒスタミンH_1受容体で，ヒスタミンH_1受容体遮断薬が血液脳関門（blood brain barrier：BBB）を通過して中枢組織に侵入すると，中枢でのヒスタミン作動性神経の機能が弱められる．中枢でのヒスタミンH_1受容体遮断は生体の覚醒を維持できなくなるため，眠気を誘発することから，本受容体遮断薬は入眠導入薬として用いられる．平衡感覚の鈍化も起こすため，乗り物酔いのような平衡感覚神経の過度の過敏状態も改善する．

6　プロスタノイド受容体

プロスタノイドとは，アラキドン酸からシクロオキシゲナーゼ（cyclooxygenase：COX）を律速酵素として生合成される生理活性物質の総称で，プロスタグランジン類とよばれる生理活性物質の総称である．プロスタグランジンD（PGD），E（PGE），$F_{2\alpha}$（$PGF_{2\alpha}$），I_2（PGI_2）およびトロンボキサンA_2（TXA_2）がある．受容体は，それぞれプロスタノイドDP，EP，FP，IPおよびTP受容体となる．つまり，Pがプロスタグランジンを示し，その前のアルファベットが，どのプロスタノイドに対応するサブタイプかをあらわす．いずれもGPCRである．プロスタノイドDP受容体は，Gsが会合し，睡眠誘発作用を発揮する．プロスタノイドEP受容体は，さらにEP_1（Gqタンパク質），EP_2（Gsタンパク質），EP_3（Giタンパク質），EP_4（Gsタンパク質）に細分化される．プロスタノイドEP_1受容体は，痛覚過敏およびストレス曝露後のACTH分泌促進作用に，プロスタノイドEP_2受容体は血管拡張（末梢循環改善）作用に，プロスタノイドEP_3受容体は発熱作用に，プロスタノイドEP_4受容体は骨新生および免疫抑制作用に関与する．いずれもPGE_2に対する反応性（親和性）が最も高い．特に，プロスタノイドEP_2受容体を刺激する薬物が，末梢循環を改善し，皮膚潰瘍（褥瘡）を改善するために用いられている．プロスタノイドFP受容体は，強力な平滑筋収縮（特に，子宮および血管平滑筋）を発揮する．プロスタノイドFP受容体刺激薬が，子宮平滑筋を収縮させることで分娩誘発に用いられるほか，眼圧を低下させる緑内障治療薬としても汎用される．プロスタノイドIP受容体は血管拡張，血小板凝集抑制および痛覚過敏に関与する．プロスタノイドIP受容体刺激薬が，抗血小板作用と末梢動脈拡張作用を発揮するので，末梢循環改善薬および肺高血圧症治療薬として用いられている．プロスタノイドTP受容体は，血小板凝集，血管収縮および気管支平滑筋収縮に関与する．プロスタノイドTP受容体遮断薬が，血小板凝集抑制による末梢循環改善薬，気管支平滑筋収縮抑制による喘息発作予防薬およびアレルギー性鼻炎の治療薬として用いられている．

非ステロイド性抗炎症薬（nonsteroidal antiinflammatory drugs：NSAIDs）が，炎症反応を改善するため，鎮痛および浮腫抑制に用いられている．その作用機序はシクロオキシゲナーゼ阻害によるプロスタノイド産生の抑制である．上述の各プロスタノイド受容体による発痛および血管透過性亢進を抑制することで，抗炎症作用を発揮する．なお，プロスタノイドEP_2受容体は，胃酸からの胃粘膜保護作用でも重要な役割を演じている．そのため，NSAIDsによるPGE_2産生抑制は胃酸による上部消化管潰瘍の原因にもなる（抗炎症薬による胃・十二指腸潰瘍）．

7　アンジオテンシンⅡ受容体

アンジオテンシンⅡ（あるいはアンギオテンシンⅡ）は，レニン/アンジオテンシン/アルドステロン（renin/angiotensin/aldosterone；RAA）系の中心的な役割を担うオクタペプチドである．その受容体は，アンジオテンシンⅡ AT_1受容体およびアンジオテンシンⅡ AT_2受容体の2つのサブタイプがある．アンジオテンシンⅡは，強力な血圧上昇作用（昇圧作用）を示す．アンジオテンシンⅡによる生理学的あるいは病態生理学的反応は，いずれもアンジオテンシンⅡ AT_1受容体により発揮されるので，本受容体は薬物治療（降圧薬および慢性心不全治療薬）の標的となっている．一方，アンジオテンシンⅡ AT_2受容体は，その生理学的意義が定まっていないため，この受容体を標的とする薬物はない．アンジオテンシンⅡ AT_1受容体は，Gqタンパク質が会合するGPCRである．この受容体に直接作用する薬物として，アンジオテンシンⅡ AT_1受容体遮断薬（angiotensin Ⅱ AT_1 receptor blocker：ARB）がある．この受容体の活性化を間接的に阻止するのが，アンジオテンシン変換酵素阻害薬（angiotensin-converting enzyme inhibitor：ACEI）である．ACEIはデカペプチドのアンジオテンシンⅠからオクタペプチドのアンジオテンシンⅡへの変換を阻害し，アンジオテンシンAT_1受容体のリガンドであるアンジオテンシンⅡの出現を阻止する．

アンジオテンシンⅡ AT_1受容体は，リガンドのアンジオテンシンⅡが受容体に作用していない状態でも，弱い活性化状態にあり，細胞内にホスホリパーゼCを介する情報を発信し続けている．そのため，ARBがアンジオテンシンⅡ AT_1受容体のリガンド結合部位に作用すると，普段発信し続けている情報信号も遮断されることとなる．通常，アンタゴニストは，アゴニストによる作用を打ち消すものと定義される．そのため，アゴニストが存在しない状態でアンタゴニストを作用させても，生物学的反応は生じないはずであるが，ARBはアンジオテンシンⅡ非存在下でも，血管弛緩反応および正常血圧低下反応を示す．この反応のことを逆アゴニスト作用（inverse agonistic action）とよぶ．

上述したように，アンジオテンシンⅡは血圧を上昇させる方向にはたらいている．これはアンジオテンシンⅡが血管平滑筋のアンジオテンシンⅡ AT_1 受容体に直接作用することで，Gq タンパク質を介した血管収縮作用を発揮するためである．間接的な昇圧作用では，交感神経節後線維および副腎髄質からのカテコールアミン遊離促進がアドレナリン α_1 受容体を刺激することによる血管収縮に加え，腎のアドレナリン β_1 受容体刺激を介したレニン分泌の促進により，RAA 系を活性化させる．さらに，アンジオテンシンⅡは副腎皮質からアルドステロンの分泌を，脳下垂体後葉からバソプレシン遊離を促進させ，抗利尿作用（生体内への水分貯留）も発揮する．これら昇圧作用を支える作用が一気に抑制されるため，ARB と ACEI はアンジオテンシンⅡによる昇圧反応を抑制し，強力な降圧作用を発揮する．

8　エンドセリン受容体

エンドセリンは，1988 年にわが国で発見された強力な血管収縮作用を発揮するペプチドである．本ペプチドは，血管内皮細胞に由来する．血管平滑筋細胞膜上に受容体が発現しており，2 つのサブタイプ，すなわち，エンドセリン ET_A 受容体とエンドセリン ET_B 受容体がある．エンドセリンの主たる生理学的作用は，エンドセリン ET_A 受容体を介して発揮される．エンドセリン ET_A 受容体は Gq タンパク質が会合しており，ホスホリパーゼ C を活性化し，細胞質 Ca^{2+} 濃度を上昇させることにより，強力な血管平滑筋細胞収縮を生じさせる．特に，肺高血圧症では，肺の血管組織の炎症により産生されたエンドセリンが，その細動脈以降の血管を極度に収縮させ，肺循環障害を生じさせる．つまり，右心室を起点とする肺循環で，肺細動脈以降の血管抵抗がエンドセリンにより過度に上昇し，右心室に極度の圧負荷がかかる．その結果，右心室肥大を生じ，それが進行することにより，右室不全が誘発される．エンドセリン ET_A 受容体を遮断することが肺高血圧症を治療することとなることから，エンドセリン ET_A 受容体遮断薬が開発された．

一方，エンドセリン ET_B 受容体については，エンドセリン ET_A 受容体よりも，リガンドであるエンドセリンへの親和性が高いとされる．本受容体は，尿細管に発現しており，Na^+ および H_2O の排出を促進させるとされる．しかしながら，この受容体を遮断あるいは刺激することによる病態を改善する効果が明示されていない．そのため，エンドセリン ET_A 受容体遮断薬のように，本受容体を標的とする薬物は現時点では存在しない．

9　ロイコトリエン受容体

ロイコトリエンは，プロスタノイドと同様にアラキドン酸から産生される生理活性物質である．プロスタノイドはシクロオキシゲナーゼを，ロイコトリエンは，5-リポキシゲナーゼ（5-lipoxygenase）を生合成での律速酵素とする．ロイコトリエン A4（leukotriene A4：LTA4）が生成され，続いてロイコトリエン B4（LTB4），ロイコトリエン C4（LTC4）およびロイコトリエン D4（LTD4）へ変換される．これらは，ロイコトリエン類（leukotriens：LTs）と総称される．LTB4

は，好中球活性化および遊走能を誘導する．LTC4およびLTD4は，強力な血管透過性亢進作用および気管支収縮作用を発揮する．ロイコトリエンとプロスタノイドは，上述したようにアラキドン酸から生合成される．酸性非ステロイド性抗炎症薬（NSAIDs）は，アラキドン酸からプロスタノイド産生を停止させるが，ロイコトリエン類の生合成には作用しない．そのため，NSAIDsを用いるとプロスタノイドによる炎症促進作用は抑制され，炎症による疼痛は改善させるものの，プロスタノイド産生に用いられていたアラキドン酸が，ロイコトリエン合成経路に流入し，その産生量が増加することとなる．特に喘息および慢性呼吸器疾患を有する患者では，LTC4あるいはLTD4への気管支収縮反応が過敏になっており，呼吸障害の発作を起こしやすくなっている（NSAIDsの禁忌事項）．

現時点で，薬物治療の標的となるのは，ロイコトリエンCys-LT1受容体である．GPCRの1種で，Gqタンパク質が会合している．平滑筋細胞を収縮させ，特に，気管支平滑筋で強力な収縮を起こす．気管支喘息および慢性呼吸器疾患での発作を誘発する引き金を引く役割を演ずると考えられている．その受容体遮断薬は，喘息発作予防薬として用いられている．喘息発作そのものを抑制する能力は期待できないが，発作を予防する長期管理薬として有用な薬物である．

10　ブラジキニン受容体

ブラジキニンは，血漿キニンとよばれるペプチドの代表的なものである．前駆体のキニノーゲンからカリクレインの作用で産生される．その受容体はGPCRで，2つのサブタイプ，ブラジキニンB_1受容体およびブラジキニンB_2受容体からなる．生体内では，ブラジキニンB_2受容体がおもに発現しており，ブラジキニンの生理学的作用の血管透過性亢進および気道収縮作用は，いずれもブラジキニンB_2受容体を介する作用である．本受容体にはGqタンパク質が会合しており，ホスホリパーゼCの活性化を介して，細胞質のCa^{2+}濃度を上昇させることにより，生理学的な作用を発揮する．理論的に，ブラジキニンが平滑筋細胞に直接作用すると，これを収縮させる．

しかしながら，血管はブラジキニンにより弛緩する．血管内膜層を形成する血管内皮細胞膜のブラジキニンB_2受容体にブラジキニンが作用すると，血管内皮細胞内の一酸化窒素合成酵素が活性化され，血管内皮細胞から一酸化窒素（NO）が遊離されるためである．なお，ブラジキニンは，血管平滑筋細胞のブラジキニンB_2受容体にも作用するが，血管内皮細胞から遊離されたNOが血管平滑筋細胞内の可溶性グアニル酸シクラーゼを活性化し，その結果産生されたcGMPが，細胞質のCa^{2+}濃度を低下させる．このNOによる作用が，血管平滑筋細胞でのホスホリパーゼC活性化による細胞質Ca^{2+}濃度上昇作用を上回るため，血管内皮細胞が傷害されると，ブラジキニンは降圧反応から昇圧反応に一転する．ブラジキニンは，プロテアーゼの1種のキニナーゼⅡにより分解され，生理活性を消失する．このキニナーゼⅡは，アンジオテンシンⅠをアンジオテンシンⅡに変換する役割も果たす．この機能から，アンジオテンシン変換酵素（ACE）ともよばれる．ACE阻害薬は，高血圧治療を行うための重要な薬物である．ACE阻害は，同時にブラジキニンを分解するキニナーゼⅡ活性も阻害する．そのため，血液中の昇圧因子のアンジオテンシンⅡ濃度を低下させるだけでなく，降圧因子のブラジキニン濃度を上昇させ，降圧作用を発揮する．しかしながら，このブラジキニン濃度の上昇は気管支平滑筋収縮を誘発するので，呼吸器障害の誘因にもなる

(空咳)．さらに，血管透過性亢進による血管浮腫の誘因にもなる．近年，このブラジキニン B_2 受容体遮断薬が，血管浮腫の治療薬として実用化されている．

ブラジキニンは発痛物質としても知られており，この作用はブラジキニン B_1 受容体とされる．しかしながら，現時点で，このブラジキニン B_1 受容体を標的とする薬物はない．

11　γ-アミノ酪酸受容体（GABA 受容体）

γ-アミノ酪酸（γ-aminobutyric acid：GABA）は，グルタミン酸から神経終末部で産生され，おもに中枢神経系で神経伝達物質として機能している．グルタミン酸およびアスパラギン酸が中枢神経系を興奮させるのに対し，GABA はそれを抑制する方向にはたらくため，抑制性アミノ酸ともよばれる．GABA の受容体は大きく 3 つのサブタイプ，γ-アミノ酪酸 $GABA_A$，$GABA_B$ および $GABA_C$ 受容体からなる．A 型は Cl^- チャネルを有するイオンチャネル内蔵型受容体である．B 型は GPCR で，Gq タンパク質が会合している．C 型は Cl^- チャネルを内蔵するタイプであるが，A 型に作用するビククリンおよびピクロトキシンへの感受性が低いことから A 型とは異なるサブタイプとして同定されている．これら GABA 受容体の中で，薬物の標的として重要なのは A 型および B 型である．

γ-アミノ酪酸 $GABA_A$ 受容体が内蔵するのは Cl^- チャネルなので，開口すると細胞膜の過分極を生じ，神経細胞膜の興奮が抑制される．本受容体には中枢神経系に作用する薬物の結合部位がある．例えば，ベンゾジアゼピン結合部位およびバルビツール酸結合部位である．これら薬物が本受容体に作用すると，Cl^- チャネルが開口し，興奮性神経の活動度が低下する．この低下の度合いにより，鎮静，催眠，抗痙攣および麻酔作用などの中枢抑制効果が発揮される．その一方で，本受容体を遮断する毒物のビククリンおよびピクロトキシンは，痙攣発作を誘発する．

γ-アミノ酪酸 $GABA_B$ 受容体は，Gq タンパク質を介して，神経細胞膜の K^+ チャネルを開口させる．K^+ チャネルが活性化（開口）されると，細胞膜が脱分極状態から再分極あるいは過分極を生じるため，興奮性の神経系の活動が抑制される．本受容体を刺激する薬物が，臨床で中枢神経系の障害による痙性麻痺の抑制に用いられている．なお，A 型受容体とは異なり，本受容体を遮断しても，痙攣発作は生じない．A 型受容体は，常に中枢神経系を興奮状態から解除する方向にはたらくため，これを遮断すると痙攣発作が生じ，B 型受容体は，本受容体の活性化が要求されるときに機能するという差異が生じると考えられている．

GABA は，GABA トランスアミナーゼで代謝され，失活する．GABA トランスアミナーゼを阻害すると，中枢組織の GABA 量を増大させることができる．増大した GABA は，上記のγ-アミノ酪酸受容体を刺激すると考えられている．この作用を利用し，本酵素阻害薬が，てんかん発作・躁病の治療および片頭痛の予防に用いられている．

12　グリシン受容体

グリシンは最も単純なアミノ酸であると同時に神経伝達物質としての機能を有する．このグリシン作動性神経は，延髄，脊髄および網膜に局在し，γ-アミノ酪酸（GABA）と同様に，神経細胞の興奮を抑制する．そのため，GABA と同様に，抑制性アミノ酸ともよばれる．なお，グリシンは脊椎動物でのみ機能する抑制性神経伝達物質である．

γ-アミノ酪酸 $GABA_A$ 受容体と同様に，グリシン受容体は，Cl^-チャネルを内蔵しており，グリシンがリガンド結合部位に結合すると，Cl^-チャネルが開口する．その結果，細胞外の Cl^-が神経細胞内に流入するので，細胞膜が過分極を起こし，脱分極による興奮性が消失することとなる．グリシン受容体の機能は，グルタミン酸 NMDA 受容体の制御と考えられている．グリシン受容体により，持続的なグルタミン酸 NMDA 受容体刺激で生じる痙攣発作など中枢神経系の過度の興奮が抑制される．グリシン受容体の機能は，ストリキニーネにより拮抗されることが特徴である．ストリキニーネは痙攣を誘発する有毒物質である．その中枢毒性の機序は，グリシン受容体による神経細胞膜興奮性の制御を解除するためと考えられている．

現時点で，グリシン受容体はイオンチャネル内蔵型のみとなっている．GABA 受容体にあるような GPCR に属するサブタイプは同定されていない．

13　グルタミン酸受容体

グルタミン酸はアミノ酸としてペプチドあるいはタンパク質を構成するだけでなく，神経伝達物質としても機能している．その受容体は，イオンチャネル内蔵型と GPCR 型の 2 種に大別される．イオンチャネル内蔵型受容体は，*N*-methyl-D-aspartic acid（NMDA）により刺激されるグルタミン酸 NMDA 受容体と NMDA 非感受性のグルタミン酸 non-NMDA 受容体に分類される．グルタミン酸 NMDA 受容体は，NR1 および NR2 のヘテロサブユニットで構成され，Ca^{2+}の透過効率が高いことを特徴とする．生理学的には，高次中枢機能の記憶・学習能に関与すると考えられている．なお，Na^+および K^+も透過させるが，中枢疾患での病態生理学的役割は Ca^{2+}チャネルとしての機能が注目されている．アルツハイマー型認知症では，本受容体の過剰な興奮が，神経細胞への過度の Ca^{2+}流入を引き起こし，神経細胞死を惹起すると考えられている．この神経細胞死を抑制するために，本受容体遮断薬が治療に用いられている．さらに，脳梗塞（脳虚血）後の神経細胞障害への関与が以下のように考えられている．血栓が塞栓となり誘発される脳虚血では，血栓溶解による血流再開療法が行われる．この再灌流（血流再開通）時に，興奮性アミノ酸のグルタミン酸が過剰に放出され，神経細胞内への大量の Ca^{2+}流入を生じ，細胞内のオルガネラが傷害され，神経細胞を変性させる（神経細胞死を誘発する）と考えられている．このように，生理学的および病態生理学的に重要な役割を担う受容体であることから，中枢性疾患の治療標的として研究されている．

グルタミン酸 non-NMDA 受容体は，Na^+ および K^+ を透過し，α-amino-3-hydroxy-5-methyl-isoxazol-propionate（AMPA）型とカイニン酸型に分類される．AMPA 型受容体は，GluR1 から GluR4 のサブユニットで構成される．シナプス電流の速い伝達に関与し，NMDA 型受容体に先立ち神経細胞膜を興奮させる．てんかん発作にも関与することが示され，本受容体の遮断薬が抗てんかん薬として用いられている．カイニン酸型受容体は，GluR5 から GluR7 で構成される．カイニン酸は，回虫および蟯虫のグルタミン酸受容体（カイニン酸型受容体）を刺激することで，これら寄生虫を麻痺させることが明らかにされている．

14　グアニル酸シクラーゼ内蔵型受容体

グアニル酸シクラーゼ内蔵型受容体は，チロシンキナーゼ内蔵型受容体と同様に細胞膜 1 回貫通型受容体である．受容体の細胞内領域にグアニル酸シクラーゼがあり，リガンドが受容体部に結合すると，本酵素が活性化される．グアニル酸シクラーゼは，GTP から細胞内情報伝達物質の 3′,5′-cGMP（単に cGMP とよばれている）を生成する酵素である．この cGMP は，平滑筋細胞で，細胞質の Ca^{2+} 濃度を低下させる作用があり，cAMP とともに強力な平滑筋弛緩因子として知られている．

グアニル酸シクラーゼは，細胞内の存在場所が限局されており，細胞分画を行ったあとの細胞膜画分および細胞質画分の 2 か所に存在する．細胞膜画分のグアニル酸シクラーゼが，本受容体内蔵型の酵素である．一方，細胞質画分の方は，細胞質画分のことを別名，可溶性画分ともよぶことから，可溶性グアニル酸シクラーゼとよばれる．この可溶性グアニル酸シクラーゼが，一酸化窒素の標的となる．特に，血管内皮細胞（血管内膜）が産生・遊離する一酸化窒素が，血管平滑筋細胞（血管中膜）に作用し，グアニル酸シクラーゼ活性化を介して血管を弛緩（拡張）させる．グアニル酸シクラーゼ内蔵型受容体には，3 つのサブタイプ（GC-A，GC-B および GC-C 型）がある．ナトリウム利尿ペプチドの ANP および BNP をリガンドとするのが GC-A 受容体である．同様に CNP をリガンドとするのが GC-B 受容体である．その一方で，GC-C 受容体は，非ナトリウム利尿ペプチドのグアニリンおよびウログアニリンをリガンドとする．GC-A および GC-B 受容体は，血管拡張作用および利尿作用を介して，血圧の低下（降圧効果），心負荷軽減作用および電解質平衡に関与する．GC-C 受容体は，腸間膜に発現しており，活性化されると，腸管内腔側の Cl^- チャネルを開口し，腸管での水分分泌を活性化する．そのため，腸管内容物の移動を促進させるので，便秘を解消させる．GC-C 受容体が活性化されると，腸管内へ Cl^- が移動するため，負の電荷移動が生じる．その結果，この電気的な平衡を維持するため，Na^+ も移動することとなる．これら電解質の腸管内腔への移動は，配位している水分子も移動させるため，腸管内腔への水分の分泌が促進されることとなる．なお，Cl^- の移動の結果，腸管細胞内の Cl^- を補充する必要が生じる．この補充は，Na^+-K^+-$2Cl^-$ 共輸送体によって行われる．この共輸送系のはたらきで，Cl^- だけでなく，Na^+ も補充されることとなる．

15　サイトカイン受容体

サイトカインとはペプチドあるいは低分子量のタンパク質（分子量 20kDa 未満）で，細胞活動の制御を行う情報伝達物質と定義される．産生細胞から分泌（遊離あるいは放出）され，オートクリンおよびパラクリンの形で産生細胞自身あるいはその周囲の細胞へのシグナリングを担う．産生量が増大すると循環血中にも出現し，全身性の反応を生じるようになる．骨髄幹細胞から血球細胞への分化で重要な役割を担うように，生体の成長および機能制御など様々な生物反応を支えている．サイトカインおよびその受容体の解析が進み，新たな薬物治療の標的として注目されている．

受容体が細胞膜を 1 回貫通する構造のため，細胞膜 1 回貫通型受容体ともよばれる．細胞内情報伝達系は，タンパク質リン酸化によるもので，チロシン残基あるいはセリン / スレオニン残基にリン酸エステルを形成する．その中で大半を占めるのはチロシンキナーゼである．本酵素は，チロシン残基の水酸基にリン酸を縮合させる酵素（リン酸化酵素）である．通常のリン酸エステルはセリン残基の水酸基でセリン型キナーゼにより形成される．つまり，セリン残基の水酸基はアルコール性のものであり，これにリン酸が縮合することによりエステルを形成する．一方，チロシン残基の水酸基は芳香環にあるのでフェノール性水酸基（酸）となり，これにリン酸が縮合するため，通常のエステルとは性質が異なる．これを触媒するのがチロシンキナーゼである．タンパク質がリン酸化されると，その立体構造が変化することで，活性化あるいは不活性化が行われ，細胞内に情報が伝達される．なお，セリン / スレオニン型のタンパク質リン酸化反応による細胞内情報伝達を行うのはTGF-βファミリーで，細胞内情報伝達にはSmadが関与する．本項では，チロシンキナーゼ系の情報伝達に関わる生理活性物質が様々な疾病の発症・進展に関わることが示されているので，チロシンキナーゼ系の受容体・情報伝達について解説する．

チロシンキナーゼによる情報伝達は大きく2つの機構で実行される．まず，受容体の細胞内領域にチロシンキナーゼの触媒部位を内蔵するものである．血管内皮細胞増殖因子（vascular endothelial growth factor：VEGF）および上皮増殖因子（epidermal growth factor：EGF）のような増殖因子の受容体は，リガンドが受容体に結合すると，受容体タンパク質が2量体を形成する．この2量体を形成することで，チロシンキナーゼが活性化され，Srcなどのアダプタータンパク質をリン酸化する．その後，リン酸カスケードとよばれる情報の増幅を経て，様々な細胞の反応が示される．

もう1つは，受容体の細胞内領域にチロシンキナーゼの触媒部位をもたないJAK/STAT系の情報伝達系に関与するものである．JAKはJanus kinaseの略号で，サイトカイン受容体の細胞内領域にあるチロシンキナーゼである．受容体にリガンドのサイトカインが作用すると，受容体の細胞内領域にJAKが会合し活性化される．JAKにより，受容体がリン酸化されると，STATがリン酸化された受容体部位に会合する．この会合したSTATのチロシン残基をJAKがリン酸化する．チロシン残基がリン酸化されたSTATは受容体から解離し，リン酸化されたSTATで2量体を形成する．このリン酸されたSTATの2量体が核へ移行し，特定の遺伝子の転写調節，すなわち遺伝子発現の調節を行う．JAKは，自らとSTATの2つの異なるタンパク質のチロシン残基をリン酸化することから，ローマ神話の二面神になぞらえてJanus kinaseと命名された．

疾病治療の標的となるサイトカインは，様々な疾病の症状を進展させる（悪化させる）役割を担っているものである．その生化学的な反応は，いわゆる炎症反応を促進させるそれと同様の経路になる．そのため，治療薬の標的となるサイトカインは，通称，炎症性サイトカイン，その受容体は，炎症性サイトカイン受容体とよばれる．ただし，ここでの炎症反応とは，通常の抗炎症薬，すなわちシクロオキシゲナーゼ（COX）を阻害する酸性非ステロイド性抗炎症薬（NSAIDs）では十分な治療効果を得られない．サイトカインおよびその受容体は，難治性疾患および従来の治療薬が奏効しない重篤な症状を有する疾病の標的として重要な意味をもつ．

リガンドが低分子化合物の場合は，リガンドに類似した化学構造を有する化合物を合成し，アゴニストあるいはアンタゴニストとして作用させることが技術的に可能である．しかしながら，高分子量を有するサイトカインなどのペプチド・タンパク質のリガンドでは，低分子化合物の受容体に作用する刺激薬（アゴニスト）あるいは遮断薬（アンタゴニスト）としての薬物をつくることは極めて難しい．そこで，アンタゴニスト的な作用を期待して，受容体機能を中和する抗体（monoclonal antibody：モノクローナル抗体）が用いられる．受容体のリガンド（おもにサイトカイン）への反応性が消失するため，細胞内情報伝達系に対しては，アンタゴニストを作用させたのと同様の効果が得られる．抗体の標的が受容体ではなく，受容体のリガンドを標的とする場合は，受容体に作用するサイトカインが消失するために，受容体による細胞内情報伝達系の起動が抑制されることとなる．

もう1つの方法が，受容体の細胞内領域にある酵素活性，つまりチロシンキナーゼを阻害することである．受容体に内蔵されたチロシンキナーゼを阻害することにより，サイトカインによる細胞内情報伝達が阻止され，症状の進展が抑制される．この場合のチロシンキナーゼ阻害薬は，低分子化合物である．サイトカインは，その受容体に結合するが，タンパク質のチロシン残基がリン酸化されることはないので，細胞内での炎症性反応は起動しない．前述した抗体は細胞外から受容体機能を停止させる．一方，チロシンキナーゼ阻害薬は，細胞膜を透過し，細胞内で受容体機能を停止させる．

薬物治療の標的となる炎症性サイトカインは，tumor necrosis factor（TNF）α および interleukin（IL）-6 が代表的なものである．抗 TNF α 抗体，抗 TNF α 受容体抗体および抗 IL-6 受容体抗体が抗リウマチ薬として，重篤な症状の緩和に用いられている．そのほかに，IL-12，IL-17 および IL-23 が皮膚疾患治療に用いられるようになっている．抗 TNF α 抗体は，重篤な下部消化管潰瘍の治療にも用いられている．炎症性サイトカインのほかに，悪性腫瘍細胞の増殖に関与する細胞増殖因子の platelet-derived growth factor（PDGF），EGF および VEGF の受容体もチロシンキナーゼ阻害薬あるいは抗体の標的となっている．

16　ステロイドホルモン受容体

ステロイドホルモンは，糖質代謝制御に関わる糖質コルチコイド，電解質代謝に関わる鉱質コルチコイドおよび性機能に関わる男性ホルモン・女性ホルモンに大別される．糖質コルチコイドはコルチゾール，鉱質コルチコイドはアルドステロン，男性ホルモンはテストステロン，女性ホルモンはエストラジオールおよびプロゲステロンである．いずれもコレステロールから生合成され，水溶性が低いため，細胞膜を透過できる．これらステロイドホルモンは，細胞膜を透過し，細胞質にあるそれぞれの受容体に結合する．

糖質コルチコイドは副腎皮質束状層で，鉱質コルチコイドは副腎皮質球状層で産生分泌される．糖質コルチコイドの産生・分泌は脳下垂体前葉から分泌される ACTH により制御される一方，鉱質コルチコイドは ACTH に加え，アンジオテンシンⅡで制御される．副腎皮質網状層では男性ホルモン前駆体のアンドロステンジオンが産生され，これがテストステロンへ変換される．性腺でも産生されるが，副腎皮質では ACTH による制御を受け，性腺では性腺刺激ホルモンによる制御を受ける．なお，副腎皮質ではこれら3つのステロイド化合物を産生する過程で，プロゲステロンが中間代謝物として出現するが，女性ホルモンとして機能するプロゲステロンは，排卵後の卵胞から形成される黄体で産生・分泌される．一方，エストロゲンは，卵胞膜細胞で産生されたアンドロゲンを用いて成熟卵胞の顆粒膜細胞がエストラジオールを産生する．

コルチゾールは，糖質コルチコイド受容体（glucocorticoid receptor：GR）に，アルドステロンは鉱質コルチコイド受容体（mineral corticoid receptor：MR），テストステロンは男性ホルモン受容体（androgen receptor：AR），プロゲステロンはプロゲステロン受容体（progesterone receptor：PR）およびエストロゲンはエストロゲン受容体（estrogen receptor：ER）に作用する．いずれの受容体もステロイドホルモンが受容体に結合することで，リガンド / 受容体複合体を形成すると，この複合体が細胞質から核へ移行し，当該ホルモンにより制御されている遺伝子の発現が促進あるいは抑制される．

GR に作用する代表的な薬物としては，副腎皮質ステロイド薬がある．GR は糖質代謝の制御に関与するだけでなく，抗炎症作用および免疫抑制作用にも関与し，生体が外部からのストレス刺激に曝露されたときに，抗ストレス作用を発揮し，生体の耐性能を向上させる．副腎皮質ステロイド薬は，GR アゴニストで，炎症反応あるいは免疫反応を制御する目的で使用される．MR に作用する薬物には，MR アンタゴニストのカリウム保持利尿薬がある．K^+ の尿中への排出を抑制し，Na^+ 排出を促進させる．降圧作用を示すだけでなく，慢性心不全での予後を改善する効果も見出されている．AR に作用する薬物には，抗男性ホルモン薬がある．AR アンタゴニストは，前立腺がんの治療に用いられている．ER に作用する薬物は，ER アンタゴニストが排卵誘発薬および乳がん治療薬として，ER アゴニストが骨粗鬆症治療薬として用いられている．PR に作用する薬物には，PR アゴニストが子宮内膜症などの疾病治療に用いられている．

日本語索引

あ

い

う

え

お

か

き

す

せ

そ

な

に

ね

ほ

ま

み

外国語索引

A

B

C

D

E

F

著者プロフィール（五十音順）

稲葉　二朗（いなば　にろう）

東京薬科大学薬学部薬学基礎実習教育センター教授

1986年　東京薬科大学薬学部卒業 薬剤師免許取得
1986年　東京薬科大学博士課程前期課程入学
1988年　富士レビオ(株)入社 医薬研究所配属
2000年　博士(薬学)学位取得(千葉大学)
2002年　(株)ジェー・ジー・エス 転籍
2004年　同 研究部部長
2005年　富士レビオ(株)帰任
2006年　同 バイオ研究グループ長
2007年　東レ(株)入社 先端融合研究所配属
2008年　同 主席研究員
2008年　横浜薬科大学 講師
2011年　東京薬科大学薬学部薬学基礎実習教育センター准教授
2017年～現職

抗潰瘍薬のラフチジンの研究開発，薬の効果判定用DNAチップ開発，血液型（iI式）や消化管で糖鎖コア3構造を作る糖転移酵素の遺伝子の同定などポストゲノム研究など，基礎研究から応用研究を行ってきた．現在，薬学教育に貢献することを夢見て奮闘中．

大滝　博和（おおたき　ひろかず）

東京薬科大学薬学部機能形態学教室教授

1993年　昭和薬科大学薬学部卒業 薬剤師免許取得
1995年　昭和薬科大学大学院薬学研究科修士課程修了 薬学修士
1995年　清水製薬株式会社入社 清水研究所薬理学部門
2002年　昭和大学大学院医学研究科博士課程生理系解剖学専攻修了 博士（医学）取得
2002年　昭和大学医学部第二解剖学 助手
2006年　Tulane University（New Orleans, LA）Center for Gene Therapy 博士研究員
2008年　昭和大学医学部解剖学講座（肉眼解剖学部門）助教
2014年　昭和大学医学部解剖学講座（顕微解剖学部門）講師
2017年　昭和大学医学部解剖学講座（顕微解剖学部門）准教授
2022年～現職

神経損傷・変性の発症機構の解明やその救済法の開発を目指して研究を行っている．いつか神経細胞とその周囲の細胞たちの会話を聞くことに熱中している．週末はジョギングで汗を流し，フルマラソンにも挑戦中である．研究と一緒で良い結果が出ないのが悩みではあるが．

田野中　浩一（たのなか　こういち）

東京薬科大学薬学部分子細胞病態薬理学教室教授

1985年　広島大学大学院医学系研究科博士課程前期生命薬学系専攻修了 薬学修士取得
1985年　福山大学薬学部薬理学II研究室助手
1989年　広島大学大学院医学系研究科にて薬学博士取得
1989年　東京薬科大学薬学部第1薬理学教室助手
1992年　東京薬科大学薬学部第1薬理学教室講師
1993年　Max-Plank-Institut,（Bad Nauheim, BRD）客員研究員
1994年　帰国，復職
2005年　東京薬科大学薬学部分子細胞病態薬理学教室准教授
2007年～現職

急性および慢性心不全の病態解析およびその治療薬に関する研究を行っている．

馬場　広子（ばば　ひろこ）

新潟医療福祉大学健康科学部健康栄養学科教授（特任）

1980年　山形大学医学部卒業 医師免許取得
1980年　山形大学医学部第3内科研修医
1982年　新潟大学脳研究所神経内科入局
1986～1988年　National Institutes of Health（Maryland, USA）博士研究員
1990～1994年　University of California, Los Angeles（California, USA）博士研究員（～1993年 米国多発性硬化症協会奨励研究員）
1994年　岡崎国立共同研究機構生理学研究所神経情報部門 助手
1997年　博士（医）学位取得（新潟大学）
1998年　名古屋市立大学医学部第二生理学講座 講師
2000年　同 助教授
2001年　東京薬科大学薬学部機能形態学教室 教授
2021年～現職

「グリアによる神経機能調節」をテーマとし，特に脱髄性疾患に関連する髄鞘の形成・再生機序，軸索との関わり等を中心に研究している．50歳過ぎてからピアノを再び習い始め，その奥深さにはまっている．仕事のストレス解消のはずが，発表会前には新たなストレスを生み出しているのが悩みの種でもある．

林　明子（はやし　あきこ）

東京薬科大学薬学部機能形態学教室講師

1987年　北里大学薬学部薬学科卒業 薬剤師免許取得
1988年　東京女子医科大学第二病理学教室 研究生
1988年　国立がんセンター皮膚科(化学療法部)研究生
1991年　東京女子医科大学第二病理学教室　助手
2000年　博士(医)学位取得(東京女子医科大学)
2000年　北里大学理学部 生体防御学 研究生
2002年　東京薬科大学薬学部機能形態学 助手
2007年～現職

脱髄性末梢神経障害と免疫の関与について研究している．なかなか上達しない武道を継続している事だけが自慢．我が家の猫たちは，「脱力が重要」と教えてくれる．脱力している猫の抱っこは難しいです．

山口　宜秀（やまぐち　よしひで）
東京薬科大学薬学部機能形態学教室准教授

1995年　大阪大学大学院理学研究科生物化学専攻博士課程修了 博士(理学)取得
1995年　岡崎国立共同研究機構生理学研究所神経情報部門 非常勤研究員
1996年　University of Connecticut Health Center (Farmignton, CT, USA), School of Medicine, Department of Microbiology and Program in Neurological Science, 日本学術振興会海外の中核的研究拠点への派遣研究員
1997年　University of Connecticut Health Center (Farmignton, CT, USA), School of Medicine, Department of Microbiology and Program in Neurological Science, Post-doctoral Fellow
1998年　高知医科大学医学部第一解剖学教室 助手
2001年　東京薬科大学薬学部機能形態学教室 講師
2007年～現職

中学生くらいから，ヒトの形態と機能の関係やその発生，脳のはたらきなどに興味を惹かれ始め，様々な人との出会いや影響により，幸運にもこれらの研究に携われる環境に身を置いている．研究では特に神経系の重要なサポート役を担うグリア細胞をターゲットとしている．現在は，難病である脱髄性疾患の治療や予防の観点から，髄鞘の形成や再生に関わるグリア細胞で発現するタンパク質の機能解析を行っている．学生の教育や研究指導を通して自分自身も日々成長させてもらっている．時折の息抜きとしては，美味しいものを食べたり，ペットのウサギと戯れたりしている．

グラフィカル機能形態学
—薬が効く先のカラダへの理解を求めて—〔第3版〕

定価（本体 9,800円＋税）

2016年3月18日　初 版 発 行 ©
2020年9月 4 日　第2版発行
2025年3月 3 日　第3版発行

編 著 者　馬 場 広 子
　　　　　大 滝 博 和

発 行 者　廣 川 重 男

印 刷・製 本　㈱アイワード
表紙デザイン　㈲羽鳥事務所

発行所　京 都 廣 川 書 店
東京事務所　東京都千代田区神田小川町 2-6-12 東観小川町ビル
TEL 03-5283-2045　FAX 03-5283-2046
京都事務所　京都市山科区御陵中内町　京都薬科大学内
TEL 075-595-0045　FAX 075-595-0046
URL https://www.kyoto-hirokawa.co.jp/